— 全国高等职业教育口腔医学 / 口腔医学技术专业新形态规划教材 —

口腔颌面外科学

（供口腔医学、口腔医学技术等专业使用）

主　编　陈志红　刘俊红

中国协和医科大学出版社
北　京

内容提要

本教材是“全国高等职业教育口腔医学/口腔医学技术专业新形态规划教材”之一，系根据本套教材的编写指导思想和原则要求，结合专业培养目标和本课程要求的教学目标编写而成，内容涵盖了口腔颌面外科基本知识及基本技术、口腔颌面外科麻醉与镇痛、牙及牙槽外科、口腔种植外科、口腔颌面部损伤等。此外，本教材还增加了丰富的数字资源，包括教学视频、微课、课件、思维导图、岗位对标考试等知识点总结、能力测试等，丰富了教材内容，增强了线上和线下教学的联动性，以提升学生学习的主动性和积极性。

本教材主要供口腔医学、口腔医学技术等专业使用，还可作为一线工作人员的参考书。

图书在版编目（CIP）数据

口腔颌面外科学 / 陈志红，刘俊红主编. -- 北京：中国协和医科大学出版社，2025. 7. --（全国高等职业教育口腔医学、口腔医学技术专业新形态规划教材）. -- ISBN 978-7-5679-2631-8

Ⅰ. R782

中国国家版本馆 CIP 数据核字第 2025RC3851 号

主　　编　陈志红　刘俊红
策划编辑　张秋艳
责任编辑　魏亚萌
封面设计　邱晓俐
责任校对　张　麓
责任印制　黄艳霞
出版发行　**中国协和医科大学出版社**
（北京市东城区东单三条 9 号　邮编 100730　电话 010-65260431）
网　　址　www.pumcp.com
印　　刷　三河市龙大印装有限公司
开　　本　889mm×1194mm　1/16
印　　张　24.75
字　　数　640 千字
版　　次　2025 年 7 月第 1 版
印　　次　2025 年 7 月第 1 次印刷
定　　价　82.00 元

全国高等职业教育口腔医学/口腔医学技术专业新形态规划教材建设指导委员会

编者名单

主　　编 陈志红　刘俊红

副 主 编 曹雪梅　张慧敏

编　　者（按姓氏笔画排序）

刘俊红（沧州医学高等专科学校）

李　锐（南通大学附属口腔医疗中心）

张婉莹（襄阳职业技术学院）

张慧敏（菏泽医学专科学校）

陈志红（襄阳职业技术学院）

罗　锴（毕节医学高等专科学校）

周　静（沧州医学高等专科学校）

曹雪梅（齐鲁医药学院）

曾　佳（湖北文理学院附属口腔医院）

曾晓莉（湖北三峡职业技术学院）

数字教材编者名单

主　　编 陈志红　刘俊红　华成舸

编　　者（按姓氏笔画排序）

华成舸（四川大学华西口腔医院）

刘俊红（沧州医学高等专科学校）

严思晨（襄阳职业技术学院）

张慧敏（菏泽医学专科学校）

陈志红（襄阳职业技术学院）

黄　波（四川大学华西口腔医院）

曹雪梅（齐鲁医药学院）

出版说明

随着我国人口老龄化进程的加速和居民口腔健康意识的显著提升，口腔医疗行业正迎来前所未有的发展机遇与挑战。人工智能辅助诊断系统、口内扫描仪、3D 打印技术等创新工具的应用，正在重塑传统诊疗模式。然而，很多基层医疗机构虽配备了先进设备，却面临专业人才短缺的困境。在此背景下，系统化培养掌握数字化技术、熟悉新型材料与设备操作的专业人才，是填补供需缺口、提升医疗服务质量的核心路径。作为衔接前沿技术与临床实践的核心纽带，新型教材体系将成为破解“技术迭代快于人才培养”困局、实现“数字技术下沉”与“基层能力提升”双向奔赴的核心支撑。

本套教材以实践科学发展观为指导思想，以服务教学、指导教学、规范教学、适应我国医学教育改革为宗旨，立足高等职业教育教学实际，以胜任能力培养为目标，使课程设置与理论实践紧密衔接，突出教材内容的实用性、先进性、科学性和通用性。本套教材为新形态教材，具体体现为：体现教育改革精神与职业教育特色；注重产教融合，突出实践教学；以实际操作技能为导向，融入新技术、新方法；融合思政，强化价值引领；以学生为中心，丰富模块设计；纸质教材与数字教材融合；教材编写在贯彻职业教育理念的同时，亦充分体现现代化的教育思想和方法，以全面提升学生的创新精神、人文素养、胜任能力等综合素质，培养适应医疗卫生体制改革的复合型和应用型人才。

同时，本套教材的编写遵循教材编写的基本规律，秉持“三基、五性、三特定”的原则，注重基础理论、基本知识和基本技能的培养，内容深度和广度适应全国高等职业教育的需求。教材编写以口腔医学 / 口腔医学技术专业的培养目标为导向，着重培养学生的职业技能，满足职业岗位需求、学生学习需求和社会需求。教材内容涵盖了口腔医学 / 口腔医学技术领域工作岗位所需的知识、技能和素质，帮助学生全面理解工作岗位，培养学生科学的临床思维和学习方法，以满足社会对学生知识和技能的要求，强调培养学生的创新能力、信息获取技能和终身学习能力，确保教材的启发性。在编写过程中，我们充分考虑到高等职业教育的多样性，确保教材既能适应不同院校的需求，又能满足学生毕业时的知识和技能要求。

本套教材涵盖口腔内科学、口腔颌面外科学、全口义齿工艺技术、数字化口腔修复技术等 16 门课程，定位清晰、特色鲜明，具有以下特点。

一、构建高质量、互动性强的创新形态教材体系

本系列教材为创新形态教材，教材所有内容，均实现数字化呈现；同时，为纸质教材提供配套教学视频、微课、思维导图、教学课件、在线练习等丰富教学资源，学生可直接获取与教材内容相关联的课程资源；支持多媒体资源嵌入与实时更新；配套的数字教材平台，支持在线教学、资源共享、数据分析等功能，实现教学全流程数字化管理，满足多样化教学需求。这种创新的学习方式，不仅提高了教学效果，也丰富了学习体验，使学习更加便捷，提升了学生的学习积极性和主动性。

二、强化价值引领，助推专业教育与思政教育相融合

本套教材以专业知识为载体，以思政教育为引领，深度挖掘专业课程蕴含的思政资源，巧妙融入教材内容，全方位助推专业教育与思政教育深度交融，培育德技兼修人才。在教材编写中，我们注重以口腔案例为切入点，将社会主义核心价值观、医者仁心的职业精神、中华优秀传统文化等思政元素自然融入专业知识点。引导学生树立正确的职业价值观，具备社会责任感，在实践教学环节强化人文关怀培养，使学生在掌握专业技能的同时，自觉践行"健康所系，性命相托"的医者担当。

三、体现教育改革精神与职业教育特色

本套教材深入贯彻国家职业教育改革精神，坚持以人为本、能力为重，强调实践操作和技能培训，注重培养学生的职业素养和实际工作能力。内容贴近职业实践，力求使学生能够顺利进入职业领域，成为胜任基层医疗机构或口腔医学 / 口腔医学技术相关岗位的高级技术型专业人才。编写过程中，我们注重教材内容与实际工作岗位匹配，确保教材内容符合基层实际工作的需求。

四、注重产教融合，突出实践教学

高等职业教育强调产教深度融合，创新培养模式，这是职业教育的重要发展方向。本套教材的建设始终把提高人才培养质量放在首位，密切联系实际，突出实践教学，将专业内容设置与行业需求对接；推动教学与行业技术发展同步，使课程内容与职业标准对接；完善职业教育教学过程机制，使教学过程与实际工作过程对接。

五、贴合考试，对接行业需求

本教材严格遵循《国家职业教育改革实施方案》及职业教育规划教材建设要求，以口腔医疗及相关行业职业标准为核心，将岗位技能、职业技能竞赛、职业资格考试内容有机融入教材，实现"岗课赛证"融通，助力学生无缝对接行业需求。

六、以学生为中心，丰富模块设计

考虑到职业教育学生的年龄和学习特点，本套教材的模块设置丰富多样，包括案例导入、思维导图、考试知识点总结、习题等模块。这种结构不仅有助于学生理解和记忆知识点，还能提高学生的学习兴趣和学习效果。每个模块设计精细，既有理论讲解，又有实践应用，旨在全面提升学生的综合素质。

希望本套教材的出版，能够推动高质量口腔医学 / 口腔医学技术专业人才的培养，促进我国口腔医学 / 口腔医学技术专业领域的教材建设与教育发展，为促进我国口腔医疗事业的发展和保障人民健康作出积极贡献。

前　言

本教材系根据高等职业教育口腔医学 / 口腔医学技术专业的培养目标及课程设置的特点，结合临床岗位工作的实际需要，以及执业助理医师考试要求编写而成。

为更好地体现本教材的普遍性和代表性，特邀请了多位高等职业院校的一线教师和口腔颌面外科的临床一线专家参与编写。本教材包括口腔颌面外科学概述、口腔颌面外科基本知识及基本技术、口腔颌面外科麻醉与镇痛、牙及牙槽外科、口腔种植外科、口腔颌面部损伤、口腔颌面部感染、口腔颌面部肿瘤、唾液腺疾病、颞下颌关节疾病、口腔颌面部神经疾病、口腔颌面部畸形和实训，共计 13 章。

随着口腔颌面外科的快速发展，越来越多的新知识和新技术被应用于临床。为满足学习者的可持续发展需求，本教材在强化“三基”“五性”的同时，增加了颌面创伤微创技术、颞下颌关节微创技术等诸多新知识和新技术的介绍。同时，为凸显“以学生为主体”的教学理念，书中配有丰富的数字资源，包括微课、操作视频、教学课件、拓展练习、思维导图等，以满足学习者的个性化需求。

教材在编写过程中，得到了王斌教授、纪晴教授和黄长波教授等一众专家的悉心指导，在此深表谢意。本教材经过编写计划、初稿、审修和定稿四个阶段，多位编委齐心协力、全心投入，在此一并致谢。

鉴于编者的经验和能力有限，难免有所疏漏，恳请广大师生和同行提出批评和建议，以臻不断修订完善。

编　者

2025 年 4 月

目　录

第一章　口腔颌面外科学概述

教学课件

学习目标

微课：口腔颌面外科学概述

素质目标

（1）初步建立对口腔颌面外科专业的认同感、敬畏感和学习兴趣，深刻理解口腔颌面外科工作的严肃性、复杂性和高风险性。

（2）初步树立以患者为中心的服务理念，理解外科医生应具备的人文关怀精神、高度的责任心和同理心。

知识目标

（1）掌握：口腔颌面外科学的定义。

（2）熟悉：口腔颌面外科学的起源和发展。

（3）了解：口腔颌面外科学的学习方法。

能力目标

能理解口腔颌面外科学在口腔临床工作和国家口腔助理医师考试中的重要作用，恪守医者初心，致力于推动口腔颌面外科学的不断发展与进步。

·核心知识拆解·

第一节　口腔颌面外科学的定义和任务

一、口腔颌面外科学的定义

口腔颌面外科学（oral and maxillofacial surgery）是一门以外科治疗为主，以研究口腔器官（牙、牙槽骨、唇、颊、舌、腭、咽等）、面部软组织、颌面诸骨（上颌骨、下颌骨、颧骨等）、颞下颌关节、唾液腺及颈部某些疾病的防治为主要内容的学科。

口腔颌面外科学既是口腔医学的重要组成部分，也是临床医学的一个重要分支，是口腔医学和临床医学两个一级学科的交叉学科，具有双重属性。口腔颌面外科学是口腔医学专业的核心课程之一，也是国家口腔医师资格考试的重要内容。

随着医学和口腔医学的发展，口腔颌面外科的研究范畴也日益丰富，目前已形成十余个分支专业，如口腔颌面部麻醉与镇痛、牙及牙槽外科、牙颌面种植外科、口腔颌面部感染、口腔颌面部创伤、口腔颌面部肿瘤、唾液腺疾病、颞下颌关节疾病、口腔颌面部神经疾病、口腔颌面部畸形和缺损、正颌外科等，这些也成为口腔颌面外科专科化发展的方向。

二、口腔颌面外科学的任务

（一）促进口腔颌面外科疾病的防治

口腔颌面外科学在口腔颌面外科疾病防治中发挥着核心作用。通过深入研究口腔颌面部组织、器官，以及颌面诸骨等的解剖结构与生理功能，为疾病诊断提供精准依据。在治疗方面，其涵盖丰富多样的技术手段，从简单的牙拔除术到复杂的颌面部肿瘤切除及畸形矫正手术等，能有效处理各类疾病。同时，不断发展的学科知识促使医护人员更加重视疾病预防，指导患者正确维护口腔卫生以预防口腔疾病引发颌面问题，以及在创伤预防等方面提供专业建议，全方位促进口腔颌面外科疾病的防治工作。

（二）促进口腔颌面外科的学科发展与研究

口腔颌面外科学作为一门关键学科，从多方面有力推动了口腔颌面外科的发展与研究。在基础研究领域，它深入探究口腔颌面区域的解剖、生理及病理机制，为临床实践筑牢理论根基。在临床实践中，它不断创新和改良手术技术，如正颌外科手术精度的提升、牙体种植技术的优化等，拓展了治疗边界。同时，它积极引入前沿科技，如数字化技术助力手术规划与模拟，加速了学科的现代化进程。此外，通过国际交流与合作，它广泛汲取先进理念与经验，促进知识共享与创新，持续提升学科的整体水平与影响力。

（三）促进口腔颌面外科的人才培养与教育

口腔颌面外科学在人才培养与教育方面起着至关重要的作用。在专业课程体系中，传授口腔颌面外科的系统知识，涵盖解剖、生理、病理及疾病诊疗方法，为学生构建坚实的知识框架。通过临床见习和实习环节，让学生在实践中体验疾病诊断、手术操作及术后护理等流程，培养其临床思维和动手能力。同时，学科的不断发展促使教育者更新教学内容，引入最新研究成果和技术，使学生接触到前沿知识，培养出适应时代需求、具备扎实专业素养的口腔颌面外科人才。

第二节　口腔颌面外科学的起源、发展和学习方法

一、口腔颌面外科学的起源

（一）国外口腔颌面外科学的起源

国外对口腔颌面外科学的研究，在古埃及、古印度、阿拉伯等医学专著中已有所记载。公元前2700年，古埃及就有通过面部绷带包扎治疗下颌骨骨折的文字记录，这是口腔颌面外科治疗的最早记载之一。公元前4世纪，古希腊著名医学家希波克拉底在其著作《希波克拉底文集》中描述了颌骨骨折、脱位的处理和拔牙手术的处理。11世纪，阿拉伯著名外科学家阿布·卡西姆·扎赫拉维在其著作《医学百科全书》中描述和设计了整套的牙科手术器械。1728年，法国人皮埃尔·福歇出版了《口腔外科学》，标志着牙医学的正式建立，因此他被称为现代牙科之父。

20世纪初，麻醉技术、消毒技术和抗生素的出现，为现代口腔颌面外科奠定了基础，使更复杂的手术成为可能，手术范围从简单的骨折创伤处理，逐渐扩大到肿瘤切除、面部畸形矫正等。美国的西蒙·胡立亨被认为是第一位口腔外科医生，詹姆斯·加勒森被视为口腔外科之父。20世纪中叶，出现了专门的手术器械和设备，以及更加精细的手术技术，如颅颌面固定技术、显微外科技术等，治疗范围进一步扩大。20世纪后期至21世纪初，计算机辅助设计和制造、虚拟现实、机器人手术等先进技术开始应用于口腔颌面外科领域，使手术更加精确和安全，也推动了个性化治疗的发展，医生可以根据患者的具体情况制订更加个体化的治疗方案，口腔颌面外科的内涵和外延不断拓展，朝着更加专业化、精细化的方向发展。

（二）我国口腔颌面外科学的起源

《黄帝内经》中记载了口腔疾病的治疗方法，如颞下颌关节脱位手法复位、口腔脓肿切开引流等治疗方法的描述，被认为是我国口腔颌面外科学的早期萌芽。《晋书·魏咏之传》中记录了唇裂修复术，被认为是世界文献中记载的第一例唇裂修复。唐朝孙思邈在《备急千金要方》中记述的口腔脓肿切开引流治疗和颞下颌关节脱位整复手法，基本符合现代解剖生理学的解释。宋朝的《太平圣惠方》则记载了我国最早的牙再植治疗。这些都为口腔颌面外科学的发展作出了应有的贡献，但尚未形成独立的学科体系。

1952年，华西大学（现四川大学华西医学中心）设立了全国第一个独立的口腔颌面外科病房。1959年，夏良才教授主编了我国第一本《口腔颌面外科学》高校教材。与此同时，我国在四川、北京、上海等地的医学院校也相继成立了口腔医学系。这些事件标志着口腔颌面外科学作为一门独立

的学科在我国初步建立起来。

20 世纪 80 年代后，我国口腔颌面外科学进入了蓬勃发展时期。1984 年，中华医学会口腔科学会口腔颌面外科学组成立；1998 年，中华口腔医学会口腔颌面外科专业委员会成立；1999 年，中华口腔医学会口腔颌面外科专业委员会正式加入国际口腔颌面外科医师协会；2002 年，《中国口腔颌面外科杂志》创刊，为口腔颌面外科领域的学术交流和成果展示提供了重要平台。

目前，我国在口腔颌面部肿瘤防治、口腔颌面部缺损修复、血管瘤和血管畸形的综合治疗、颞下颌关节病防治、口腔颌面部畸形防治等临床诊治水平方面，已达到国际领先或先进水平。但我国的科学研究，无论是临床还是基础研究方面，与世界先进水平比较仍有一定差距，对此应清醒认识、奋起直追。

二、口腔颌面外科学的发展

（一）数字化技术的深入应用

借助 3D 打印，医生能精准打造个性化的颌面修复体和手术导板，极大提升手术精准度与成功率。手术机器人也将逐步普及，凭借其稳定、精细的操作，降低手术风险，尤其是在复杂颌面肿瘤切除、颌面骨折修复等手术中发挥关键作用。同时，虚拟现实（virtual reality，VR）和增强现实（augmented reality，AR）技术将融入手术培训与手术导航，让医生在术前能通过模拟手术场景熟悉手术流程，术中还能实时获取患者解剖结构信息，提高手术安全性。

（二）与生物医学工程融合发展

口腔颌面外科学与生物医学工程的融合发展将迈上新台阶。组织工程和再生医学技术有望实现颌面骨与软组织的原位再生，彻底改变传统的修复方式，使患者能更快恢复颌面功能与美观。新型生物材料也将不断涌现，这些材料具备更好的生物相容性、力学性能和降解特性，能更有效地促进组织修复与愈合。

（三）个性化精准医疗成为主流

通过基因检测、大数据分析等手段，医生能全面了解患者的基因特征、疾病风险和个体差异，制订更具针对性的治疗方案。在治疗口腔颌面肿瘤时，依据患者的基因图谱选择最有效的靶向药物，可实现精准治疗，减少副作用，提高患者生活质量。

三、口腔颌面外科学的学习方法

（一）正确处理局部与整体的关系

学好口腔颌面外科学，应建立系统性思维，认识口腔颌面外科在医学中的地位，处理好局部与整体的关系。在学习口腔颌面外科学的同时，还应学习普通外科学、麻醉学、内科学、儿科学等临床各科知识，掌握手术前后处理、外科基本操作、水与电解质平衡、麻醉知识等一般外科学基础知识，同时亦学习眼科学、耳鼻喉科学、整形外科学、肿瘤学等某些分科知识，以适应口腔颌面外科临床工作的需要。

（二）正确处理理论与实践的关系

口腔颌面外科属于临床操作科室，学好口腔颌面外科学不仅应具备扎实的口腔颌面外科疾病诊断知识，还应强化临床见习和实习，训练手术基本操作、局部麻醉、牙拔除、牙种植等外科操作能力。

（三）正确处理诊治与预防的关系

21 世纪是 4P 医学的时代，即预防性（preventive）、预测性（predictive）、个体化（personalized）及患者的参与性（participatory）。学好口腔颌面外科学，应掌握口腔颌面外科疾病的诊治和预防知识，处理好预防和治疗的关系，以适应 21 世纪口腔医学的发展趋势。

▶知识拓展

中国口腔颌面外科的奠基人之一——洪民教授

洪民教授是我国著名的口腔医学专家、口腔医学教育家，是口腔颌面外科学的奠基人之一。他于 1941 年毕业于国立中央大学医学院（现南京大学医学院）；1941—1942 年参加了贵阳图云关红十字总会抗日战争颌面战伤伤员的救治工作；为振兴祖国落后的口腔医学事业，1947 年结束了在美国费城 Valley Forge 总医院颌面中心的学习回国；1954—1955 年参加了全国抗美援朝晚期战伤医疗研究组的工作；1957 年加入中国共产党。

洪民教授是中国口腔颌面外科的开拓者之一，1950 年创建口腔颌面外科病房，1991 年协助创办《口腔颌面外科杂志》，在国内外学术期刊上发表原创性论文 150 余篇。1956 年，他开创性地提出采用“乙”状截骨及筋膜脂肪帽重建关节治疗颞下颌关节强直，大大降低了该病的复发率，并总结出被国际同行广为赞誉的“洪氏原则”。1986 年，他先于国外 10 年提出利用下颌骨自体供骨修复下颌骨大、中型缺损，为下颌骨修复提供了新骨源。

洪民教授对口腔颌面外科事业执着追求、不断创新的精神，深入实践、治学严谨的科学作风，对患者全身心负责的崇高医德，强烈的事业心和民族自尊自强精神，值得所有口腔颌面外科医生学习。

—• 考试知识点总结 •—

—• 本章小结 •—

—• 协和云课堂······ 拓展练习及参考答案 •—

（陈志红 华成舸）

第二章　口腔颌面外科基本知识及基本技术

教学课件

学习目标

素质目标

（1）具备严谨细致、有条不紊的职业素养，充分认识到基础知识及基本操作对于口腔颌面外科疾病诊断和治疗的重要性。

（2）养成客观、翔实记录病史的习惯，确保医疗信息的完整性和准确性，为后续诊疗提供可靠依据。

知识目标

（1）掌握：口腔颌面外科门诊和急诊病史记录的书写要求，临床检查的内容和操作步骤，实验室检查的参考值及其临床意义，手术器械、手术者、手术区的消毒和灭菌方法，口腔颌面外科基本操作的操作步骤与注意事项，创口分类、愈合、处理原则，换药的基本原则、注意事项及换药技术，绷带包扎的目的，口腔颌面部常用绷带类型及应用。

（2）熟悉：口腔颌面外科住院病史记录的书写要求。

能力目标

能在带教老师的指导下规范书写各类病史记录，正确进行口腔颌面部检查，准确理解实验室检查结果的临床意义，规范实施口腔颌面外科的基本操作，初步处理颌面部创口。

案例导入

【案例】

患者，男，21 岁。在篮球比赛中不慎被撞击摔倒，上颌前部受伤，送往医院口腔科就诊。诊断为右侧上颌骨骨折合并牙槽突骨折伴牙龈撕裂伤。行牙龈创口缝合、牙槽突复位，上颌骨内固定，牙复位固定治疗。

【问题】

1. 患者的病历属何类病历，包括哪些主要内容？接诊医生应进行哪些临床检查？

2. 患者的创口属何类创口，该类创口应如何处理？

3. 在何种情况下患者需换药，换药的准备和操作步骤有哪些？宜选用何种绷带技术进行包扎，具体操作步骤有哪些？

·核心知识拆解·

第一节　口腔颌面外科病史记录

病史记录又称病历或病案记录，是医务人员在医疗活动中形成的文字、符号、图表、影像、切片等资料的总和，包括门（急）诊病历和住院病历。病历书写是医务人员通过问诊、查体、辅助检查、诊断、治疗、护理等医疗活动获得有关资料，并归纳、分析、整理形成医疗活动记录的行为。

病历的书写应客观、真实、准确、及时、完整、规范、文字通顺，并按一定的顺序排列。

一、门诊病史记录

微课：门诊病史记录

口腔颌面外科患者多为门诊患者，写好门诊病历十分重要。门诊病历记录应内容完整、简明扼要、重点突出、文字清晰易辨、药名拼写无误。

（一）门诊初诊病史记录

1. 门诊病历项目

（1）封面项目：包括姓名、性别、年龄、婚姻、职业、出生地、民族（国籍）、户口或居住地址、电话、工作单位与电话、药物过敏史、就诊日期与诊断。儿童、意识障碍、创伤及精神疾病患者须注明陪伴者姓名及与患者的关系，必要时写明陪伴者工作单位、住址和联系电话。首次就诊应逐项填写完整门诊病历封面。

（2）就诊时间和科室：每次就诊时须完整填写就诊日期和就诊科室，危急患者更需加注时、分。若患者先后就诊两个以上科室，则各科室分别填写。

（3）病历内容：包括主诉、病史、体格检查、实验室检查、初步诊断、处理意见、医生完整签名七项。

2. 撰写基本要求

（1）主诉：为患者本次就诊的最主要原因和要求解决的主要问题，字数应精简，一般不超过20字，包括时间、症状或体征、部位及疾病罹患程度。患者若有两种以上主诉，应记录主要主诉，其他次要者可选择性简单记述。

（2）病史：包括现病史、既往史、个人史和家族史等。

1）现病史：是患者本次疾病发生、发展、演变和诊治的详细情况，为病史中的主体部分，应按时间顺序记录。①发病情况：询问发病的时间、地点、起病缓急、前驱症状、可能的原因或诱因。②主要症状特点及其变化：按发生顺序询问主要症状的部位、性质、持续时间、程度、缓解或加剧因素、演变发展情况。③伴随症状：询问伴随症状及其与主要症状的关系。④诊治经过及结果：询问发病后接受检查与治疗的详细经过及效果，记录时对药名、诊断和手术名称需加引号（“”）以示区别。⑤一般情况：询问并简要记录发病后的精神状态、睡眠、食欲、大小便、体重等情况。⑥其他疾病情况：与本次疾病虽无紧密关系，但仍需治疗的其他疾病情况，可在现病史后另起一段予以记录。

2）既往史：是患者过去的健康状况和曾患疾病。主要记录与现病史诊断、治疗有关的既往史。

3）个人史和家族史：应简要记录与现病诊断、治疗有关的个人史、家族史等，若与现病史无关，则门诊病历可不记录此项。

（3）体格检查：以口腔颌面部检查为主，主要记录阳性体征及有鉴别意义的阴性体征，并按先口外后口内的顺序记录，详见本章第二节。急危重患者须记录体温、脉搏、呼吸、血压、意识状态等。全身性疾病者应做必要的查体，如心肺听诊、测量血压等，并记录检查结果。

（4）实验室检查及特殊检查：详细摘录以往及近期的实验室检查或特殊检查结果，如血常规、肝肾功能、穿刺检查等，以资比较或引用。其他医院所做的检查，应注明医院名称及检查日期。

（5）初步诊断：应按主次排列，力求完整全面，要严格区分确定、不确定或尚待证实的诊断。如有疑问，可于其后加"?"，并尽可能注明复诊医生应注意的事项。

（6）处理意见：是对主诉疾病的治疗或对其进一步检查治疗的意见，包括如下几点。①提出进一步检查的项目及理由；②治疗用药，包括药名、剂型、剂量、总量、给药方法；③随即/立即会诊或约定会诊申请或建议；④其他医疗性嘱咐；⑤病休医嘱；⑥法定传染病，应注明疫情报告情况。

（7）医生签名：要求签署与处方权留迹相一致的签名。没有处方权的医生，如实习医生必须有上级医生签名，以示负责。

（二）门诊复诊病史记录

1. 项目一致　复诊病史的必需项目和撰写要求原则上与初诊病史一致。

2. 适当简化　同一疾病相隔3个月以上复诊者，原则上按初诊患者处理，但可适当简化。例如，可在一开始即提明原先肯定的诊断。

3. 具体内容　一般复诊病史须写明：①经上次处理后，患者的症状、体征和病情变化情况及疗效；②初诊时各种实验室或特殊检查结果的反馈（转录）；③记载新出现的症状或体征，包括治疗后的不良反应；④根据新近情况，提出进一步的诊疗意见；⑤补充诊断、修正诊断或维持原有的诊断；⑥经治医生签名。

4. 慢性病记录　对于诊断已十分明确、治疗已相对固定、病情已基本稳定的慢性病患者，门诊复诊病史内容如下。①以前已明确的主要诊断；②本次就诊的主要临床情况，如症状、体征、治疗不良反应等，简述重要实验室检查结果；③处方记录及医生签名。

二、急诊病史记录

急诊病史记录分为初诊病史记录和复诊病史记录。复诊病史记录可适当简化，可直接提及原先确定诊断。同一疾病相隔3个月以上复诊者，原则上按初诊处理。

1. 急诊病历项目

（1）封面项目：与门诊病历封面项目相同，也应逐项填写。

（2）就诊时间和科室：就诊时必须及时填写就诊时间和应诊科室，时间须具体到分钟。病史记录应在就诊时及时完成。

（3）就诊过程：抢救患者必须记录抢救时间、病情演变、抢救经过、参加抢救医生及指导医生姓名，危重患者尚应记录与家属谈话情况。对收入急诊观察室的患者，应书写留院观察期间的观察记录。

2. 撰写基本要求 急诊病史撰写力求客观、真实、准确、及时、完整、重点突出、文字清晰易辨、药名拼写无误。书写过程中出现错字时，应当用双线划在错字上，不得采用刮、粘、涂等方法掩盖或去除原来的字迹。

（1）病史：突出主诉、发病过程、相关阳性症状及有鉴别诊断价值的阴性体征、与本次疾病相关的既往史，特别是以往出院诊断和重要药物治疗史要正确记录。

（2）体格检查：重点突出，无重要疏漏。除阳性体征外，与疾病有关的重要阴性体征也应记录。

（3）实验室检查及特殊检查：详细摘录近期实验室检查或特殊检查结果，以资比较或引用。

（4）诊断：应主次排列，力求完整全面。严格区分确定、不确定或尚待证实的诊断。

（5）处理意见：内容包括以下几点。①必要的急诊检查项目；②急诊处理意见或抢救措施；③涉及多科室的患者，在病史记录中应有会诊意见或同时处理（抢救）记录，严格按首诊负责制有关规定执行；④医疗性嘱咐；⑤留观或住院的医嘱记录；⑥病休意见；⑦其他，如“若出现……意外情况，请及时就医”。

三、住院病史记录

根据《病历书写基本规范》的要求，住院病历应包括住院病历首页、入院记录、病程记录、手术同意书、病危（重）通知书、医嘱单、辅助检查报告单、医学影像检查资料及病理资料等内容。

患者入院后的医疗活动过程应予以详细记录，以准确反映患者的病情变化和治疗结果，并作为处理医疗纠纷的法律依据。

（一）入院记录

入院记录是指患者入院后，由经治医生通过问诊、查体、辅助检查获得有关资料，并归纳分析书写而成的记录；通常由一般项目、主诉、现病史、既往史、个人史、婚育史、月经史、家族史，体格检查（全身检查与专科检查）、实验室与影像学检查、诊断、治疗计划、小结和签名等部分构成；可分为一般入院记录、再次或多次入院记录、24 小时内入出院记录、24 小时内入院死亡记录等。

入院记录和再次或多次入院记录应于患者入院后 24 小时内完成，24 小时内入出院记录应于患者出院后 24 小时内完成，24 小时内入院死亡记录应于患者死亡后 24 小时内完成。

1. 一般项目 包括姓名、性别、年龄、籍贯、民族、婚姻状况、职业、入院日期、门（急）诊诊断、居住地址和电话、工作单位与电话、病史采集日期、时间、供史者（可靠程度）、入院诊断、病史记录者，儿童患者应写明父母姓名、职业、工作单位及电话。

2. 主诉 同门诊病史记录。

3. 现病史 同门诊病史记录。

4. 既往史 应较门诊病史记录详尽。内容包括以往健康状况，有无系统性疾病，传染病史、预防接种史、手术外伤史、出血史、输血史、食物或药物过敏史等。

5. 个人史 记录出生地及长期居留地，生活习惯及有无烟、酒、药物等嗜好，生活与工作环境及有无工业毒物、粉尘、放射性物质接触史等。

6. 婚育史、月经史 婚姻状况、结婚年龄、配偶健康状况、有无子女等。女性患者记录初潮年龄、行经期日数、间隔日数、月经量及生育等情况。

7. 家族史 了解父母、兄弟、姐妹健康状况，有无与患者类似疾病，有无家族遗传倾向的疾病。肿瘤和先天性畸形患者，应特别询问其家族史。

8. 体格检查 所有住院患者均应做全面系统的体格检查。体格检查可分为全身检查和专科检查。

（1）全身检查：包括体温、脉搏、呼吸、血压等生命体征；营养发育状态、面容和表情、体位、意识、合作情况等一般状态；皮肤黏膜；全身浅表淋巴结；头部及其器官；颈部；胸部；腹部；直肠肛门、外生殖器（根据需要检查）；脊柱、四肢；神经系统等。全身体格检查应当按照系统循序进行，并应突出专科特点，着重检查记录与口腔颌面外科疾病有关的内容。

（2）专科检查：详见本章第二节。

9. 实验室检查及特殊检查 实验室检查应记录与诊断有关的实验室检查结果，包括患者 24 小时内应完成的三大常规及其他检查结果。特殊检查为根据病情需要而进行的影像学检查、穿刺检查及其他相关检查。如在其他医疗机构进行检查，应写明该机构名称及检查号。

10. 小结 将病史、体格检查、专科检查、实验室及特殊检查等的主要资料摘要综合，提示诊断的依据，以便其他医生或会诊医生通过摘要了解基本病情。

11. 初步诊断 诊断用语应规范。初步诊断有多项时，应主次分明。

12. 治疗计划 按顺序提示必要的检查和治疗措施。如需手术者，应初步确定手术方法，估计手术次数及效果等。

13. 医生签名 上级医生和书写入院记录的医生签名。

（二）病程记录

病程记录是患者入院后，对其病情和医疗过程所做的连续性记录。内容包括患者的病情变化情况、重要的辅助检查结果及临床意义、上级医生查房意见、会诊意见、医生分析讨论意见、所采取的诊疗措施及效果、医嘱更改及理由、向患者及其亲属告知的重要事项等。

1. 首次病程记录 患者入院后由经治医生或值班医生书写的第一次病程记录，应在患者入院 8 小时内完成。首次病程记录的内容包括病例特点、拟诊讨论（诊断依据及鉴别诊断）、诊疗计划等。

2. 日常病程记录 日常病程记录指对患者住院期间诊疗过程的经常性、连续性记录。由经治医生书写，也可由实习医务人员或试用期医务人员书写，但应有经治医生签名。内容包括以下几点。

（1）病情演变：包括主诉及检查所得、换药和创口的变化、诊断的改变、并发症的发生、请求他科会诊与转科的意见等。

（2）疗效观察：包括特殊治疗的疗效与反应。

（3）重要辅助检查：包括 X 线片和病理检查等结果。

（4）手术经过及术后情况：包括手术经过、术中发现和处理，以及术后一般情况等。

（5）上级医生查房记录：包括上级医生查房的分析、诊断及医嘱、经治医生本人对病情的分析及治疗建议等。

书写日常病程记录时，首先标明记录时间，另起一行记录具体内容。对病危患者应当根据病情变化，随时书写病程记录，每天至少记录一次，记录时间应当具体到分钟。病重患者，至少 2 天记录一次。病情稳定者，至少 3 天记录一次。主治医生首次查房记录应于患者入院 48 小时内完成。

（三）手术记录

手术记录是由术者写的反映手术一般情况、手术经过、术中发现及处理的特殊记录。特殊情况由第一助手书写时，应有术者签名。应在术后 24 小时内完成。

1. 手术记录内容 包括一般项目、手术日期、术前诊断、术中诊断、手术名称、手术者、助手、麻醉方法、手术经过、术中出现的情况及处理等。患者手术在 2 次以上者，应注明第几次手术。

2. 手术步骤记录 主要内容如下：①切口部位、大小等；②手术主要步骤及发现；③手术患者情况，术中用药、输血、补液种类及量；④手术结束时的即时效果；⑤术后标本做病理切片、细菌培养等；⑥手术者及记录者签名。

（四）出院记录

出院记录指经治医生对患者住院期间诊疗情况的总结，应在患者出院后 24 小时内完成。内容主要包括患者入院日期、出院日期、入院情况、入院诊断、诊疗经过、出院诊断、出院情况、出院医嘱及医生签名等。

四、电子病历

电子病历是指医务人员在医疗活动过程中使用信息系统生成的文字、符号、图表、图形、数字、影像等数字化信息，并能实现存储、管理、传输和重现的医疗记录，是病历的一种记录形式，包括门（急）诊病历和住院病历，书写要求与纸质病历相同。电子签名与手写签名或盖章具有同等的法律效力。

电子病历的内容不仅包括纸质病历的所有信息，而且还可包括声像图文等信息。其诊疗信息、数据、网络传输，统计分析等均是纸质病历无法比拟的。

电子病历具有易传输、能共享、便于交流、成本低和副本多等特点，但需要大量计算机软硬件投资和人员培训，且一旦发生故障可造成系统停顿，因此需保存手工的原始记录等。电子病历是信息技术和网络技术在医疗领域的必然产物，是医院病历现代化管理的必然结果，其在临床的应用，极大地提高了医院的工作效率和医疗质量。

▶知识拓展

病史记录的意义

在我国构建和谐医患关系的当下，病史记录作为患者就医过程的客观文书，是体现医患双方权利与义务、界定医疗责任、解决医疗纠纷、鉴定医疗事故的重要依据，具有法律效力。同时，病史记录还是健康保健档案和医疗保险依据，是医疗、教学、科研和预防工作的宝贵资料。因此，病历书写是医疗质量和学术水平的体现，是每位医生必须掌握的基本功。

第二节　口腔颌面外科临床检查

正确的临床检查是诊治疾病的前提和基础，是进行临床医疗实践的客观依据。临床检查方法的掌握程度与检查结果正确与否，直接关系到疾病的诊疗质量高低和成败。口腔颌面外科作为外科的一个分支，有着其他临床学科的共性，但由于解剖生理特点及疾病类型的差异，其临床检查又有一定的专科特殊性。对于口腔颌面外科临床检查，方法正确、全面细致、客观有序是应该遵循的原则。

一、一般检查

视频：口腔一般检查

口腔颌面外科一般检查包括口腔检查、颌面部检查、颈部检查、颞下颌关节检查和唾液腺检查五个方面。

（一）口腔检查

口腔检查遵循由外到内、由前至后、由浅入深的顺序进行。必要时行两侧对比检查。

1. 口腔前庭检查

（1）口腔前庭沟检查：①检查黏膜颜色，充血、水肿、溃疡、糜烂或白斑等提示可能存在局部炎症或其他病变，如牙龈线形红斑和舌缘毛状白斑可能为艾滋病早期症状的口腔表征；②检查前庭沟深度，变浅可见于牙周炎等炎症或肿物，加深或形态改变可见于腭裂修复术后或发育异常。

（2）唇、颊系带检查：①检查唇系带位置和形态，附着过低可能影响牙齿排列和美观；②检查颊系带的位置、粗细和紧张度；③检查唇、颊系带在唇颊运动时的功能，是否存在过度牵拉或限制。

（3）腮腺导管乳头检查：①检查位置和形态，是否有红肿、溢脓等异常，化脓性腮腺炎可有腮腺导管口红肿、溢脓；②检查分泌功能，腮腺结石和肿瘤可表现为分泌减少或无分泌。

2. 牙及咬合检查

视频：咬合检查

（1）牙的检查：①检查色泽和透明度，牙齿呈暗黄、灰或黑色，提示可能存在牙髓坏死、龋病、氟斑牙或四环素牙等；②检查形态完整性，有无龋洞、缺损、磨损等；③检查牙的质地，叩诊音沉闷，提示可能存在牙髓坏死、根尖周炎等牙体内部病变；④检查是否存在叩痛和牙松动，牙松动提示可能存在颌骨广泛性炎症造成的骨组织吸收破坏，或肿瘤性病变。

（2）咬合关系检查：①检查咬合关系是否正常，咬合错乱提示可能存在颌骨骨折、颌骨畸形、颌骨肿瘤及颞下颌关节病；②检查开口度，了解开口是否受限；③检查开口型，了解开口是否异常。

开口度指上、下中切牙间的垂直距离。临床上常用简易法测量开口度（图 2-1）。正常开口度平均为 3.7cm，小于 3.7cm 为受限，大于 5.0cm 为开口过大。上下切牙切缘间 2.5 ～ 3.7cm，仅可置两横指，为轻度张口受限；上下切牙切缘间 1.0 ～ 2.5cm，仅可置一横指，为中度张口受限；上下切牙切缘间距 1.0cm 以内，不足一横指，为重度张口受限；完全不能张口者为完全性张口受限，又称牙关紧闭。开口度检查旨在了解是否存在开口受限，明确咀嚼功能状态，并对影响开口运动的因素进行分析。开口受限常提示咀嚼肌群（升颌肌）或颞下颌关节受累、骨折移位阻挡、瘢痕挛缩或面深部间隙恶性肿瘤。

开口型指下颌自闭口到张大过程中的下颌运动轨迹。正常成人开口型不偏斜，呈“↓”，异常可见于颞下颌关节紊乱。

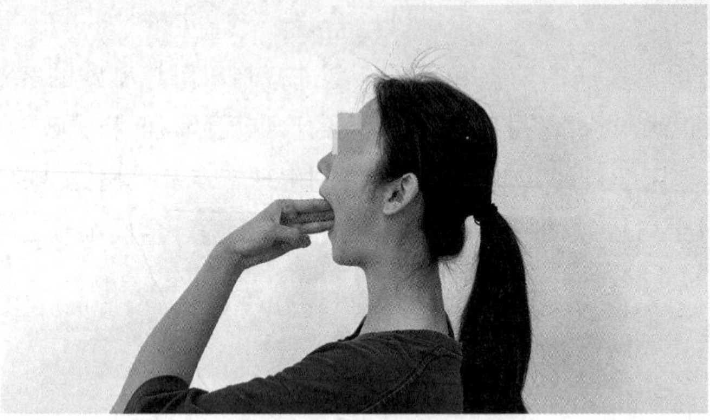

图 2-1　简易法测量开口度

3. 口腔及口咽检查　除固有口腔外，还包括对腭、舌、口底、口咽的检查。

（1）腭部检查：①检查硬腭，是否存在腭裂、肿物、黏膜下出血、黏膜溃疡等，对腭部肿块应仔细检查其颜色、大小、形态、质地和动度；②检查软腭活动度，腭裂患者软腭无法正常上抬，会导致开放性鼻音；③必要时检查软腭、腭垂、腭舌弓、腭咽弓的运动，以及咽侧壁、咽后壁和腭咽闭合情况是否正常。

（2）舌部检查：①检查形态，观察舌体大小、形状是否正常，舌体肥大可见于黏液性水肿或舌部血管畸形，舌体萎缩可见于营养不良等；②检查舌背乳头，丝状乳头萎缩可导致萎缩性舌炎（俗称“镜面舌”），菌状乳头充血，红肿可见于局部炎症或猩红热；③检查舌运动功能，运动受限或伸舌偏斜可见于舌系带过短、舌部肿物、舌下神经损伤等；④检查味觉，味觉障碍可见于舌乳头病变、面神经或舌咽神经损伤等。

（3）口底检查：①检查黏膜，是否出现红肿、溃疡或肿物等，如口底黏膜出现蓝黑色的肿物提示可能存在口底静脉畸形；②检查舌下腺和下颌下腺导管，观察导管开口处有无红肿、溢脓等，以判断唾液腺是否存在炎症；③检查口底占位性病变，主要借助扪诊或口内外双手双合诊进行。

（4）口咽检查：口咽检查多借助压舌板、口镜、直接喉镜或间接喉镜观察。①检查咽后壁，轻压舌体前 2/3，观察咽后壁的黏膜色泽、有无淋巴滤泡增生、肿物等情况；②检查扁桃体，观察扁桃体大小是否超过腭咽弓，检查扁桃体表面是否光滑，有无瘢痕、隐窝口有无分泌物等；③检查软腭与舌根关系，观察软腭与舌根间距离及在吞咽和发音时的接触情况，以评估吞咽功能和语音功能。

唇、颊、舌、口底和下颌下区病变，可行双指双合诊或双手双合诊检查，以便准确了解病变范围、质地、动度，以及有无压痛、触痛和浸润情况等。检查时以一手拇指和示指，或双手置于病变部位上下或两侧进行。前者适用于唇、颊、舌部检查；后者适用于口底、下颌下检查。双合诊应按“由后向前”的顺序进行。

（二）颌面部检查

1. 表情与意识神态检查　颜面部表情和意识神态变化不仅是某些口腔颌面外科疾病的表征，也可是某些全身疾病和全身功能状态的反映。颅脑损伤或功能衰竭常伴有瞳孔和意识神态改变，颜面表情也可反映患者的体质状况和病情轻重。

2. 外形与色泽检查　观察颌面部外形，比较左右是否对称，比例是否协调，有无突出和凹陷。检查颌面部皮肤色泽、质地和弹性变化对某些疾病的诊断具有重要意义。例如，肿瘤、外伤和畸形都有外形改变，而炎症、血管瘤、神经纤维瘤、恶性黑色素瘤、白斑、麻风病等则伴有皮肤颜色的改变。

3. 面部其他器官检查　眼、耳、鼻等面部器官与颌面部疾病关系密切，应同时检查。

（1）眼：①检查瞳孔大小和对光反射，瞳孔变化是颅脑损伤的重要体征，瞳孔对光反射则是反映视神经和动眼神经功能的重要指标；②检查眼球运动，眼眶骨折、眼外肌损伤等可致眼球运动障碍；③检查眼睑，眼睑挫伤和裂伤可见于颌面部外伤，口腔颌面部肿瘤累及眼眶可导致眼睑形态改变。

（2）耳：①检查外耳道，流血或渗液可见于颌面部外伤；②检查耳郭，口腔颌面外科腮腺手术后，可能影响耳郭周围肌肉和神经，导致耳郭活动度下降；③检查听力，颞下颌关节及腮腺区的炎症和肿瘤，可能影响听力。

（3）鼻：①检查鼻的形态，畸形患者可能存在鼻翼鼻尖缺损或大小改变；②检查鼻腔，颌面部外伤可能存在脑脊液鼻漏，标志着颅前窝骨折，患侧鼻阻塞或鼻腔内有血性分泌物是上颌窦癌的早期症状之一；③检查鼻窦，检查体表投影区是否有压痛、肿胀或隆起等情况。

眼、耳、鼻的检查具有较强的专业性，必要时应邀请有关专科会诊、协助检查，以期获得正确结论，为临床诊治提供更可靠的依据。

4. 病变部位和性质检查　对于已发现的病变，应进一步查明病变的确切部位、形态、范围、大小，以及有无活动、触痛、波动感、捻发音等体征。如病变部位不明确，可两侧对比加以确定。病变可扪诊其有无压痛、软硬程度、与周围组织有无粘连、能否移动、扪之是否光滑、有无结节等，进行初步判断。一些特殊征象对明确病变性质有直接提示作用，如脓肿可有波动感，动脉瘤触诊有搏动感，颌骨囊肿触压有乒乓球样感，静脉畸形体位移动试验阳性等。对于口腔颌面部瘘管、窦道，可用探针探诊，必要时注入染色剂或行造影检查，了解其走向和深度。

5. 语音及听诊检查　语音及听诊检查对诊断有重要意义，如腭裂可有“腭裂语音”，舌根部肿块可有“含橄榄语音”，动静脉畸形局部听诊可闻及明显的吹风样杂音，颞下颌关节紊乱可根据关节区听诊时关节弹响的时间和性质，协助确诊和分型。

（三）颈部检查

1. 一般检查

（1）颈部外形检查：观察颈部正常生理标志，有无包块、瘢痕、瘘管，以及两侧是否对称，对怀疑是发育畸形所致的颈侧肿块和瘘管，可行探诊检查。

（2）颈部姿势与运动检查：观察是否存在异常姿势、有无斜颈，检查活动度是否异常。颈部运动受限并伴有疼痛，可见于软组织炎症、颈肌扭伤、颈椎结核或肿瘤等。颈项强直为脑膜受刺激特征，见于各种脑膜炎、蛛网膜下腔出血等。

（3）颈部包块检查：注意其部位、数目、大小、质地、活动度、有无压痛、与邻近器官的关系等特点，如甲状舌管囊肿可随吞咽动作而上下移动。

2. 淋巴结检查 淋巴结检查对口腔颌面部炎症和肿瘤具有重要意义。

（1）检查体位：患者取舒适坐位或仰卧位，检查者立于患者的右前或右后方，患者头稍低，略偏向检查侧，以使皮肤、肌群松弛，便于触诊。

（2）视诊：观察颈部两侧是否对称，若一侧颈部肿胀则提示可能存在该侧淋巴结肿大或其他肿物。

（3）触诊：①检查者手指紧贴检查部位，由浅入深按枕部→耳后→耳前→腮腺→颊部→下颌下→颏下，顺胸锁乳突肌前后缘、颈前后三角直至锁骨上窝滑动触诊，仔细检查颈深、浅淋巴结；②肿大淋巴结，注意其所在部位、大小、数目、硬度、活动度、有无压痛、波动感，以及与皮肤或基底部有无粘连等情况；③特别注意健侧、患侧的对比检查（图 2-2）。

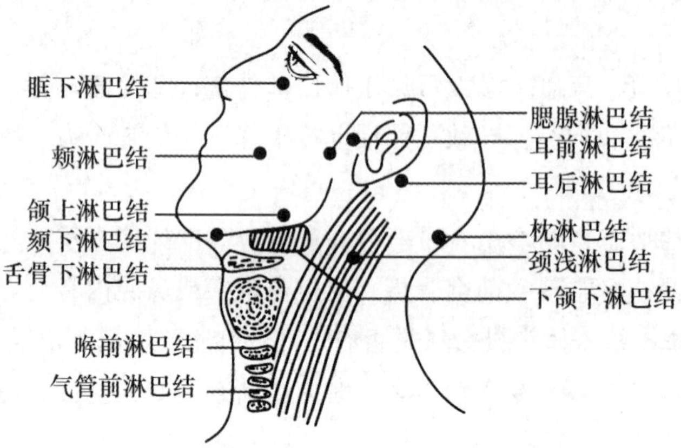

图 2-2 头颈部淋巴环示意图

视频：颞下颌关节检查

（四）颞下颌关节检查

1. 面型及关节动度检查

（1）面型检查：①正面观检查面部左右是否对称，颏点是否居中，面下 1/3 是否协调，颞下颌关节紊乱可出现面部不对称，一侧关节病变致髁突发育异常或肌肉功能紊乱时，患侧面部可出现丰满或塌陷；观察面中部与面下部比例是否正常，颞下颌关节疾病可能影响下颌骨生长发育而改变此比例。②侧面观检查面部突度，如髁突过度生长或关节盘移位可致下颌前突，使侧面呈凸面型，而髁突吸收或下颌后移可出现凹面型；检查下颌平面角，角度过大提示下颌骨垂直向生长过度，可能由于颞下颌关节功能紊乱所致。

（2）关节动度检查：关节动度检查包括开口度检查、开口型检查和髁突动度检查，前两者如前所述，髁突动度检查有以下两种方法。①外耳道触诊法，将双手小指放入患者双侧外耳道内，拇指放在颧骨和下颌升支前缘，让患者做开闭口、前伸和侧方运动，了解髁突活动度和冲击感，并注意两侧对比，以协助关节疾病的诊断。②颞部触诊法，以双手示指或中指分别置于两侧耳屏前方，髁突外侧，让患者作开闭口运动，感触髁突活动度。

2. 咀嚼肌检查 检查颞肌、咬肌、翼内肌和翼外肌等咀嚼肌群，观察两侧是否对称、协调，触诊起点和止点，检查肌腹，触压其是否有疼痛。在口内可按咀嚼肌的解剖部位，扪触颞肌前份、翼外肌下头和翼内肌下部，进行左右对比，检查有无压痛等异常。

3. 下颌运动检查 通过开闭口运动、前伸运动和侧方运动，检查关节功能是否正常，有无疼痛、弹响或杂音；观察弹响发生的时间、性质、次数和响度；两侧关节动度是否一致，有无偏斜；开口度和开口型是否正常，以及在开闭口运动时是否出现关节绞锁等异常现象。

4. 咬合关系检查 咬合异常是颞下颌关节病的病因之一。咬合关系检查时，应检查咬合关系是否正常、有无紊乱；覆𬌗、覆盖情况及纵𬌗曲线、补偿曲线是否正常；牙磨耗是否均匀一致，程度如何。此外，还应检查有无龋病、牙周病、牙列缺失和牙倾斜等，为关节疾病的诊疗提供客观依据。

（五）唾液腺检查

1. 一般检查 检查的重点是三对大唾液腺。

（1）视诊：观察面部两侧是否对称，特别是腮腺和下颌下腺区域，观察唾液腺区域的皮肤颜色、质地和有无肿胀，导管口有无分泌物。

（2）触诊：①腮腺触诊，站在患者前方或后方，双手拇指放在颧弓下方，其余手指放在耳屏前、下颌升支后缘，从耳屏前向下、向前触诊腮腺浅叶；双手示指从口腔内腮腺导管口向后上方触压，同时在耳屏前、下颌升支后缘行外部触诊，间接检查腮腺深叶。②下颌下腺触诊，站于患者前方，双手同时触摸双侧下颌下三角，拇指放于下颌骨下缘，其余手指放于下颌下腺实质部分，下颌下腺炎时腺体肿大、压痛明显，下颌下腺结石时可触及硬块。③舌下腺触诊，戴手套，用手指在口底黏膜下触摸，舌下腺囊肿可在口底触及有波动感的肿物。④导管触诊，检查腮腺和下颌下腺导管的粗细和质地，有无结石，对狭窄导管，可在排除结石存在后，用钝而细的探针探诊。

2. 分泌功能检查 包括定性检查和定量检查，可刺激唾液腺以观察其分泌功能，有助于唾液腺疾病的诊断，必要时可按摩推压腺体增加分泌。检查中应特别注意分泌物的颜色、流量和性质，必要时可进行实验室检查。

二、辅助检查

（一）实验室检查

实验室检查是诊断疾病、评估病情和疗效的重要辅助手段。检查内容包括临床检验、生化检验、免疫学检验、血液学检验、微生物检验和肿瘤标志物检验等。详见本章第三节。

（二）穿刺检查

1. 适应证和禁忌证 口腔颌面部穿刺检查包括囊肿穿刺检查、脓肿穿刺检查和肿瘤穿刺检查。适用于舌下腺囊肿、甲状舌管囊肿、鳃裂囊肿、牙源性颌骨骨髓炎脓肿、颌面间隙脓肿、唾液腺肿瘤、颌骨肿瘤等的辅助诊断。有出血倾向、血管性病变、深部重要结构附近病变者禁忌。

2. 穿刺针的选择 脓肿穿刺多选用外径 0.9mm（20G）的粗针，血管性病变选用外径 0.7mm（22G）的细针。

3. 穿刺检查的结果判断 以下判断均需结合病史和体征。

（1）囊肿穿刺：黏液囊肿的囊液为透明或淡黄色、黏稠状，主要成分是黏液；舌下腺囊肿的囊液为蛋清样、略带黏性；甲状舌管囊肿的囊液为透明、微混浊的黄色稀薄或黏稠液体；鳃裂囊肿的囊液为黄色或棕色、清亮或混浊的液体，有时可见胆固醇结晶。

（2）脓肿穿刺：金黄色葡萄球菌等化脓性细菌感染的脓液为黄色浓稠、有臭味；厌氧菌感染的脓液为灰白色、较稀薄。

（3）肿瘤穿刺：良性肿瘤的穿刺细胞涂片显示上皮细胞和肌上皮细胞呈巢状或片状排列，细胞形态较规则，核仁不明显；恶性肿瘤的细胞涂片见黏液细胞、表皮样细胞和中间细胞，细胞形态不规则，核仁明显。

（三）活组织检查

活组织检查是从病变部位取一小块组织制成切片，经 HE 染色后，在显微镜下观察细胞的形态和结构，以确定病变性质、肿瘤类型及分化程度。这是目前比较准确可靠的，也是结论性的诊断方法。常用的活组织检查方法如下。

1. 切取活组织检查

（1）适应证和禁忌证：适用于表浅或有溃疡的肿瘤，或实质性肿瘤的边缘部分，但血管性肿瘤、血管畸形及恶性黑色素瘤不宜活检，以免造成大出血或肿瘤快速转移。

（2）切取方法：①局部麻醉（简称局麻），注意局麻药不能直接注入病变组织内，以免影响病理检查结果；②取材，使用手术刀或活检钳，在病变边缘切取大小为 0.5 ～ 1.0cm^3 的组织块，包含病变组织和部分正常组织；③固定，立即放入 4% 甲醛溶液中固定，以备病理检查。

（3）切取后处理：①止血处理，口腔黏膜等表浅部位可压迫止血或使用肾上腺素棉球压迫，深部组织可能需要缝合止血；②防止感染，严格遵循无菌操作原则，术后保持创口清洁，必要时给予抗生素预防感染。

（4）注意事项：黏膜病变取材不应小于 0.2cm×0.6cm；不宜使用染料类消毒剂，以免肿瘤细胞变形或着色而影响诊断；不宜使用电刀以免引起细胞内蛋白变性；避免取到坏死组织影响诊断；多处、多种病损可在不同部位多处取材。

2. 切除活组织检查 适用于皮肤、黏膜完整，位于深部的可切除的小型肿瘤或淋巴结。其优点是不打开肿瘤，不会造成肿瘤的种植或转移；整块瘤体送检，诊断信息量更多。口腔黏膜肿物，应在肿物边缘外 0.5 ～ 1.0cm 的正常黏膜处切开，连同肿物下方的部分组织一起切除。

3. 冷冻活组织检查 适用于手术中快速取材、送检并诊断，以决定手术方式和范围。通常 30 分钟可出结果，但其结果准确性相对常规石蜡切片稍差。

4. 细针抽吸活检或细针抽吸细胞学检查 使用细针从身体特定部位穿刺、抽吸少许活组织进行病理形态学检查。为增加穿吸部位的准确性，可在超声、CT 或 MRI 引导下进行。适用于具有一定体积，表面有正常组织覆盖的实性肿瘤。操作简便、安全、无须麻醉，对恶性肿瘤的诊断符合率达 80% 以上。

（四）涂片检查

取脓液或溃疡、创面分泌物进行涂片检查，可观察、确定分泌物的性质和感染菌种。必要时可做细菌培养和抗生素敏感试验，以指导临床用药。

（五）超声检查

超声检查是利用超声产生的波在人体内传播，通过示波屏显示体内各组织器官对超声的反射和减弱规律来诊断疾病的方法。超声检查可确定病变大小、深浅和性质，优点是无痛、无创、软组织分辨力强、成像迅速、可观察运动的脏器。在口腔颌面外科的主要应用是唾液腺、下颌下和颈部肿块的检查，以明确是否有占位性病变，病变是囊性还是实性等。

（六）X 线检查

口腔颌面部 X 线检查可用于牙体、牙髓、牙周及颌骨病变的诊断。与造影剂联合应用，还可对颌面部软组病变进行检查。颌面部 X 线检查主要包括 X 线平片检查、曲面体层摄影检查和造影检查。

（七）电子计算机 X 线体层摄影检查

电子计算机 X 线体层摄影（computed tomography，CT）是利用 X 线束对人体某一部位进行断层扫描，探测器接收穿过人体的 X 线信息，经过计算机处理后重建出人体断面的图像。CT 能清晰显示颌面部的骨骼、软组织及其相互关系，用于颌骨骨折、颌骨肿瘤、唾液腺肿瘤、颞下颌关节疾病、口腔颌面间隙感染等口腔颌面外科疾病的诊断，特别适合于不易配合的小儿和危重患者。

锥形束 CT（cone-beam computed tomography，CBCT）是特殊类型的 CT 技术。它使用锥形 X 线束围绕患者头部旋转扫描生成三维图像。与传统 CT 相比，CBCT 对口腔颌面硬组织的成像更精准，辐射剂量更低，其三维重建功能更符合口腔颌面外科的临床应用，适用于牙拔除术前评估、牙槽骨病变检查、颌骨骨折诊断与治疗规划、颞下颌关节结构评估等。

（八）磁共振成像检查

磁共振成像（magnetic resonance imaging，MRI）是利用原子核在磁场内共振所产生的信号经重建成像的影像学检查方法。MRI 对软组织的分辨能力优于 CT，能清晰显示口腔颌面部的肌肉、神经、血管、唾液腺等软组织的细节。在口腔颌面外科，MRI 主要用于肿瘤及颞下颌关节疾病的检查诊断，尤其是颅内和舌根部良、恶性肿瘤的诊断和定位，以及脉管畸形的诊断和相关血管显像等，对炎症和囊肿的检查也有临床参考价值。

（九）其他检查

1. 数字减影血管造影术（digital subtraction angiography，DSA） 是利用计算机处理数字化影像信息，消除骨骼和软组织影，使血管显影更清晰的血管造影技术。DSA 对血管的显示清晰度和准确性是其他影像学检查难以比拟的，还可在血管内治疗中进行实时引导，已被广泛用于颌面颈部血管、动静脉瘘及血运丰富的良、恶性肿瘤的检查、诊断和治疗。

2. 放射性核素检查 主要用于肿瘤的检查和诊断，亦可用于唾液腺、骨组织疾病的诊断或临床和科研的示踪手段。

3. 核素发射计算机体层摄影（emission computed tomography，ECT） 可分为正电子发

射型计算机体层摄影（positron emission tomography，PET）和单光子发射型计算机体层摄影（single photon emission computed tomography，SPECT）。SPECT 应用更广，在口腔颌面外科主要用于唾液腺疾病的诊断，肿瘤良、恶性的鉴别诊断及判断肿瘤有无全身转移病灶等；特别是口腔颌面部肿瘤的骨转移和颈淋巴结转移。

4. PET-CT 检查 PET-CT 是 PET 扫描仪和 CT 扫描仪的集成装置，可同时获取两者的扫描图像，在肿瘤的早期诊断中有较强优势。口腔颌面部主要用于良、恶性肿瘤的鉴别和分期，以及恶性肿瘤的复发和转移监测等。

5. 关节内镜检查 是一种用于直接观察关节内部结构的微创检查技术，在口腔颌面外科主要用于颞下颌关节疾病的检查。

6. 唾液腺内镜检查 是一种用于观察唾液腺导管系统内部结构的微创检查技术，主要用于唾液腺导管系统疾病的临床检查、诊断和治疗。

7. 手术探查 经多项检查仍无法确诊时，可行手术探查，以了解病变性质、范围及其与周围组织的关系。必要时可在术中切取小块病变组织行病理检查。

▶知识拓展

CT 引导下穿刺活检技术

CT 引导下穿刺活检技术是一种在 CT 成像的精确引导下，对体内病变组织进行穿刺取材的技术。

该技术具有精准定位、安全性高、诊断准确性高、创伤小等优点。对于口腔颌面部肿瘤，CT 引导下穿刺活检可于术前明确肿瘤的性质，为后续治疗方案提供依据。对于口腔颌面部不明原因的肿块、结节、囊肿等，通过超声、普通 X 线等其他检查方法无法明确诊断时，CT 引导下穿刺活检是有效的诊断手段。但该技术也存在技术要求高、可能出现假阴性结果等局限性，且有局部出血、感染、气胸等并发症风险。

第三节　口腔颌面外科实验室检查

实验室检查在口腔颌面外科疾病诊疗中具有重要意义，为口腔疾病的精准诊断、有效治疗及预后判断提供关键依据。本节仅阐述部分口腔颌面外科较常用的实验室检查项目，以及其在口腔颌面外科疾病诊疗中的意义。

一、血液学检测

（一）血液一般检测

1. 红细胞计数和血红蛋白浓度测定 红细胞计数（red blood cell count，RBC）是指每升全血中红细胞的个数。血红蛋白浓度（hemoglobin，Hb）是指每升全血中血红蛋白含量。两者结合可反映机体生成红细胞能力并能协助诊断红细胞相关疾病。RBC 和 Hb 的参考值见表 2-1。

表 2-1　红细胞计数和血红蛋白浓度的参考值

检测人群	红细胞计数（$\times10^{12}$/L）	血红蛋白（g/L）
成年女性	正常值：3.5 ～ 5.0	正常值：110 ～ 150
	减少：＜ 3.5	减少：＜ 110
	增多：＞ 5.5	增多：＞ 160
成年男性	正常值：4.0 ～ 5.5	正常值：120 ～ 160
	减少：＜ 4.0	减少：＜ 120
	增多：＞ 6.0	增多：＞ 170

（1）RBC 和 Hb 病理性增多：可见于大型口腔颌面部手术后补液不及时导致血液浓缩，原发性红细胞增多症患者经历口腔颌面部手术后，口腔颌面部恶性肿瘤压迫呼吸道后，严重颌面部外伤出现呼吸道阻塞后等。

（2）RBC 和 Hb 病理性减少：可见于口腔颌面部手术后存在慢性失血，口腔颌面部恶性肿瘤患者接受放化疗后，口腔颌面创伤患者长期进食受限，口腔颌面部转移性肿瘤侵犯骨髓后，口腔颌面部动静脉畸形等。

2. 白细胞检测　白细胞参数主要包括白细胞计数和分类计数。白细胞计数（white blood cell count，WBC）是指单位体积血液中所含的白细胞数目。白细胞分类包括中性粒细胞百分比和绝对值、淋巴细胞百分比和绝对值、单核细胞百分比和绝对值、嗜酸性粒细胞百分比和绝对值、嗜碱性粒细胞百分比和绝对值。

（1）参考值：白细胞计数的参考值见表 2-2，白细胞百分数和绝对值参考区间见表 2-3。

表 2-2　白细胞计数的参考值

检测人群	正常白细胞计数（$\times10^9$/L）	白细胞计数减少（$\times10^9$/L）	白细胞计数增多（$\times10^9$/L）
新生儿	15 ～ 20	＜ 15	＞ 20
28 天至 6 个月	静脉血：4.3 ～ 14.2 末梢血：5.6 ～ 14.5	静脉血：＜ 4.3 末梢血：＜ 5.6	静脉血：＞ 14.2 末梢血：＞ 14.5
6 个月至 1 岁	静脉血：4.8 ～ 14.6 末梢血：5.0 ～ 14.2	静脉血：＜ 4.8 末梢血：＜ 5.0	静脉血：＞ 14.6 末梢血：＞ 14.2
1 ～ 2 岁	静脉血：5.1 ～ 14.1 末梢血：5.5 ～ 13.6	静脉血：＜ 5.1 末梢血：＜ 5.5	静脉血：＞ 14.1 末梢血：＞ 13.6
成人	3.5 ～ 9.5	＜ 3.5	＞ 9.5

表 2-3　白细胞百分数和绝对值参考区间

细胞类型	百分数（%）	绝对值（$\times10^9$/L）
中性粒细胞（N）		
杆状核（N-st）	0 ～ 5	0.04 ～ 0.50
分叶核（N-sg）	50 ～ 70	2 ～ 7
嗜酸性粒细胞（E）	0.5 ～ 5.0	0.05 ～ 0.50
嗜碱性粒细胞（B）	0 ～ 1	0 ～ 0.1
淋巴细胞（L）	20 ～ 40	0.8 ～ 4.0
单核细胞（M）	3 ～ 8	0.12 ～ 0.80

（2）在口腔颌面外科的临床意义

1）中性粒细胞病理性增高：提示机体存在感染或炎症反应。如急性智齿冠周炎时，中性粒细胞常在（7.0 ～ 15.0）$\times10^9$/L。但在严重感染，冠周脓肿形成伴颌面间隙感染时，中性粒细胞可能升高达（15.0 ～ 30.0）$\times10^9$/L，甚至更高。若治疗不及时或炎症进一步恶化，中性粒细胞可持续处于高位，并出现核左移现象，提示感染严重，但机体仍在积极防御。此外，在颌面间隙感染、颌骨骨髓炎、口腔颌面外科术后、口腔颌面部外伤、口腔颌面肿瘤伴感染、口腔颌面恶性肿瘤部分坏死后等，均可见中性粒细胞增高。

2）中性粒细胞病理性减少：提示机体免疫功能下降，常见于口腔颌面严重感染，如大面积颌面蜂窝织炎、广泛颌骨骨髓炎等的后期，中性粒细胞显著降低，可低于 1.0$\times10^9$/L，同时伴血小板减少和其他血细胞异常。此外，某些口腔颌面恶性肿瘤放化疗后，中性粒细胞可能降至（0.5～1.5）$\times10^9$/L。而当红斑狼疮等自身免疫性疾病累及口腔颌面区域时，中性粒细胞可降至（1.0 ～ 2.0）$\times10^9$/L。

3. 血小板检测　血小板计数（platelet count，PLT）是指单位容积外周血液中血小板的数量。

（1）参考值：（125 ～ 350）$\times10^9$/L。PLT 低于 125$\times10^9$/L 称为血小板减少，超过 400$\times10^9$/L 称为血小板增多。

（2）在口腔颌面外科的临床意义

1）PLT 增多：炎症、手术或创伤后可出现反应性血小板增多，如智齿冠周炎和颌面部间隙感染后，血小板可轻到中度增多至（400 ～ 800）$\times10^9$/L，口腔颌面外科手术或创伤后的应激反应会使血小板增多 30% ～ 50%。PLT 增多可导致血液黏稠度增加，形成血栓。

2）PLT 减少：可见于口腔颌面肿瘤化疗后、口腔颌面部感染、口腔颌面恶性肿瘤发生脾转移等，如口腔颌面部广泛念珠菌感染时，可出现血小板破坏增加，但随着感染持续，PLT 可能降至 100$\times10^9$/L 以下。PLT 减少可增加手术出血风险，导致术后创口愈合延迟，且增加感染风险。

4. 红细胞沉降率测定　红细胞沉降率（erythrocyte sedimentation rate，ESR）是指红细胞在特定条件下一段时间内下降的距离，简称血沉。

（1）参考值：男性 0 ～ 15mm/h；女性 0 ～ 20mm/h。

（2）在口腔颌面外科的临床意义：ESR 增快可见于口腔颌面部炎症性疾病、颌面部间隙感染、口腔颌面创伤或术后、口腔颌面部肿瘤等，如智齿冠周炎急性发作期 ESR 可升高至 30 ～ 50mm/h，口腔癌的 ESR 可显著升高达 60 ～ 80mm/h，ESR 越高，提示肿瘤的侵袭性越强或存在远处转移的风险越高。ESR 可用以监测创伤和术后并发症，以及评估抗炎治疗的效果。ESR 减慢的临床意义较小。

（二）血栓与止血检测

1. 出血时间测定 出血时间（bleeding time，BT）是指皮肤被刺破后，从血液自然流出到自然停止所需的时间，主要反映血小板的数量、功能，以及血管壁脆性和通透性的变化。

（1）参考值：采用出血时间（BT）测定器法测定。参考区间为（6.9±2.1）分钟，超过 9 分钟为异常。

（2）在口腔颌面外科的临床意义：BT 延长提示患者止血功能受损，可能存在血液系统相关疾病，如血小板减少症、血小板无力症、血管性血友病、弥散性血管内凝血等，或使用抗血小板药、抗凝药和溶栓药。故对于口腔颌面外科择期手术，应考虑推迟手术，进一步检查出血异常的原因并治疗。对于紧急手术，如口腔颌面部骨折，需术前充分告知患者及家属手术出血风险增加，并做好术中止血准备。BT 缩短临床意义不大，可出现于血栓前。

2. 毛细血管脆性试验（capillary fragility test，CFT） 又称束臂试验，给予上臂袖带加压 8 分钟（压力维持在 80 ～ 120mmHg），观察前臂屈侧皮肤在 5cm 直径的圆圈内新的出血点数目。用于检测毛细血管壁的结构和功能完整性。

（1）参考值：成年男性低于 5 个，儿童和成年女性低于 10 个。新的出血点超过参考区间高限值为该试验阳性。

（2）在口腔颌面外科的临床意义：常见于过敏性紫癜、遗传性出血性毛细血管扩张症、血小板减少症、血管性血友病、高血压、糖尿病、败血症等。口腔颌面外科手术前，CFT 可帮助评估患者的出血风险，CFT 阳性说明毛细血管脆性较大，术中及术后出血概率增加，术后可通过 CFT 监测有出血风险的患者的恢复情况，评估毛细血管壁的修复状态。

3. 血小板计数 详细内容见“血小板检测”。

4. 凝血时间测定 凝血时间（clotting time，CT）是指血液离开血管，在体外发生凝固所需的时间。本试验可反映内源性凝血系统的凝血过程。

（1）参考值：试管法 4 ～ 12 分钟；硅管法 15 ～ 32 分钟；塑料管法 10 ～ 19 分钟。

（2）在口腔颌面外科的临床意义：CT 延长表明凝血功能异常，可用于术前风险预测、术中风险应对及术后风险预防。若是小手术如拔牙，CT 只是轻度延长，仅需术前做好止血准备，但若是大型口腔颌面肿瘤切除手术，CT 明显延长，则可能需要推迟手术，先纠正凝血功能异常，以降低术中大量出血的风险。CT 缩短表明血液处于高凝状态，对于长时间复杂手术，应注意发生深静脉血栓（DVT）或肺栓塞（PE）的风险，特别是患者存在高龄、肥胖等高凝倾向因素时。

5. 凝血酶时间（thrombin time，TT）测定 是指在受检血浆中加入“标准化”凝血酶溶液到开始出现纤维蛋白丝所需的时间。

（1）参考值：手工法 16 ～ 18 秒。若超过正常对照值 3 秒以上为延长。

（2）在口腔颌面外科的临床意义：TT 主要反映纤维蛋白原转变为纤维蛋白的时间，口腔颌面外科手术或创伤，TT 延长可导致出血增加，止血困难。TT 缩短可见于口腔颌面急性感染，但无显著临床意义。

6. 血浆凝血酶原时间测定 在被检血浆中加入 Ca^{2+} 和组织因子或组织凝血活酶观测血浆的凝固时间，称为血浆凝血酶原时间（prothrombin time，PT），是外源性凝血系统较为灵敏和最为常用的筛选试验。

（1）参考值：11 ～ 14 秒。大于 3 秒有临床意义。

（2）在口腔颌面外科的临床意义：PT 延长见于先天性凝血因子缺乏或低纤维蛋白原血症、严重肝病和 DIC 等所致的获得性凝血因子缺乏。长期使用广谱抗生素或合并肝胆疾病患者，可出现口腔黏膜和牙龈出血，术中或创伤后出血增加。PT 缩短可见于口腔颌面部严重感染和大面积创伤后的 DIC 早期所致的血液高凝状态，但灵敏度和特异度差。

7. 活化部分凝血活酶时间（activated partial thromboplastin time，APTT）测定 是内源凝血系统较为灵敏和最为常用的筛选试验。

（1）参考值：30 ～ 42 秒。延长 10 秒以上为异常。

（2）在口腔颌面外科的临床意义：APTT 延长表明凝血因子缺乏或功能异常，见于凝血因子、激肽释放酶原和纤维蛋白原缺乏，出现口内自发性出血，轻微口腔黏膜损伤或拔牙等操作均可能引起严重出血，可用于术前风险判断、术中出血应对和术后出血预防。APTT 缩短见于血栓性疾病和血栓前状态，但灵敏度和特异度差。

二、排泄物检测

（一）尿液检测

1. 尿液一般性状检查 常用检查指标包括尿量、颜色与透明度、比重、酸碱度等。

（1）尿量：是指 24 小时内人体排出尿液的总量，主要取决于肾脏功能。

1）参考值：成人 24 小时尿量大于 2500ml，儿童大于 3000ml 称为多尿。成人尿量少于 400ml/24h 或少于 17ml/h，学龄前儿童少于 300ml/24h，婴幼儿少于 200ml/24h，称为少尿。成人少于 100ml，儿童少于 30 ～ 50ml，称为无尿。

2）在口腔颌面外科的临床意义：尿量可用于评估患者的水合状态和肾功能，判断休克及复苏情况。在手术前后，监测尿量是评估患者肾功能和整体水合状态的重要指标。口腔颌面部严重创伤、术中出血过多、液体摄入不足等，可致尿量减少，而术后液体复苏过度、输入高渗液体、使用利尿药等可致尿量增多。

（2）颜色与透明度：正常尿液肉眼呈淡黄或橘黄色，清晰透明。病理情况下可呈不同颜色。最常见的颜色异常是红色，红色尿液最常见于血尿。

1）颜色异常在口腔颌面外科的临床意义：口腔颌面部严重创伤患者，合并大面积挤压伤时，可能引起溶血或横纹肌溶解，大量血红蛋白或肌红蛋白释放入血，使尿液呈现浓茶色或酱油色。口腔颌面部手术中损伤淋巴管，可导致淋巴液漏入泌尿系统，使尿液呈现乳白色，形成乳糜尿。

2）透明度异常在口腔颌面外科的临床意义：大型口腔颌面部手术后导尿管留置时间过长或护理不当，导致感染，使尿液变得混浊。

（3）比重：指在 4℃条件下尿液与同体积纯水的重量之比，是尿液中所含溶质浓度的指标。

1）参考值：比重大于 1.025 的尿液称为高渗尿或高比重尿，比重小于 1.015 的尿液称为低渗尿或低比重尿。

2）在口腔颌面外科的临床意义：口腔颌面部手术中失血、失液，或术后因口腔疼痛、吞咽困难等摄水不足，导致脱水，使尿液浓缩而比重升高。术后输液过多则可致尿液比重降低。

（4）酸碱度（pH）

1）参考值：新鲜尿液多呈弱酸性，随机尿 pH 4.5 ～ 8.0，晨尿 pH 约 6.5。

2）在口腔颌面外科的临床意义：酸碱度改变反映患者体液酸碱平衡紊乱，故可在术前后通过尿液酸碱度监测是否存在代谢性酸中毒或代谢性碱中毒。

2. 尿液化学检查　常用检查指标包括蛋白质、葡萄糖等。

（1）蛋白质：正常情况下，尿液中蛋白质含量极低。

1）参考值：定性，阴性。定量，0 ～ 80mg/24h。尿蛋白质浓度大于 100mg/L 或 150mg/24h，蛋白质定性检查呈阳性的尿液，称为蛋白尿。

2）在口腔颌面外科的临床意义：病理性蛋白尿多见于急性肾炎、糖尿病肾病、肾盂肾炎等肾脏及肾外疾病所致的蛋白尿。大型口腔颌面外科手术、严重口腔颌面外科创伤或感染，均可引起蛋白尿。另外，使用氨基糖苷类抗生素控制感染，或使用造影剂进行口腔颌面外科影像学检查，也可损害肾脏，引起蛋白尿。

（2）尿糖：一般是指尿液中的葡萄糖。

1）参考值：定性，阴性。定量，0.56 ～ 5.00mmol/24h。尿糖定性检查呈阳性的尿液称为糖尿。

2）在口腔颌面外科的临床意义：糖尿可见于糖尿病、糖摄入过多、慢性肾炎、颅脑外伤、情绪激动等应激情况，以及肾上腺素、糖皮质激素等分泌过多。口腔颌面外科患者若合并糖尿病，在手术或创伤后，血糖更易出现波动。手术前后禁食、手术应激、术后感染等因素都可导致糖尿病患者血糖控制不佳。使用糖皮质激素类药物治疗颌面部严重感染时，也可使血糖升高，出现尿糖。

（二）粪便检测

1. 粪便一般性状检查　成人每天一般排便 1 次，100 ～ 300g，为成形软便，呈黄褐色，有少量黏液，有粪臭。婴幼儿粪便可为黄色或金黄色糊状。

粪便增多见于胃肠道和胰腺炎症或功能紊乱；排便次数少但排便量增多，见于肠道上段病变；排便次数增多但每次排便量减少，多为肠道下段病变。口腔颌面外科手术后创口疼痛、颌面创伤、口腔肿瘤等，进食减少，饮水不足，可引起便秘。口腔颌面部感染使用头孢菌素类等抗感染后，肠道菌群失调，引起腹泻。

2. 粪便隐血试验　采用化学方法或免疫学方法检查粪便微量出血的试验称为粪便隐血试验（fecal occult blood test，FOBT）。FOBT 对消化道出血，特别是消化道肿瘤的诊断与鉴别诊断具有重要价值。

（1）参考值：阴性。

（2）在口腔颌面外科的临床意义：FOBT 是粪便检查最常用的筛查项目，可作为消化道恶性肿瘤普查的筛查指标，其连续检查对早期发现结肠癌、胃癌等有重要价值。口腔颌面外科术后应激性溃疡、长期或大剂量使用阿司匹林类非甾体抗炎药镇痛等，可致 FOBT 阳性。

三、常用肾功能检测

（一）肾小球功能检测

肾小球的主要功能是滤过，评估滤过功能最重要的参数是肾小球滤过率。此外，血肌酐、内生肌酐清除率等亦可反映肾小球滤过功能。

1. 血肌酐测定 血液中的肌酐（creatinine，Cr）是由外源性和内生性两类组成的。机体每 20g 肌肉每天代谢产生 1mg Cr，产生速率为 1mg/min，每天 Cr 的生成量恒定。

（1）参考值：酶法/苦味酸法，20～59岁，男性 57～97μmol/L，女性 41～73μmol/L；60～79岁，男性 57～111μmol/L，女性 41～81μmol/L。

（2）在口腔颌面外科的临床意义：Cr 增高见于肾病、肾衰竭、心肌炎、肌肉损伤等；Cr 降低见于进行性肌肉萎缩、白血病、贫血、肝功能障碍及妊娠等。肾脏疾病患者可因口腔治疗或使用氨基糖苷类具肾毒性的抗生素而加重肾损害，引起 Cr 增高。口腔疾病和治疗、牙列缺失等导致进食困难，可引起 Cr 降低。

2. 内生肌酐清除率测定 肾脏在单位时间内把若干毫升血液中的内在肌酐全部清除出去，称为内生肌酐清除率（endogenous creatinine clearance rate，Ccr）。

（1）参考值：成人 80～120ml/min，老年人随年龄增长而自然下降。Ccr 下降至 50～80ml/min 表示肾功能轻度损害，下降到 30～50ml/min 为中度损害，低于 30ml/min 则提示重度损害。

（2）在口腔颌面外科的临床意义：Ccr 是反映肾功能较为敏感的指标。可在口腔颌面外科治疗中评估肾功能、指导药物使用、评估手术风险和预后。

3. 肾小球滤过率测定 肾小球滤过率（glomerular filtration rate，GFR）是指单位时间内两肾生成超滤液的量。它是衡量肾功能的重要指标，反映了肾小球的滤过功能。

（1）参考值：成人 eGFR（100±20）ml/min。

（2）在口腔颌面外科的临床意义：口腔颌面部严重创伤、肾病患者在口腔颌面外科手术或创伤时的应激反应、口腔颌面外科感染使用肾毒性抗生素、口腔疾病引发摄水减少等，均可引起 GFR 下降。

（二）肾小管功能检测

肾小管的功能是重吸收和排泌，近端小管是肾小管重吸收功能的重要部分，评估重吸收功能主要的参数有尿 β_2- 微球蛋白、α_1- 微球蛋白等。

1. 尿 β_2- 微球蛋白（β_2-microglobulin，β_2-MG）测定 是检测尿液中 β_2-MG 含量的一种检查方法。其含量变化可反映肾小管的重吸收功能。

（1）参考值：成人尿＜0.3mg/L，或以尿肌酐校正＜0.2mg/g 肌酐。

（2）在口腔颌面外科的临床意义：口腔颌面外科感染使用肾毒性抗生素，以及口腔颌面部严重创伤或手术后的应激性肾损伤，均可引起尿 β_2- 微球蛋白含量升高，提示存在肾小管损伤。

2. α_1- 微球蛋白（α_1-microglobulin，α_1-MG）测定 是血液或尿液中 α_1-MG 含量的检测方法，对于评估肾小球滤过功能和肾小管重吸收功能均有重要意义。

（1）参考值：成人尿 α_1-MG＜15mg/24h 尿，或＜10mg/g 肌酐；血清游离 α_1-MG 为 0～30mg/L。

（2）在口腔颌面外科的临床意义：同尿 β_2- 微球蛋白。

四、常用肝功能检测

（一）蛋白质代谢功能检测

1. 血清总蛋白和白蛋白 / 球蛋白比值测定　90% 以上的血清总蛋白（serum total protein，STP）和全部的血清白蛋白（albumin，ALB）是由肝脏合成，因此血清总蛋白和白蛋白含量是反映肝脏合成功能的重要指标。

（1）参考值：正常成人血清总蛋白 65～85g/L，白蛋白 40～55g/L，球蛋白 20～40g/L，A/G 为（1.2～2.4）：1。

（2）在口腔颌面外科的临床意义：饮食受限的口腔颌面部疾病、合并肝脏疾病的口腔颌面外科患者、颌面部感染等，均可引起 STP 降低，以及 A/G 比值下降甚至倒置。

2. 血浆凝血因子测定　详细内容见前。

（二）血清酶学指标

1. 丙氨酸氨基转移酶和天冬氨酸氨基转移酶　氨基转移酶简称转氨酶，是一组催化氨基酸与 α- 酮酸之间的氨基转移反应的酶类，用于肝功能检查的主要是丙氨酸转氨酶（alanine aminotransferase，ALT）和天冬氨酸转氨酶（aspartate aminotransferase，AST）。

（1）参考值：速率法（37℃），ALT 男性 9～50U/L，女性 7～40U/L；AST 男性 15～40U/L，女性 13～35U/L。

（2）在口腔颌面外科的临床意义：严重颌面部感染引发的全身炎症反应、严重颌面部创伤引发的应激反应、肝毒性药物的应用等，均可损伤肝细胞，致使 ALT 和 AST 升高。口腔颌面外科患者的 ALT＞300U/L、AST＞200U/L，AST/ALT 比值（DeRitis 比值）＜1，提示急性病毒性肝炎；ALT 和 AST 轻度上升（100～200U）或正常，DeRitis 比值＜1，提示慢性病毒性肝炎。

2. 碱性磷酸酶（alkaline phosphatase，ALP）　碱性环境中能水解磷酸酯产生磷酸，血清中大部分 ALP 来自肝脏与骨骼，常作为肝脏疾病的检查指标之一。

（1）参考值：速率法（37℃），男性 1～12 岁＜500U/L，13～15 岁为 100～450U/L，16～19 岁为 70～350U/L，20～79 岁为 45～125U/L；女性 1～12 岁＜500U/L，13～15 岁为 80～350U/L，16～19 岁为 50～250U/L，20～49 岁为 35～100U/L，50～79 岁为 50～135U/L。

（2）在口腔颌面外科的临床意义：合并胆汁淤积或肝内外胆管阻塞的口腔颌面外科患者、颌骨病变、口腔颌面部肿瘤骨转移等，均可引起 ALP 升高。

五、常用生物化学检测

（一）血糖及相关指标检测

1. 空腹血糖检测　空腹血糖（fasting blood glucose，FBG）是诊断糖代谢紊乱最常用和最重要的指标。

（1）参考值：成人空腹血浆（清）葡萄糖为 3.9 ～ 6.1mmol/L。FBG 增高而又未达到糖尿病的诊断标准时，称为空腹血糖受损（impaired fasting glucose，IFG）；FBG 超过 7.0mmol/L 时称为高血糖症。非糖尿病人群的 FBG 低于 2.8mmol/L 称为低血糖症；接受药物治疗的糖尿病患者，FBG 低于 3.9mmol/L 为低血糖。

（2）在口腔颌面外科的临床意义：严重颌面部创伤或大手术引发的应激反应、合并糖尿病患者的口腔颌面外科治疗、应用糖皮质激素类药物治疗、葡萄糖液输入过多，可致 FBG 增高。饮食受限的口腔颌面部疾病、严重颌面部感染、术后长时间禁食和高代谢状态、合并下丘脑 - 垂体疾病等，可致 FBG 降低。

2. 口服葡萄糖耐量试验（OGTT） OGTT 是一种葡萄糖负荷试验，用于了解机体对葡萄糖代谢的调节能力，是糖尿病和低血糖症的重要诊断性试验。临床上主要用于诊断糖尿病、判断糖耐量受损、鉴别尿糖阳性和低血糖症。

（1）参考值：口服葡萄糖后 0.5 ～ 1 小时，血糖达高峰 7.8 ～ 9.0mmol/L，峰值＜ 11.1mmol/L；2 小时血糖＜ 7.8mmol/L；3 小时血糖恢复至空腹水平。

（2）在口腔颌面外科的临床意义：同空腹血糖（FBG）。

3. 糖化血红蛋白（glycosylated hemoglobin，GHb） 是在红细胞生存期间，血红蛋白 A（HbA）与己糖非酶促反应的产物。GHb 又分为 HbA1a、HbA1b、HbA1c，其中 HbA1c 含量最高，目前临床检测最常用。HbA1c 对高血糖，特别是血糖和尿糖波动较大时有特殊诊断价值。

（1）参考值：HbA1c 4% ～ 6%，HbA1 5% ～ 8%。

（2）在口腔颌面外科的临床意义：同空腹血糖。

（二）血清电解质检测

1. 血钾测定

（1）参考值：3.5 ～ 5.3mmol/L。血清钾浓度高于 5.5mmol/L 称为高钾血症，血清钾浓度低于 3.5mmol/L 称为低钾血症。

（2）在口腔颌面外科的临床意义：饮食受限的口腔颌面部疾病、补钾不足、口腔治疗引发频繁呕吐、应用排钾利尿药等，可引起血钾降低，出现肌无力和心律失常；术中大量输入保存期较久的库存血、补钾过多、肾衰竭等可引起血钾升高，诱发室性早搏等心律失常。

2. 血钠测定

（1）参考值：137 ～ 147mmol/L。血清钠增高并伴有血液渗透压过高者称为高钠血症，血清钠降低称为低钠血症。

（2）在口腔颌面外科的临床意义：饮食受限的口腔颌面部疾病、口腔治疗引发频繁呕吐、补钠不足等，可引起血钠降低。补钠过量、口腔疾病患者合并高热等可引起血钠升高。

六、临床常见病原体检测

临床检测的乙型肝炎病毒标志物有乙型肝炎病毒表面抗原（hepatitis B virus surface antigen，HBsAg）、乙型肝炎病毒表面抗体（hepatitis B virus surface antibody，抗 -HBs）、乙型肝炎病毒 e 抗原（hepatitis B virus e antigen，HBeAg）、乙型肝炎病毒 e 抗体（hepatitis B virus e antibody，

抗 -HBe）、乙型肝炎病毒核心抗原（hepatitis B virus core antigen，HBcAg）、乙型肝炎病毒核心抗体（hepatitis B virus core antibody，抗 -HBc）、乙型肝炎病毒表面抗原蛋白前 S1（Pre-S1）和 Pre-S1 抗体、乙型肝炎病毒表面抗原蛋白前 S2（Pre-S2）和 Pre-S2 抗体、乙型肝炎病毒 DNA。

1. 乙型肝炎五项检测 传统乙型肝炎病毒标志物检测常为五项联合检测，俗称“乙肝两对半检测”，包括 HBsAg、抗 -HBs、HBeAg、抗 -HBe、抗 -HBc。随着方法学发展，HBcAg 也被加入检测范围。

（1）参考值：各项指标 ELISA 法均为阴性（S/CO ≤ 2.1；S/CO 为样品与对照的光密度比值）；化学发光法 HBsAg < 0.05IU/ml，抗 -HBs < 10mIU/ml，其他指标均为阴性。

（2）在口腔颌面外科的临床意义

1）HBsAg：是乙肝病毒感染的重要标志物，阳性表明患者体内存在乙肝病毒感染，可能处于潜伏期、急性感染期或慢性感染期。

2）抗 -HBs：是机体保护性抗体，阳性表明机体对乙肝病毒具有免疫力。

3）HBeAg：是乙肝病毒复制活跃的重要指标，常见于“大三阳”，阳性提示乙肝病毒在体内大量复制，传染性较强。

4）抗 -HBe：阳性表明乙肝病毒复制处于相对静止状态，传染性降低，常见于“小三阳”，提示病情可能进入慢性期。

5）抗 -HBc：阳性表明感染过乙肝病毒，单独阳性需结合其他指标判断。

6）全阴性：表明未感染乙肝病毒，也无免疫力，建议接种乙肝疫苗。

7）大三阳（HBsAg、HBeAg、抗 -HBc 阳性）：提示乙肝病毒大量复制，传染性强。

8）小三阳（HBsAg、抗 -HBe、抗 -HBc 阳性）：表明病毒复制相对较低，但仍有一定传染性，且病情可能处于慢性化阶段。

9）HBsAb、HBcAb 阳性：表明既往感染后康复，或疫苗接种后产生抗体。

在临床实践中，乙型肝炎五项检测还广泛应用于乙肝的筛查、预防、献血员筛选、母婴传播阻断效果评估等方面。

2. 乙型肝炎病毒表面抗原蛋白 Pre-S1 和 Pre-S1 抗体检测 Pre-S1 抗原位于病毒颗粒的表面，是乙型肝炎病毒识别肝细胞表面特异性受体的主要成分，是乙型肝炎病毒复制和活动的标志物。

（1）参考值：ELISA 法，Pre-S1 为阴性，Pre-S1 抗体为阴性。

（2）在口腔颌面外科的临床意义：Pre-S1 抗原可识别肝细胞表面特异性的病毒受体，是重要的传染性指标。作为病毒复制指标较 HBeAg 敏感，对“乙肝两对半”检测起重要的补充作用。Pre-S1 抗原阴转越早、Pre-S1 抗体阳转越早，患者病程越短、预后越好。

▶知识拓展

激光多普勒血流及经皮氧分压仪

激光多普勒血流及经皮氧分压仪是一种用于监测组织血流灌注和氧分压的医疗设备，具有无创性、实时性、准确性高、可重复性好等优点。在口腔颌面外科，可用于牙髓、牙龈、颌骨血流灌注量监测，帮助医生了解牙髓的活力、牙龈的血供情况及颌骨的血液灌注状态，评估疾病的严重程度和治疗效果。还可用于颌面皮瓣修复术后监测，实时监测皮瓣的血流灌注和氧分压，及时发现血运障碍，提高皮瓣存活率。但该技术也存在测量范围有限、易受外界因素干扰、设备价格昂贵等局限。

第四节　口腔颌面外科消毒和灭菌

口腔颌面外科手术多位于口腔及毗邻的眼、耳、鼻、鼻窦、咽等污染区，术后感染概率较大。因此，口腔颌面外科医生必须严格遵循无菌原则，进行彻底的消毒与灭菌，有效防止感染。

一、手术室和手术器材的消毒与灭菌

消毒（disinfection）是指杀灭病原微生物和其他有害微生物，但并不清除或杀灭所有微生物，通常是对患者皮肤、手术人员手臂、某些特殊手术器械、手术室空气等的处理。灭菌（sterilization）是指杀灭一切活的微生物，包括芽孢，通常对应用于手术区域或创口的物品的处理。

口腔颌面外科手术室和手术器材的消毒与灭菌要求及原则与一般手术室相同，使用的药品和方法也基本一致。门诊手术室应与治疗室或拔牙室分开，在连续手术时应遵循先清洁、次污染、后感染的原则，以免发生交叉感染。

（一）手术室的消毒与灭菌

手术室消毒是口腔颌面外科手术成功和预防感染的关键环节。

1. 空气消毒

（1）物理消毒：最常用的是层流空气净化系统，通过高效过滤器过滤空气，使手术室内空气达到一定的洁净度标准。不同级别的手术室有不同的洁净度要求，如百级层流手术室用于颅颌面联合切除手术。

（2）化学消毒：常用紫外线照射，每次照射时间不少于 30 分钟，但紫外线只能作用于空气和物体表面，且有一定的盲区。

此外，还可使用过氧乙酸、过氧化氢等消毒剂进行喷雾消毒。

2. 地面和墙面消毒　手术结束后，先用清洁剂湿式清扫地面和墙面，去除血迹、污渍等有机物。然后用 84 消毒液等含氯消毒剂擦拭地面和墙面，重点是手术床周围、器械台附近等容易被污染的区域。

3. 手术床和设备消毒　手术床表面用含氯消毒剂擦拭，可移动部件应拆卸清洗消毒。手术室设备如无影灯、麻醉机等，定期用专用清洁剂和消毒剂擦拭。

一天内同一手术间有多个手术的，安排时应遵循先无菌手术后污染手术的原则。乙型肝炎、梅毒、艾滋病等特殊传染病手术应安排在无传染病手术之后。手术室的工作区域，应每 24 小时清洁消毒一次。手术过程中尽量减少手术间的开门次数，严禁开门进行手术。

（二）手术器械及物品的消毒与灭菌

1. 高压蒸汽灭菌法　是目前临床应用最多的灭菌法。适用于大多数医用物品，包括手术器械、衣巾及布类敷料等的灭菌。灭菌效果可靠，但不同物质的压力和灭菌时间要求不同。在温度121～134℃、压力103～207kPa的条件下保持15～30分钟，可杀灭包括芽孢在内的所有微生物。为保证高压灭菌的效果，使用过程有严格的规定。①灭菌包裹体积的上限为长40cm、宽30cm、高30cm；②包扎不能过紧，不用绳扎；③灭菌室内不宜排得过密；④预置专用的包内及包外灭菌指示纸带，当压力及温度均达到灭菌要求时，包内指示带由无色变为黑色，包外指示带出现黑色条纹；⑤已灭菌的物品应注明有效日期，通常为2周。

2. 煮沸灭菌法　适用于金属器械、玻璃制品及橡胶类物品。在水中煮沸至100℃并持续15～20分钟，一般细菌即可被杀灭，但肝炎患者污染的器械与物品应煮沸30分钟，有芽孢的细菌至少需煮沸1小时才能被杀灭。

3. 干热灭菌法　适用于耐热、不耐湿，蒸汽或气体不能穿透物品的灭菌，如玻璃、粉剂、油剂等物品的灭菌。干热温度达到160℃，最短灭菌时间为2小时；170℃时为1小时；180℃时为30分钟。

4. 化学灭菌法　适用于不耐高温、湿热的医疗材料的灭菌，如电子仪器、光学仪器、内镜及其专用器械、导管、引流管及其他橡胶制品等物品。目前主要采用环氧乙烷气体灭菌法、过氧化氢等离子体低温灭菌法和甲醛蒸汽灭菌法等。

（1）乙醇：在醇类中最常用，是良好的皮肤消毒剂。器械消毒，可用70%～80%乙醇浸泡，浸泡时间为30分钟，但仅用于一般不进入无菌组织的器械灭菌。

（2）戊二醛：广谱消毒剂，能杀灭各种细菌繁殖体、芽孢、真菌与病毒。无色、无刺激，腐蚀性较小。有机物对其消毒效果影响极微。适用于多种医疗器械的消毒。制剂为2%碱性戊二醛，用其浸泡器械，在2分钟内可杀灭细胞繁殖体，10分钟内可杀灭真菌、结核分枝杆菌，15～30分钟可杀灭乙型肝炎病毒，杀灭细菌芽孢则需4～12小时。

（3）聚维酮碘：是碘与表面活性剂的不定型结合物，可杀灭各种细菌繁殖体与芽孢，以及真菌和病毒。可配成水或乙醇溶液使用，乙醇溶液较水溶液杀菌作用更强。消毒器械时用1～2mg/ml的溶液浸泡1～2小时。

（4）甲醛：具有良好的杀菌作用，可杀灭细菌繁殖体与芽孢、真菌和病毒等。用于外科器械灭菌时，使用10%溶液浸泡60～120分钟。消毒后的器械在使用时，应以灭菌蒸馏水冲净残留药液。

（5）含氯消毒剂：目前常用的有漂白粉、次氯酸钙、二氯异氰尿酸钠、氯胺丁等五种。含氯消毒剂杀菌谱广，对细菌繁殖体、病毒、真菌及细菌芽孢均有杀灭作用。新型的二氧化氯（ClO_2）广谱高效，毒性低于传统含氯消毒剂。

（6）过氧乙酸：其气体和溶液均具有较强的杀菌作用。杀灭细菌芽孢用1%浓度，5分钟可奏效；而杀灭繁殖体型微生物仅需0.01%～0.50%的浓度，时间30秒至10分钟即可。对乙肝病毒也有杀灭作用。

（7）环氧乙烷：广谱灭菌剂，通过与微生物的蛋白质、核酸和酶等大分子发生烷基化反应，使微生物的代谢和繁殖功能丧失。能穿透包装材料和器械的微小缝隙，对多种微生物包括细菌芽孢、真菌和病毒等都具有强大的杀灭能力，常用于电子仪器、光学仪器、内镜及其专用器械等不耐高温、湿热的物品的灭菌。

（8）过氧化氢：使用低温过氧化氢等离子体，利用过氧化氢在等离子体状态下产生的自由基和活性氧等强氧化性物质，破坏微生物的细胞壁、细胞膜和核酸，实现灭菌。适用于不耐热的塑料制品、橡胶制品，以及精密器械的灭菌。其优势在于灭菌温度低，对器械损伤小，且灭菌周期相对较短。但对盲端、半盲端、管腔过长、铜质材料等的灭菌效果可能不佳，需根据器械特点合理选择。

（三）特殊器械的消毒与灭菌

微型电动打磨机直机头和电动或风动骨钻机头均可用高压蒸汽或甲醛蒸气消毒灭菌。钻针用甲醛蒸气或浸泡消毒法，其不宜消毒部分，如电机三节臂、电源线等可套以消毒布套隔离。甲醛蒸气消毒的方法是将器械放入内盛 36% ～ 40% 的甲醛密闭消毒器中 40 分钟后即可达到消毒目的。

二、手术人员消毒

手术人员需要按照一定的规程进行术前准备，以保证手术在无菌条件下进行。

1. 一般准备 手术人员进入手术室后，先换穿手术室清洁鞋和衣裤，戴好帽子和口罩。帽子盖住全部头发，口罩盖住鼻孔。剪短指甲，并去除甲缘下积垢。手或臂部有破损或有化脓性感染时，不能参加手术。

视频：六步洗手法

2. 外科手消毒 手臂消毒包括清洁和消毒两个步骤。先用皂液或洗手液，按“六步洗手法”彻底清洗手臂（图 2-3），去除表面污渍，然后用消毒剂消毒皮肤。目前常用的手消毒剂有乙醇、异丙醇、氯己定、聚维酮碘等。消毒方法有刷洗法、冲洗法和免冲洗法。外科手消毒最常用的是刷洗法，按一定顺序刷洗手臂 3 分钟，可达外科手消毒标准。新型手消毒剂的出现使消毒过程逐渐简化。

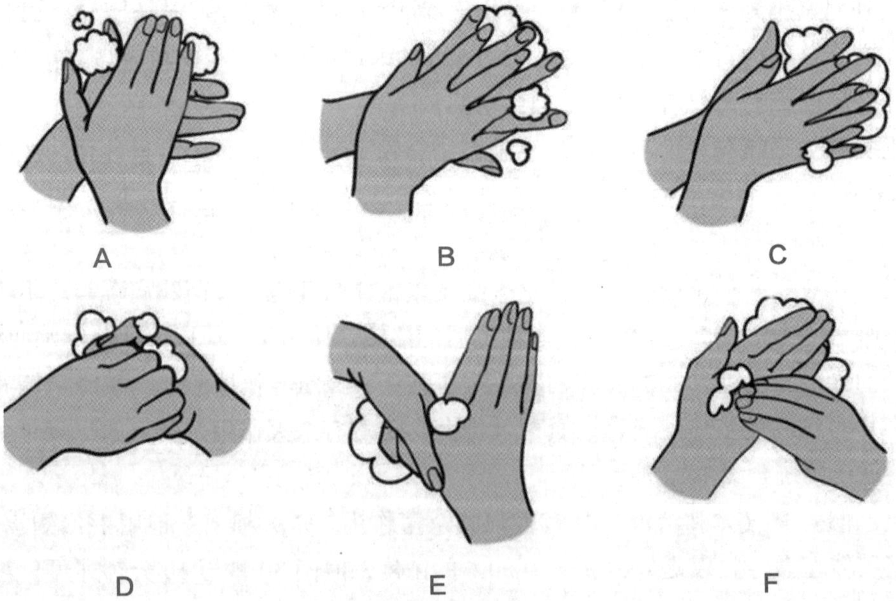

图 2-3 六步洗手法

A. 掌心对掌心搓擦；B. 手指交错掌心对手背搓擦；C. 手指交错掌心对掌心搓擦；D. 两手互握互搓指背；E. 拇指在掌中转动搓擦；F. 指尖在掌心搓擦。

3. 穿手术衣和戴手套的方法 手臂消毒完成后，需要按无菌术的要求，穿上无菌手术衣（图 2-4），戴上无菌手套。具体操作步骤见实训二。

视频：穿无菌手术衣

视频：戴无菌手套

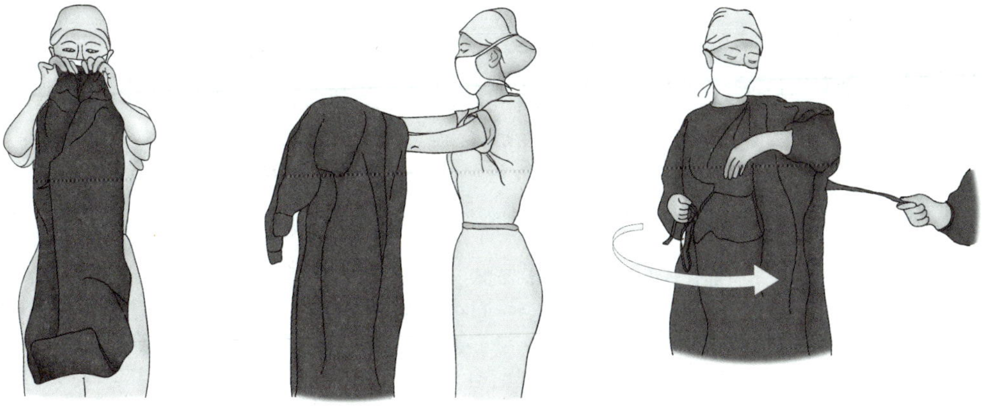

图 2-4　穿无菌手术衣的方法

A. 取衣与展开；B. 穿入手术衣；C. 系带与调整。

三、手术区消毒灭菌

微课：手术区消毒灭菌

（一）患者手术区准备

患者手术区消毒灭菌的目的是清除手术切口处及其周围皮肤上的暂居菌，并抑制常居菌的移动，最大限度减少手术部位相关感染。

1. 毛发区域准备　除急症手术外，患者术前应理发、沐浴、剃净手术区附近的毛发；眼或鼻附近手术，须剪短睫毛或鼻毛。

2. 口内区域准备　与口腔相通的大手术，应先作牙周洁治、充填齿，拔除残根等，并用 3% 过氧化氢液、1∶3000 ～ 1∶5000 高锰酸钾液或 0.1% 氯己定液含漱或冲洗。

3. 取皮或取骨区域准备　除洗净皮肤污垢外，须刮净切口周围至少 15cm 区内的毛发。取皮区用 75% 乙醇或聚维酮碘消毒包扎；取骨区应在术前 2 天开始准备，每天 1 次，用乙醇消毒包扎，并在手术日晨再消毒 1 次。

4. 手术区域准备　除局部麻醉外，手术前皮肤消毒应在麻醉后进行，传统的皮肤消毒法是用 2.5% ～ 3.0% 碘酊涂擦手术区，待其干燥后以 75% 乙醇涂擦两遍，脱去碘酊。目前含活性碘或活性氯的专用皮肤消毒剂已广泛用于临床。

口腔颌面外科常用手术消毒范围见表 2-4。

表 2-4　口腔颌面外科常用手术消毒范围

手术区域	消毒范围
口腔内手术	（1）全部口腔 （2）面部：上界：眶上缘平线。下界：颈上线。侧界：两侧耳前线
面部手术	上界：平发际线。下界：颈上线。侧界：两侧耳前线
腮腺区手术	上界：患侧发际内 8cm。下界：锁骨上线。前界：中线。后界：耳后 8cm。因麻醉或手术需要显露口腔者应消毒口内及全面部

续 表

手术区域	消毒范围
下颌下区手术	上界：眶下平线。下界：锁骨上线。前界：过中线。后界：耳后 5cm
颏下区手术	上界：上唇全部。下界：颈下线。侧界：两侧耳前线
颈部手术	上界：颧骨至鼻翼、上唇线。下界：胸部乳头线。前界：过中线 5cm，双侧或中线处手术，对侧颈部也全部消毒。后界：颈后三角区、同侧颈部及乳突发际上 5cm
胸部手术（包括取皮、取皮瓣、取肋骨等）	上界：颈上线。下界：平脐。外界：过腋后线，包括全部肩关节及腋下区。内界：过中线 5cm
腹部手术（包括取皮、皮管制备等）	上界：两乳头连线。下界：耻骨联合。内外界：过中线 5cm
股部手术（包括取皮、取皮瓣、取骨瓣、取筋膜等）	上界：髋上 8cm。下界：膝关节下。外界：后上棘。内界：过中线 5cm
上臂部手术（包括取皮瓣、皮管制备等）	上界：全肩部、腋下、前胸侧至乳头线。下界：肘关节下 5cm。内外界：上臂全部
足背部手术（包括取皮瓣等）	上界：小腿下 2/3 全部。下界：足全部
前臂部手术（包括取皮瓣等）	上界：肘关节以上 5cm。下界：手全部

（二）无菌巾单铺放

口腔颌面部外形不规则，且有腔、道、孔、裂存在，头皮部又有头发，故手术铺巾、单有一定的特殊性。除门诊口腔内小手术外，一般应在消毒前戴帽遮发；消毒后以无菌巾包头，以防污染。常用的无菌巾单铺放有以下几种方法。

1. 包头法 请患者或由护士协助抬头，将 2 块无菌巾重叠铺于头颈下手术台上。待头部放下后，再用双手分别将上层无菌巾根据手术要求，自两侧耳前或耳后区向中央包绕，将头和面上部包于无菌巾内（除眼或额部手术外，眼应包入巾内），用巾钳固定（图 2-5）。

视频：无菌巾铺置（包头法）

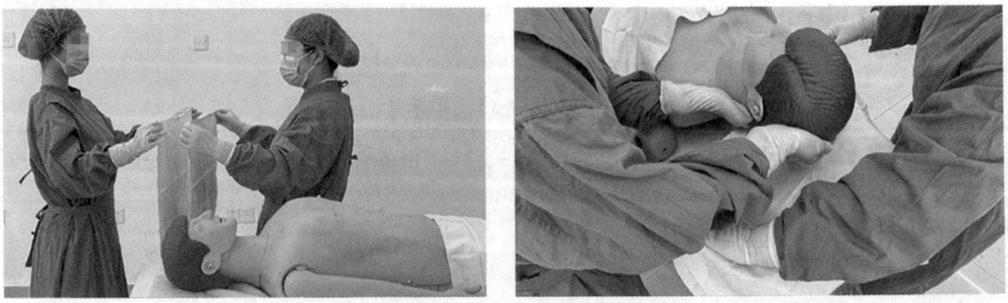

A B

图 2-5 无菌巾包头法

A. 取两块无菌巾，并将其重叠；B. 将无菌巾铺于头颈下手术台上；C. 将上层无菌巾分别自两侧耳前或耳后向中间包绕；D. 使头、面部均包于无菌巾内，并以巾钳固定。

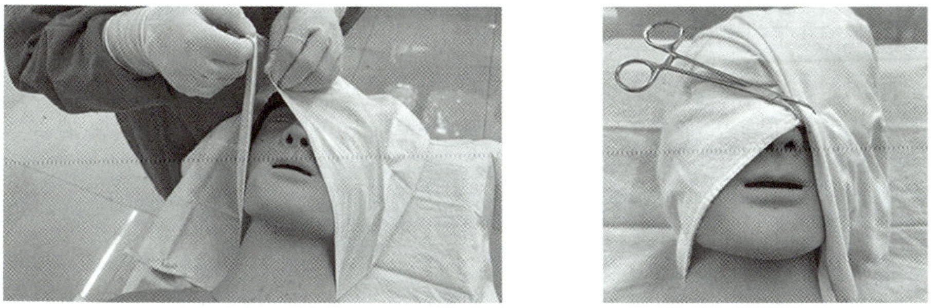

C　　D

图 2-5 （续图）

视频：无菌巾铺置（孔巾法）

2. 手术野铺巾法

（1）孔巾铺置法：将孔巾的孔部对准术区而将头面部遮盖，以巾钳或缚带固定（图 2-6）。操作步骤详见实训二。此法适用于门诊小手术。

视频：无菌巾铺置（三角形手术野法）

（2）三角形手术野铺巾法：用 3 块无菌巾分别铺置，呈三角形遮盖术区周围皮肤，以巾钳固定（图 2-7）。操作步骤详见实训二。此法适用于口腔、鼻、唇及颊部手术。

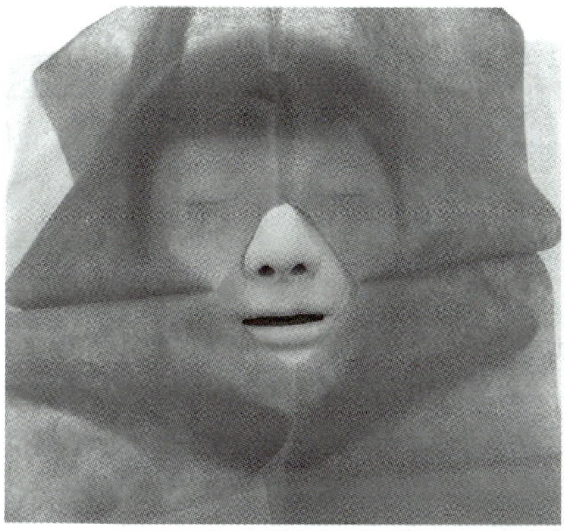

图 2-6　孔巾铺置法

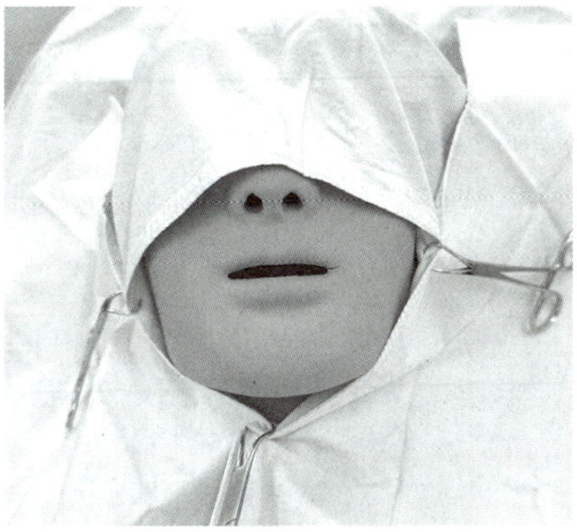

图 2-7　三角形手术野铺巾法

视频：无菌巾铺置（四边形手术野法）

（3）四边形手术野铺巾法：以 4 块无菌巾分别铺置，呈四角形遮盖术区周围皮肤，以巾钳或缝合法固定（图 2-8）。操作步骤详见实训二。此法适用于腮腺区、下颌下区、颈部及涉及多部位的大型手术。

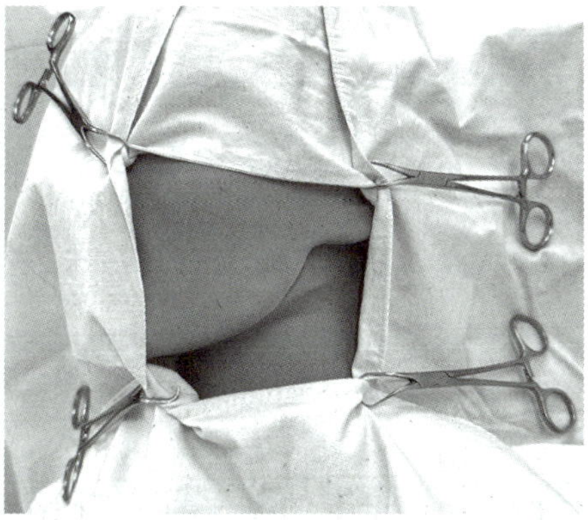

图 2-8　四边形手术野铺巾法

3. 铺放巾单的注意事项

（1）铺无菌巾应由护士和手术医生共同完成。

（2）铺巾前，器械护士应穿戴无菌手术衣和手套。

（3）第一层手术铺巾应由医生刷手后完成，不需穿手衣、戴手套，铺巾后需重新消毒手臂一遍，方可穿手术衣。

（4）第二层及其他层铺中应由器械护士和医生穿手术衣、戴手套后共同完成。

（5）第一层手术单应距离手术切口 2 ～ 3cm。

（6）第一层铺巾顺序：遵循从较干净一侧→对侧→干净一侧→近侧的原则。

（7）第二层手术单（大单，如腹单等）应悬垂至床沿 30cm 以下，切口周围手术单不得少于 4 层，外围不少于 2 层。

（8）打开无菌单或手术巾时，下缘不得落于腰平面以下，铺放前不得接触非无菌物体。

（9）铺巾时必须对准手术部位，无菌巾一旦放下，不得移动，必须移动时，只能由内向外，不得由外向内移动。

▶知识拓展

过氧化氢等离子体复合灭菌

过氧化氢等离子体复合灭菌是一种有效的灭菌方式，其是在特定的真空条件下，在灭菌舱内将汽化的过氧化氢通过电场激发成活性极强的过氧化氢等离子体，对微生物有极强的杀灭作用。

目前，过氧化氢等离子体复合灭菌技术广泛应用于内镜和手术器械等的消毒灭菌，但对盲端、半盲端、管腔过长、铜质材料的灭菌效果不佳。

第五节　口腔颌面外科手术基本操作

口腔颌面部手术的常用器械与其他外科手术器械基本相同，使用方法也基本一致。其基本操作包括显露、止血、解剖分离、打结、缝合和引流六个方面。手术中必须遵循无菌、无瘤和微创等基本原则，尽可能避免手术后感染、肿瘤播散或不必要的组织损伤，以利患者术后康复，提高手术治疗效果。鉴于口腔颌面部的解剖生理特点，在操作时又有其特殊的要求。

一、组织切开

组织切开（incision）是手术的第一步，也是最基本的手术操作之一。

（一）术前准备

1. 患者体位调整　根据手术部位和方式调整患者体位，涉及颈部的手术，应常规垫高肩部。良好的体位和照明有助于显露手术区，增加手术野的清晰度，避免意外损伤。

2. 标记手术切口　依据手术设计原则，充分考虑解剖结构、功能恢复和美观等因素后，用亚甲蓝（美蓝）标记出手术切口的位置、长度和形状。在设计腮腺手术切口时，要标记出沿耳屏前、绕过耳垂至下颌角的“S”形切口，以避开面神经主干并减少瘢痕对外观的影响。

3. 消毒与铺巾　详见本章第四节。

（二）切开

1. 持刀方式　根据手术切口的长度和深度，选择合适的持刀方式。较短切口常用操作灵活的执弓式，即用拇指和示指捏住刀柄，中指放在刀柄下方，像拉小提琴弓一样持刀。较长或较深的切口，可采用指压式，将示指压在刀背上，利用手指的压力来控制切割深度。

2. 切开起始　从切口的一端切开皮肤，手绷紧或固定皮肤，刀刃与皮肤垂直，一次性切开皮肤全层，避免反复切割导致皮肤边缘不整齐，以利于后续的缝合。可进行垂直切开和 Z 形切开。

3. 切开深度控制　切开过程中，根据手术部位的解剖结构控制切开深度。面部皮下组织较丰富的区域，应调整刀刃角度，避免损伤深部重要血管和神经。切开肌肉等深层组织时，应熟悉肌肉的起止点和走行方向，沿肌肉纤维方向切开，或采用钝性分离和锐性分离相结合的方法。

（三）切开后的处理

1. 止血　切开后，立即对出血点进行止血。小血管出血，可采用压迫止血法，用纱布或棉球轻轻压迫出血点片刻即可止血。较大血管出血，需用止血钳夹住血管断端，然后结扎或电凝止血。

2. 保护组织　在切开过程中，要注意保护周围组织。使用牵开器等将切口两侧组织牵开，充分暴露手术野，避免过度牵拉造成组织损伤。对于切开过程中暴露的神经、血管等重要结构，用湿纱布覆盖，防止器械损伤或干燥。

3. 防止感染　严格遵循无菌操作是组织切开的重要原则。手术器械、手术区域和术者的手都必须保持无菌状态。切开前消毒范围要足够，铺巾要严密。口内切开时，要防止口内细菌污染切口，可使用含漱液漱口、采用黏膜保护措施等。

二、止血

止血对减少术中失血、保持术野清晰、防止重要组织损伤、保证手术安全及术后创口愈合等均具有重要意义。手术中常用的止血方法包括压迫止血，钳夹、结扎止血，药物止血，电凝止血，低温止血和降压止血等。

（一）压迫止血

压迫止血是使用外力压迫局部组织，使微小血管管腔闭塞，达到止血效果。常用的外科压迫止血方法如下。

1. 直接压迫止血　①局部纱布压迫止血：用无菌纱布或棉球直接覆盖于出血创口表面，以手指或敷料镊施加适度压力，适用于体表较小、较浅的出血创口。②温热盐水纱布压迫止血：当遭遇较大面积的静脉渗血或神经纤维瘤等某些肿瘤切除术后广泛渗血时，可将纱布浸泡在 40 ～ 50℃ 的温热生理盐水中，拧至半干后覆盖在出血部位，保持适当压力，压迫时间可根据出血情况持续 10 ～ 15 分钟甚至更长。③荷包式缝合或多圈式缝扎压迫止血：通过荷包缝合或多圈缝扎，将出血区域收紧压迫，适用于局限性出血又查不到明显出血点的疏松组织出血区。

2. 填塞压迫止血 ①组织覆盖与填塞加压止血：适用于组织基底移动性差，不能缝合或缝合效果不佳的出血，可转移邻近肌肉或其他组织覆盖、填塞加压止血。②骨蜡填充止血：将骨蜡揉成大小合适的团块，迅速准确地填充到骨腔或骨孔内堵塞血管断端以止血，适用于骨髓腔或骨孔内出血。③碘仿纱条填塞压迫止血：腔窦内出血及颈静脉破裂出血而又不能缝扎时，可用碘仿纱条填塞压迫止血，以后再逐渐分期抽除。

3. 加压包扎止血 在创口覆盖多层无菌纱布后，使用绷带进行环绕包扎，通过绷带的压力均匀压迫止血。常用于四肢、躯干等部位的创伤出血，包扎时需注意绷带的松紧度，过松无法有效止血，过紧则可能影响血液循环。

4. 指压止血 通过手指按压出血部位近端的动脉，阻断血流而止血。如在头面部出血时，可压迫颞浅动脉（图 2-9）；上肢出血可压迫肱动脉；下肢出血可压迫股动脉等。常用于紧急情况下的临时止血，为转运患者或准备进一步止血措施争取时间，但不能长时间持续指压，以免造成组织缺血损伤。

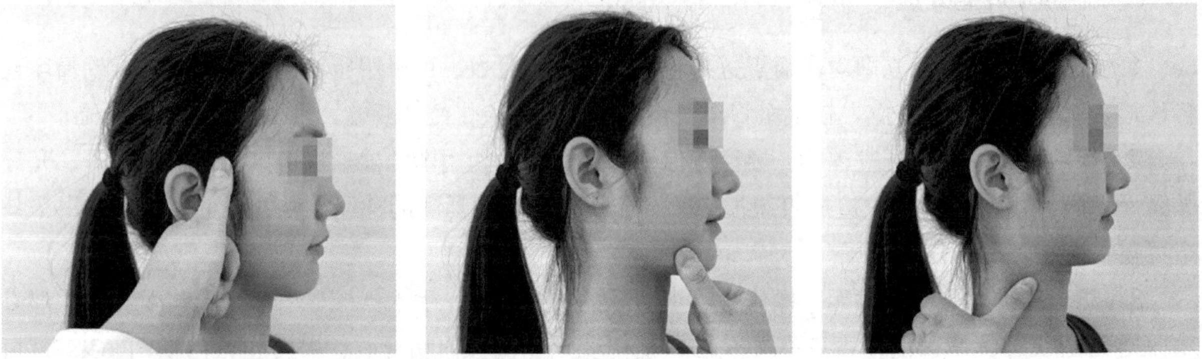

A　　　　B　　　　C

图 2-9　压迫止血法

A. 压迫颞浅动脉；B. 压迫面动脉；C. 压迫颈总动脉。

（二）钳夹、结扎止血

钳夹止血是使用最多、最普遍的方法，即用蚊式血管钳对看得见的出血点进行迅速和准确的钳夹。钳夹的组织要少，以免过多损伤正常组织。

1. 钳夹、结扎止血的方法

（1）单纯钳夹与结扎止血：表浅的微小血管，单纯夹即可达到止血目的；较大的出血点，需在钳夹后用丝线结扎，称为结扎止血，也可使用电止血。

（2）结扎止血：浅部组织结扎不宜过多，过多的结扎线头作为异物长期留在组织中，可造成感染或组织排斥反应，影响创口愈合。故在结扎后剪线时，应尽量剪短，避免遗留过长线头，这对整形手术和创面植皮尤为重要。

（3）缝扎止血：对某些钳夹组织较多、钳夹组织的游离端过短及钳夹的组织内有明显血管者，为避免结扎线滑脱出血，可采用缝扎止血。对于大块肌束，例如胸锁乳突肌，应采取先钳夹，再剪断，最后缝扎的方法，以减少肌肉中的小血管出血，防止结扎线滑脱。常用的缝扎方法为贯穿缝合法。

2. 不同部位血管的止血

（1）知名或较粗血管的结扎止血：顺血管长轴，将其从血管鞘中解剖分离出来，两侧钳夹或结扎后剪断，即可达到防止和减少出血的目的。断端长度至少应为该血管管径的两倍，并行双重甚至三重结扎，以防滑脱。对较大动脉的第二次结扎，使用贯穿缝合法更为稳妥、牢靠。处理重要部位血管时，也可在游离血管后，用血管钳或直角钳带线绕血管后壁两次，分别结扎拟切断血管的两端，再从两结扎线之间剪断血管。

（2）颈外动脉结扎术：颈外动脉是口腔颌面部血液供应的主要来源，因此，阻断结扎或结扎切断颈外动脉主干或其分支，是预防和处理口腔颌面部手术术中出血的重要和有效的方法之一，但要注意其适应证，正确选择。反对将颈外动脉结扎术作为口腔颌面部动静脉畸形的治疗手段。

（3）区域缝扎止血：血液循环丰富而又不宜使用一般血管钳钳夹、结扎止血的组织，如舌、头皮等部位，可采用区域缝扎，预防和处理出血。在切口周围或切除肿物血供的近心端进行圈式或栅栏式缝扎，可达明显减少出血的目的。

（三）药物止血

1. 局部用药止血 常用的局部止血药有吸收性明胶海绵、淀粉海绵、止血粉、肾上腺素纱条等。

（1）吸收性明胶海绵：是口腔颌面部常用的局部止血药。创面渗血时，将其剪成适当大小，直接敷贴于出血部位，可迅速吸附血液，为凝血过程提供支架，促进血小板聚集和血栓形成，从而达到止血目的。并可自行吸收，无须后续取出，减少了对创口的二次操作和刺激。但在使用时需注意，应确保吸收性明胶海绵与出血面充分接触，对于较大量出血可能效果有限，需配合其他止血方法。

（2）淀粉海绵：作用机制与吸收性明胶海绵类似，通过物理吸附和促进凝血来止血。唇部裂伤、颊部黏膜损伤等出血时，将其覆盖于创口表面，轻压片刻即可。但淀粉海绵可能存在一定的过敏风险，在使用前应询问患者过敏史，若出现过敏反应应立即停止使用并采取相应处理措施。

（3）止血粉：是凝血酶、纤维蛋白原等多种止血成分的混合物，均匀撒布于出血创面，可快速激活凝血过程，适用于较广泛的黏膜渗血或小血管出血，如口腔黏膜大面积擦伤、牙龈出血等情况。使用时应注意准确控制用量，避免用量过多影响创口愈合，同时要确保止血粉在创面均匀分布，以达最佳止血效果。

（4）肾上腺素纱条：常用于口腔颌面部某些特殊部位的止血，如腭裂整复术时的创面渗血、头皮手术中的出血控制等。将肾上腺素稀释液浸湿的纱条放置在出血部位，通过肾上腺素的血管收缩作用减少局部血流，从而达到止血效果。但肾上腺素用量过大可引起心率增快、血压升高等不良反应，尤其在小儿患者中使用时更需谨慎控制剂量，同时要密切观察患者的生命体征。

2. 全身用药止血 主要用于凝血机制障碍的患者或在大量输血时作为辅助性用药，以增强凝血机制。常用的药物有氨甲苯酸、酚磺乙胺等。

（四）电凝止血

电凝止血是用高频电流凝结小血管而止血。常用于表浅部位较广泛的小出血点，抑或深部止血。其优点是缩短手术时间，减少创口内线结。但凝血功能障碍者止血效果较差；创口污染者不宜采用电凝止血，因易发生感染。

（五）低温止血

低温止血是指借助局部低温冷冻技术或全身低温降压麻醉，以有效减少手术出血。对于不需精细解剖的手术，可用液氮行局部冷冻后再行切除；对于需要精细解剖或面积较大的手术，则以选择低温麻醉为宜。低温麻醉（体温降至32℃左右）可有效减少周围组织的血容量，对机体，特别对中枢神经系统也有保护作用，且能增加机体对休克的耐受性。

（六）降压止血

降压止血是指术中使收缩压降至80mmHg左右，可有效减少术中出血量。但时间不能过长，一般以30分钟为宜，心血管疾病者禁用。

三、组织分离

分离是显露组织的解剖部位、保护正常和重要组织、切除病变组织从而完成手术的重要手段。解剖分离应做到手术层次清楚、逐层剖入。

（一）锐性分离

用于精细的层次解剖或分离粘连坚实的瘢痕组织，使用的器械为手术刀和手术剪。对组织损伤小，动作要求细巧、准确，应在直视下进行。

（二）钝性分离

用于正常肌肉和疏松结缔组织的分离，以及有包膜的良性肿瘤的摘除。主要以血管钳进行，也可使用刀柄、手指、纱布等，可在非直视下进行。对于层次不清又含有重要血管神经的区域，用钝性分离法比较安全，但对组织损伤较大，故操作时更应细致，避免过度用力，以减少组织撕裂伤。

上述两种分离方法在术中常交替和结合使用。但无论使用哪种方法，均应防止粗暴和意外损伤，注意手术的快慢节奏。解剖分离过程中要经常用盐水纱布覆盖和保护创面，避免在空气中长时间暴露。整复手术时对组织更要倍加爱护，避免不必要的牵拉、夹扭和压迫软组织。

四、打结

打结是最基本的技术操作之一，是重要的手术基本功，主要用于结扎血管和缝合。打结的速度和质量决定手术时间的长短和效果的好坏。速度过慢常延误手术时间，方法错误则结易滑脱，甚至造成术后出血，给患者带来不必要的痛苦。因此，口腔颌面外科医生必须苦练打结基本功。

（一）结的类型

根据结的形态，可分为单结、方结、外科结、三重结等。口腔颌面外科手术与其他外科一样，要求打方结、外科结，特殊情况选择三重结和器械结，避免打假结、滑结，以确保结扎的牢固性和安全性。

1. 单结　是外科结扣的基本组成部分，易松脱、解开，仅用于暂时阻断，如胆囊逆行切除暂时阻断胆囊管，而永久结扎时不能单独使用单结。

2. 方结　即平结，由方向相反的两个单结组成，为手术中最常用的结扎方式。其特点是结扎线来回交错，着力均匀，打成后愈拉愈紧，不会松开或脱落，因而牢固可靠。用于结扎小血管和各种组织缝合的打结。

3. 外科结　第一个结的线圈绕两次，使接触面扩大，摩擦面增加，第二个结不易滑脱和松散，较牢固可靠，可用于结扎大血管等张力较大的组织或需要额外安全性的结扎。因麻烦费时，少用。

4. 三重结　即三迭结、加强结，在方结的基础上再加一个单结，共三个结。第三个结和第一个结的方向相同，以加强结扎线间的摩擦力，防止线松散滑脱，牢固可靠。常用于有张力的缝合、大血管、瘤蒂的结扎或羊肠线、尼龙线等的打结。第一个结必须保持缚紧状态。但此类结遗留在组织中的结扎线较多。

5. 器械结　使用持针器等器械辅助打的结，其优点是适合空间狭小或深部操作，常用于深部手术或难以用手直接打结的情况。

6. 滑结　一种临时性结，可通过拉动线尾快速松开，便于调整和拆除。二个单结的形式与方结相同，但打结时将其中一个线头拉紧，只用另一个线头打结所造成。此结易滑脱，常用于临时固定或需要快速松开的场合。

7. 假结　即顺结、十字结，为两个方向相同（两道动作相同）的单结，其张力仅为方结的1/10，结扎后易自行松散、滑脱。外科手术中应避免使用。

（二）打结的方法

有单手打结、双手打结和持针钳打结三种，口腔颌面外科手术以单手打结和持针钳打结最为常用，前者用于结扎和一般缝合，后者用于口腔内及深部缝合，以及缝线过短和缝扎时。口腔内打结应打三重结，以防松脱。

视频：单手打结法

1. 单手打结法　常用，简便迅速。左右手均可作结。术中应用最广泛，应重点掌握和练习。

2. 双手打结法　分别以左右手用相同的方法打成两个交叉结，对深部或组织张力较大的缝合结扎较为方便可靠。适于作外科结。但较烦琐浪费时间。

视频：双手打结法

3. 持针钳打结法　一般左手捏住缝合针线一段，右手拿持针器或血管钳打结，用于连续缝合、深部操作、线头较短及一些精细手术时（图 2-10）。此种方法不影响视野、节省时间，缺点是缝合有张力时不易扎紧。

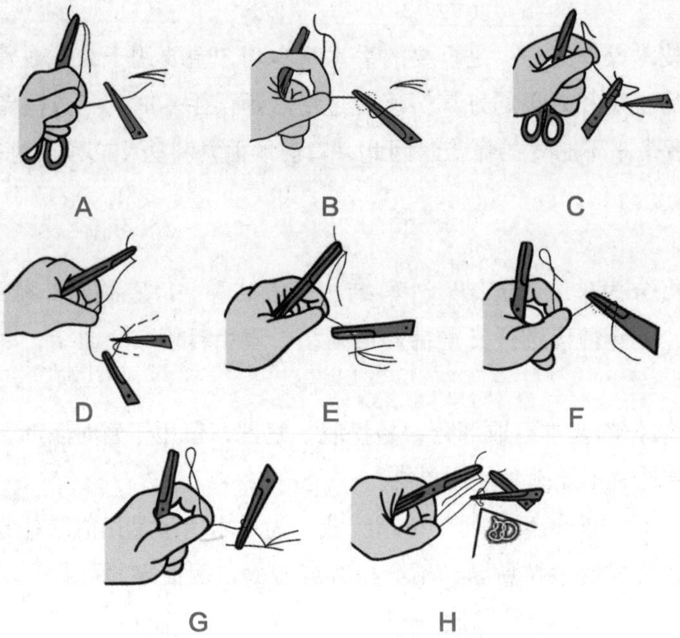

图 2-10 持针器打结示意图

A. 将持针钳置于线的上方；B. 左手持针线绕持针钳两周；C. 用持针钳夹住线的尾端；D. 双手交叉拉紧线结；E. 将持针钳置于线的下方；F. 左手持针线绕持针钳一周；G. 用持针钳夹住线的尾端；H. 双手拉紧线结，完成方结。

（三）打结的注意事项

1. 束线处理 结扎之前，需将束线在生理盐水中浸湿，然后再进行结扎，以增加线的重量，便于操作，并增加摩擦力，使线结牢固。

2. 方向与用力 打结时，每个方结的第一个单结与第二个单结方向不能相同，否则就成假结，容易滑脱。两手用力应均匀，否则亦可成为滑结。深部打结时用一个手指按压线结附近，逐渐拉紧，要求两手用力点与结扎点成一直线。即三点一线，不可成角或向上提起，否则易组织撕脱或线结松脱。

3. 避免缠绕 打结时，每一个单结打完后线结不能有缠绕，否则，应交叉调整位置，如有缠绕，打结后稍用力丝线容易断裂。

4. 避免滑脱 打结时，用力应缓慢均匀，两手的距离不宜离线结太远，否则易将线扯断，或因未扎紧而滑脱。

5. 大张力组织结扎 遇张力大的组织结扎时，往往打第二结时第一结扣已松开，此时可在收紧第一结扣以后，助手用一把无齿镊或血管钳夹住结扣（线不松动但不扣紧，以免伤线），待第二结扣收紧时再移除器械。

6. 线尾剪断 术者结扎完毕后，将双线尾并拢提起，助手将线剪微张，顺线尾向下滑至线结上端，再把剪刀略倾斜，将线剪断，留存线头 2 ～ 3mm。

五、缝合

微课：
缝合

缝合的目的是使手术解剖分离开的组织或切除病变后的剩余组织重新对位，促进创口一期愈合。

愈合能力正常时，愈合是否完善取决于缝合的方法和操作技术，这在整形手术中尤为重要。除某些口内手术后的裸露骨面及感染创口等特殊情况外，所有创口，特别是软组织创口，均应行初期缝合。

（一）缝合的原则和基本要求

1. 原则 在彻底止血的基础上，自深而浅逐层进行严密而正确的对位缝合，以期达到一期愈合的目的。

2. 基本要求

（1）组织对位与分层缝合：切口两侧组织要接触良好，正确对位。各层次要分别缝合。

（2）避免无效腔：两侧组织应该等量、对称，避免留有无效腔，否则将出现积血或积液，不但延迟愈合过程，而且容易导致感染。

（3）无张力缝合：应在无张力或最小张力下进行缝合，以免创口裂开和愈合后瘢痕过粗。根据手术性质、部位和术中情况确定合适的针距和边距，整形手术的要求更高。

（4）缝合顺序：缝合顺序应是先游离侧，后固定侧，相反则易撕裂组织。这一点在缝合口内黏膜瓣及游离皮片或皮瓣时均应遵循。

（5）面颈部皮肤缝合技巧：缝合面颈部皮肤时，除沿凹陷皱纹的切口可做内卷缝合，使瘢痕与皱纹的深浅一致外，还应防止创缘内卷及过度外翻，以免导致感染和愈合后瘢痕明显。为此，缝合应包括皮肤全层，皮肤缘较薄时，还应带入部分皮下组织，为避免线头反应，皮下一般可不缝合，或仅做几个定点缝合；进针时，针尖与皮肤垂直，并使皮肤切口两侧进针间距等于或略小于皮下间距，才可达到满意效果。切口两侧进出针间距大于皮下间距，易造成皮肤创缘内卷；相反，进出针间距小于皮下间距，则皮肤创缘呈现过度外翻。

（6）皮肤缝合边距与针距规范：皮肤缝合进针点离创缘的距离（边距）和缝合间隔密度（针距）应以保持创缘接触贴合而无裂隙为原则，具体要求因手术性质和部位而有所不同。一般整复手术缝合边距 2 ～ 3mm、针距 3 ～ 5mm；颈部手术缝合边距 3mm、针距 5mm；组织极易撕裂的舌组织缝合时，边距和针距均应增至 5mm 以上。

（7）避免夹入其他组织：缝合的组织间不能夹有其他组织，以免影响愈合。

（8）打结松紧：缝合后打结的松紧要适度，过紧不但压迫创缘，影响血供，导致边缘坏死和术后遗留缝线压迹，而且可造成组织撕裂；过松则使创缘接触不良出现裂隙，以致发生渗血、感染，还可使组织愈合后瘢痕增粗。

（9）功能部位缝合与张力处理：在口角、下睑等功能部位应避免过长的直线缝合，以免愈合后瘢痕直线收缩，导致组织器官移位，这一点在设计切口时应有所考虑。若缝合时发现切口过长，应按对偶三角瓣法作附加切口，换位呈 Z 形曲线缝合。张力过大的创口，应行潜行分离和减张缝合。

（10）缝线选择：选用合适的缝线，口腔颌面外科常用 1-0、3-0 和 1 号线，应根据不同情况选用。

（二）缝合的基本方法

1. 创口原位缝合法 用于无组织缺损，整齐、无张力的创口复位缝合。

（1）单纯缝合：将切开的组织边缘对正缝合，分间断缝合和连续缝合两种。

1）单纯间断缝合：由创口一侧进针，穿过组织后另一侧出针，然后打结固定。每针单独打结，缝线互不相连。此法适用于各种组织的缝合，尤其是口腔黏膜、皮肤等张力较小的部位，以及感染创口的缝合。此法操作简单，各针不会相互影响，对局部组织血液循环影响小，但缝合速度较慢，耗时长。缝合皮肤，结扣在上的是正缝法（图 2-11A 上）；缝合皮下，结扣在下的是反缝法（图 2-11A 下）；软腭及舌部可用双圈式缝合（8 字缝合法），缝合更牢靠，且具有轻度外翻作用（图 2-11B）。

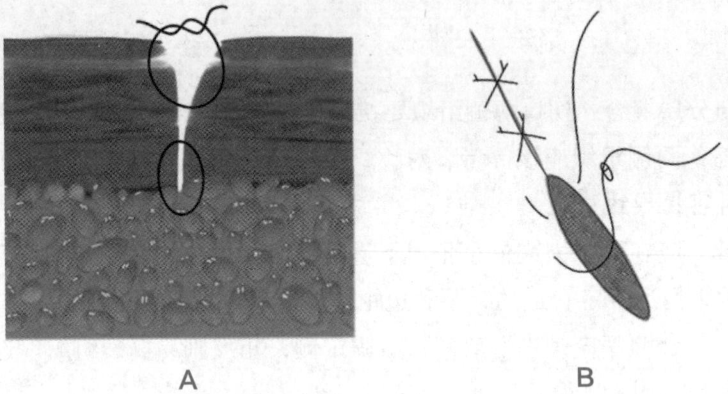

图 2-11　间断缝合法示意图

A. 缝合皮肤时结扣在上；B. 缝合皮下时结扣在下。

2）连续缝合：从创口一端开始，第一针缝合打结后，不剪断缝线，继续用同一根缝线连续缝合，直至创口另一端，最后打结。常用于口腔内黏膜的缝合，如拔牙创较大时的牙龈缝合，以及需要快速关闭的创口。优点是缝合速度快，能节省时间，且能减少针眼数量，对组织的损伤相对较小。缺点则是若有一针断裂或松动，整个缝合线可能松开，影响创口愈合。①单纯连续缝合：仅用于移植皮片自身嵌接处和供组织区的缝合。②连续锁边缝合：多用于牙槽黏膜的缝合。连续缝合的优点是速度较快，缺点是可能发生断线引起的缝线松脱，且创口对位较差。

（2）外翻缝合：亦称褥式缝合，适用于创缘较薄的黏膜、松弛皮肤及有内卷现象的创缘缝合。其特点是有更多的创缘组织面外翻接触，以保证创口愈合。

1）纵式外翻缝合：进针和出针的方向与创口垂直。先从创口一侧的深面进针，从同侧皮肤或黏膜表面出针，然后在对侧表面进针，从对侧创口深面出针，使缝线垂直于创口，形成褥式缝合，最后打结。此法的创口边缘外翻对合更好，能有效固定创口两侧组织，减少创口表面张力，促进愈合。适用于需充分暴露创口、促进引流的情况，如术后开放性创口，以及皮肤移植时的缝合。

2）横式外翻缝合：与单纯间断缝合类似，但进针和出针的位置在创口两侧的同一水平面上。先在创口一侧距边缘一定距离处进针，从同侧穿出后，在对侧相同水平位置进针穿出，然后将缝线交叉，再在两侧相应位置重复进针穿出，最后打结，使创口边缘对合且有一定程度的外翻。此法可使创口边缘充分对合，增加创口的接触面积，有利于愈合，同时能分散张力，防止创口裂开。适用于皮肤张力较大的部位，如面部创口的缝合、口腔黏膜与皮肤交界处的创口缝合。

但外翻缝合应用不当，可使创缘缺血，甚至引起边缘坏死。故缝合时应注意：①一针横式外翻缝合之进出针点间距不宜过宽（一般不超过 3mm）；②针距间隔宜较大，而在二针外翻缝合之间辅以间断缝合（图 2-12A）；③充分考虑创缘血供方向，最好使缝线方向与血供方向一致（图 2-12B、C）；④切口两侧的皮肤进针距离要相等，避免创面对合不齐或小部分创面暴露。

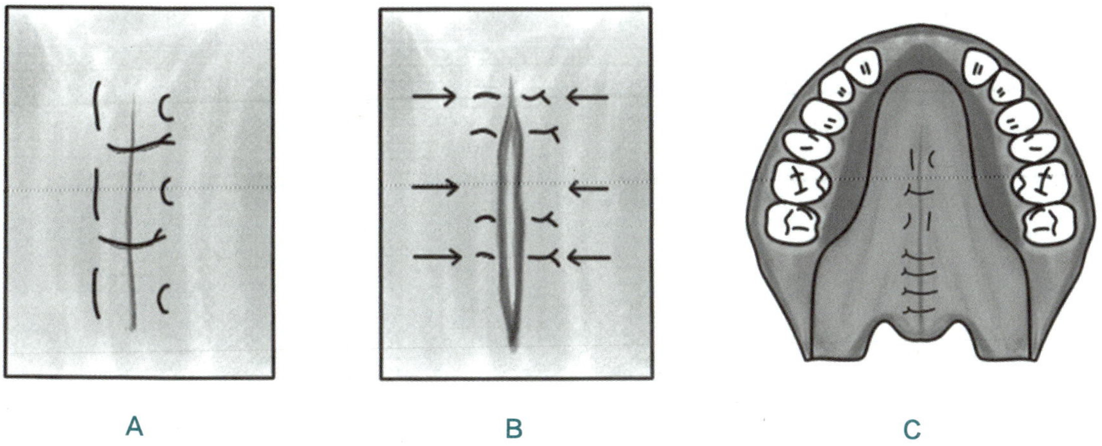

图 2-12 外翻式缝合的正确应用示意图

A. 褥式缝合 + 间断缝合；B. 缝合方向与血供方向一致；C. 硬腭部缝合。

（3）皮内缝合：系指真皮层内的缝合，亦分为间断及连续缝合两种。其优点是缝线不穿过皮肤，愈合后遗留的瘢痕最小。但正确对位时要求较高，个别对缝线易感者，有发生皮肤破溃、排出线结的可能。连续皮内缝合的缝线有时虽可抽除，但可发生断线，缝合技巧要求同样很高。如对位不准，或发生线头破溃排出，造成的瘢痕可能更大。因此，除整齐、无张力、短切口的整复手术外，一般较少应用。

2. 消除张力的创口缝合法 张力主要发生在有组织缺损时。如不经处理，常因张力过大而导致缝合困难；如勉强缝合，又常因张力过大而在后期发生创口裂开，造成继发感染、愈合不良等问题。故对有张力的创口，不能强行拉拢缝合，应尽量进行适当的减张缝合，其方法有潜行分离、辅助减张和附加切口减张。

（1）潜行分离：适用于小张力创口。在切口两侧皮下组织层用锐刀、锐剪作潜行分离，使皮肤与深层组织分开，利用皮肤的弹性延伸，使创缘相对靠拢，从而在无张力或少张力的情况下缝合。潜行分离范围与创口张力大小成正比。

（2）辅助减张法：有组织缺损的创口经潜行分离措施缝合后仍有一定张力时，可采用辅助减张法，如在切口两侧辅加几针减张缝合。这种方法愈合后瘢痕较粗，故仅限于非面部供皮创面的直接关闭。目前临床上也有各种类型的减张胶布或免缝胶布供选择使用。

（3）附加切口减张法：当组织缺损过多，即使行广泛潜行分离或用辅助减张法仍不能达到在无张力或少张力的情况下缝合，可应用附加切口，进一步增加潜行分离面积，分散和松弛创缘张力，故附加切口也可称为松弛切口，如腭裂或腭穿孔手术时应用的松弛切口。对皮肤缺损创面，往往采取局部皮瓣转移减轻或消除张力，关闭创面，保证创口愈合。

3. 特殊情况下的缝合法

（1）组织内无效腔缝合法：无效腔可造成创口内积液或积血，继而发生感染，故在缝合时应特别注意消灭，以保证创口顺利愈合。其方法是分层将相同组织对位缝合，必要时可带缝深层组织。如组织缺损过多，为消灭无效腔，可就近转移一块皮下组织或肌肉组织等填充缝合。

（2）三角形皮瓣尖端缝合法：整复手术中三角形皮瓣的尖端缝合最为重要，处理不当则影响血运，造成尖端组织坏死。正确的缝合方法：三角尖端在 90°以上者，可直接缝合；如小于 90°，则在缝合尖端时，先从对侧创缘皮肤进针，再穿过尖端的皮下组织，最后从对侧创缘另一侧出针打结，即可使尖端嵌入对侧创缘中（图 2-13）。

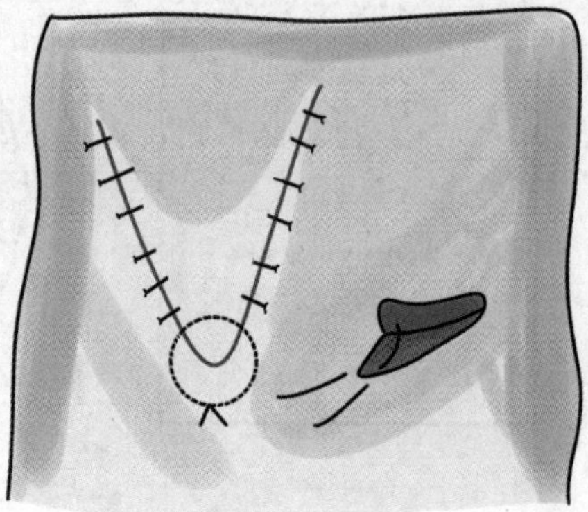

图 2-13　三角形皮瓣尖端缝合法示意图

（3）两侧创缘厚薄不均或高低不等的缝合法：创缘两侧组织切除不等及切开组织时刀锋偏斜，即造成两侧创缘组织厚薄不均。逐层缝合时，深层组织对位不准，则呈现两侧创缘高低不等的现象。在缝合皮肤时，必须加以矫正。其方法是：薄、低侧组织要多而深缝，而厚、高侧组织要少而浅缝。如此缝合后，创缘两侧即可调整到同一水平面上。

（4）两侧创缘长度不等的缝合法：两侧创缘长度不等多因缝合皮下组织或皮肤时对位不准，致使在缝至末端时出现小的皮肤折叠突起，临床上俗称"猫耳"或"狗耳"。可采用附加切口，游离后转移、重新对位缝合的方法加以解决；也可在创缘末端向长的一侧作一斜形切口，然后剪除一块三角形皮肤，使创缘对齐。

（5）三角形创面缝合法：较小的三角形创面，可在潜行分离的基础上作 Y 形缝合；而较大的三角形创面，有时则需作附加切口缝合。

（6）圆形创面缝合法：较小的圆形创面，通过附加切口，可变为椭圆形创面及三角形创面进行缝合。手术中需要切除更多一些皮肤。因此，对较大的圆形缺损，以附加切口 Z 形缝合，或以分割的多菱形瓣缝合法为佳。这样不仅可避免切除过多组织，还可形成曲线缝合。

（7）椭圆形及菱形创面缝合法：小的椭圆形创面，大多可在切口两侧皮下作潜行分离后行直接缝合；较大的椭圆形创面，有时可由于增加长轴的长度而形成过长的直线瘢痕，或由于短轴过宽而造成缝合张力过大不能进行缝合。此时往往采用两侧附加切口予以关闭。

菱形缺损与椭圆形缺损有相似之处。由于菱形的边是相等和平行的，因此也可称为"直边椭圆形"。根据这一点，对一些较大的椭圆形缺损创面，也可按菱形缺损设计转移缝合，比一般椭圆形创面附加切口缝合的方法更好。

六、引流

引流是指将渗出液、坏死组织或其他异常增多的液体，通过引流管或引流条导出体外的技术。引流可防止感染的发生和扩散，有利于愈合，不必要和不正确的引流常导致继发感染，使创口延迟愈合。

引流应遵循通畅、彻底、对组织损伤或干扰最小、顺应解剖和生理要求、确定病原菌这 5 项基本原则。

（一）引流的适应证

1. 感染或污染的创口　感染创口如脓肿切开等必须放置引流物，以使腔内脓液得以不断排出；切口有严重感染或手术本身属于污染创口，为防止感染，也应考虑放置引流；清洁创口，特别是单纯整复手术，一般不放置引流。

2. 渗液多的创口　对范围广泛的大手术及部位深在的中等手术，考虑其术后仍有部分渗血、渗液，应放置引流。

3. 留有无效腔的创口　凡术中因组织缺损较大、未能完全消灭无效腔的口内、口外创口，必须放置引流。其引流物需放置于无效腔底部，才能保证彻底引流。

4. 止血不全的创口　对术中止血不彻底和凝血功能低下的患者，为防止血肿形成，也应放置引流。

（二）引流的分类

1. 被动引流和主动引流　按照引流的作用原理，可分为被动引流和主动引流。被动原理通常是靠吸附作用（如纱条引流）或重力作用（如体位引流）而起到引流效果；主动引流通常指借助外力作用的引流，如负压闭式引流。

2. 治疗性引流和预防性引流　根据引流的目的，可分为治疗性引流和预防性引流。治疗性引流是对已存在的病变通过引流进行治疗（如脓肿切开引流）；预防性引流是防止体液积聚或感染的引流（如颈淋巴清扫术后的引流），同时有利于术后观察并发症的发生。

（三）常用引流物及其应用

1. 片状引流　引流物由废橡皮手套剪成条状制成。主要用于口外创口少量渗液的引流，偶尔用于口腔内创口引流。其形状、长短和宽窄，视手术性质、创口的深浅和引流液的多少而定。

2. 纱条引流　多用特制的油纱条和碘仿纱条作为引流物。油纱条具有刺激肉芽组织生长的作用，主要用于脓腔引流；碘仿纱条的防腐、杀菌、除臭作用强，常用于重度和混合感染的创口引流，也用于口腔内创口的引流。

3. 管状引流　由普通细橡皮管或导尿管剪成引流物，因系管状，故具有引流作用强和便于冲洗及可注药的特点，多用于颌面颈部较大创口和脓腔的引流。临床上亦常应用半管引流，引流物系剖开的橡皮管，既保持引流作用强的特点，又减少对创口的刺激。

4. 负压引流　利用细塑料管或橡皮管在创口旁另戳创引出，接于吸引器、吸引球或胃肠减压器上，使创口产生负压，从而达到负压吸引的引流目的。此法优点较多，引流作用强，不需加压包扎创口，患者感觉舒适；创口内是负压，组织间贴合紧密，利于创口愈合，也不易继发感染。主要用于颌面颈部较大手术的术后引流，如颈淋巴清扫术、下颌骨切除术、腮腺摘除术等。

上述前三种引流物的创口是开放的，故亦称开放引流；最后一种引流物的创口是封闭的，故亦称闭式引流。

（四）引流的注意事项

1. 引流时间　引流物放置时间因手术不同而异。引流物为异物，在达到引流目的后，应尽早拔除。污染创口或为防止积血、积液而放置的引流物，多在 24 ～ 48 小时后去除；脓肿或无效腔的引流物应放置至脓液及渗出液完全消除为止；负压引流一般在 24 小时内引流量少于 20ml 时去除；腮腺

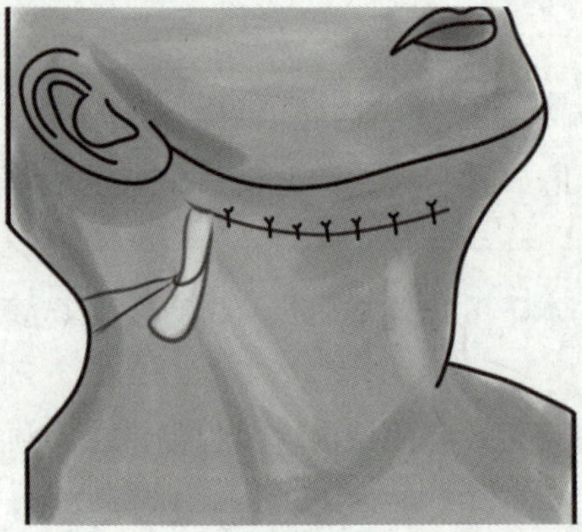

图 2-14 引流物缝线固定法示意图

手术类较小创口，24 小时内引流量少于 15ml 时去除。

2. 引流部位 开放引流的引流物内端应放置在创口内深处，其外端则应依体位放在创口最低处，以利重力引流。负压引流管应避免放在重要血管、神经的附近，其创口也应封闭，才能收到负压效应。引流口的大小要适当，太小引流不畅；太大，将在引流部位形成粗大瘢痕。

3. 引流物的固定 引流物应妥善固定，以免被推入创口深部或向外脱出。预防上述现象最常用、最可靠的方法是利用引流口附近的缝线加以缝扎固定（图 2-14），也可在引流物外端穿以别针以防被推入创口内。

4. 负压引流的装接 手术结束后将引流管连接于吸引器、吸引球或胃肠减压器上，并认真检查是否产生负压及引流效果。注意管头位置不可接错，以免将引流物或空气压入创口，引起感染或皮下气肿；同时应观察和记录引流液的色、质、量，发现问题，及时处理。

▶知识拓展

口腔颌面外科手术中的刀片选择策略

1. 常规切开　推荐使用 15 号刀片，配合 3 号或 7 号刀柄，适用于牙龈翻瓣、小肿物切除、软组织修复等。

2. 深部 / 感染性手术　穿刺推荐使用 11 号刀片，扩大切口推荐使用 15 号刀片，适用于颌面部脓肿切开、瘘管探查等。

3. 显微手术　推荐使用 15 号刀片，配合 7 号长刀柄，适用于神经血管吻合、唇腭裂精细修复等。

第六节　创口处理

创口处理（wound management）是外科治疗中一项经常而且重要的工作。要掌握创口愈合的规律和护理知识，换药的原则及基本操作，以促进创口愈合，使患者术后顺利康复。

一、创口的分类

临床上，根据创口是否受到污染或感染而分为清洁创口、污染创口（包括清洁污染创口）和感染创口三种。

（一）清洁创口

清洁创口是未经细菌侵入的创口，多见于外科无菌切口、早期灼伤和化学性损伤已及时处理者。口腔颌面外科的清洁创口主要是面、颈部手术创口。

（二）污染创口

污染创口是在非无菌条件下发生的创口，如在与口腔、鼻腔相通或口腔内手术的创口（清洁污染创口）。由各种损伤引起的创口，如受伤时间短，细菌未侵入深层组织引起化脓性炎症，也多属污染创口。

（三）感染创口

凡细菌已经侵入、繁殖并引起急性炎症、坏死、化脓的创口和在此情况下进行手术的创口，均为感染创口。如脓肿切开引流、颌骨骨髓炎病灶清除术等均为感染创口。

二、创口的愈合

创口愈合的方式分为两种，即一期愈合和二期愈合。

（一）一期愈合

缝合的创口，一般在 7 ～ 10 天内全部愈合者，称为一期或初期愈合。口腔颌面外科的清洁手术切口，如小型口腔黏膜肿物切除后的创口愈合等多属一期愈合。

（二）二期愈合

未经缝合的创口，愈合往往经过肉芽组织增生和周围上皮爬行覆盖的过程，临床上称为二期或延期愈合。拔牙创的愈合一般为二期愈合。

三、创口的处理原则

（一）清洁创口的处理原则

1. 缝合与引流策略　清洁创口不论有无组织缺损，均应争取做整齐与严密的缝合；有组织缺损者，可采取皮瓣转移和植皮的方法解决。对术后有可能发生感染、疑有污染或术后渗血较多的创口，应放置 24 ～ 48 小时的引流物；如无效腔过大或渗出物较多，应延长引流时间至 72 小时以上，必要时更换一次引流物。

2. 创口检视　清洁创口除为拔除引流物及怀疑已有感染者外，一般不轻易打开敷料观察，以避免污染。对确需打开者，应严格遵循无菌原则。

3. 渗出物的处理　面部严密缝合的创口可早期暴露，并及时以 3% 过氧化氢、4% 硼酸及 95% 乙醇混合液清除渗出物，切忌渗出物凝聚、结痂、成块，造成感染或影响创口愈合。

4. 拆线时机　面部的清洁创口一般可早期拆线，张力过大或有手术特殊要求者除外。由于面部血液循环丰富，生长力强，可在术后5天开始拆线；颈部缝线可在术后7天左右拆除；光刀手术的创口，拆线时间应推迟至术后14天。

（二）污染创口的处理原则

1. 缝合与引流策略 污染创口也应力争进行初期缝合，如为损伤引起，应行清创术后作初期缝合。可能发生感染者，缝合后应放置引流物。引流物放置时间与清洁创口相同。不能缝合者，如腭裂手术后的松弛切口，应覆盖包以碘仿纱条的油纱布，抽出的时间视各类手术要求及创口愈合情况而定。

2. 创口检视 经缝合后的污染创口，除为拔除引流物或怀疑创口有感染时，一般不宜随意打开检视。

3. 早期暴露处理 污染创口位于面部经缝合者，也可早期暴露处理。

4. 拆线时机 污染创口的拆线时间，位于口外者与无菌切口相同；位于口内者，应在7～10天拆除（腭裂术后的创口缝线应延长至10天以上拆除）。对于不合作的小儿患者，口内缝线可不必拆除，任其自行脱落。

5. 预防感染 污染创口应给予预防感染措施，如使用抗生素等。若怀疑可能出现破伤风梭菌感染，应注射破伤风抗毒血清（TAT）。口腔内应给予各种漱口剂含漱。

（三）感染创口的处理原则

1. 缝合与引流处理 感染创口一般不应立即作初期缝合，应在感染被控制或进行手术清除病灶后考虑缝合。缝合时不宜过紧，组织不应太少，并常规放置引流物，引流口要大。引流物的去除视有无脓性渗出而定，一般应在无脓液排出48小时后去除，反之应继续引流。脓肿切开后不应缝合，而需放置引流物。

2. 敷料更换 感染创口应覆盖敷料，并定时检视和换药，脓液较多者可每天2次。

3. 湿敷与药物选择 对肉芽组织创面及有大量脓性分泌物的创口，应予以湿敷。药物可根据致病菌与创口性质来选择：一般细菌感染可用0.1%呋喃西林、0.1%依沙吖啶；厌氧菌感染可用3%过氧化氢溶液；铜绿假单胞菌感染可用1%醋酸、2%苯氧乙醇或0.1%～0.5%多黏菌素，以及0.2%～0.5%庆大霉素溶液。大面积肉芽创面感染已控制，但有残留肉芽水肿时，可用高渗盐水湿敷。经处理后的肉芽创面，应争取早期植皮（自体或异体），使之早期愈合。

4. 引流与炎性肉芽处理 有脓腔存在的创口，应保持引流通畅，并以各种消毒及抗生素溶液冲洗脓腔（药物选择原则与局部湿敷使用药物相同）。如遇炎性肉芽组织过度增生，堵塞窦道，应予刮除、剪除或烧灼。

5. 拆线时机 感染创口经处理后缝合者（如颌骨骨髓炎术后），由于组织炎性浸润变性，容易发生创口裂开，故不宜过早拆线，一般应在1周后。

6. 辅助治疗措施 感染创口在愈合过程中可根据具体情况，全身或局部应用抗生素，并加强营养支持和维生素摄入，促使创口早期愈合。

四、换药技术

微课：
换药技术

（一）换药的目的

换药亦称敷料更换。其主要目的是清除分泌物与坏死组织，控制感染，保持引流通畅，防止积液与血肿形成，保证和促进创口的正常愈合。因此，换药只能在达到上述目的时方可进行。

（二）换药的基本原则

1. 无菌原则　口腔颌面外科换药过程中，无菌操作至关重要。①换药应在清洁治疗室进行，感染创口需隔离处理；②操作前紫外线消毒操作环境空气 30 分钟，减少环境微生物污染；③使用一次性换药包，器械需高压灭菌；④敷料现用现拆，避免暴露时间过长；⑤严格遵循“三区划分”，即清洁区—污染区—感染区，镊子传递方向由洁到污；⑥接触创口的镊子仅用于夹取无菌敷料，不可触碰其他物品。

2. 最小干预原则　换药时应最大程度减小对创口和新生组织的干预。①减少换药频率：清洁干燥创口 2～3 天更换一次，频繁换药可能破坏新生上皮；水凝胶等特殊敷料可延长至 5～7 天更换。②轻柔操作：揭除旧敷料时顺毛发生长方向，避免撕脱新生组织；清创时优先生理盐水冲洗，慎用锐性刮除，除非明确坏死组织。

3. 个体化原则　根据创口类型选择方案，并考虑患者年龄、基础疾病等因素。①清洁创口：无菌纱布简单覆盖，保持干燥。②感染创口：引流脓液，选择银离子抗菌敷料。③渗出较多的创口：选择藻酸盐类高吸收性敷料。④放射性溃疡：选择水凝胶为创口提供湿性愈合环境。

（三）换药的指征

口腔颌面外科手术后，一般均需进行换药操作。在术后 1～2 天，应首次查看创口，检查创口有无渗血、渗液情况。

1. 术后常规换药，以观察创口愈合及皮瓣营养情况。
2. 无菌或污染创口需拔除引流物或疑有感染时。
3. 创口出现渗血或疑有血肿时。
4. 创口出现大量脓性分泌或渗出物时。
5. 敷料滑脱不能保护创口时。
6. 创口包扎过紧，影响呼吸或出现疼痛时。
7. 创口不清洁，有碍正常愈合时。
8. 其他情况应根据不同手术要求而定。

（四）换药的基本操作

换药应严格遵守无菌操作原则，即使是感染创口也应如此，否则将造成创口感染、加重感染和混合感染。

1. 换药前的准备

（1）医患沟通：向患者解释换药的目的和过程，以取得患者的配合。

（2）医生准备：医生应洗净双手，戴好帽子、口罩，必要时穿无菌手术衣、戴无菌手套。

（3）患者准备：帮助患者调整至舒适且便于操作的体位，充分暴露换药部位，但应注意为患者保暖及保护隐私。

（4）物品准备：准备好换药所需的物品，如治疗盘、镊子、剪刀、棉球、纱布、聚维酮碘等消毒剂、生理盐水、引流条、凡士林纱布、胶布等，确保所有物品均经过严格消毒，处于无菌状态。

2. 拆线

（1）拆除敷料：用镊子轻轻揭去外层敷料，如纱布等，动作要轻柔，避免用力拉扯引起患者疼痛或导致创口裂开。再用镊子或剪刀去除内层敷料，若内层敷料与创口粘连较紧，可先用生理盐水、0.1% 依沙吖啶或 3% 过氧化氢溶液浸湿后再轻轻揭除，以防止损伤新生的肉芽组织和创口。

（2）创口观察：仔细观察创口的大小、形状、深度，有无红肿、渗血、渗液、化脓等，以及创口周围皮肤的状况。如发现创口有异常，应及时记录并采取相应的处理措施。

（3）创口清洁：使用聚维酮碘等消毒创口及周围皮肤。从创口边缘开始，由内向外进行环形消毒，消毒范围至少包括创口周围 3 ～ 5cm 区域。消毒时应注意棉球不能重复蘸取消毒液，避免交叉感染。对于有分泌物或脓液的创口，可用生理盐水冲洗，以清除创口内的异物和坏死组织。若脓性分泌过多，可用消毒溶液或抗生素溶液冲洗。如需作细菌培养，在打开创面时即应自创面或脓腔采取标本，或直接将引流物送培养。

（4）拆线顺序：一般先从创口的一端开始，选择暴露明显、易于操作的缝线进行拆除。宜间隔拆线，以备创口有裂开倾向时，可及时停止拆除其他缝线（图 2-15）。

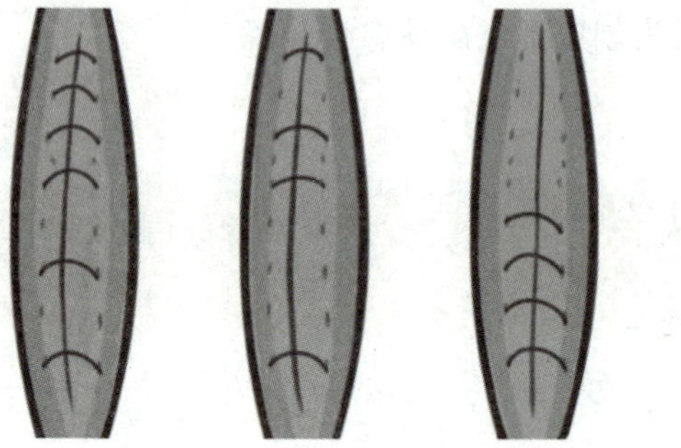

图 2-15　拆线的顺序示意图

A. 间隔拆线法 1；B. 间隔拆线法 2；C. 间隔拆线法 3。

（5）拆线方法：一手以无齿镊将线头提起，在一端紧贴皮肤处剪断，然后向被剪断侧拉出。如在他处任意剪断后拉出，有使感染被带入深层组织的可能。同样，拉出线头如向非剪断侧，则有使创口裂开的危险。

（6）检查创口：拆除所有缝线后，再次用聚维酮碘等消毒创口，观察创口愈合情况，是否存在红肿、渗血、渗液、裂开等异常。如发现创口愈合不良或有感染，应及时采取清洁创口、放置引流条、给予抗感染治疗等处理措施。如发现创口张力过大，或有轻度裂开倾向时，可以蝶形或减张胶布牵拉，以减少张力。

3. 换置引流物　凡有脓腔存在，或无效腔大而有大量分泌物时，均应换置引流。引流物的选择可根据不同需要而定。

（1）引流物的分类

1）橡皮条：引流作用好，但易自创口滑出或潜入腔内，前者多发生于口内创口，后者则发生于口外创口。故应用时可将两侧边缘剪成锯齿状，置入时锯齿向外，以避免自腔内滑出。避免潜入腔内则须保持留置腔外的一段有足够长度。

2）碘仿纱条及油纱布：引流作用不如橡皮条滑畅，但易于固定。碘仿纱条有虹吸及杀菌作用，特别适用于口内创口或创口朝上而自然重力引流不畅者。

3）药线：多用于小切口、瘘管及窦道引流。一般需于药线上加入九一丹、五五丹等中药，以增强提脓生肌作用。

（2）换置引流物的方法

1）拆除旧引流物：揭去外层敷料后，用无菌镊子夹住引流物的外露端，缓慢、轻柔地将引流物拔出。注意观察引流物的完整性，确保没有残留部分在创口内。若引流物与创口粘连较紧，可先用生理盐水浸湿引流物，使其与创口组织分离后再拔出，避免强行拔出导致创口疼痛、出血或损伤周围组织。

2）创口处理：同换药。

3）选择新引流物：根据创口的大小、深度和渗出情况，选择合适的引流物。如创口较浅、渗出较少，可选择橡皮引流条；若创口较深、有感染或渗出较多，可能需要使用碘仿纱条等。

4）放置新引流物：用镊子将引流物的一端轻轻放入创口底部，应注意以下几点。一是动作应轻柔，避免损伤创口内新生肉芽组织；二是应强调“一通到底”，即用探针将引流物的一端一直送到脓腔底，而不是间断推进，致使引流物堵塞于创口的开口处，反而妨碍引流。然后将引流物逐渐向创口外放置，使引流物大部分位于创口内，小部分在创口外，以便下次换药时取出。放置引流物时应确保其位置合适，能充分引流创口内渗液，避免引流条扭曲、折叠或堵塞创口。如不了解脓腔、窦道方向，应先用探针探明方向后再放置引流物，以免盲目进行，增加患者痛苦。

5）覆盖与固定：用胶布或绷带等将覆盖创口的纱布等敷料固定好，一般应有 3 ～ 4 层以上纱布。注意固定要牢固，避免敷料脱落，但也不能过紧，以免影响局部血液循环。

4. 换药后的处理

（1）整理物品：清洗、消毒使用过的器械，分类放置。处理剩余的敷料和棉球等医疗垃圾，按照医疗废物处理规定进行妥善处理。

（2）换药记录：在病历中详细记录换药时间、创口情况如创口大小、有无红肿、渗液等，以及处理措施等，以便于观察创口愈合和为后续治疗提供依据。

（3）告知患者：向患者交代换药后的注意事项，如保持创口清洁干燥，避免触碰创口，注意休息、合理饮食等。告知患者下次换药的时间和可能出现的情况，如有不适及时复诊。

5. 无效腔的处理　软组织无效腔的处理原则是加压，以缩小无效腔体积，促进创口愈合。较小的软组织无效腔，可在相应部位的表面置以折叠的纱布卷或干棉球，外用纱布、胶布粘贴固定。较大的无效腔除用纱布卷、棉球外，还可用印模膏做成相应的形状加压固定，但应注意压力要适当，以免皮肤发生缺血性坏死。骨组织无效腔主要以敷料填充，直至长满肉芽为止。

6. 肉芽创面的处理　不健康或有脓性分泌物的大面积肉芽创面应行湿敷。健康的肉芽创面大者应争取二期植皮，小者可覆盖以油纱布促进愈合。过高的肉芽组织妨碍上皮生长覆盖时，需用剪刀、手术刀或刮匙除去，小的可用硝酸银或电刀烧灼处理。

7. 坏死组织的处理　组织坏死常易并发感染，故首先应严密控制和预防感染的发生。坏死组织分界尚不明确时，应予湿敷，等待分离。如坏死组织分界已明确，应早期将其剪除。一般表皮坏死可任其自行干燥脱落，痂下愈合。强力除去表皮坏死痂壳对创面的生长反而不利。

8. 感染线头的处理　个别缝合处出现感染时，应及时拆除该针缝线。如多数缝合处发生缝线感染而不能拆除缝线时，可用消毒针头挑破脓头，然后涂以聚维酮碘。组织内的线头感染引起经久不愈的窦道者，用刮匙搔刮窦道常可刮出感染的线头，以后创口可自行愈合。

（五）换药的注意事项

1. 严格遵循无菌操作原则

（1）物品无菌：换药所用的一切物品，包括镊子、剪刀、棉球、纱布、消毒液等，都必须保证无菌。使用前要检查包装是否完整、有无破损及过期等情况。

（2）操作无菌：医生在换药过程中，要确保双手及操作区域的无菌。①戴无菌手套后，避免接触非无菌物品，如不慎接触，应及时更换手套；②传递换药器械时，要注意避免污染；③持镊应在上 1/3 处，并勿使镊碰及非换药区，应学会双手持镊，一镊接触创区，另一镊接触药碗、敷料；④已经用过的棉球等物，不可再置无菌换药碗内，应严格分开；⑤如为铜绿假单胞菌感染的创口，其换药用过的敷料更应注意不可乱放，要集中焚烧。

（3）防止交叉感染：①换药次序应先换清洁创口，后换污染创口，再换感染创口；②一个患者使用一套换药器械，不可混用；③给不同患者换药时，需重新洗手、更换手套和器械，防止交叉感染；④在清洁创口和涂抹药物时，避免过度挤压创口，以免造成局部组织损伤或使炎症扩散。

2. 严格体现人文关怀

（1）做好疼痛管理：①换药前可使用利多卡因喷雾剂表面麻醉或口服镇痛药；②操作中与患者沟通，分散注意力，尤其是儿童患者；③动作轻柔，应用棉球清洁暴露创面时，是“沾”而不是“揩”；④对暴露创面，不可用带刺激性的药物涂擦；⑤操作要迅速，勿使创面暴露时间过长。

（2）关注患者感受：①换药前做好医患沟通，解释换药目的与预期效果，缓解患者的焦虑情绪；②换药中询问患者的感受，了解是否存在不适；③操作过程中应注意保持患者的体温。

（3）尊重患者隐私：操作时可使用屏风遮挡。

3. 关注患者全身状况 换药过程中要密切观察患者的面色、表情、生命体征等，如出现面色苍白、头晕、心悸等不适症状，应立即停止操作，采取相应的措施。

微课：
绷带技术

五、绷带技术

绷带是手术后及换药过程中经常应用而不可缺少的一种包扎敷料，借以固定内层敷料，压迫无效腔及保护创缘，并有制动颌骨的作用。绷带多用纱布或棉布制成，也可加用丝类制成弹性绷带，加石膏粉制成石膏绷带，临床上应根据需要选用。颌面部常用宽 8 ～ 10cm、长 5m 左右的绷带。

（一）绷带包扎的目的

绷带包扎对保证颌面、颈部手术创口的顺利愈合和损伤救治具有重要意义。

1. 保护创口 绷带可隔离创口与外界环境，减少外界污染物进入创口，降低创口感染的风险，为创口愈合创造相对清洁的环境。同时，物理性保护创口，防止创口受意外碰撞、咀嚼、说话、面部表情活动等可能带来的伤害。

2. 压迫止血 通过适当的压力包扎，绷带可压迫创口周围血管，产生止血作用，特别是对于术后或创伤后有渗血的创口，压迫止血尤为重要。

3. 减轻水肿 合理的绷带包扎可均匀施压，促进局部血液和淋巴液回流，减少血液和组织液在创口周围积聚，从而减轻创口及周围组织水肿。

4. 固定与制动 绷带可将覆盖在创口上的敷料、引流物等固定，防止其移位、脱落。绷带包扎还可限制局部组织和关节活动，为损伤组织提供稳定的环境，有利于骨折愈合和组织修复，避免因过度活动导致愈合不良或出现并发症。

5. 减轻疼痛 适当的绷带包扎可为受伤组织提供支撑，减轻因组织移位、牵拉等引起的疼痛。在心理层面，绷带包扎也能为患者提供安全感，在一定程度上减轻患者的焦虑和疼痛感知。

6. 塑形与美观 在涉及组织修复和重建的手术中，绷带包扎可帮助塑造创口愈合的形态，引导组织按照预期方向生长和修复，有助于恢复面部的正常形态和功能。对于创伤或术后可能出现的肿胀、变形等，绷带包扎也可遮盖和修饰，改善患者外观，减轻患者因面部外观变化而产生的心理压力。

（二）绷带包扎的基本原则

1. 无菌原则　包扎全程应确保医生、包扎所用物品、创口及周围皮肤的消毒处理，防止创口感染，影响愈合。

2. 压力与贴合原则　包扎压力应均匀，富有弹性，松紧适度，利于引流。若有脓血外溢或渗出，应酌情加厚或更换。绷带应与体表紧密贴合，顺面部的曲线和解剖结构进行包扎，避免出现空隙或褶皱。尤其应注意消灭无效腔，防止出血。

3. 稳定与舒适原则　包扎要保证绷带的稳定性，防止患者在活动或睡眠等过程中绷带松动、脱落，失去包扎的作用。同时，要注意患者的舒适度，避免因包扎过紧或材料选择不当等给患者带来不必要的痛苦。

4. 顺序与重叠原则　包扎应按照一定的方向和层次进行，避免因混乱导致包扎不规范。每一圈绷带之间应保持适当的重叠，一般为上一圈绷带宽度的 1/2 ～ 2/3，以确保绷带的牢固性和密封性，防止绷带松散。发现绷带松动、脱落时，应及时予以加固或更换。

5. 美观原则　绷带的起始、走向和结束位置应尽量保持平衡、协调、左右一致，避免出现一侧绷带过高或过低、过紧或过松。绷带在缠绕过程中应保持线条的流畅，避免出现扭曲、打结或过多的褶皱。

（三）绷带包扎的注意事项

颌面、颈部创口的包扎，应根据创口所在部位的解剖特点，结合创口的性质和手术要求，综合考虑。

1. 预防感染　清洁创口在包扎时，应注意无菌操作，覆盖的无菌纱布，应有一定的厚度和范围。感染创口也要防止其再污染，保持引流通畅。

2. 保护呼吸道　绷带在包绕下颌下区和颈部时，应特别注意保持呼吸道通畅，防止压迫喉头和气管。

3. 控制包扎松紧度　包扎应该平整、贴合、松紧适度。太松达不到预期目的，太紧则影响呼吸、局部血循环，甚至引起疼痛或造成局部坏死。

4. 腮腺区创口包扎　腮腺区创口的包扎，应施以一定压力，并应富于弹性，以免发生涎瘘。

5. 引流创口包扎　对于切开引流的创口，第一次包扎应加以适当压力，以利止血。以后换药包扎时，应注意引流通畅，而不宜过紧。

6. 整形术后创口包扎　整形手术后的创口包扎，压力不宜过大，以免影响组织血运。游离植皮术后包扎时，覆盖创面的纱布应力求平整，外加疏松纱布和棉垫，再以绷带做适当的加压包扎。

7. 骨折复位后创口包扎　骨折复位后的创口包扎，应注意防止错位。

（四）基本包扎技术

1. 环形包扎　是绷带包扎中最基本的方法之一。①选择绷带：一般宽度为 5 ～ 8cm 为宜。②患者体位：确保患者处于舒适体位，常为仰卧位或坐位，头部保持正直。③起始固定：将绷带起始端放于颈部一侧，一般选择在耳下或颈侧方无创口部位，右手握住绷带，左手将绷带起始端固定在皮肤上，也可使用医用胶带先固定一小段，以便后续操作。④环形缠绕：右手持绷带，围绕颈部进行环形缠绕，张力适中，每圈紧密贴合前一圈，覆盖前一圈绷带宽度的 1/2 ～ 2/3，使绷带均匀地覆盖颈部。⑤收尾固定：缠绕 3 ～ 4 圈后，到达足够的覆盖范围，将绷带末端用胶带粘贴固定，或将绷带末端剪成合适长度，用别针固定在绷带层上，避免针尖刺伤皮肤。

2. 螺旋形包扎 准备工作同环形包扎。不同之处在于先做一圈环形包扎，使绷带固定，然后将绷带以前进方向继续环绕，每一圈绷带的方向都应与前一圈平行，且都覆盖在前一圈绷带的 1/2 或 1/3 宽度。

3. 反折包扎 在环形包扎一圈后，从第二圈开始反折。将绷带由前向后或由后向前成 45°反折，反折点常位于颈部侧面或前面，根据实际情况调整。反折时要保持绷带的平整，避免出现皱褶。继续缠绕，每缠绕一圈就进行一次反折，反折方向保持一致，且每一圈都要覆盖前一圈绷带宽度的 1/2 ～ 2/3，使绷带呈整齐的反折状螺旋上升。当反折包扎达到所需高度或范围后，进行最后一圈的环形缠绕，将绷带末端固定。

（五）常用绷带类型及应用

1. 四头带 亦称四尾带。将一段绷带的两端从中线剪开一定长度，即可形成每端有二头的四头带。长度多为 70cm 左右，剪开长度视需要而定。可用于以下情况。

（1）包扎鼻部创口：四头带中份置于鼻部（覆盖敷料，鼻孔处剪洞以利呼吸），后方二头自左右分别至枕下打结，另二头自左右反折向上至头顶打结。

（2）包扎下颌、颏部创口：将四头带中份置于并兜住颏部（可垫以棉垫），上方二头分左右绕至枕下打结，下方二头分别向上经下颌部与前者交叉，由耳前上至头顶打结，最后将顶、枕部打结后的头再互相拴结（图 2-16）。如此可较稳定地达到下颌骨制动、限制开口的目的。多用于临时性固定颌骨。

（3）压迫术后创口：于四头带中份包入纱布数块，使之卷成圆柱状，使用时将其置于创口外区，带头仍在枕下和头顶打结。如此可起到减轻疼痛、止血、防止或减轻水肿的目的。

视频：十字交叉绷带包扎法

2. 十字交叉绷带 广泛用于颌面部和上颈部术后和损伤的包扎固定。用绷带先由额部至枕部环绕两周，继而反折自一侧耳前腮腺区向下，再经下颌下、颏部至对侧耳后向上，再经顶部向下至同侧耳后，绕下颌下、颏部至对侧耳前，如此反复缠绕，最后再如前作额枕部环绕，以防止绷带滑脱，止端以胶布固定（图 2-17）。缠绕时应注意不要压迫耳根及影响呼吸。

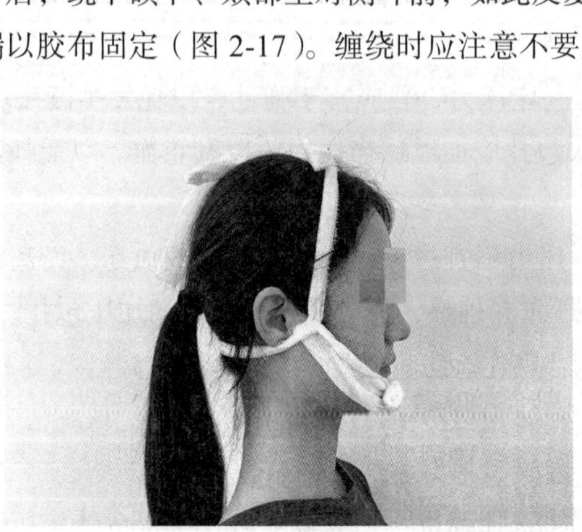

图 2-16 四头带包扎法

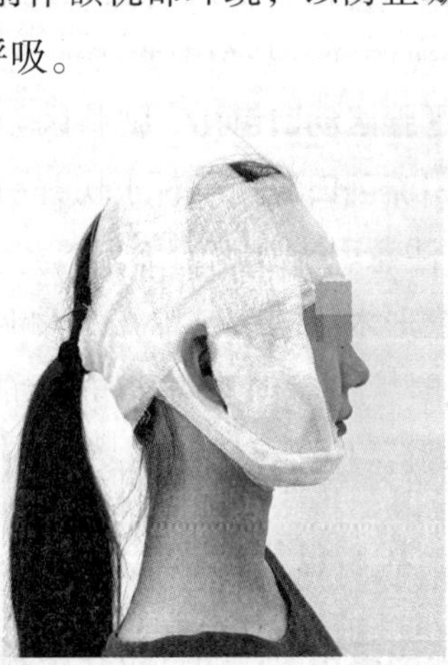

图 2-17 十字交叉绷带包扎法

3. 巴唐（Barton）绷带 类似于十字交叉绷带。自顶部开始，经一侧耳前绕颏部至对侧耳前，再越顶部回至同侧耳上反折，行额枕环绕一圈再回至同侧，继续绕枕部经对侧下颌体，包绕颏部再回到同侧枕部（图 2-18）。如欲多缠绕几圈加固，则可反复循此途径进行。

巴唐绷带的优点是固定下颌骨比较牢固，缺点是有使下颌骨后移的作用，故对下颌骨骨折及全身麻醉手术后患者应慎用，以免发生呼吸道压迫。

4. 面部绷带 亦称单眼交叉绷带。于健侧鼻根部先置一块上下斜行的短绷带或纱布条，患侧耳周垫以棉垫或纱布，以免包扎时压迫耳郭。绷带自额部开始，先环绕额枕两圈，继而斜经头后绕至患侧耳下并斜行向上，经同侧颊部、眶下至鼻背、健侧眶上，如此环绕数圈，每圈覆盖前一层绷带的 1/3 ～ 1/2，直至包扎妥善为止。最后再绕头周一圈，以胶布固定，将留置的短绷带或纱布条打结收紧，以暴露健眼（图 2-19）。面部绷带常用于上颌骨、面、颊部手术后的创口包扎。

视频：单眼绷带包扎法

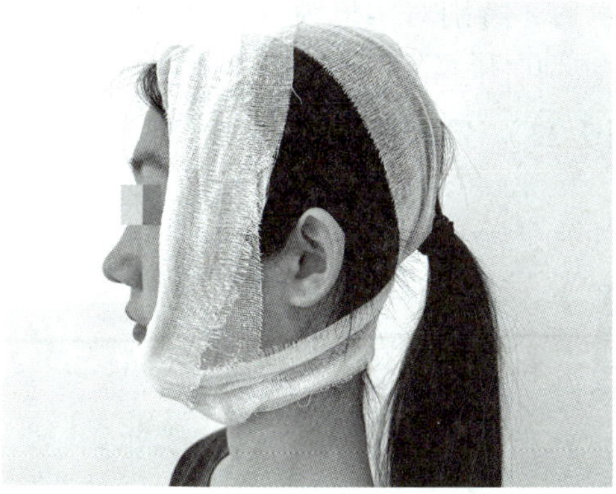

图 2-18 巴唐绷带包扎法

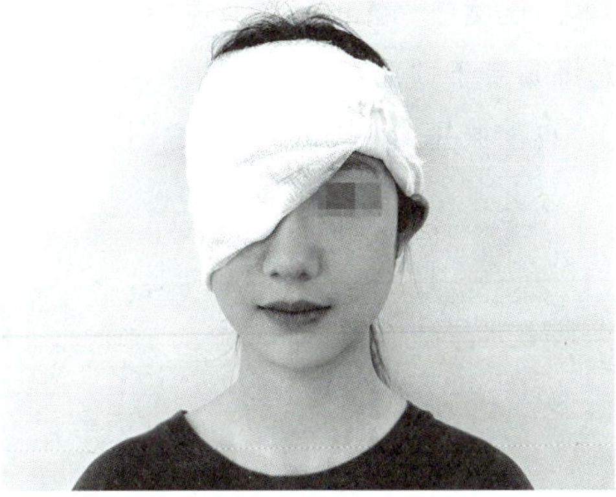

图 2-19 面部绷带包扎法

5. 头部绷带 缠绕此绷带时常需两人一同进行。先在额枕部做环形缠绕两圈，然后自头中线一侧之额前开始反折向枕部，至枕部后再反折向前至另一侧额部。按此顺序反复向两侧额枕来回进行。每来回一次后反折的绷带，必须盖住前一次反折绷带的 1/2 ～ 1/3 宽度。每次反折处在额部和枕部应由术者本人及助手（或患者）用一手压住，以免松脱。也可采用两卷绷带，一卷用作额枕来回反折，另一卷做额枕环绕。每来回额枕绷带反折之前，用环绕之绷带将前者压住后再行反折，此法比手压法更为牢固。当整个头部反折包绕完毕时，绷带可于任何一侧再回复到额枕环行包扎，此时正好将额枕部各反折头一并包扎压迫固定。最后以胶布固定绷带末端（图 2-20），继之，还可用宽长胶布自一侧横越头顶至另一侧（与冠状切面平行）进行粘贴加固。

头部绷带主要用于头皮部手术，如皮瓣转移、游离植皮及颅颌根治术后等。目前临床上已有各种型号的成品弹力网帽供选择使用。

6. 颈部绷带 基本上是螺旋形包扎法（图 2-21）。这种绷带过紧，极易压迫呼吸道。因此，全身麻醉术后患者应用时要特别注意松紧适度。利用宽胶布从颈后向颈前、胸部作交叉粘贴固定敷料，对颈中、下部手术很适用，但压力稍轻。

可用于腮腺手术、颌下腺手术、颈部淋巴结清扫术等术后创口包扎与固定，辅助固定颌面部骨折，减轻口底手术、咽旁间隙手术等术后肿胀与疼痛。

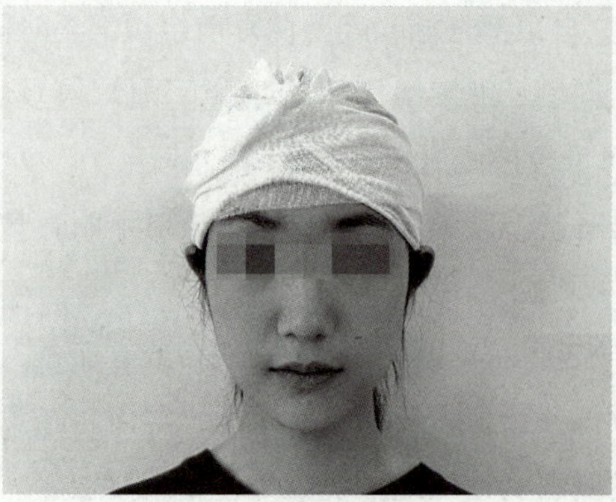

图 2-20　头部绷带包扎法

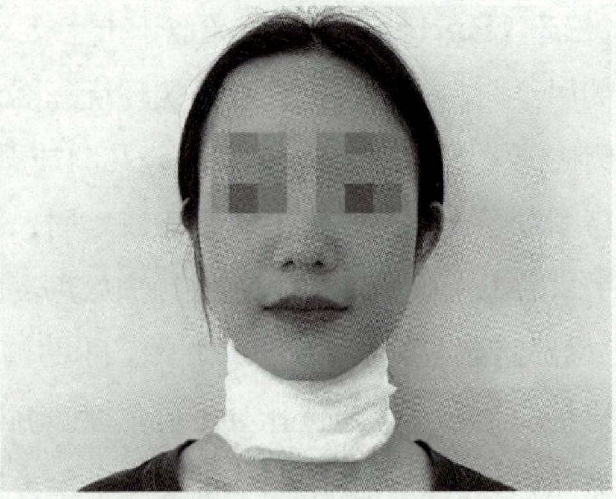

图 2-21　颈部绷带包扎法

7. 颈腋 8 字绷带　由两条相互交叉的绷带构成，整体类似数字“8”。常见宽度有 5cm、7.5cm、10cm 等，长度 2 ～ 5m 不等。主要用于颈淋巴结清扫术后，特别对压迫锁骨上无效腔有效。使用时，先将绷带于颈部轻轻环绕两圈，然后在患侧颈前跨越锁骨上区至肩胛部穿过腋下（腋下可垫以棉垫），自前胸壁外侧向上再跨过锁骨上区至颈后（图 2-22）。需多圈缠绕加固，可反复循此途径进行。

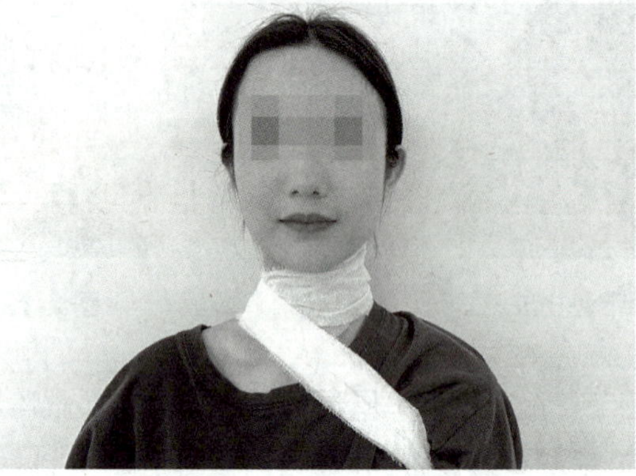

图 2-22　颈腋 8 字绷带

8. 医用弹力套　医用弹力套是常见的医疗辅助用品，常由氨纶、锦纶等高弹性纤维材料制成，通过对身体部位施加适当的压力，产生均匀而持续的压迫作用，促进血液回流，减少血液淤积，防止静脉曲张的形成和发展。同时，医用弹力套具有良好的弹性和透气性，在贴合身体曲线的同时保证皮肤正常呼吸，有效提高了患者的舒适度和满意度。

口腔颌面外科使用的医用弹力套有面套、下颌套、颈颌套、颈带、颧面套、鼻唇带、唇带、头颈部压力绷带、颅颌固定绷带等，使用时应注意选择合适尺寸，掌握正确的佩戴时间和方法，使用中注意观察皮肤状况并及时处理（面部游离植皮术后禁用弹力套）。

▶知识拓展

生物活性敷料在创口处理中的应用

生物活性敷料含有生长因子、胶原蛋白、壳聚糖等多种生物活性成分，可促进创口的愈合。其中表皮生长因子的敷料可刺激上皮细胞的增殖和迁移，加速口腔黏膜创口的上皮化；在口腔颌面外科手术后，降低口内黏膜创口或面部浅表软组织创口的感染风险，提高创口愈合的质量，缩短愈合时间。含银离子敷料还具有抗菌性能，可抑制创口表面细菌的生长。

但生物活性敷料成分对不同个体的反应可能存在差异，部分患者可出现过敏反应，在使用前需评估患者的过敏史。此外，生物活性敷料价格较高，可增加医疗成本。

考试知识点总结

本章小结

协和云课堂……　拓展练习及参考答案

（陈志红　黄　波）

教学课件

第三章　口腔颌面外科麻醉与镇痛

学习目标

素质目标

（1）具备严谨认真的职业态度，深刻认识到麻醉在口腔颌面外科手术中的关键作用，严格遵守操作规范和流程。

（2）增强良好医患沟通的意识，具备充分的爱伤意识，缓解患者在麻醉前的紧张情绪和心理压力。

知识目标

（1）掌握：常用局部麻醉药的药理学特点，常用局麻方法的适应证、操作方法和注意事项，各类牙拔除术的麻醉选择，局麻并发症的临床表现和防治原则。

（2）熟悉：全身麻醉在口腔颌面外科手术中的特点，常用的全麻方法及麻醉后处理。

（3）了解：常用镇痛方法。

能力目标

能在带教老师的指导下正确选择麻醉药物和麻醉方法，规范实施麻醉操作，及时处理麻醉并发症，有效进行医患沟通，初步具备疼痛评估与镇痛治疗能力。

案例导入

【案例】

患者，男，24 岁。右下后牙疼痛一周就诊。经检查，48 萌出不全，中位近中阻生，周围软组织及牙龈发红，伴明显肿胀。龈瓣边缘糜烂，有明显触痛，袋内有脓液溢出，近中食物嵌塞明显。诊断为 48 冠周炎，考虑消炎镇痛、切开引流，择期拔除。

【问题】

1．拔除 48 需麻醉哪些神经？

2．麻醉神经后可能出现的并发症有哪些？

3．如局麻后出现过敏反应，该如何进行救治？

·核心知识拆解·

麻醉（anesthesia）是指应用药物或其他方法使患者整体或局部暂时失去感觉，以减少或消除因治疗产生的疼痛。镇痛（control of pain）则是运用麻醉理论和技术缓解或消除疼痛症状。随着外科治疗的发展，麻醉已发展成一门研究消除疼痛，保障安全，创造良好手术条件的科学，即麻醉学（anesthesiology）。现代麻醉学的研究内容包括临床麻醉、重症治疗、急救复苏和疼痛治疗四个部分。

口腔颌面外科手术部位特殊，涉及口腔、颌面、颈部等区域，患者心理冲击较大，容易产生牙科恐惧症。麻醉有助于患者在手术过程保持无痛、安静状态，避免因疼痛或不适产生的身体移动，为手术创造良好操作条件。随着舒适化医疗在临床工作中的推广，麻醉和镇痛在口腔颌面外科的作用越来越重要。

根据麻醉方法、麻醉药物和麻醉部位的不同，口腔颌面外科麻醉分为局部麻醉和全身麻醉。实施口腔颌面外科手术时，应根据患者全身状况、疾病性质、手术部位、麻醉药物对机体的影响、麻醉设备和技术水平等，选择安全、有效、方便、经济的麻醉方法。

第一节　局部麻醉

局部麻醉（local anesthesia）简称局麻，是应用局麻药物或其他方法暂时阻断机体一定区域内神经末梢和神经纤维的感觉传导，从而使该区域痛觉消失的方法。与全身麻醉相比，局麻简便易行、安全、患者清醒、并发症少，对生理功能影响小，加入适量血管收缩剂，还可延长麻醉时间，减少手术区出血，适用于口腔颌面外科门诊手术、牙拔除术、牙体牙髓病治疗及固定修复体的牙体预备等。但局麻仍可影响重要器官功能，故操作前应先掌握局麻药物的药理作用特点。

一、常用局部麻醉药物

理想的局麻药物应具备起效迅速、麻醉效果确切、作用时间可控、毒性低、无过敏反应、组织相容性好、水溶性好、稳定性高、局部扩散性好、可多种途径给药、可适用于各种局部麻醉等特点。

（一）局麻药物分类

根据化学结构的不同，可将局麻药分为酯类局麻药和酰胺类局麻药。

1. 酯类局麻药　包括普鲁卡因、丁卡因等，临床已较少使用。酯类局麻药化学结构中的对氨基苯甲酸（PABA）基团在体内代谢产生具有抗原性的PABA，生产过程中的抗原性杂质，均可引起过敏反应，故使用前应进行过敏试验。

2. 酰胺类局麻药 包括利多卡因、阿替卡因、罗哌卡因等，酰胺类局麻药不易引起过敏反应，目前应用更加广泛。

（二）常用代表药物

1. 利多卡因 又称赛洛卡因，是目前口腔科应用最多的中效局麻药之一。起效较快，局麻作用较强，维持时间较长，组织穿透性和扩散性较强。可用于各种局麻方法，最适用于神经阻滞和硬膜外麻醉，也是室性心律失常的首选药。临床常用含 1∶100 000 肾上腺素的 1% ～ 2% 利多卡因进行阻滞麻醉。反复应用可产生快速耐受性。

2. 甲哌卡因 起效时间快，心血管不良反应少，麻醉持续时间较短，麻醉效果与利多卡因相似，适用于操作时间较短的口腔治疗及高血压患者。临床常用含 1∶100 000 肾上腺素的 2% 甲哌卡因和不含肾上腺素的 3% 甲哌卡因。3 岁以下儿童禁用。

3. 阿替卡因 组织渗透性强，起效快，效力强，毒性较利多卡因低，少见过敏反应，适用于成人及 4 岁以上儿童的浸润麻醉。临床常用阿替卡因肾上腺素注射液，含 4% 阿替卡因和肾上腺素，具有用量少、效力高、麻醉时间适宜等特点。4 岁以下儿童禁用。

4. 布比卡因 又称麻卡因，为长效麻醉药物，作用强而持久，但毒性较大，心脏毒性明显。具有感觉和运动神经阻滞分离的特点，感觉神经阻滞作用较强，运动神经阻滞作用较弱。临床常以 0.5% 的溶液与 1∶200 000 肾上腺素共用，适用于费时较久的手术，镇痛时间也较长。

5. 普鲁卡因 又称奴佛卡因，为弱效、短效局麻药，黏膜穿透力差，不宜用于表面麻醉，可用于浸润麻醉。加用肾上腺素后维持时间可延长 20%。因易引起神经毒性和过敏反应，临床上基本已被利多卡因等其他局麻药取代。

6. 丁卡因 又称地卡因、潘托卡因，为长效、强效局麻药，麻醉强度和毒性均比普鲁卡因强。对黏膜的穿透力强，常用于表面麻醉。因毒性大，不宜用于浸润麻醉。

常用注射局麻药的比较和最大使用剂量见表 3-1。

表 3-1 常用注射局麻药的比较和最大使用剂量

	利多卡因	甲哌卡因		阿替卡因
分类	酰胺类	酰胺类		酰胺类
常用浓度 含肾配比	2% 1∶100 000	2% 1∶100 000	3% 1∶100 000	4% 1∶100 000
效力强度①	1	1		1.5
起效时间	2~3min	1.5~2min		1~2min（浸润） 2~3min（阻滞）
牙髓麻醉维持时间	5~10min	60min	20~40min	60~70min
软组织维持时间	60~120min	180~300min	120~180min	180~360min

续　表

	利多卡因	甲哌卡因		阿替卡因
药物规格	每支 5ml	每支 1.8ml	每支 1.8ml	每支 1.7ml
标准成人推荐剂量②	≤ 15ml（3 支）	≤ 15ml（8 支）	≤ 10ml（6 支）	≤ 12ml（7 支）
标准儿童推荐剂量③	≤ 4.4mg/kg（1.5 支）	≤ 4.4mg/kg（3.5 支）	≤ 4.4mg/kg（2.5 支）	≤ 7mg/kg（3 支）

注：①设定利多卡因效力强度为 1，并作为标准进行比较。
②“标准成人”表示体重 70kg 左右的健康成人。
③“标准儿童”表示体重 30kg 左右的健康儿童。

（三）应用注意事项

1. 局麻药物的过敏试验　如前所述，局麻药的过敏反应常见于酯类局麻药，故对于过敏体质患者，建议做普鲁卡因过敏试验，试验阳性者，避免使用丁卡因，可改用利多卡因，但也应做过敏试验。

（1）试验方法：将 0.1ml 局麻药（2% 利多卡因或 1% 普鲁卡因）稀释至 1ml，皮内注射 0.1ml，20 分钟后观察反应。局部红肿、红晕直径超过 1cm 者为阳性。

（2）过敏症状：可出现荨麻疹、咽喉水肿、支气管痉挛、低血压和血管神经性水肿，甚至危及患者生命。

（3）防治：过敏试验前，应备好肾上腺素、氧气等急救药物及用品，以防意外。一旦发生，立即停药；保持气道通畅，吸氧；维持循环稳定，适量补充血容量，紧急时可适当选用血管加压药，同时应用糖皮质激素和抗组胺药。

2. 血管收缩剂的使用

（1）血管收缩剂的选择：最常用的血管收缩剂是盐酸肾上腺素，与局麻药的配比一般是 1 : 100 000 ～ 1 : 200 000。

（2）血管收缩剂的用药目的：局麻药中加入血管收缩剂，可通过其缩管作用，延缓局麻药的吸收速度，延长作用维持时间，降低毒性反应。同时，还可增强镇痛效果，减少注射部位的出血，使手术野更加清晰。

（3）血管收缩剂的不良反应：若过量使用或误将药物注入血管，可引起心悸、紧张、血压升高等，甚至诱发脑出血、心律失常、心室纤颤等不良反应。应严格控制肾上腺素浓度和单次注射量，推药前必须回抽，避免局麻药注入血管。

（4）含肾上腺素局麻药的使用剂量：①成年患者使用肾上腺素的最大剂量是每次不超过 0.2mg，相当于含 1 : 100 000 肾上腺素局麻药 20.0ml，但应注意各局麻药的最大使用剂量；② ASA 分级Ⅲ～Ⅳ级的严重心血管疾病患者使用肾上腺素的最大剂量是每次不超过 0.04mg，相当于 1 : 100 000 肾上腺素局麻药 4.0ml。

二、常用局部麻醉方法

口腔颌面外科常用的局麻方法主要包括表面麻醉、浸润麻醉、阻滞（传导）麻醉、冷冻麻醉。冷冻麻醉目前已少用。

（一）表面麻醉

表面麻醉是将局麻药物涂布或喷射于手术区表面，阻滞黏膜下神经末梢神经冲动的产生与传导，达到浅层组织痛觉消失的目的。

1. 适应证 适用于松动乳牙或恒牙拔除、牙周治疗、表浅脓肿切排、注射麻醉进针前的局部预麻醉、口腔黏膜病损的检查与治疗、气管内插管前的黏膜麻醉。

2. 麻醉方法 口腔黏膜表面麻醉前用棉球擦干或气枪吹干麻醉部位，必要时采取隔湿措施，然后在局部涂擦或喷涂丁卡因等局麻药。皮肤表面麻醉建议使用凝胶剂，必要时涂抹后用塑料保鲜膜覆盖保湿。表面麻醉通常在 2 ～ 5 分钟后起效。临床上应用较多的表面麻醉药物是 2% ～ 5% 利多卡因和 0.25% ～ 0.50% 丁卡因。

3. 注意事项 ①丁卡因毒性大，用药剂量不应超过 1ml；②破损、感染的皮肤或黏膜，局麻药易渗透入血，应谨慎施行表面麻醉；③浸蘸局麻药的棉片填敷前，应先挤去多余的药液，以防吸收过多产生毒性反应；④麻醉前、中、后应做好医患沟通，密切观察患者反应。

视频：骨膜上浸润麻醉

（二）浸润麻醉

浸润麻醉是将局麻药注入手术区组织内，阻滞神经末梢而产生麻醉作用。

1. 骨膜上浸润麻醉 是将局麻药注射于口腔黏膜下、牙根尖部位的骨膜浅面，阻滞神经末梢，使之失去传导痛觉的能力而产生麻醉效果（图 3-1）。

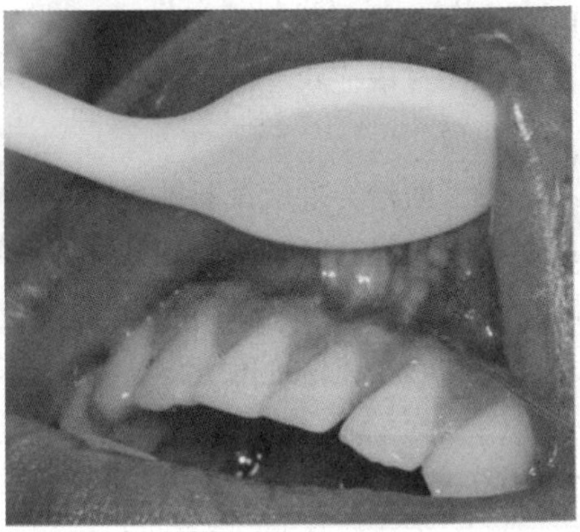

图 3-1 骨膜上浸润麻醉时注射针的位置

（1）适应证：主要用于上颌及下颌前份的牙及牙槽突手术或治疗。

（2）麻醉方法

1）准备工作：选取局麻药、注射器、消毒用品等，常用 2% 利多卡因和 4% 阿替卡因。根据注射部位调整体位，用口镜牵引注射处的黏膜使之绷紧，以利于穿刺时减少疼痛。

2）消毒：用聚维酮碘等消毒剂对注射部位及周围组织进行消毒，消毒范围包括手术区域及周围 1 ～ 2cm 的范围。

3）进针点选择：①以麻醉牙髓为主：如牙体预备和根管治疗，进针点在患牙相对应的黏膜转折处，注药点在牙根尖部位骨面。②以麻醉牙周组织为主：如牙拔除术和牙周手术，进针点在距离龈缘 0.5cm 处，注药点在牙根长度中间点的骨面，使局麻药扩散后能够麻醉龈缘至根尖区域，包括牙龈、牙槽骨、牙周膜和牙髓。③其他手术的局部浸润麻醉：如牙龈瘤切除术，根据手术部位和范围而定，应使局麻药弥散后麻醉范围超过手术区外围 0.5cm 左右。

4）进针：注射器与牙长轴成 45°，向根尖方向刺入，进针深度为 0.5 ～ 1.5cm，到达骨膜上。注意进针时动作要轻柔，避免损伤血管、神经等组织。若需同时麻醉邻近多个牙齿，可将针退至黏膜下再进针至各牙的根尖处。

5）注射药物：回抽无血后，缓慢注射药液，每点注射量为 0.5 ～ 1.5ml，根据手术范围和需要可适当调整剂量。注射过程中要密切观察患者的反应。

6）观察麻醉效果：注射后等待 2 ～ 4 分钟，让局麻药充分发挥作用。探查牙龈、牙齿等部位，检查患者是否有疼痛反应，确定麻醉效果是否达到手术要求。

（3）注意事项：为避免骨膜下浸润所致的骨膜分离、疼痛和手术后的局部反应，当注射针头抵触骨面后，应退针 2mm 左右，然后注入药液于骨膜上。

2. 骨膜下浸润麻醉 在骨膜上注射少量局麻药后，将针尖刺入骨膜下，沿骨面滑行至注药点，缓慢注射局麻药，对骨组织麻醉效果好，并可减少用药量。

（1）适应证：适用于埋伏牙拔除术、牙槽骨修整术、种植牙手术等牙槽外科的复杂手术。

（2）麻醉方法：根据手术部位确定进针点，一般选择在手术区域相应的牙槽黏膜或牙龈边缘处。将注射器针头与牙长轴成 45°～ 60°，沿骨面缓慢刺入，直达骨膜下，进针深度为 1 ～ 2cm。回抽无回血后，缓慢注射药液，每点注射 1 ～ 2ml。使用阿替卡因或甲哌卡因麻醉效果更好。

（3）注意事项：骨膜下浸润麻醉注射区黏膜不会隆起，注射剂量常以黏膜发白程度作为参考。普通注射器进行骨膜下浸润麻醉患者痛感强烈，用计算机控制的局麻注射仪能显著降低患者痛感。

3. 牙周膜麻醉 又称牙周韧带内注射法，是用金属注射器及短而细的注射针头或计算机控制的局麻注射仪，刺入牙周膜，阻滞神经末梢而产生麻醉作用（图 3-2）。

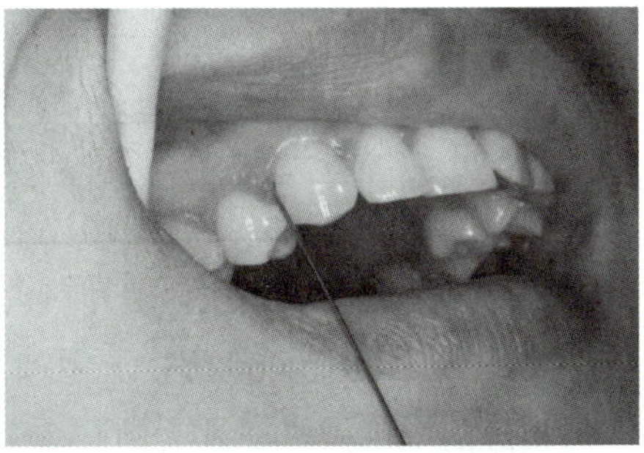

图 3-2　上颌尖牙牙周膜浸润注射法

（1）适应证：适用于单根牙拔除、牙周手术、牙髓治疗、有出血倾向患者的口腔治疗、单纯黏膜浸润或阻滞麻醉镇痛效果不全时。

（2）麻醉方法：使用牙周膜麻醉注射器，将针头从患牙的近中或远中侧牙龈缘与牙面成 45°刺入牙周膜间隙，进针深度为 0.5 ～ 1.0cm。对于多根牙，可在每个牙根的近远中侧分别进针。进针到位后，回抽注射器，确认无回血后，缓慢注射药液。每处注射量为 0.2 ～ 0.4ml，可根据具体情况适当调整。控制注射速度，避免压力过大引起疼痛或组织损伤。

（3）注意事项：用于乳牙时，建议使用有注射压力提示的计算机控制的局麻注射仪进行注射，严格控制局部注射压力及局麻药注射量，以免影响继承恒牙的发育和萌出。

4. 计算机控制局部麻醉 是通过电动且带有预设程序的局麻输注设备来完成的麻醉，主要特点是可以精确控制注药速率。这种技术能够精确控制药物的输送速度和剂量，从而确保麻醉效果的准确性和可靠性。

5. 牙槽间隔麻醉 牙槽间隔麻醉是将少量局麻药，如阿替卡因 0.2 ～ 0.4ml，注射至两牙之间的牙槽嵴顶处，可麻醉牙龈、牙周膜、牙槽骨和部分牙髓。间隔麻醉不产生唇舌麻醉，尤其适用于儿童。

6. 髓腔内麻醉 髓腔内麻醉是将局麻药直接注入牙髓腔或根管内，从而麻醉牙髓神经。适用于任何牙齿，常作为其他麻醉方法效果不佳时的补充麻醉。

7. 软组织浸润麻醉 是将局麻药注射到口腔颌面部软组织内，以阻滞神经末梢，达到局部无痛的方法。

（1）适应证：适用于脓肿切开引流、外伤清创缝合及小型肿物的切除等。

（2）麻醉方法：根据手术部位确定进针点，一般选择在手术切口附近相对隐蔽、便于操作且远离重要血管和神经的部位。在注射点局部先注入少量药液，然后沿手术切口线，由浅至深分层注射到手术区域的软组织中，边进针边注射药液，使药物在手术区组织内均匀分布。可根据手术部位和范围调整进针方向和深度，多点、分层将药液注射到手术部位、周围及基底（0.3～0.5cm）区域内，以达到充分的麻醉效果。

（3）注意事项：①注射过程中针尖不应穿过感染灶和肿瘤组织，以防炎症扩散和肿瘤细胞的种植；②需改变进针方向时，应先将注射针退至黏膜下或皮下再改变方向，以避免针头因软组织阻力而弯曲或折断；③操作时注意动作轻柔，减少进针次数，减轻患者疼痛及不适；④每次注射药液前应注意回抽，避免将药液注入血管；⑤掌握好局麻药用量，避免引起中毒反应。

（三）阻滞麻醉

阻滞麻醉是将局麻药注射到神经干或其主要分支附近，以阻断神经末梢传入的刺激，使被阻滞神经分布的区域产生麻醉的方法。相比浸润麻醉，阻滞麻醉效果更好，局麻药用量和注射次数更少，还可减轻疼痛和避免感染扩散。

口腔颌面部的感觉神经主要是三叉神经，阻滞麻醉的成功，有赖于熟知口腔颌面局部解剖，特别是三叉神经的走行和分布，以及穿刺入路和注药点的准确，应借助体表标志，并通过扪摸、测量和针感，正确掌握进针方向和进针深度。操作时，应严守无菌原则，以防感染。注射前必须回抽注射器针栓，如有回血，应稍退出注射针，改变方向后再进针，直至回抽无血时方可注药。

阻滞麻醉分为口外注射法和口内注射法。口内注射法操作简便，临床应用最为广泛。

1. 上颌神经阻滞麻醉 上颌神经出圆孔在翼腭窝内分支前行（图 3-3），将局麻药注入此区的上颌神经阻滞麻醉，亦称为圆孔注射法或翼腭窝注射法。因需深部注射局麻药，难度较大，故临床少用。

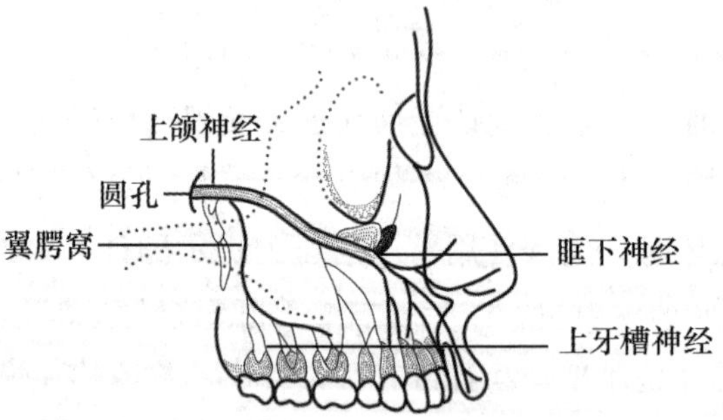

图 3-3 上颌神经及其分支示意图

（1）适应证：适用于上颌窦手术、高位埋伏第三磨牙拔除术、上颌骨部分切除术、上颌骨骨折复位、上颌骨囊肿或骨髓炎刮治术、上颌骨畸形矫治手术、因局部炎症而不宜进行眶下及上牙槽后神经阻滞或浸润麻醉时，以及第二支三叉神经痛的鉴别诊断。

（2）麻醉方法：上颌神经阻滞麻醉常用翼腭管注射法及口外注射法。

1）翼腭管注射法：是将局麻药注入翼腭管内，以麻醉上颌神经的方法。①进针点定位：进针的表面标志为腭大孔，位于上颌第三磨牙腭侧龈缘至腭中线弓形凹面连线的中点上，表面有黏膜凹陷；若上颌第三磨牙未萌出或缺失，则在第二磨牙的腭侧进针；若从平面观，则腭大孔应在腭侧龈缘至腭中线连线的中外 1/3 交界处（图 3-4），距硬腭后缘前约 0.5cm 处。②注射：针头可选用细长而坚韧的 25 号，自对侧斜刺入腭大孔投影的表面标志黏膜凹陷处，注入少量药液，待显效后将注射器移至同侧，探刺进入翼腭管，并与上颌牙面成45°，向上向后缓慢进针3～4cm（图3-5），回抽无血时注入药液2～3ml。

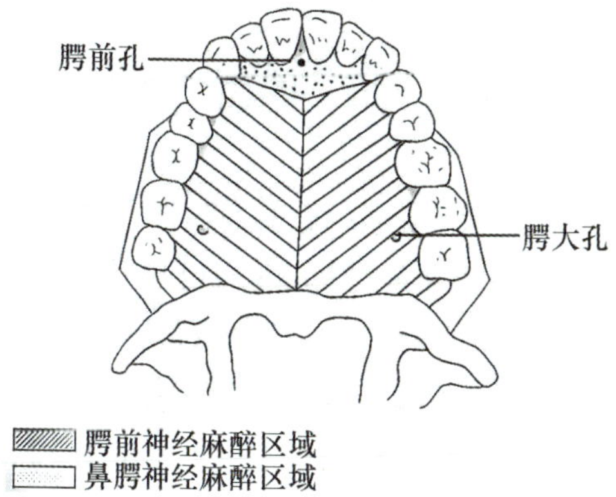

图3-4　腭大孔及腭前孔的位置示意图

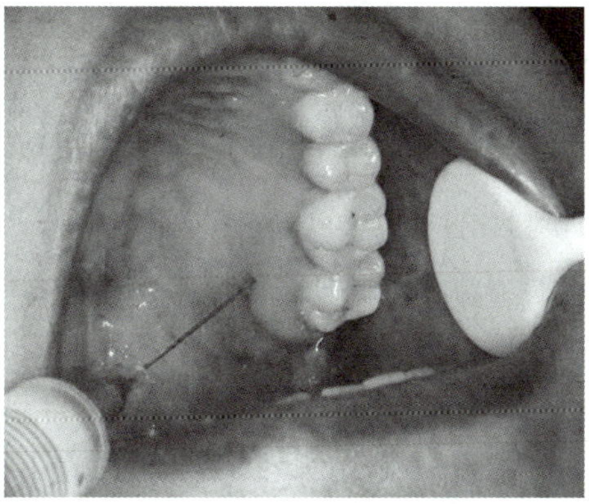

图3-5　腭前神经麻醉剂翼腭管注射法

2）口外注射法：是避开下颌骨冠突，在其前方或后方的颧弓下方进针直达翼腭窝以麻醉上颌神经的方法。常用冠突后注射法。①进针点定位：在颧弓下缘与下颌支下颌切迹之间的中点，即相当于乙状切迹中点处作为进针点。②注射：选用25号针头，置一消毒橡皮片于距针尖5cm处，作为进针的限制深度；于皮下注入少量药液，再自皮肤垂直进针直抵翼外板；调整橡皮片的位置使之距皮肤约1cm，即进针至翼腭窝的深度，总深度不超过5cm；退针到皮下，针尖重新向上10°、向前15°进针，直到橡皮片标志处即到达翼腭窝（图3-6），回抽无血后注射药液2～3ml。

（3）麻醉区域及效果：注药后5～10分钟，可产生完全的麻醉效果，维持约2小时。可麻醉整个上颌神经支分布区，包括同侧上颌骨及同侧鼻、下睑、上唇和软、硬腭。但在接近中线部分，因有对侧同名神经交叉支配，不能获得理想的麻醉效果。同侧上唇、腭部和下睑有麻木、肿胀感，同侧鼻腔有干燥、阻塞感。由于腭中、腭后神经被麻醉，还可有恶心、呕吐。

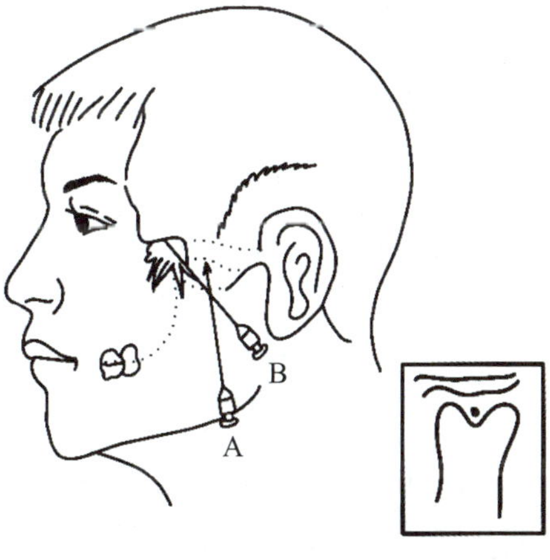

图3-6　上颌神经圆孔阻滞麻醉口外注射法示意图

A.进针方向直达翼板；B.向前偏斜15°，向上方斜10°达圆孔。

（4）注意事项：①翼腭管注射时若难以将注射针推到应有深度，可借渗透作用使药液渗出翼腭管而麻醉上颌神经；②翼腭管注射易损伤管内血管，可造成深部血肿；③翼腭管注射有断针危险，注射前应告知患者操作中保持头位稳定，不能突然摆动头部，若进针少许即感阻力，不得强行推进；

④口外注射因进针深，应严格掌握注射标志和进针角度，以准确达到阻滞部位；⑤阻滞可产生较明显的注射疼痛，应慎重选择；⑥严格无菌操作，以免引起深部感染。

2. 上牙槽后神经阻滞麻醉 将局麻药物注射于上颌结节处，以麻醉上牙槽后神经，因此又称上颌结节注射法。

（1）适应证：适用于上颌磨牙的拔除，以及相应的颊侧牙龈、黏膜和上颌结节的手术或治疗。

（2）麻醉方法：可从口内或口外进针注射，口内注射法常用。

1）口内注射法：①进针点定位：一般以上颌第二磨牙远中颊侧根部口腔前庭沟作为进针点；上颌第二磨牙尚未萌出的儿童，以第一磨牙的远中颊侧根部的前庭沟作为进针点；如上颌磨牙已缺失，则以颧牙槽嵴部的前庭沟为进针点。②注射：患者取半卧或坐位，头后仰，上颌牙平面与地平面成45°，半张口；术者用口镜将唇颊向后上方牵开，显露注射部位；注射针与第二磨牙长轴成45°，向上、后、内方向推进，进针时针尖沿着上颌结节弧形表面滑动，深约1.5cm（图3-7）；回抽无血，即可注入药液，利多卡因1.5～2.0ml，阿替卡因0.8～1.2ml。

2）口外注射法：①进针点定位：用手指在颊部扪出颧牙槽嵴，指示颧骨下缘与上颌骨颧突形成的交角。②注射：选用4～5cm长的注射针，刺入皮肤直达骨面，然后向上、后、内方向推进约2cm，即可注射药液2～3ml（图3-8）。

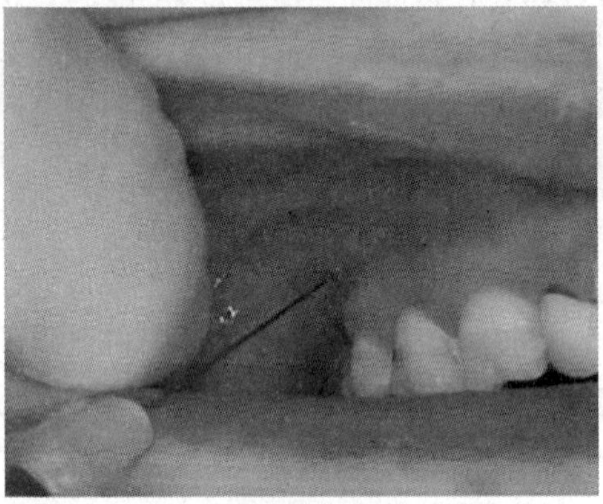

图3-7 上牙槽后神经阻滞麻醉口内注射法

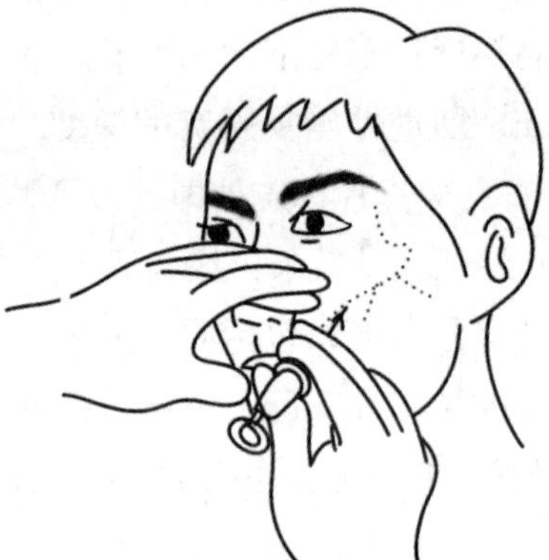

图3-8 上牙槽后神经阻滞麻醉口外注射法示意图

（3）麻醉区域及效果：一般5～10分钟后显示麻醉效果，患者感觉局部麻木，此时用探针刺牙龈组织应无痛觉。麻醉区域为同侧上颌磨牙（不包括上颌第一磨牙近中颊根）的牙髓及颊侧牙龈、牙周膜和牙槽骨。

（4）注意事项：①针尖刺入不宜过深，避免反复刺入，以免刺破上颌结节后方的翼静脉丛引起血肿；②上颌第一磨牙的近中颊根为上牙槽中神经支配，因此，在拔除上颌第一磨牙时，尚需在第一磨牙颊侧近中根相应部位的口腔前庭沟补充浸润麻醉，否则仍有疼痛感。

3. 眶下神经阻滞麻醉 眶下神经出眶下孔，故又称眶下孔或眶下管注射法。将麻醉药物注入眶下孔或眶下管，以麻醉眶下神经及其分支。

（1）适应证：适用于同侧上颌切牙至前磨牙的拔除术、牙槽突修整术、上颌骨囊肿摘除术、唇裂整复术等。

（2）麻醉方法

1）口外注射法：①进针点定位：在眶下缘中点下方0.5～1.0cm处可触及一凹陷，为眶下孔，也可先找到鼻翼外侧缘，再向外上方约 1cm 处定位眶下孔。②注射：左手示指扪出眶下缘，右手持注射器，注射针自同侧鼻翼旁约 1cm 处刺入皮肤后注入少量药液；注射针与皮肤成 45°，向上、后、外进针约 1.5cm，达眶下孔；有时针尖抵触骨面不能进入管孔，可注射少量药液，使局部无痛，再移动针尖探寻眶下孔，直到感觉阻力消失，表明已经进入孔内；回抽无血可注射药液 1.0 ～ 1.5ml。

2）口内注射法：①进针点定位：在上颌侧切牙或尖牙的前庭沟底，即口腔前庭黏膜转折处，相当于眶下孔的垂直投影位置。②注射：患者头稍后仰，术者以左手示指扪出眶下孔，牵引上唇向前向上，注射针与上颌中线成 45°，从侧切牙根尖相应部位的口腔前庭沟处刺入，向上、后、外进针，即可到达眶下孔，但不易进入眶下管（图 3-9）。

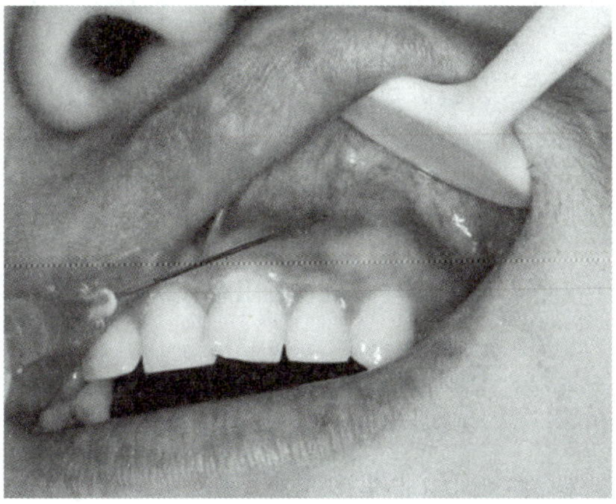
图 3-9　眶下神经阻滞麻醉口内注射法

（3）麻醉区域及效果：一般 3 ～ 5 分钟后即显麻醉效果。可麻醉上牙槽前、中神经支配区域，即同侧上颌前牙、前磨牙，以及这些牙的唇颊侧牙槽突、骨膜、牙龈和黏膜等组织，以及同侧下眼睑、鼻、上唇、眶下区等组织。

（4）注意事项：①注射针进入眶下管不可过深（＜ 1cm），以防损伤眼球；②针尖寻探眶下孔时，动作要轻柔，以免划伤眶下静脉形成血肿。

4. 腭前神经阻滞麻醉　将麻醉药物注射入腭大孔或其附近以麻醉腭前神经，故又称腭大孔注射法。

（1）适应证：适用于上颌前磨牙、磨牙拔除术的腭侧麻醉、腭隆突切除及腭裂整复术等，但同时尚需配以其他阻滞麻醉或浸润麻醉。

（2）麻醉方法：①进针点定位：进针点为腭大孔，定位同翼腭管注射法。②注射：患者头后仰，大张口，上颌牙平面与地平面成 60°；注射器置于对侧口角相当于对侧下颌尖牙与第一前磨牙之间，注射针在腭大孔的表面标志稍前处刺入腭黏膜，往上后方推进至腭大孔，深度 0.2 ～ 0.4cm；回抽无血，注入利多卡因 0.3 ～ 0.5ml 或阿替卡因 0.2 ～ 0.4ml，注射位点周围腭黏膜组织发白即可。

（3）麻醉区域及效果：3 ～ 5 分钟后显示麻醉效果，可麻醉同侧上颌前磨牙、磨牙腭侧的黏骨膜、牙龈及牙槽骨等组织。

（4）注意事项：①行腭大孔注射时，注射麻醉药物量不可过多，注射点不可偏后，以免同时麻醉腭中、腭后神经，引起软腭、腭垂麻痹不适而致恶心或呕吐；②腭前神经与鼻腭神经在尖牙腭侧相吻合，如手术涉及尖牙腭侧组织时，应同时作鼻腭神经麻醉或行尖牙腭侧黏骨膜局部浸润麻醉；③该处腭黏膜致密，推注时压力较大，患者痛感强烈，注射速率应控制在 0.6ml/min，或使用计算机控制的局麻注射仪。

5. 鼻腭神经阻滞麻醉　将麻醉药物注入腭前孔（切牙孔），以麻醉鼻腭神经，故又称为腭前孔注射法。

（1）适应证：上颌前牙治疗或拔除（需配合其他麻醉）、上腭前部的手术。

（2）麻醉方法：①进针点定位：腭前孔位于左右尖牙连线与腭中线的交点上，表面有梭形的腭乳头覆盖；前牙缺失者，以唇系带为准，越过牙槽嵴往后 0.5cm 即为腭乳头。②注射：患者半卧位，头向后仰，大张口；注射器置于一侧尖牙处，针尖斜面向骨面，注射针自腭乳头侧缘刺入黏膜；将针移向中线，使之与中切牙的长轴平行，向后上方推进约0.5cm，进入腭前孔（图3-10）；回抽无血，一般注入利多卡因0.3～0.5ml，或阿替卡因0.2～0.4ml。

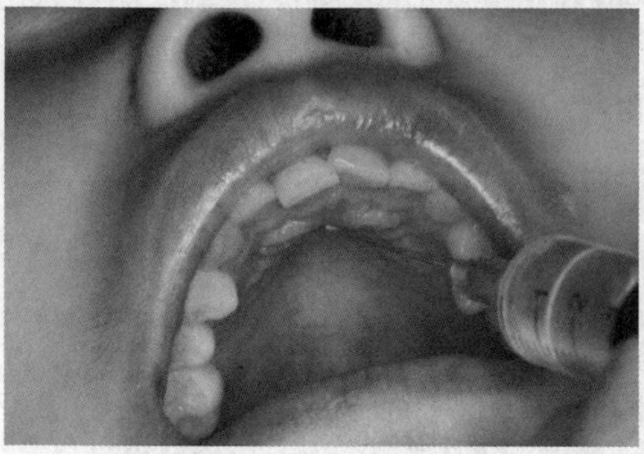
图3-10 鼻腭神经阻滞麻醉

（3）麻醉区域及效果：一般1～3分钟后显效。可麻醉两侧尖牙腭侧连线前方的牙龈、腭侧黏骨膜和牙槽骨。

（4）注意事项：①切牙乳头神经丰富，进针时应避免直接从切牙乳头刺入以减轻疼痛；②尖牙腭侧远中的组织因有腭前神经交叉分布，所以该处不能获得完全的麻醉效果，必要时应辅以局部浸润麻醉或腭前神经阻滞麻醉。

6. 下颌神经阻滞麻醉 将麻醉药物注入卵圆孔附近以麻醉下颌神经，故又称卵圆孔注射法。

（1）适应证：适用于面部疼痛的诊断、鉴别诊断和射频治疗，如非典型面痛、三叉神经痛等。

（2）麻醉方法：①进针点定位：颧弓下缘与下颌切迹中点。②注射：用21号长注射针套上消毒橡皮片；与皮肤垂直进针，直抵翼外板；橡皮片固定于距皮肤1cm处，标记深度；退针至皮下，重新使注射针向后上内偏斜15°，推进至标记深度，针尖即达卵圆孔附近（图3-11）；回抽无血，注射药液3～4ml。

（3）麻醉区域及效果：一般注射局麻药5～10分钟后，同侧下唇、口角、舌尖出现麻木、肿胀和烧灼感，表示麻醉显效。可麻醉同侧下颌牙、舌前2/3、口底、下颌骨及颌周组织，升颌肌群和颞部皮肤。一般可维持2小时左右。

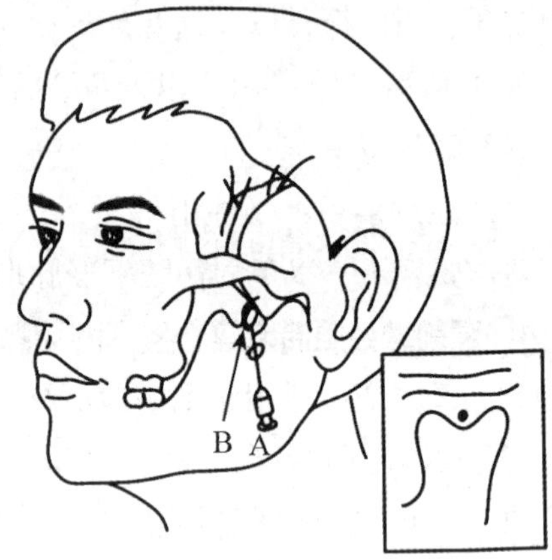

图3-11 下颌神经卵圆孔阻滞麻醉法示意图

A. 进针方向直达翼板；B. 向后上方偏斜15°达卵圆孔。

（4）注意事项：①进针较深，避免过度弯曲或用力不当导致断针；②下颌神经周围血管丰富，注射前务必回抽，防止药液注入血管，引起局部血肿、麻醉药中毒等不良反应；③操作中注意进针方向和深度，避免直接损伤下颌神经及其分支，导致术后出现下唇麻木、舌体麻木等神经功能障碍。

7. 下牙槽神经阻滞麻醉 是将麻醉药物注射到翼下颌间隙内、下颌小舌平面以上的下颌神经沟附近，麻醉药物可顺该沟流入下颌孔，麻醉下牙槽神经，故亦称翼下颌注射法。

微课：下牙槽神经阻滞麻醉

（1）适应证：适用于同侧下颌牙齿的治疗或拔除、下颌骨、下唇的手术。

（2）麻醉方法：下牙槽神经阻滞麻醉有口内、口外两种注射方法，临床常用口内注射法。

1）口内注射法：①进针点定位：磨牙后方有纵行的翼下颌皱襞，颊侧有一底边向前、尖端正对翼下颌韧带中点的三角形颊脂垫，以颊脂垫尖为进针点；若颊脂垫不明显，可在翼下颌皱襞中点外3mm处作为进针点（图3-12）。②注射：患者取坐位，大张口，下𬌗平面与地面平行，口角拉向外侧；注射器摆向对侧前磨牙区，与中线成45°，在𬌗平面上1cm平行进针；进针2.0～2.5cm后可触及下颌升支骨内侧面的下颌神经沟骨面（图3-13）；回抽无血注入利多卡因1.5～2.0ml，或阿替卡因1.0～1.5ml。

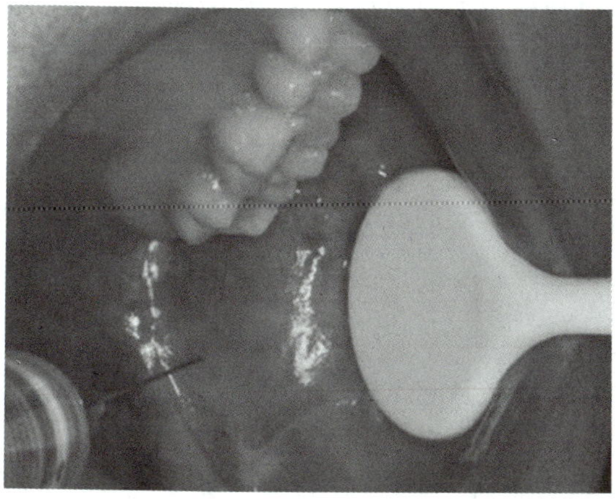

图 3-12　下牙槽神经阻滞麻醉口内注射标志

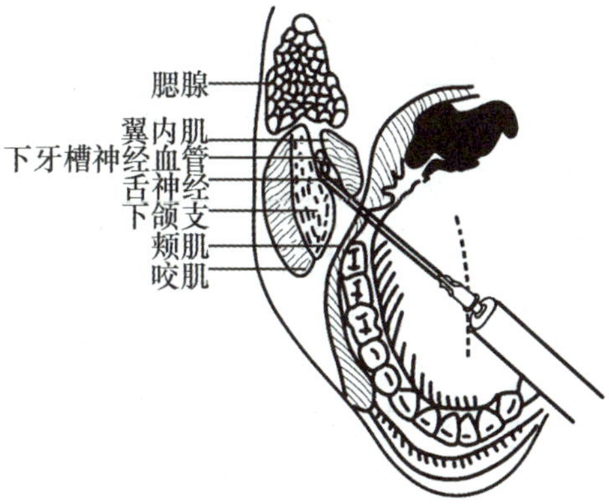

图 3-13　下牙槽神经阻滞麻醉口内注射进针位置及毗邻关系示意图

2）口外注射法：张口受限，或口内进针区有化脓性炎症及肿瘤者，可采用本法。①进针点定位：自耳屏前至咬肌前缘与下颌骨下缘相交点作连线，连线中点即大致为下牙槽神经沟的投影位置，即药液注射点；在下颌下缘内侧，自下颌角至咬肌前缘的中点为刺入点，进针点与注射点间的连线，即指示针刺入后的行径和深度。②注射：消毒橡皮片按刺入点至注射点的长度做标记；刺入点进针，紧贴下颌骨升支内侧，沿指示线推进至标记的深度；回抽无血即注射药液 2 ～ 4ml。

（3）麻醉区域及效果：注射局麻药约 5 分钟后，患者即感同侧下唇口角麻木、肿胀，探刺无痛；如超过 10 分钟仍不出现麻醉指征，可能是注射部位不准确，应重新注射。可麻醉同侧下颌骨体部和升支下部的骨、下颌牙、牙周膜、前磨牙至中切牙唇（颊）侧牙龈、黏骨膜及下唇部。

（4）注意事项：①严格无菌操作，以免引起翼下颌间隙的感染。②下牙槽神经阻滞麻醉回抽阳性率约 10%，当回抽阳性时应退针 0.5 ～ 1.0cm，调整方向后再进针、再回抽。③防治注射失败的进针调整：下颌升支的宽度愈大，下颌孔到升支前缘的距离愈大，进针深度应增加；下颌骨弓愈宽，注射针尖应尽量往对侧的磨牙区后靠，即加大与中线所成的夹角角度，以使针头避开下颌骨内斜嵴的阻挡，准确地到达下颌孔；下颌角的角度愈大，下颌孔的位置相应变高，注射时进针应适当加以调整。

8. 舌神经阻滞麻醉　舌神经自下颌神经分出后经翼外肌深面至其下缘，于翼内肌与下颌支向前走行；经过翼内肌与翼外肌之间，在相当于下颌神经沟的平面，舌神经位于下牙槽神经的前内方约 1cm 处，位置恒定且表浅。

（1）适应证：适用于舌前 2/3 和口底软组织的手术及下颌牙齿的拔除。

（2）麻醉方法：①进针点定位：达到下牙槽神经阻滞麻醉口内法注射点后，注射针退出 1cm 即可。②注射：患者取坐位，大张口，下颌平面与地面平行；行下牙槽神经阻滞麻醉口内法注射后，将注射针退出 1cm；回抽无血后注射药液 0.5 ～ 1.0ml；或在退针时，边退边注射药液，直到针尖退至黏膜下为止。

（3）麻醉区域及效果：当局麻显效后，舌有烧灼、肿胀、麻木感，尤以舌尖部更为明显。可麻醉同侧下颌舌侧牙龈、黏骨膜、口底黏膜及舌前 2/3（至中线）部分。同时行下牙槽神经麻醉者，一般舌神经出现麻醉征较下牙槽神经为早。

（4）注意事项：同其他阻滞麻醉。

9. 颊（颊长）神经阻滞麻醉　颊神经自下颌神经分出后行向前外，经翼外肌两头之间穿出，在冠突的内侧沿下颌支前缘行向前下，在颞肌和咬肌前缘的覆盖下穿过颊脂垫，即呈终末支分布于颊部及下颌磨牙、第二前磨牙颊侧牙龈、骨膜及附近的黏膜组织（图 3-14）。

（1）适应证：适用于同侧下颌磨牙拔除、颊部软组织手术等。

（2）麻醉方法：①进针点定位：同下牙槽神经麻醉的进针点。②注射：在下牙槽神经阻滞麻醉过程中，针尖退至肌层、黏膜下；或在下颌磨牙骀面的水平线与下颌支前缘交界点的颊黏膜处，进针约 0.5cm；回抽无血后注射药液 0.5 ～ 1.0ml；或在拟拔除磨牙的远中根口腔前庭沟处行局部浸润麻醉。

（3）麻醉区域及效果：麻醉显效后，相应区域局部有肿胀、麻木感。可麻醉同侧下颌第二磨牙及下颌磨牙的颊侧牙龈、黏骨膜、颊部黏膜、肌和皮肤。

（4）注意事项：同其他阻滞麻醉。

10. 咬肌神经阻滞麻醉 三叉神经第三支的运动神经分支，分别分布于咬肌、颞肌、翼外肌和翼内肌，因而又名咀嚼肌神经。

（1）适应证：暂时解除或减轻某些炎症，如智齿冠周炎、牙源性感染等引起的牙关紧闭，从而改善张口度，以利病灶牙的早期拔除，缩短病程；咬肌神经封闭还可治疗颞下颌关节紊乱病。

（2）麻醉方法：①进针点定位：同下颌神经阻滞进针点。②注射：用 21 号长针垂直刺入，进针 2.5 ～ 3.5cm；回抽无血后注射药液 2 ～ 6ml（图 3-15）。如行神经阻滞疗法，宜注射 0.25% ～ 0.50% 利多卡因。

（3）麻醉效果：一般注射后 5 ～ 10 分钟，患者有同侧面部灼热、麻木感。张口度有不同程度改善，下颌活动度加大。

（4）注意事项：同其他阻滞麻醉。

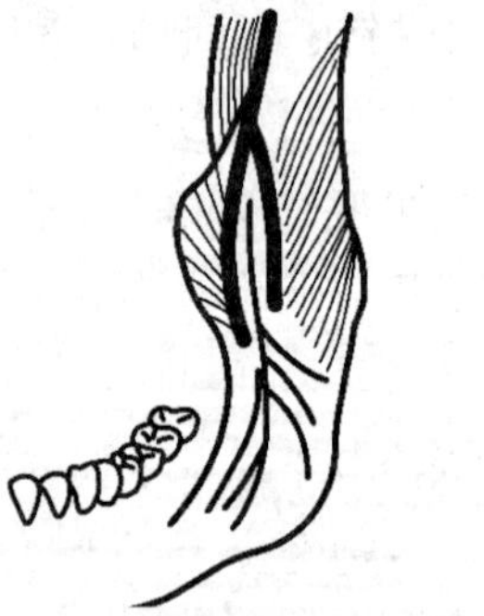

图 3-14 颊神经在升支前外侧分布的位置示意图

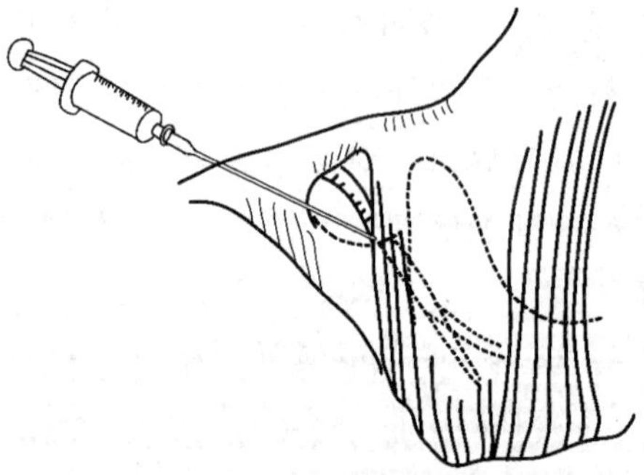

图 3-15 咬肌神经阻滞麻醉注射法示意图

11. 下牙槽、舌、颊神经一次阻滞麻醉 下颌小舌前上方是髁突向前下和冠突向后下汇合而成的下颌支内侧隆突，当大张口时，下颌支内侧隆突可随下颌骨的运动移向下前，不致被上颌骨后缘所遮挡。在此区域内由前往后有颊神经、舌神经、下牙槽神经通过。将局麻药注射到此区域可以同时阻断下牙槽－舌－颊神经感觉传导，本法亦称下颌支内侧隆突阻滞麻醉。

（1）适应证：需同时阻滞下牙槽神经、舌神经和颊神经的治疗。

（2）麻醉方法：①进针点定位：翼下颌皱襞外侧，相当于上颌第三磨牙骀平面下 0.5cm 处；若上颌无牙，则在相当于第三磨牙牙槽嵴下 1.5cm 处为进针点。②注射：患者大张口，注射器置于对侧口角处，并尽量后推，使针体与患侧颊黏膜面接近垂直；待针尖触及骨面，回抽无血时，注入药液 1.5 ～ 2.0ml；注射针退回少许，再注入药液 0.5ml。

（3）麻醉效果：此方法掌握较为困难，与前面叙述的用下牙槽神经阻滞麻醉口内注射法分别注药麻醉三条神经相比，优点并不明显，故临床少用。

（4）注意事项：同其他阻滞麻醉。

12. 颏神经、切牙神经阻滞麻醉 将局麻药注射到颏孔附近以麻醉颏神经和切牙神经，本法亦称颏孔注射法。颏孔位于下颌第一前磨牙和第二前磨牙根尖的下方，距下颌骨下缘上方约1cm处（图3-16）。

颏神经、切牙神经是下牙槽神经的终末支，出颏孔后颏神经分布到下唇黏膜、皮肤和颏部；口内分布至第一前磨牙、尖牙和切牙的颊、唇侧牙龈及黏骨膜。切牙神经分布到第一前磨牙、尖牙和切牙的牙髓、牙槽突和牙周膜。

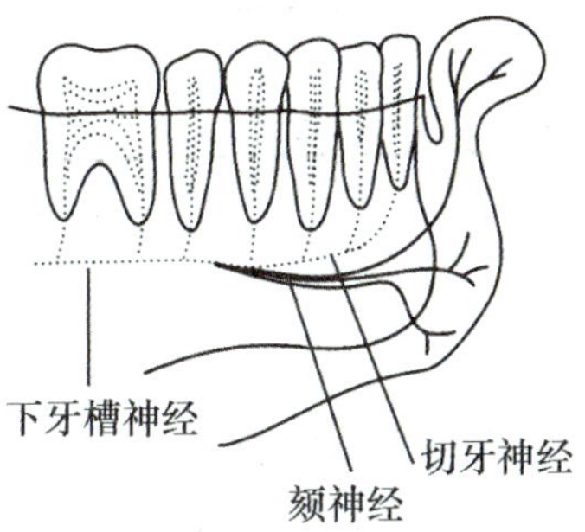

图3-16 颏神经和切牙神经的分布示意图

（1）适应证：同侧下唇及颏前部手术，同侧下前牙拔除和治疗、下前牙区牙槽部手术等。

（2）麻醉方法

1）口内注射法：①进针点定位：下颌第二前磨牙根尖相应的口腔前庭沟黏膜处。②注射：患者取坐位，张口时下𬌗平面与地面平行；用口镜向外拉开口角；进针点进针后，向前下内方寻找颏孔（相当于下颌第一、第二前磨牙根尖之间的中点），针头向前下方沿骨面刺入，进针0.4～0.6cm，刺入孔内；回抽无血后注入利多卡因0.5～1.0ml，或阿替卡因0.3～0.4ml。

2）口外注射法：①进针点定位：下颌第二前磨牙根尖部稍后处皮肤。②注射：患者取坐位，张口时下𬌗平面与地面平行；进针点进针后，先注入少量药液；推进到骨面，用针尖向前下内方寻找颏孔，进针约1.0cm，阻力消失时即进入颏孔；回抽无血后注入利多卡因0.5～1.0ml，或阿替卡因0.3～0.4ml。

（3）麻醉区域及效果：注射麻醉药物1～3分钟后，患者感觉局部麻木、肿胀，刺探局部牙龈无痛。麻醉同侧下唇、颏部皮肤和黏膜、下颌第一前磨牙至中切牙的牙髓、牙周膜、唇颊侧牙龈、牙槽黏骨膜及此段下颌骨。

（4）注意事项：注射完成后，用手指从口外或口内向颏孔方向按压注药位点，使药液向颏孔内扩散，麻醉切牙神经效果更佳。

13. 颈丛神经阻滞麻醉 颈丛神经由第1～4颈神经前支所构成，其皮支在胸锁乳突肌后缘中点附近，自颈深筋膜浅层穿出，呈放射状走行于颈浅筋膜内。颈丛皮支分别为枕小神经、耳大神经、颈横神经和锁骨上神经。分布于颈部皮肤，上达枕部、腮腺咬肌区和耳郭，下达肩部皮肤。

（1）适应证：主要应用于颈部手术。如手术区限于皮肤和皮下，仅做浅支阻滞；涉及颈深部肌、血管的手术还需辅以深支阻滞。手术需要同时行浅丛和深丛阻滞时，应先阻滞深丛而后浅丛。

（2）麻醉方法

1）颈浅神经丛阻滞麻醉：①进针点定位：胸锁乳突肌后缘的中点处，锁骨上缘上方2～3横指，颈外静脉与胸锁乳突肌后缘交点附近。②注射：患者仰卧位，头偏健侧；用7号注射针垂直刺入皮肤，达胸锁乳突肌后缘，分别向上、中、下三个方向注射药液，即可阻滞颈丛浅支（图3-17）。

2）颈深神经丛阻滞麻醉：①进针点定位：表面标志可自乳突至第6颈椎横突前结节（相当于环状软骨水平）成一直线。在该线上确定相当于颈2（乳突下面1.5～1.6cm，后面0.7～1.0cm，即下颌角水平）、颈3（第4颈椎横突上1.5cm，相当于舌骨体水平）、颈4（胸锁乳突肌后缘与颈外静脉交叉点之上1.5cm处，相当于甲状软骨的上缘）平面的三点，分别注射麻醉药物作小皮丘。②注射：患者体位同上，7号针头自皮肤刺入，向后内方向推进，约2cm可触及横突侧缘；然后沿其前缘再向中线推进少许，便是脊椎前结节外侧所在。分别注射局麻药物6～8ml（图3-18）。

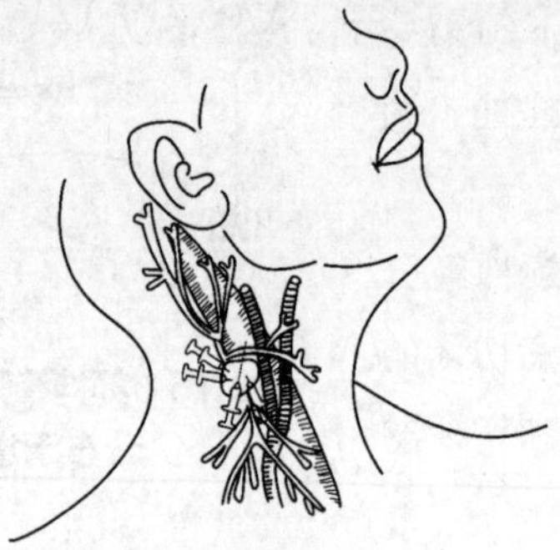

图3-17　颈浅神经丛阻滞注射法示意图

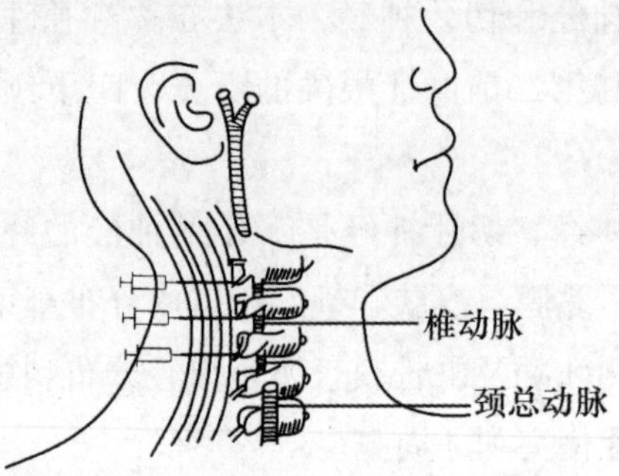

图3-18　颈深神经丛阻滞注射法示意图

（3）麻醉区域及效果：注入麻醉药物后5～10分钟，患者颈部出现麻木、肿胀感，针刺无痛。半侧颈部（除三叉神经第三支支配区以外）及枕部皮肤、肌、血管、甲状腺等均被麻醉。

（4）注意事项：在注射麻醉药物的过程中，保持针尖接触骨质，注射麻醉药物前回抽无脑脊液或血液，以保证或提高颈深神经注射的安全性。

（四）冷冻麻醉

冷冻麻醉是将药物喷到手术区的表面，使局部组织迅速散热、表面温度骤然降低至-20～-15℃，以致局部感觉消失，首先是痛觉消失，从而达到暂时性麻醉的效果。临床上常用的药物是氯乙烷。

1. 适应证　由于麻醉区域表浅，只适用于黏膜下和皮下浅表脓肿的切开引流，以及松动乳牙的拔除。

2. 麻醉方法　用氯乙烷向手术区表面喷射，当表面颜色变白时即可手术。麻醉持续时间3～5分钟。

3. 注意事项　氯乙烷对组织的刺激性强，尤其是黏膜。因此，使用氯乙烷时，麻醉区周围的皮肤、黏膜应涂布凡士林或覆盖纱布加以保护。

各类牙拔除的麻醉选择见表3-2。

表3-2　各牙拔除的麻醉选择

牙位	唇（颊）侧		舌（腭）侧	
	麻醉神经	方法	麻醉神经	方法
21│21	上牙槽前神经	浸润麻醉或眶下孔注射	鼻腭神经	浸润麻醉或切牙孔注射
3│3	上牙槽前神经	浸润麻醉或眶下孔注射	鼻腭神经、腭前神经	浸润麻醉
54│45	上牙槽中神经	浸润麻醉或眶下孔注射	腭前神经	浸润麻醉或腭大孔注射

续　表

牙位	唇（颊）侧		舌（腭）侧	
	麻醉神经	方法	麻醉神经	方法
6 | 6	上牙槽中、后神经	浸润麻醉或上颌结节注射	腭前神经	浸润麻醉或腭大孔注射
87 | 78	上牙槽后神经	上颌结节或浸润麻醉	腭前神经	浸润麻醉或腭大孔注射
21 | 12	下牙槽神经	浸润麻醉或下牙槽神经阻滞麻醉	舌神经	浸润麻醉或舌神经阻滞麻醉
43 | 34	下牙槽神经	下牙槽神经阻滞麻醉	舌神经	舌神经阻滞麻醉
8765 | 5678	下牙槽神经、颊神经	下牙槽神经、颊神经阻滞麻醉	舌神经	舌神经阻滞麻醉

三、局部麻醉的并发症及防治

（一）晕厥

晕厥是一种突发性、暂时性意识丧失，多由于一过性脑缺血所致，是最常见的并发症。

1. 产生原因　多由精神紧张恐惧、疼痛等不良刺激，通过迷走神经反射导致脑部血流骤然减少或中断所致；也可因饥饿、疲劳、出血、虚弱、闷热、体位不良、全身健康较差等因素引起脑部血供不足所致。

2. 临床表现　多发生于成年人，发生迅速，甚至在局麻药注射过程中即出现意识障碍。在注射药液过程中，患者出现前驱症状，如头晕、心悸、胸闷、面色及口唇苍白、全身冷汗、恶心、四肢厥冷无力、脉搏快而弱、呼吸困难，进而出现心率减慢，血压急剧下降，最终出现短暂意识丧失。

3. 防治原则　麻醉前做好解释和安抚工作，消除患者紧张情绪，避免空腹进行麻醉。一旦发生晕厥，应立即停止注射，迅速放平治疗椅，使患者处于平卧或头低脚高 15°；松解衣领，保持呼吸通畅，同时安慰患者情绪，嘱其放松；采用芳香胺乙醇或氨水刺激呼吸，或刺激人中穴 0.3 ~ 0.5cm，帮助苏醒；吸氧和静脉滴注葡萄糖或葡萄糖盐水等。

（二）过敏反应

1. 产生原因　主要发生于使用酯类局麻药物者，但不多见。

2. 临床表现　过敏反应分为延迟反应和即刻反应。

（1）延迟反应：可在用药后 1 小时或更长时间后发生，多为局部症状。表现为血管神经性水肿，偶见荨麻疹、药疹、哮喘和过敏性紫癜。

（2）即刻反应：可在麻醉过程中或用药后，立即发生极严重的类似中毒的全身症状，突然出现惊厥、昏迷、呼吸心搏骤停而死亡。早期可能是皮肤症状，如荨麻疹、瘙痒等；随即出现胃肠、泌尿系统症状，如恶心、呕吐、腹痛、腹泻、大小便失禁等；继而出现呼吸系统症状，如咳嗽、喘息、胸闷、呼吸困难等；然后出现心血管系统症状、如心悸、心动过速、血压下降等；严重者意识丧失、心脏停搏。

3. 防治原则

（1）术前详细询问有无酯类局麻药物如普鲁卡因过敏史，对酯类局麻药物过敏及过敏体质的患者，均改用酰胺类药物，如利多卡因、阿替卡因，并预先做皮内过敏试验。

（2）一旦出现过敏反应，立即停止注射，调整体位，保持呼吸道通畅。

（3）轻度过敏反应者，给予吸氧并肌内或静脉注射抗过敏药物，如钙剂、异丙嗪、糖皮质激素等。皮肤瘙痒者，可口服氯苯那敏、异丙嗪等抗过敏药。

（4）严重过敏反应者，应立即注射肾上腺素，同时给予吸氧。

（5）出现抽搐或惊厥时，应迅速静脉注射地西泮 10 ～ 20mg，或分次静脉注射 2.5% 硫喷妥钠，每次 3 ～ 5ml，直到惊厥停止。

（6）如呼吸、心搏停止，则按心肺复苏方法迅速抢救。

（三）中毒反应

中毒反应是指单位时间内进入血液循环的局麻药量超过分解速度，血内浓度过高时出现各种不同程度的中毒症状。

1. 产生原因 局麻药中毒，主要是因为单位时间内注射药量过大、局麻药物被快速注入血管、局麻药注射部位血管丰富或血管扩张致药物被快速吸收、患者肝肾功能降低致局麻药在体内分解代谢速度慢、局麻药在体内不能分解代谢的某些特异性体质患者。

2. 临床表现 通常发生在注射后 15 ～ 60 分钟。分为兴奋型与抑制型两类。

（1）兴奋型中毒反应：表现为烦躁不安、多语、颤抖、恶心、呕吐、气促、多汗、血压上升，严重者出现全身抽搐、缺氧、发绀。

（2）抑制型中毒反应：上述症状不明显，迅速出现脉搏细弱、血压下降、神志不清，随即呼吸、心搏停止。其早期典型症状之一是口周麻木。

3. 防治原则

（1）用药前应了解所用麻醉药物的毒性和单次最大用量。口腔颌面部血管丰富，药物吸收快，尽量使用含适量肾上腺素的局麻药，使血管收缩，吸收减缓。

（2）坚持回抽无血后再缓慢注射麻醉药物，避免麻醉药物误入血管内。

（3）老年、小儿、衰弱及有心脏病、肾病、糖尿病、严重贫血、维生素缺乏等病的患者，对麻醉药物的耐受力均较低，应适当控制用药量。

（4）一旦发生中毒反应，应立即停止注射麻醉药物。

（5）中毒轻者可平卧休息，保持呼吸畅通，严密观察，待症状自行缓解。

（6）重者可吸氧、补液、抗惊厥、应用激素及升压药、利尿等措施。

（7）一旦发生呼吸或循环骤停，则应立即行心肺复苏。

上述晕厥、过敏、中毒反应，应与肾上腺素反应、癔症等相鉴别，并应警惕脑、心血管意外发生的可能。①肾上腺素反应的常见症状是头晕、头痛、心悸、口唇苍白、血压升高、脉搏快而有力、清醒、无意识障碍；②癔症可出现晕厥、过敏样症状，但发作时血压正常，无阳性体征，易受暗示，有反复发作史，在排除其他反应前，切勿轻率作出癔症的诊断；③心血管意外是指在局麻时发生心绞痛、心肌梗死，甚至心搏停止；④脑血管意外是指脑出血或脑血管痉挛。有效的抢救方法包括舌下含服硝酸甘油、吸入亚硝酸异戊酯、静脉注射氨茶碱、迅速给氧，以及人工呼吸、胸外心脏按压等。

（四）注射区疼痛和水肿

1. 产生原因 疼痛最常见原因是麻醉药物过期变质或混入杂质或配成等渗溶液，注射针头钝而弯曲，或有倒钩，这些均容易损伤组织或神经，导致注射区疼痛和水肿。

2. 临床表现 主要表现为疼痛和水肿。

3. 防治原则 注射前认真检查麻醉剂和器械，注射过程中注意消毒隔离，并避免同一部位反复注射。如已发生疼痛、水肿、炎症时，可局部热敷理疗、封闭或给予消炎、镇痛药物。

（五）血肿

注射过程中针尖刺破血管所致的血肿，最常发生于上牙槽后神经阻滞麻醉。

1. 产生原因 多为针尖刺破翼静脉丛或伴行动脉所致，血肿形成迅速，面部肿胀明显；少数发生于下牙槽神经、眶下神经、颏神经阻滞麻醉时。

2. 临床表现 血肿形成较慢或较隐匿，常在局部皮肤出现瘀青、张口受限时才被发现。血肿形成后伴有轻度疼痛或压痛，皮肤瘀青在数日后逐渐变浅变淡，直至消失。体质较弱的患者，可能伴发感染。

3. 防治原则

（1）注射针尖不能有倒钩。

（2）注射时动作轻柔，正确掌握进针深度与方向，不要反复穿刺，以免增加刺破血管的机会。

（3）注射过程中若发现局部突然肿胀出现血肿，应立即压迫止血，并 24 小时间断给予冷敷或 24 小时持续局部加压包扎，同时可酌情给予抗生素及止血药物。48 小时之后，改用局部热敷或理疗，以促使血肿吸收消散。

（4）对血肿范围较大、年老体弱的患者，可适当使用抗生素预防感染。

（六）感染

1. 产生原因 注射针或注射麻醉药物被污染，注射针或局部组织消毒不严格，或注射针穿过感染病灶，均可将感染带入深层组织，引起口腔颌面部间隙的感染，如颞下间隙、翼下颌间隙、咽旁间隙等。

2. 临床表现 主要表现为注射后 1 ～ 5 天注射区疼痛、肿胀、充血发红，重者出现张口受限、吞咽困难及体温升高等症状，偶尔引起全身症状。

3. 防治原则 严格消毒注射器械及注射区，注射时防止注射针或药物污染，不要穿过或直接在炎症区注射。已发生感染者应按炎症的治疗原则处理。

（七）注射针折断

1. 产生原因 注射针的质量差（如锈蚀、缺乏弹性等），均可造成断针。折断处常为针头与针体连接处。当行上牙槽后神经、下牙槽神经阻滞麻醉时，常因进针较深，注射针入组织后骤然移动；或操作不当，使针过度弯曲而折断；或注射针刺入韧带、骨孔、骨管时用力不当；或患者躁动等均可使针折断。

2. 临床表现 常在注射部位有异物感、疼痛和肿胀，严重者甚至出现张口受限和局部肌肉运动异常。

3. 防治原则

（1）注射前严格检查注射针的质量。

（2）按注射深度选用适当长度的注射针，至少应有1cm长度保留在组织外。

（3）遇有阻力时，不应强力推进。注意操作技术，改变注射方向时不可过度弯曲注射针，在有阻力时不应强力推进。

（4）如发生断针，立即嘱患者保持开口状态，不要做下颌运动，若有部分针体显露在组织外，可用有齿钳或镊夹取之；若针已完全进入组织内，可将另一针在同一部位刺入作为标志，拍摄X线片，明确断针部位后，再行手术取出。切勿盲目探查，以免使断针向深部移位，更加难于取出。

（八）暂时性面瘫

1. 产生原因 多见于下牙槽神经口内阻滞麻醉时，由于注射针偏向内后不能触及骨面，进针点过高，或偏上超过下颌切迹，可致面神经颊支、颧支、额支而发生暂时性面瘫；如果针尖划向下颌支后缘，将局麻药注射到腮腺或面神经干周围，导致面神经干麻痹。也偶见于咀嚼肌神经阻滞注射过浅。

2. 临床表现 如果是进针点过高所致，表现为同侧鼻唇沟变浅或消失，眼睑下垂或眼睑闭合不全、眉下垂和额纹消失；如果是将局麻药注射到下颌支后缘，可能麻醉面神经干。除上述症状外，还可能出现同侧嘴角㖞斜。

3. 防治原则 安抚患者，告知患者局麻所致的面神经麻痹是暂时性的，一般不必做特殊处理，待局麻药分解代谢后（1～2小时）可自行恢复。

（九）神经损伤

1. 产生原因 注射针刺入神经，将局麻药注射到神经鞘膜内，或注入混有乙醇的溶液，都能造成神经损伤，出现感觉异常、神经痛或麻木。容易发生感觉异常的是下牙槽神经和舌神经。

2. 临床表现 轻度神经功能障碍主要表现为局部感觉异常，如刺、灼热感、异物感、味觉异常等。严重的神经功能障碍表现为其支配区域的麻木感，尤其以肤麻感为甚。

3. 防治原则 多数神经损伤是暂时性、可逆性的病变。轻者数天后即可恢复，不需治疗，严重的神经损伤则恢复较慢，甚至完全不能恢复。由于难以完全确定神经损伤的程度，因此，凡出现术后麻木症状仍未恢复者，应早期给予积极处理，促进神经功能的完全恢复。可以采用针刺、理疗，损伤早期给予激素、后期给予扩张血管药物、维生素B_1或维生素B_{12}等。

（十）暂时性牙关紧闭

1. 产生原因 患者紧张恐惧，使翼内肌处于紧张收缩状态，注射尤其是快速注射时患者痛感与心理上的紧张恐惧相互叠加、放大，使翼内肌更强烈地收缩；而快速注射的局麻药，又迅速将翼内肌麻醉在收缩状态，不能松弛，出现牙关紧闭。常发生于下牙槽神经或舌神经阻滞麻醉时。

2. 临床表现 患者上下牙紧紧咬合在一起，严重者可发出上下牙摩擦声；同时表现出恐惧、痛苦面容，可伴有心率加快、血压升高、呼吸加快等。

3. 防治原则 发生牙关紧闭，一般不必特殊处理，应安抚患者，缓解患者的紧张情绪，除感染所致牙关紧闭外，一般都是暂时性的，一般在 1 ～ 2 小时局麻药分解代谢后逐渐恢复正常。

（十一）暂时性复视或失明

1. 产生原因 下牙槽神经口内阻滞麻醉时，由于注射针误入下牙槽动脉且未回抽，推注的局麻药可逆行，经脑膜中动脉、眼动脉或其主要分支入眶，引起眼肌、视神经麻痹而出现暂时性复视或失明。偶尔发生在眶下神经、上牙槽后神经阻滞麻醉时。

2. 临床表现 局麻药到达眶内导致眼肌被麻醉，出现复视；局麻药到达眼底导致视神经被麻醉，出现视物模糊或失明。

3. 防治原则 这种并发症待局麻药作用消失后，眼运动和视力即可恢复。一般不作特殊处理，待 1 ～ 2 小时局麻药分解代谢后逐渐恢复正常。推注局麻药前坚持回抽是预防这种并发症的有效方法。

（十二）颈丛神经阻滞麻醉的并发症

1. 颈交感神经综合征 又称霍纳（horner）征。

（1）产生原因：颈深神经阻滞麻醉时，麻醉药物浸润使交感神经麻痹所致。

（2）临床表现：同侧瞳孔缩小、上睑下垂、眼裂变小、结膜充血、面色潮红、耳郭红润、面部皮肤干燥无汗、鼻黏膜充血、鼻塞等。

（3）防治原则：症状随麻醉作用的消失而消失，无须处理。

2. 声带麻痹

（1）产生原因：迷走神经被浸润麻醉使喉返神经传导受阻所致。

（2）临床表现：轻者咽喉部异物感、不适感，重者声音嘶哑、发音异常、呛咳，甚至发生呼吸困难。

（3）防治原则：一般不需处理，麻醉作用消失后，即可自行恢复。临床上切不可同时行两侧颈深神经丛麻醉，以防双侧迷走神经皆被麻醉药物浸润，声带完全麻痹，而导致急性上呼吸道梗阻的严重并发症。

3. 全脊髓麻醉

（1）产生原因：穿刺针向上并过深，使麻醉药物误入颈椎椎管蛛网膜下腔所引起的严重并发症，临床上较罕见。

（2）临床表现：患者表现为血压下降或无血压、皮肤厥冷、发绀、呼吸困难、意识消失等，严重者可致死亡。

（3）防治原则：掌握好注射标志和方法，勿使麻醉药物进入椎管。如脊髓被麻醉引起血压下降，或血压有下降趋势时，迅速静脉输液和调节体位常可纠正。出现心动过缓时，给予阿托品 0.3 ～ 0.5mg 静脉注射。必要时可考虑应用血管收缩剂麻黄碱 10 ～ 15mg 静脉注射，以纠正低血压。

（十三）过度通气

1. 产生原因 高度紧张恐惧者，在局麻过程中因疼痛发生呼吸加深、加快，通气量超过生理代谢需要，导致体内二氧化碳分压过低，出现呼吸性碱中毒。

2. 临床表现　多见于成年女性，表现为呼吸深大、频率快，胸闷、心悸、头痛、头晕等；进一步发展可出现四肢末端或面部麻木、抽搐，肌肉痉挛、强直；严重者可出现意识障碍。没有缺氧体征，面色正常，嘴唇红润，血氧饱和度正常。

3. 防治原则　一旦确定为过度通气，首先应安抚患者，解除其紧张恐惧情绪；让其减缓呼吸频率、减小呼吸深度；调整椅位使患者处于半卧位或端坐位。如有条件可让患者吸入含有二氧化碳的氧气，以增加体内二氧化碳的浓度；如没有含二氧化碳的氧气，可在患者口鼻处罩上一个纸袋，让患者将其呼出的二氧化碳重新吸入，增加体内二氧化碳的浓度。严重者（如有痉挛、强直）可适当注射安定。

第二节　全身麻醉

全身麻醉（简称全麻）是指经吸入或静脉、肌内注射全麻药物，产生可逆性全身痛觉消失、意识消失、肌肉松弛和自主神经功能阻滞的状态。

微课：口腔颌面外科手术全身麻醉的特点

一、口腔颌面外科手术全身麻醉的特点

（一）手术与麻醉相互影响

口腔颌面外科手术和麻醉操作均在头面部进行，两者在术中可能相互影响。麻醉设备放置远离手术区域，麻醉医生只能根据血压、脉搏、呼吸及肌肉松弛程度判断麻醉深度，麻醉过程无法直接管理呼吸回路和气管导管等，均导致麻醉管理和急救难度加大。因此，口腔颌面外科医生应熟练掌握麻醉相关知识，术中关注患者病情变化，并与麻醉医生紧密合作，共同保障麻醉与手术的顺利进行。

（二）气道管理复杂

1. 术前　颌面部肿瘤、颌骨骨折、瘢痕挛缩、关节强直等导致开口受限甚至完全不能开口者，麻醉诱导和气管插管存在一定困难，用药及方法的选择须谨慎，可行清醒、半清醒盲探气管内插管、纤维光导喉镜插管或逆行引导法插管。

2. 术中　气管插管在手术区内，异物、分泌物和血液有误入气道的危险，故可通过气囊充气、纱布填塞等方法，避免异物等误入气管，但纱布填塞深度不应超过软腭平面，防止术后出现喉头水肿。术中患者头部变动，可造成气管插管脱出、扭曲或插入过深，出现窒息或通气不畅，因此经口腔的气管内插管可将其牢固固定在非手术侧的口周皮肤上，避免脱出。

3. 术后　术后因口咽部组织肿胀、血液或分泌物堵塞、软组织失去颌骨支撑、颌间结扎固定及多层敷料包扎等因素影响，易在拔管后发生气道梗阻，应加强管理。

（三）手术失血多

口腔颌面部区域血管密集，因此术中出血及渗血情况较为显著，止血难度较大，这往往导致手术期间失血量较多。特别是在进行动静脉血管畸形切除、神经纤维瘤切除、恶性肿瘤根治术及正颌手术等复杂手术时，由于手术时间长、创伤范围大、出血量高，因此必须准确评估失血量，并高度重视血容量的及时补充。在手术过程中，应强化循环系统的监测与管理，必要时可通过实施控制性低血压来减少失血。对于预计失血量较大的手术，还需采取低温措施，以增强患者组织与器官对缺血、缺氧的耐受能力，从而有效预防休克的发生。

（四）儿童与老年患者多见

口腔颌面外科手术的患者中，儿童、老年患者占较大比例。儿童患者先天性畸形居多，且容易与其他疾病并存，如唇腭裂合并呼吸道慢性感染、营养不良、先天性心脏病等。先天性畸形主张早期手术，以改善外形和功能，减少并发症，获得正常发育条件。年龄越小，麻醉风险越大，因此麻醉前必须熟悉儿童的解剖生理特点，选用适宜的麻醉方法和监测手段，避免发生麻醉意外。

老年患者多因恶性肿瘤而需施行根治和修复手术，手术范围大、时间长。随年龄增长，机体生理功能发生退行性变化，药物生物转化和排泄速度减慢，常并发高血压、冠心病、脑血管病及糖尿病等，均可降低老年患者对麻醉的耐受力。麻醉前应对患者认真检查和必要治疗，增强其生理功能，提高对麻醉的耐受力。

（五）麻醉恢复期多发呼吸道并发症

口腔颌面外科手术后，患者可能面临呼吸道受阻的多种情形。包括局部组织发生肿胀、颌骨切除手术后颌周肌肉失去附着点，以及头颈部采取的包扎和固定措施等。这些对呼吸道的通畅性构成障碍，故只有在患者完全恢复后，才能安全移除气管内插管。必要时，还需为患者安装口咽或鼻咽通气装置，以确保呼吸顺畅无阻。若预计术后呼吸功能可能严重受损，或可能存在上呼吸道梗阻，则应在术后采取预防性气管切开术。

（六）对麻醉深度要求不高

口腔颌面外科手术对麻醉的要求具有独特性，要求麻醉过程保持平稳，确保充分的镇静与镇痛，麻醉深度应维持在三期一级，而不必追求深度的肌肉松弛。采用较为浅显的麻醉维持策略，可相对减少循环、呼吸功能的影响，有助于患者在术后迅速恢复清醒，降低因麻醉所引发的并发症风险。

二、口腔颌面外科手术的麻醉前准备

（一）麻醉前准备

1. 麻醉前评估 麻醉前1～2天，麻醉医生应亲自探访患者，全面获取患者个人信息、既往史、用药史、过敏史及全身生理功能状态，以此评估患者对手术麻醉的耐受程度，选择适宜的麻醉药物与麻醉方式，制订详细的麻醉执行计划。

2. 麻醉诱导和插管技术的选择 麻醉准备阶段，医生应检查患者是否存在呼吸道部分梗阻，预估气管插管的难易程度。准确评估插管难度至关重要，因其直接影响诱导方法及插管技术的选择。

3. 饮食限制 术前应遵循常规饮食限制。成人术前 12 小时停止进食和饮水，婴幼儿则术前 4 ～ 6 小时禁食禁水，以防术中或术后可能出现的反流、呕吐，进而避免误吸、肺部感染或窒息等风险。

4. 患者心理准备 面对患者可能产生的紧张、恐惧和焦虑，麻醉医生需在术前进行耐心且详尽的解释工作，尽可能获得患者及家属的理解与配合。

5. 知情同意 凡实施麻醉的患者均应由本人或法定监护人签署知情同意书，医生有责任告知监护人使用药物或镇静 / 镇痛技术的适应证、禁忌证和潜在的风险及可替代诊疗方案，最终由患者（或其法定监护人）与医生共同决定是否采用该项技术。签署知情同意书，并告知诊疗后的注意事项。

充分的麻醉前评估与准备能显著提升麻醉安全性，减少并发症的发生，并加速患者术后康复进程。

（二）麻醉前给药

麻醉前的预处理药物包括镇静药和抗胆碱药物等，用药目的是缓解患者焦虑和恐惧情绪，预防麻醉过程中可能出现的不良反应。常用的预处理药物包括地西泮、阿托品和异丙嗪等，常在麻醉诱导前 1 ～ 2 小时通过肌内注射给予。

给药时，麻醉医生应综合考虑患者年龄、功能状况、心理状态、用药史，以及手术和麻醉的历史记录。对于已存在明显气道梗阻者，使用镇痛或镇静药物应谨慎，最好在手术室内，在麻醉医生密切监控下给予，避免可能加重呼吸道梗阻并引发严重意外。对于高龄患者、呼吸道受损者、患有严重肺部疾病、休克或颅内高压者，出于安全考虑，麻醉医生可能选择不给予麻醉前预处理药物。

三、口腔颌面外科常用的全身麻醉方法

根据给药途径的不同，口腔颌面外科手术的全麻方法可分为吸入麻醉、静脉麻醉、基础麻醉和复合麻醉。特殊麻醉术包括控制性低血压和低温麻醉。不同麻醉药物或麻醉术各有其优缺点、适应证和禁忌证，应酌情选择。

（一）吸入麻醉

吸入麻醉是将气体或挥发性液体的麻醉药物经吸入给药，抑制中枢神经系统而产生的全麻方法。吸入麻醉最早应用，也是目前最常应用的全麻方法，多用于全麻维持。

1. 常用吸入麻醉药物 用于吸入麻醉的药物有氟烷、安氟烷、异氟烷、七氟烷、氧化亚氮（笑气）等，其中以七氟烷、异氟烷和氧化亚氮最为常用。吸入麻醉药在体内代谢少，大部分以原形从肺排出体外，故有较高的可控性、安全性和有效性。

2. 常用吸入麻醉方法 根据给药方法，吸入麻醉可分为开放式点滴、充气法、半紧闭半开放式及紧闭式。以紧闭式吸入麻醉最常用，给氧量 0.3 ～ 0.5L/min。其优点是呼出和吸入的气体与大气隔绝，麻醉呼吸机内设有 CO_2 吸收器，呼吸完全受麻醉装置的控制，有利于术中呼吸管理。吸入麻醉要求经鼻或口腔插入气管导管，再与麻醉装置连接并实施机械呼吸，以便保持患者在麻醉过程中的有效通气，防止手术创口血液、分泌物流入呼吸道，引起气道阻塞。

无论使用何种笑气 / 氧气吸入装置，笑气起始浓度均为 10%。根据需要和患者反应调整笑气浓度到需要水平，每次增加的笑气浓度控制在 5% ～ 10%。

（二）静脉麻醉

静脉麻醉是指将静脉全麻药注入静脉，通过血液循环作用于中枢神经系统而产生全身麻醉作用的方法。由于静脉麻醉机制的研究、新型麻醉药物的不断进入临床、麻醉技术的改进、静脉麻醉可控性和安全性的提高，以及起效快、效果明确、镇静程度可控、患者依从性好、操作简单、药物品类齐全等特点，静脉麻醉已逐渐成为临床麻醉的主流技术。

常用的静脉麻醉药有丙泊酚、依托咪酯、咪达唑仑、氯胺酮、瑞马唑仑和右美托咪定等。丙泊酚是目前最常用的，其优点是作用时间短、易于调节麻醉深度，长时间使用无明显蓄积效应，且清醒质量较高。

此外，静脉麻醉常需联合使用芬太尼、舒芬太尼、瑞芬太尼、阿芬太尼等阿片类镇痛药，以及维库溴铵、泮库溴铵、阿曲库铵等骨骼肌松弛药。

（三）复合麻醉

复合麻醉是指同时或先后应用两种以上的全麻药物或麻醉技术，以达到镇痛、遗忘、肌松、自主反射抑制并维持生命体征稳定的麻醉方法。

1. 静吸复合麻醉　是指同时或者先后使用静脉和吸入全麻的麻醉方法，是复合麻醉的典型代表，也是现今临床麻醉中使用最多的技术。可以静脉麻醉为主，麻醉深度不够时辅助吸入麻醉，也可以吸入麻醉为主，加用小剂量静脉麻醉。此方法可避免单一用药缺点，麻醉效果较好。常用于耗时长的口腔癌联合根治术、上下颌骨切除术、正颌手术和微血管吻合手术等。

2. 全凭静脉复合麻醉　又称全身静脉复合麻醉，是在静脉麻醉中联合应用多种麻醉药物，以实现镇痛、催眠、肌肉松弛及抑制不良神经反射等多重作用。该方法诱导迅速、麻醉过程平稳，无呼吸道分泌物增多，无污染，苏醒时间相对较短，术后肺部并发症发生率较低。但该方法麻醉深度不易加深，可能需要增加辅助用药或肌松剂的剂量。

（四）控制性降压和低温麻醉

1. 控制性降压麻醉　控制性降压是在麻醉过程中主动且有限度地降低患者血压的技术手段。其目的在于减少术中出血量，避免输血和大量输液。主要用于可能大量失血的口腔颌面部手术、需精细操作的显微外科手术，以及可能因血压剧升而增加风险的手术，如颌面部血管瘤切除术、正颌手术、颅颌根治术等。但对于超高龄、全身状况不佳者，或伴脑、心、肺、肝、肾等重要脏器功能严重损害者，应禁止使用控制性降压技术。常用的控制性降压药物包括硝普钠、硝酸甘油、三磷酸腺苷、酚妥拉明及拉贝洛尔等。其选择和使用应根据患者的具体情况和手术需求谨慎决策。

2. 低温麻醉　又称人工低温，是在全麻基础上人为降低体温，以降低机体代谢、提高组织对缺氧的耐受性，从而在手术中保护重要器官、减少手术损伤的辅助麻醉方法。在口腔颌面外科，低温麻醉常用于创伤大、出血多和涉及颅脑部的手术，如巨大颌面神经纤维瘤、双侧颈内静脉结扎、双侧颈淋巴结清扫术、颈动脉体瘤和颅面扩大根治等。降温程度应视手术而定，大多手术无须阻断全身或大血管血运，仅需降低代谢、减少氧耗，较多采用浅低温（30 ～ 34℃）。

四、口腔颌面外科手术的全身麻醉后处理

手术完成后，全麻虽已终止，患者仍受麻醉药物残留影响或正从麻醉中苏醒，此时并发症风险依然较高，尤其是危急并发症，故需密切关注患者状况，特别是呼吸系统并发症。及时辨识并处理潜在问题，确保患者安全。

（一）严格掌握拔管指征

气管插管拔除无单一确定指征，需综合考量患者清醒度、吞咽及咳嗽反射、肌张力恢复情况。手术后颌面部解剖位置改变的患者多需留置口咽或鼻咽通气道，口底、咽旁广泛损伤、苏醒延迟及全身状况不佳者，可适当推迟拔管。

（二）保持呼吸道通畅

患者咳嗽反射虽逐渐恢复，但神志尚未清醒，机体保护反应迟钝，拔管后需警惕呼吸道梗阻、呕吐误吸和通气不足，及时清除口腔异物。术后积极排痰防感染。插管移动或留置过久及咽后壁、舌根手术可致组织移位、肿胀，影响呼吸，拔管后应吸氧、雾化预防喉水肿。复苏期床旁应备有气管切开或环甲膜穿刺器械、氧气、钢丝剪、吸引器及复苏设备，以便必要时气管切开或穿刺。估计拔管后难以维持气道通畅者，则需预先做气管切开术。

（三）监测生命体征

口腔颌面部手术出血量大，需依据血压、脉搏、尿量及中心静脉压指标指导补充血容量。对于大型手术后的全麻患者及重症患者，术后应转送至麻醉恢复室或重症监护室（ICU），进行呼吸频率、呼吸幅度、潮气量、心电图及血氧饱和度的严密监测，从而为患者的紧急救治及平稳度过术后高风险期提供有力保障。

（四）注意药物的不良反应

部分麻醉及辅助药物对中枢和外周神经具有抑制作用，如芬太尼、哌替啶及肌松药物可能导致术后呼吸抑制，氯胺酮和吩噻嗪类药物则可能引发小儿全麻后躁动、肌肉僵硬和抽搐等。因此，术后需严密观察，及时采取相应措施，必要时可使用拮抗药物，或使用利尿药加速体内药物的排泄。

第三节　镇静与镇痛

镇静与镇痛是指应用药物或非药物手段，减轻或消除患者疼痛，减轻或预防患者焦虑和躁动，催眠并诱导顺行性遗忘的治疗方法。对于部分疼痛，应在有效镇痛的基础上，实施镇静治疗，帮助患者克服焦虑，诱导睡眠和遗忘。

一、镇静

微课：镇静

应用药物使患者紧张情绪、恐惧心理得到改善或消除，达到精神放松、生命体征平稳，有利于配合诊疗的方法称为镇静。口腔诊疗中，30% ～ 40% 人群，特别是小儿患者，存在不同程度的心理紧张，严重者可发生牙科恐惧症，镇静术可提供较为满意的舒适治疗。

（一）镇静的适应证

镇静的适应证包括：①出现心悸、出汗等临床症状的恐惧、焦虑者；②躁动、谵妄者；③接受刺激性诊疗操作者；④小儿和精神障碍等无法配合诊疗者；⑤睡眠障碍者。

（二）常用的镇静药物

理想的镇静药物应具备起效快、剂量 – 效应可预测、半衰期短、无蓄积、呼吸循环抑制小、代谢不依赖肝肾功能、抗焦虑与遗忘作用可预测、停药后能迅速恢复、价格低廉等特点。临床上常用的镇静药包括咪达唑仑、地西泮等。

1. 咪达唑仑　属短效苯二氮䓬类药物，具有镇静、抗焦虑、催眠、抗惊厥及肌肉松弛等作用，适用于因恐惧、紧张等情绪而难以配合口腔治疗的患者。治疗前 30 ～ 60 分钟口服，剂量根据年龄和体重调整，儿童常用剂量为 0.25 ～ 0.50mg/kg，最大单次剂量不超过 5mg。静脉注射剂量为 0.05 ～ 0.10mg/kg，可酌情加量，但总剂量不超过 5mg。在无法进行静脉注射或口服给药不配合的情况下，可肌内注射，剂量为 0.1 ～ 0.2mg/kg。

2. 地西泮　又名安定，属长效苯二氮䓬类药物，作用和适应证同咪达唑仑。与咪达唑仑相比，起效慢但维持时间长，镇静深度的调节不如后者。治疗前 30 ～ 60 分钟口服。对单纯缓解牙科焦虑者，常用剂量为 5 ～ 10mg；对有深度镇静需求者，剂量可适当增至 10 ～ 20mg。对于儿童或无法配合口服、静脉注射者，可用 0.2 ～ 0.5mg/kg 直肠给药，根据年龄和体重调整。

（二）常用的镇静技术

1. 监测麻醉管理（monitored anesthesia care，MAC）　MAC 是指患者在接受局部、区域阻滞或未用麻醉时，由麻醉医生对其进行监测和镇静 / 镇痛。若患者意识完全消失，或不能维持气道通畅，则为全身麻醉。MAC 是在镇静状态时进行麻醉专业性监测，故要求实施 MAC 的医务人员应具备一定的资质和能力，并能按需要减轻镇静程度。实施 MAC 时的监测标准与全身麻醉相同。

（1）常用药物：MAC 用药包括镇静催眠药、镇痛药、肌肉松弛药及其他辅助药物等，常用的药物有丙泊酚、咪达唑仑、依托咪酯、芬太尼等。

（2）操作方法：同全身麻醉，区别主要在于 MAC 用药量相对较小，镇静深度较浅，患者保持自主呼吸。

2. 日间手术的镇静　日间手术（门诊手术）是患者以非住院方式在医院接受择期手术或侵入性检查。牙拔除术、根管治疗术等多数口腔治疗属日间手术。

（1）术前准备：术前静脉注射咪达唑仑 1 ～ 3mg 或地西泮乳剂 2.5 ～ 7.5mg，可改善手术转归。成人禁水 2 小时，禁食 6 小时。H_2 受体拮抗药和甲氧氯普胺等可减少残留胃液量。

（2）镇静方法：对于局麻和区域阻滞者，可给予适度镇静以保证患者的安全和舒适。静脉注射咪达唑仑 2mg 和丙泊酚 25 ～ 75μg/（kg· min），可明显增强顺行性遗忘和抗焦虑作用，且不延长苏醒期。小剂量丙泊酚还可辅用短效阿片类药物如瑞芬太尼。神经阻滞复合镇静有利于患者的恢复，许多患者可用 MAC 替代全麻或椎管内阻滞。

二、镇痛

疼痛是临床最常见的症状与体征之一。口腔颌面部区域发生的炎症、创伤、神经病变、恶性肿瘤晚期及术后情况，均可能引发剧烈疼痛，口腔颌面外科医生常需应对患者的镇痛诉求。

规范化疼痛处理（good pain management，GPM）是目前倡导的镇痛治疗新观念，其原则是有效消除疼痛，最大限度减少不良反应，降低疼痛治疗所致的心理负担，全面提高患者生活质量。口腔颌面外科常用的镇痛方法如下。

（一）药物镇痛

用于镇痛的药物包括镇痛药和镇痛辅助用药。镇痛药包括非麻醉性镇痛药和麻醉性镇痛药，辅助用药包括抗癫痫药、抗抑郁药、镇静催眠药、糖皮质激素等。

1．镇痛药

（1）非麻醉性镇痛药：即非甾体抗炎药（NSAIDs），主要通过抑制体内前列腺素等致痛物质而产生中等效力的镇痛作用，无成瘾性。常用对乙酰氨基酚、布洛芬、双氯芬酸、氟比洛芬酯、阿司匹林、萘普生和吡罗昔康等。

1）对乙酰氨基酚：有镇痛但无抗炎作用，能有效缓解轻至中度的拔牙后疼痛，且胃肠刺激较小，适用于大多数患者。成人每次口服 0.5 ～ 1.0g，每 4 ～ 6 小时可重复用药一次，24 小时内用药不超过 2g。

2）布洛芬：兼具镇痛和抗炎作用，对于拔牙后伴有明显肿胀、炎症者有效。成人每次 0.3 ～ 0.6g，每 6 ～ 8 小时用药一次，24 小时内用药不超过 2.4g。

3）双氯芬酸：镇痛和抗炎作用强，适用于创伤较大的手术，能有效缓解创伤后的疼痛和肿胀。口服剂型每次 25 ～ 50mg，每日 3 次；不宜口服者，可使用双氯芬酸钠栓剂，经直肠给药。

4）氟比洛芬酯：靶向镇痛药，适用于中、重度的术后痛和癌痛。每次 50 ～ 100mg，根据疼痛程度可间隔 6 ～ 8 小时重复给药。

5）萘普生：长效 NSAIDs，适合于需较长时间镇痛者，尤其是对其他非甾体抗炎药耐受较差者。成人每次口服 0.25 ～ 0.50g，每日 2 次。

（2）麻醉性镇痛药：即阿片类镇痛药，包括阿片碱类及其合成代用品，镇痛作用强，但有成瘾性，适用于中、重度疼痛。

1）曲马多：非典型阿片类药物，适用于中重度术后痛、创伤痛和癌性疼痛。口服每次 50 ～ 100mg，每日 3 ～ 4 次；注射剂型可酌情肌内注射或静脉滴注，每次 50 ～ 100mg，必要时可重复给药，但需注意其成瘾性和不良反应，每日最高限 400mg，连续用药≤ 3 天。

2）吗啡：麻醉性镇痛药的典型代表，镇痛作用非常强。单次皮下注射 5 ～ 10mg 可维持 4 ～ 5 小时。不良反应包括便秘、恶心、呕吐，严重并发症为呼吸抑制和成瘾性。

3）芬太尼：术后最常用的麻醉性镇痛药之一。静脉注射 100μg，维持时间 17 分钟至 2 小时。起效迅速、镇痛效果可靠，但可引起致命性呼吸抑制。

4）羟考酮：镇痛效果良好，口服用于术后中重度疼痛和癌性疼痛。通常每 12 小时用药 10mg，疼痛控制不佳，可根据患者耐受情况，每 3 ～ 7 天逐渐增加剂量，每次增加 10mg 或 20mg，但每日最大剂量不超过 80mg。

5）布桂嗪：又名强痛定，成人常用量为每次 30 ～ 60mg，每日 3 次口服，或每次 50mg 肌内注射，连续使用可能产生耐受性，需合理控制用药剂量和时间。

2. 镇痛辅助用药

（1）卡马西平：抗癫痫药，兼具抗神经病理性疼痛作用，可用于三叉神经痛、舌咽神经痛及口腔颌面部带状疱疹后神经痛。每次 100mg，每日 2 ～ 3 次，控制不佳者可酌情增至每日最大剂量 1200mg。

（2）加巴喷丁：钙通道阻滞药，兼具抗神经病理性疼痛作用，可用于卡马西平不耐受或疗效不佳的三叉神经痛、舌咽神经痛、灼口综合征、牙本质敏感及口腔颌面部带状疱疹后神经痛。每次 100mg，每日 3 次，控制不佳者可酌情每 3 ～ 7 天增量一次，每次增加 100 ～ 300mg，至每日最大剂量 1800mg。

（3）普瑞巴林：与加巴喷丁同类，但起效快，作用强，可作为一线药物或辅助药物用于原发性三叉神经痛，尤其是对传统药物耐受性差或疗效不佳者，能有效缓解三叉神经分布区域的刀割样、电击样剧痛，提高患者生活质量。每日 150mg，每日 2 ～ 3 次，控制不佳者可酌情在 1 周内逐渐加量至每日 300mg，疼痛严重者，可增至每日 600mg。

（二）放疗或化疗

放疗可减轻或缓解因肿瘤引起的疼痛，对肿瘤侵犯骨质引起的疼痛疗效最好，对神经受累引起的疼痛疗效较差，对软组织肿块所致的疼痛疗效最差。采用姑息性放疗可有效缓解骨转移癌引起的疼痛。因脑转移癌引起的头痛，给予 20 ～ 30Gy 放疗配合应用皮质激素治疗常有较好镇痛效果。

化疗药物对癌性疼痛也有一定的缓解作用，但是对恶性黑色素瘤和腺癌等放疗不敏感的肿瘤，以及侵犯神经的恶性肿瘤，则难以控制疼痛。

（三）神经阻滞法

神经阻滞法利用药物阻断疼痛的传导而实现镇痛目的。对诊断性或判断预后的阻滞，可用短效局麻药普鲁卡因等；对于治疗性阻滞（镇痛）则可用长效局麻药布比卡因、罗哌卡因等。半月神经节注射适用于顽固性癌痛或严重三叉神经痛；癌痛、三叉神经痛及非典型面痛的鉴别诊断，可单独阻滞三叉神经上颌支或下颌支；累及下颌区和上颈部的癌痛，可阻滞第 2、第 3 颈神经；枕神经、舌咽神经和迷走神经分布区疼痛，可阻滞上述神经。无水乙醇或 8% ～ 12% 的酚甘油行神经阻滞可治疗癌痛和三叉神经痛等顽固性疼痛。

（四）经皮神经电刺激疗法

经皮神经电刺激疗法是通过皮肤将特定的低频脉冲电流输入人体以治疗疼痛的电疗方法。使用时将电极直接放置在痛点，或疼痛相关神经走行的体表投影位置，以 2 ～ 150Hz 的低压电流刺激神经末梢，以达到提高痛阈、缓解疼痛的目的。常用于缓解术后痛、神经痛、关节痛。但疗效可能随治疗时间而降低，治疗开始慢性疼痛可减轻 60% ～ 80%，但 1 年后疼痛缓解率仅 20% ～ 30%。

（五）针刺镇痛

针刺镇痛是指利用金属制的毫针、三棱针等在体表的腧穴上进行针刺而达到缓解疼痛的目的。针刺镇痛时，可选取有疼痛或压痛点的局部腧穴，如三叉神经第二支痛选四白、颧髎，第三支痛选下关、颊车；颌面部手术后疼痛、神经痛、牙痛，可选取手阳明大肠经的迎香穴，远端循本经取合谷穴。针刺镇痛较安全、效果较好，但有时出现晕针、滞针、血肿等不良反应。

（六）其他

对于发作频繁、疼痛剧烈、非手术疗法无效的舌咽神经痛，可行颅内或颅外舌咽神经切断术，治疗三叉神经痛可采用三叉神经周围支撕脱术、射频温控热凝术或微血管减压术（详见第十一章第一节）。此外，物理疗法或心理疗法对口腔颌面部慢性疼痛有一定疗效。

▶知识拓展

儿童口腔疾病治疗中的镇静

近年来，儿童口腔疾病治疗中常用的镇静方法包括笑气吸入镇静、口服镇静、静脉镇静等。其中，静脉镇静是通过静脉使用镇静镇痛药物，使患儿达到不同程度的镇静状态以进行口腔诊疗，这对于笑气吸入或口服镇静等方法效果不佳的重度牙科恐惧症患儿具有独特的优越性。静脉镇静相对于其他方法具有镇静效果确切、镇静深度可精确调控等优点，能够实现轻度、中度甚至深度镇静，受到越来越多的医疗机构的青睐。然而，在儿童口腔疾病治疗中，实施静脉镇静也存在一定的风险。首先，静脉镇静的药物通常都有可能引起不同程度的呼吸抑制，不恰当的镇静操作可导致患儿镇静过深，从而发生呼吸抑制、呼吸道梗阻等并发症，如发现不及时或抢救不力，甚至可能危及患儿的生命安全。其次，儿童氧耗量大，耐受缺氧能力远低于成人，因此儿童静脉镇静的风险也远高于成人。

—• 考试知识点总结 •—

—• 本章小结 •—

—• 协和云课堂······ 拓展练习及参考答案 •—

（曾晓莉）

第四章　牙及牙槽外科

教学课件

学习目标

素质目标

（1）具备严谨负责的职业态度，充分认识到牙拔除术对患者的影响，对患者健康高度负责。

（2）强化职业防护意识，深刻理解口腔颌面外科手术无菌观念的重要性。

知识目标

（1）掌握：牙拔除术的适应证和禁忌证、拔牙前的准备、拔牙器械及用法，牙拔除术的基本步骤和方法及各类牙拔除术的特点，牙根拔除术的手术指征及方法，阻生牙的概念、分类、拔除的适应证、手术设计和拔除术方法，牙拔除术术中、术后并发症的原因、临床表现、防治原则及处理方法。

（2）熟悉：牙槽骨修整术、舌系带矫正术的适应证。

（3）了解：牙槽骨修整术、舌系带矫正术的基本操作要点。

能力目标

能在带教老师的指导下全面、系统、准确采集拔牙患者的病史并评估其病情；做好术前准备、选择适当器械及手术方法；能够有效处理常见术中及术后的并发症及术后护理和康复指导。

案例导入

【案例】

患者，男，25岁。主诉右下颌后牙疼痛一周，伴有肿胀两天。口腔检查：发现右下颌第三磨牙（智齿）部分萌出，远中被软组织覆盖，牙龈红肿并有脓液排出。X线片显示第三磨牙近中阻生，牙根接近下颌神经管。

【问题】

1．这位患者右下颌后牙疼痛伴肿胀的可能原因是什么？

2．如何评估该患者智齿拔除的难度？

3．拔除过程中可能会遇到哪些并发症？

4．如果术后患者出现下唇及颏部烧灼及伴有麻木感，应该如何处理？

·核心知识拆解·

牙及牙槽外科是口腔颌面外科学的重要组成部分，主要包括牙拔除术、义齿修复前手术、上颌窦瘘修补术、牙再植和牙移植术等。牙及牙槽外科手术除具备外科手术的一些特征外，有其相对的独特性，比如手术环境是在有菌的口腔内进行；手术范围受到唇、颊、舌等组织的限制；手术可引起局部和全身反应或并发症等。作为外科手术，牙及牙槽外科的操作应遵循无痛、无菌、微创等一切外科原则，医生应该努力以最小的损伤换取手术的成功。治疗前后，医生还应充分考虑患者的心理因素，消除紧张与不信任因素，尽量恢复患者颌面部的功能和美观。

第一节　牙拔除术基本知识

牙及牙槽外科（dental and alveolar surgery）是口腔颌面外科最基础、最经典的部分，也是口腔科医生必须掌握的基本技术。牙拔除术（exodontia）是某些牙病的终末治疗手段，也是治疗牙源性疾病或某些相关全身疾病的外科措施。

牙拔除术在造成局部软、硬组织损伤的同时也可引发不同程度的全身反应，并可能加重某些全身系统疾病、诱发严重的全身并发症并产生明显的心理影响。医生应全面评估患者局部和全身状况，深入了解牙拔除术可能引发的各种并发症，调控患者心理状况，把握术前、术中、术后各环节，圆满完成手术。

牙拔除术的准备和操作应遵循无痛、无菌、微创等一切外科原则。疼痛控制是成功完成手术的先决步骤。尽管其手术是在口腔内特定的环境下进行，手术的视野、入路受到限制，唾液和口腔宿留微生物使手术几乎不可能在无菌条件下进行，但绝不能因此放松对各项手术无菌原则的要求。医生应当追求以尽量小的损伤，换取更优的治疗效果，而不应单纯为使手术操作方便或片面追求速度盲目地扩大创伤。

口腔内是一种污染的手术环境，并且所要拔除的患牙周围通常有感染存在，拔牙过程中的挤压，可能使细菌循断裂开放的血管进入血液循环，引起一过性的菌血症。研究显示拔牙造成的菌血症与牙周组织状况、拔牙数目、手术时间和口腔卫生状况有关，发生率可达 50% ～ 80%，尽管多数情况下不会引起严重不良后果，但对心血管瓣膜受损类疾病、免疫功能低下的患者可能造成严重威胁。

牙拔除术造成的损伤在组织修复和改建过程中，必然造成牙槽骨吸收和牙槽突萎缩，对常规义齿修复和种植修复带来不利影响。为减小牙槽突的萎缩，在牙拔除术中应尽量减小创伤，尽力保护牙槽骨，采用辅助手段和材料抑制骨吸收，从而达到骨保存的目的。

一、牙拔除术的适应证和禁忌证

（一）适应证

牙拔除术的适应证是相对的。随着口腔医学的发展，治疗方法的创新、手术器械的开发、口腔微生物学和药物学的进展，以及口腔材料和口腔修复技术的不断改进，拔牙适应证的范围正在逐步缩小。在口腔医学的同一发展阶段，医生的诊疗水平将起到决定性的作用。必须强调，口腔医生的首要责任是保存患牙，最大限度地保持其功能和美观。决定是否拔牙须十分慎重。

牙拔除术的适应证主要包括不能保留且没有保留价值的牙齿和因疾病治疗而需拔除的牙齿。

1. 不能保留且没有保留价值的牙齿

（1）牙体病损：牙体组织龋坏或破坏严重、现有修复手段已无法恢复和利用者应拔除。如果牙冠破坏严重但牙根经治疗后仍可保留者，可考虑行桩核冠、根帽等方式保留患牙。牙隐裂也可考虑经适当治疗后保留患牙。

（2）根尖周病：根尖周病变不能用根管治疗、根尖切除等方法治愈时需考虑拔除。应当注意的是根尖周病变的恢复需要一定的时间，应慎重判断。

（3）牙周病：晚期牙周病，牙周骨组织支持大部分丧失，采用常规和手术治疗已无法取得牙的稳固和功能者。

（4）牙外伤：牙外伤导致牙根折断，断部位于根中1/3，且折断牙体松动严重，无法通过固定等方法保留，或即使保留也无法恢复正常功能和美观时，一般需拔除。冠折严重，牙髓暴露无法进行有效修复，或剩余牙体组织过少，无法进行桩核冠等修复治疗，且影响美观和功能时，也可考虑拔除。

（5）错位牙：影响功能、美观、造成邻近组织病变或邻牙龋坏，同时不能用正畸等方法恢复正常位置者均可考虑拔除。

（6）多生牙：对引起正常牙的萌出障碍或错位，造成错𬌗畸形及牙根吸收的，常为拔牙适应证。

视频：多生牙拔除术

（7）埋伏牙、阻生牙：引起邻牙牙根吸收、冠周炎、牙列不齐、邻牙龋坏均应拔除。青少年患者的阻生恒牙，有条件者可考虑正畸治疗。部分阻生牙也可通过牙移植加以利用。

（8）滞留乳牙：影响恒牙正常萌出者应予以拔除。但如果成人牙列中滞留的乳牙所对应恒牙先天缺失或无法就位，其滞留的乳牙可保留。

视频：埋伏牙拔除术

2. 因疾病治疗而需要拔除的牙齿

（1）治疗需拔除的牙：因正畸治疗需要进行减数的牙；因义齿修复需要拔除的牙；囊肿或良性肿瘤累及的牙；可能影响治疗效果者均为拔牙适应证。恶性肿瘤放射治疗前，为减少并发症的发生，拔牙适应证可适当放宽。

（2）病灶牙：引起颌骨骨髓炎、牙源性上颌窦炎等局部病变的病灶牙为拔除适应证。极端情况下，患牙的局部病变可能成为远处组织、器官疾病的致病因素，可能引发亚急性心内膜炎、某些肾炎、虹膜睫状体炎、视神经炎、视网膜炎等。在相关科室医生的要求下可慎重考虑拔除。

（3）骨折线上的牙：颌骨骨折线上的牙或牙槽突骨折所累及的牙，应根据牙本身的情况决定，尽可能保留。如患牙出现Ⅲ度以上的松动，或伴有严重的牙折；牙体、牙周、根尖病变明显；影响骨折的复位固定者，均应考虑拔除。

（二）禁忌证

牙拔除术的禁忌证也不是绝对的，禁忌证受全身系统状况、口腔局部情况、精神心理状况、医生水平、设备、药物条件等因素的综合影响，应根据病情及拔牙是否会引起严重的并发症等全面考虑。某些疾病经综合处理后，在一定的监测下可以实施拔牙手术。应将牙拔除术当作标准外科手术进行围手术期管理。

1. 全身系统性疾病

（1）未控制的高血压：如果是单纯性高血压病，在没有心、脑、肾并发症的情况下，血压低于160/90mmHg时，一般对拔牙有良好的耐受，可考虑在监护下拔牙。但血压高于160/90mmHg时，拔牙过程中血压可能进一步升高，导致脑血管意外、心力衰竭等并发症，应先控制血压后再考虑拔牙。

（2）严重的冠心病：近期有心绞痛频繁发作、6个月内有急性心肌梗死病史、心功能Ⅲ级及以上、严重的心律失常（三度或二度Ⅱ型房室传导阻滞、双束支阻滞、阿－斯综合征）等情况，拔牙可能诱发心绞痛、心肌梗死等严重心血管事件，风险较高，应避免拔牙。

（3）先天性心脏病和风湿性心脏病：拔牙时的创伤和应激可能加重心脏负担，引发急性心功能不全等，尤其是伴有感染性疾病时，拔牙还可导致菌血症，进而引起感染性心内膜炎，风险极大，应避免拔牙。

（4）血液病

1）严重贫血：血红蛋白低于80g/L的严重贫血，患者耐受差，拔牙可能导致组织缺氧，加重贫血症状，且术后创口愈合缓慢，易发生感染，应避免拔牙。老年或动脉硬化者，血红蛋白应不低于100g/L才能拔牙，以防止术中出血。

2）白血病：急性白血病和慢性白血病急性发作期，拔牙可引起严重的出血和感染，应避免拔牙。

3）白细胞减少症和粒细胞缺乏症：中性粒细胞如低于1×10^9/L时，易引起严重感染和影响创口愈合，应避免拔牙。

4）原发性血小板减少性紫癜：血小板计数低于50×10^9/L时，拔牙创可能出现难以控制的出血，应避免拔牙。

5）血友病：血友病患者缺乏凝血因子，凝血功能严重障碍，拔牙会导致大量出血。正常人血浆凝血因子Ⅷ的浓度为0.5～1.5IU/ml，当血友病患者的浓度低于正常值的30%时，应避免拔牙。

（5）未控制的糖尿病：若空腹血糖在8.88mmol/L以上，不宜行牙拔除术。

（6）肝病：急性肝炎期应暂缓拔牙。慢性肝炎有明显肝功能损害，凝血功能异常者，可在补充维生素K、维生素C及护肝治疗后，行牙拔除术。肝硬化失代偿期，除存在凝血功能障碍外，患者还可发生腹水、肝性脑病等并发症，应避免拔牙。

（7）严重肾功能不全：急性肾炎和慢性肾炎重症者，不应拔牙。严重肾功能不全或肾衰竭者，应避免拔牙。

（8）甲状腺功能亢进：甲亢患者未能控制心率在100次/分以下，基础代谢率在＋20%以下，应避免拔牙，因手术刺激及感染可能引起甲状腺危象，有危及生命的可能。

2. 口腔恶性肿瘤　位于恶性肿瘤区内或已被肿瘤累及的牙，应避免拔牙，可与肿瘤一并行根治性切除。位于放疗照射区内的患牙，应在放疗前2周拔除或完成治疗。放疗期间和放疗后的3～5年内不应拔牙，否则可引起放射性骨坏死。

3. 神经精神疾病　精神疾病发作期、严重的帕金森病、未控制的癫痫，均不应拔牙。若需拔牙，可在全麻下进行。

4. 特殊时期

（1）月经期：女性月经期拔牙，可发生代偿性出血，应暂缓拔牙。但急需的简单牙拔除仍可进行，术中、术后须预防出血。对较复杂、费时久、创伤较大的拔牙手术，仍以暂缓为宜。

（2）妊娠期：妊娠期的前、后3个月，拔牙易引发流产或早产，应避免拔牙。妊娠第4～6个月，经医生评估后可在严格控制适应证和轻柔操作的情况下进行拔牙，同时麻醉药中不加肾上腺素。

（3）炎症急性期：拔牙可导致炎症扩散，引起间隙感染、败血症等严重并发症，应避免拔牙。若必需，则在充分考虑患者、医生和感染情况的基础上，综合权衡。

5. 长期应用某些药物治疗

（1）长期糖皮质激素治疗：长期使用糖皮质激素类药物，肾上腺皮质功能减退，机体应激反应能力及抵抗力均降低，拔牙可导致肾上腺危象的发生，尤其是术后24小时内。若此类牙拔除，应与专科医生合作，术前加大糖皮质激素用量，术中减少创伤和刺激，保证无痛和预防感染。

（2）长期抗凝药物治疗：长期应用华法林、阿司匹林等抗凝药物，凝血功能被抑制，拔牙的出血风险增加。拔牙前应根据患者具体情况，在医生指导下调整药物剂量或暂停用药，并采取相应的止血措施。

二、拔牙前准备

拔牙前准备是依据手术目的制订计划，在手术前对患者的身体状态作出必要的调整，对手术人员、手术器械、手术场地进行必要准备和检查，对手术野进行必要的清洁和预备，以保证手术安全顺利地完成。

（一）患者的心理准备

多数患者拔牙前会感到焦虑、紧张或恐惧，应尽量自我调整心态，通过与医生沟通、了解拔牙过程等方式减轻焦虑，积极配合医生完成手术。医生也应态度和蔼，耐心做好治疗解释工作，加强患者对治疗的信心，保持情绪上的平衡。对于恐惧严重的患者，可通过音乐、聊天、深呼吸等方法进行缓解。

医生在向患者解释拔牙手术时，应注意以下问题：避免对拔牙过程生动描述；避免无痛的暗示，不承诺绝对无痛；避免准确估计拔牙时间；说明拔牙手术中可能发生的情况；告知患者如有不适，向医生示意；不承诺拔牙后无任何不良反应。

（二）患者的基础疾病处理

1. 高血压 ①拔牙前1～2周，患者应每天早晚测量血压，了解血压波动情况；②若血压控制良好，一般不应随意停用降压药，可继续按常规剂量用药，以维持血压稳定，避免突然停药导致的血压波动；③若血压控制不佳，应在内科医生的指导下，调整用药方案，将血压控制在180/100mmHg以下；④患者应详细告知所用降压药物的名称、剂量及服药时间等信息，以便医生评估药物对拔牙的影响；⑤备好硝酸甘油等急救药物，以防拔牙中或拔牙后出现血压异常升高。

2. 冠心病 ①询问患者1个月内有无心绞痛症状发生；②患者行心电图检查，观察有无明显异常；③血栓风险较低者，若服用华法林、氯吡格雷、阿司匹林等抗凝或抗血小板药物，可在医生指导下停用药物 5 ～ 7 天；④血栓风险较高者，可在医生指导下调整药物剂量或采用桥接治疗，即停用口服抗凝药期间，使用低分子量肝素等进行过渡抗凝；⑤应用β受体阻断药、钙通道阻滞药、他汀类药物者，应继续服用至拔牙前，以维持心血管系统的稳定，但需告知医生具体用药及剂量；⑥备好硝酸甘油等急救药物，以便出现心绞痛等症状时能及时用药。

3. 瓣膜性心脏病 ①预防性使用抗生素是心瓣膜病患者接受口腔手术处理前所必需，首选青霉素；②若 14 天内使用过青霉素，可改用阿莫西林胶囊术前 1 小时口服作为标准预防用药；③若青霉素过敏，可改用大环内酯类抗生素，如红霉素、克林霉素、阿奇霉素、克拉霉素等；④拔牙时应配备监护仪、抢救设备及急救药品，同时应配备具有临床经验的麻醉师和医护人员。

4. 长期抗凝治疗者 ①长期服用小剂量阿司匹林者，拔牙前可不停药，如需停药应在术前 3 ～ 5 天开始；②术后拔牙创内可置入碘仿海绵等止血药，密切观察 30 分钟后，无活动性出血方可离开；③术后次日无活动性出血，可恢复血小板抑制类药物的服用；④心瓣膜置换术、冠状动脉旁路移植或成形术后患者，可使用巴曲酶预防术后出血；⑤长期使用肝素者，如停药，因药物基本消除需 5 个半衰期，故需待肝素静脉注射 6 小时后、皮下注射 24 小时后，方可进行手术。

（三）术前检查与计划

1. 病史采集 简要询问病史，特别注意有无拔牙禁忌证，必要时做相关辅助检查，如实验室检查、X 线牙片等。

2. 口腔检查 严格进行口腔局部检查，确定所要拔除的牙符合拔牙适应证，告知患者并取得患者同意；了解牙的大小形态、牙根数目及有无弯曲或变异；明确要拔除的牙有无龋病，是否做过根管治疗，是否为死髓牙；了解炎症、牙石、牙槽骨等牙周组织情况；对于阻生牙、埋伏牙等复杂牙齿，应了解牙根数目、弯曲情况、与邻牙的关系、与周围腔窦的距离、与知名神经血管束的关系等。

3. 治疗计划 如有多颗牙需拔除，应根据患者情况和拔牙困难度做全面计划。通常一次可拔除一个象限内所有的牙，1 周后如肿胀及不适消失，可再拔其他象限内的牙。如同一象限前后有多个牙须拔除，应先拔除后面的牙，再拔前面的牙，否则前面牙流出的血液、唾液积聚于后方，影响视野。如要拔除同侧上下的牙，可先拔上牙再拔下牙，因上牙麻醉起效快，还可避免碎牙石、牙片和骨片等掉入下牙牙槽窝。对于阻生牙、第一磨牙、尖牙等较难拔除的牙，应最后拔除，因此时牙槽窝已扩张，拔除较容易。

4. 选择麻醉方法及药物 详见第三章。

5. 处理预案 估计术中可能出现的情况及确定对策。

6. 选择拔牙方法和器械 详见本节相关内容。

（四）患者和医生的体位

1. 患者体位 为便于手术操作，患者头部应稍后仰。拔上颌牙时，上颌牙平面与地面成 45°，上颌与术者肩部平齐；拔下颌牙时，下颌牙平面与地面平行，下颌与术者肘关节平齐。

2. 医生体位 医生可采用坐位或站位，位于患者右前方。医生双脚须平踏于地面，以保持身体的协调稳定性，严禁将脚放于医生座椅底部滑轮之上，以防用力过程中，由于座椅的移位导致拔牙器械的失控。

（五）手术医生的准备

手术医生应穿好手术衣，戴好手术帽和口罩；按照标准洗手法使用洗手液和流动水洗手，然后戴无菌手套，整个拔牙过程严格无菌操作。

（六）手术区准备

1. 所有使用的拔牙器械和敷料均要经过严格的灭菌处理。

2. 术区消毒前，应嘱患者取出口内的活动义齿。牙石较多，应先行牙周龈上洁治。

3. 术前口腔冲洗或含漱是有效减少细菌量的方法，可用 1∶5000 的高锰酸钾溶液或 0.05% 的氯己定溶液。较为复杂的口腔手术，应使用 1∶10 000 苯扎溴铵（新洁尔灭）或 75% 乙醇消毒口周和面部皮肤至少 2 次，然后用无菌孔巾遮盖面部。

4. 口内术区及麻醉穿刺区以 1% 碘酊或 1% 聚维酮碘局部消毒；手术中可在术区周围放置灭菌纱巾或棉卷，以隔离手术区，隔开舌；在不妨碍手术操作下，可吸取唾液及血液，防止牙及各种碎片进入咽腔。

（七）器械准备

根据患牙位于牙列中的位置、牙冠大小、牙根的数目和形态、牙体组织破坏程度、周围骨质状况选择合理、适用、效率高的拔牙器械。主要器械为拔牙钳、牙挺，辅助器械有牙龈分离器、刮匙、根尖挺、骨凿、骨锤、咬骨钳、骨锉、手术刀、骨膜分离器、持针器、手术剪、缝针缝线、涡轮手机、吸引器等。

（八）拔牙前的注意事项

1. 拔牙前沟通 拔牙前要核对患者姓名、病历记录和应拔的牙位，确认符合拔牙适应证，无局部和全身禁忌证，并要征得患者或家属同意；对于全身严重疾病者，必须将术中、术后可能出现的并发症和存在的拔牙风险，逐一说明并罗列于病例记录中，由本人或家属同意，并签字后才能拔牙。

2. 防范医疗差错 拔错牙齿在临床中被视为医疗事故，故拔牙时提高警惕，避免拔错牙齿。临床中容易拔错的牙齿见于以下情况：思想不集中，医生未仔细核对牙位；外形正常的正畸牙乳牙和恒牙的鉴别（如乳磨牙与前磨牙）；牙位要依牙形态来判断，不能从牙数上推断（如先天缺失某一牙齿，牙数与牙位的不一致）；其他医生在书写病历时写错牙位；老年患者因年迈、耳背等原因指错牙位；牙髓炎不能定位而拔错的牙齿；残根或残片被牙龈黏膜覆盖或粘连时，数目混淆。

三、拔牙器械及用法

（一）牙钳

牙钳（forceps）是牙拔除术所使用的最基本器械，也是造成创伤最小的器械，因此牙钳应作为牙拔除术的首选器械。熟练掌握各类牙钳的特点后，可按照牙钳的结构结合自己的临床经验，根据所拔患牙情况选择牙钳。

1. 牙钳的结构 一般由钳柄、关节、钳喙构成。钳柄是使用者持握的部位，有多种形态，使牙钳避让邻近组织而深入患牙部位，并能舒适牢固地持握。钳柄的长度可增加人力的机械效益。牙钳关节的设计目的是使钳喙、柄自由开合，在夹持患牙时不会夹住唇、颊等邻近组织。钳喙是牙钳夹持患牙的部分，也有多种形态为与所要夹患牙的形态、大小、牙根数目和分布相适应。多数牙钳采用形态对称的通用型钳喙。钳喙外凸内凹，内凹面使牙钳与牙根成面与面的接触，锐利喙缘可在插放牙钳时使牙龈附着进一步分离，以增进牙钳更广泛地夹住牙根。

2. 牙钳的类型

（1）根据牙钳形态：分为直钳、反角式钳、刺枪式钳、直角鹰嘴式钳、牛角钳等。

（2）根据钳喙形态：分为对称型和非对称型。对称型，即通用型，在拔除时不区分左右牙位；非对称型是为拔上颌磨牙设计的，左、右各一。特点是颊侧钳喙中部有一角形突起，以伸入上颌磨牙两颊根分歧处更紧密地夹持磨牙。

视频：上颌磨牙拔除术

（3）根据拔除牙齿的不同时期：分为乳牙钳和恒牙钳。

（4）根据牙位：分上（下）颌前牙钳、上（下）颌前磨牙钳、上（下）颌第一二磨牙钳、上（下）颌第三磨牙钳、上（下）颌根钳、前（后）牙根钳。此分类有利于初学者识别牙钳，待熟练掌握后，则不必拘泥于名称的限制（图 4-1）。

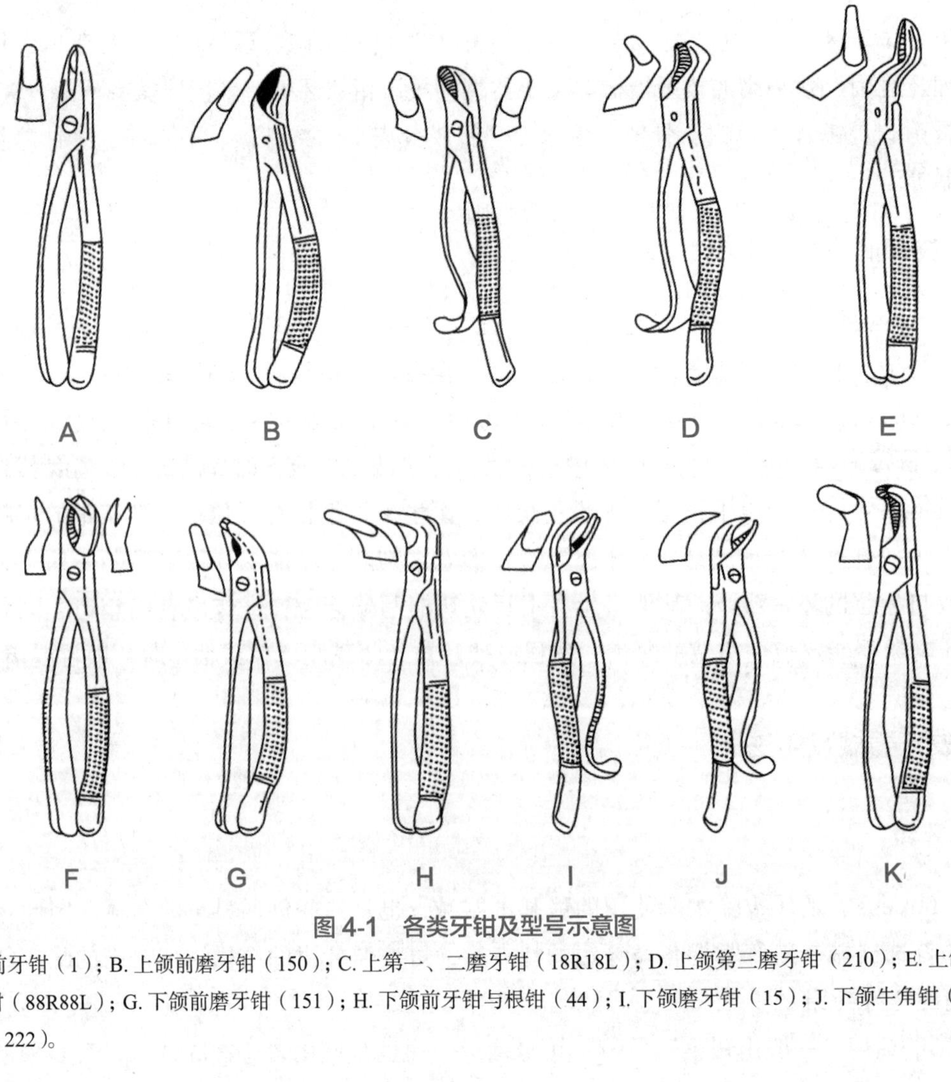

图 4-1 各类牙钳及型号示意图

A. 上颌前牙钳（1）；B. 上颌前磨牙钳（150）；C. 上第一、二磨牙钳（18R18L）；D. 上颌第三磨牙钳（210）；E. 上颌根钳（65）；F. 上颌牛角钳（88R88L）；G. 下颌前磨牙钳（151）；H. 下颌前牙钳与根钳（44）；I. 下颌磨牙钳（15）；J. 下颌牛角钳（16）；K. 下颌第三磨牙钳（222）。

3. 牙钳的使用 右手握钳，将钳柄置于手掌，以示指和中指把握一侧钳柄，另一侧钳柄紧贴掌心，而拇指按于关节上，环指与小指伸入两钳柄之间，以便分开钳柄。钳住牙冠后，将环指和小指退出两钳柄之间，和示指、中指同居一侧再紧握钳柄，即可开始拔牙动作。也可采用反向握钳法，与正握法的区别是右手拇指位于钳柄末端一侧。反握法夹持及摇动力度较大，多用于拔除牢固的牙。持握时，尽量靠钳柄的末端区握持，以增大牙钳的杠杆机械效率（图 4-2、图 4-3）。

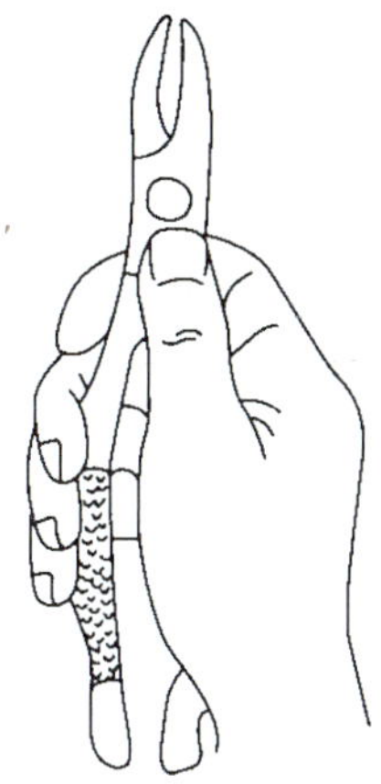

图 4-2 上颌牙钳握持法示意图

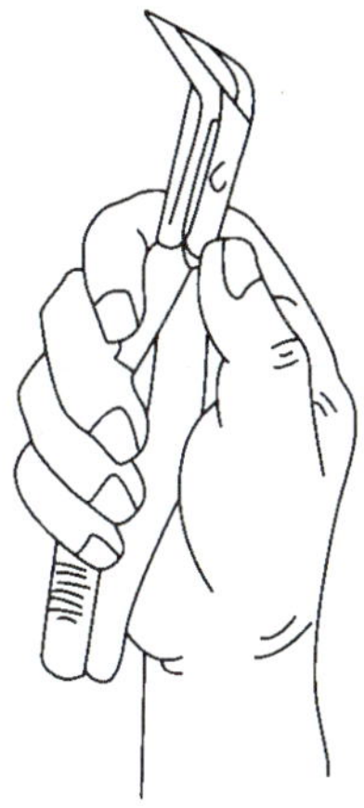

图 4-3 下颌牙钳握持法示意图

牙钳的安放应与患牙的长轴平行，以防断根及伤及邻牙。在拔牙的全过程应始终夹紧患牙，以完成各种拔牙动作，并向根方推进。力量的控制极为重要，绝不允许使用未受控制的暴力，操作中力的控制依靠正确的患者体位、术者合理的位置、以上臂和肩作前臂及手的控制点、正确的握钳、适宜的力度。

使用牙钳时应注意保护。拔上颌牙，术者可用左手两指捏触患牙和邻牙；拔下颌牙用左手拇指扶于钳喙与钳柄交界区，起到辅助加力和防止伤及对颌牙，其他手指托住下颌下缘，起固定颌骨及减小对颞下颌关节损伤的作用。

（二）牙挺

1. 牙挺的构成 牙挺由挺刃、挺杆、挺柄构成。挺刃多数中间有稍倾斜的纵行凹槽，刃端为圆弧状锐利边缘。也有的末端成尖状者。挺柄有直柄和横柄两种。挺杆是挺刃和挺柄的连接部分。多为直型，也有因功能不同而呈曲折状的。

2. 牙挺的类型 牙挺按形状分为直挺、弯挺、三角挺。按挺刃的宽窄和功能分为牙挺、根挺和根尖挺。

3. 牙挺的工作原理 牙挺使用的基本原理是力学中的杠杆原理、轮轴原理与楔原理。

（1）杠杆原理：牙挺可被视为一个杠杆。根据杠杆原理公式，力 × 力臂 = 重 × 重臂。挺刃的凸面与牙槽嵴的接触点为支点，挺刃的凹面与所拔牙牙根的接触点为重点，手握持挺柄的部位为力点。力臂越长，支点距重点越近，用力越省，所获得机械效益越大（图 4-4）。

（2）轮轴原理：根据轮轴原理公式，力 × 轮的半径 = 重 × 轴的半径。挺柄的半径相当于轮的半径，而挺刃的半径相当于轴的半径，尤其是三角挺，其轮轴半径相差悬殊，轮的半径越大使用时就越省力（图 4-5）。

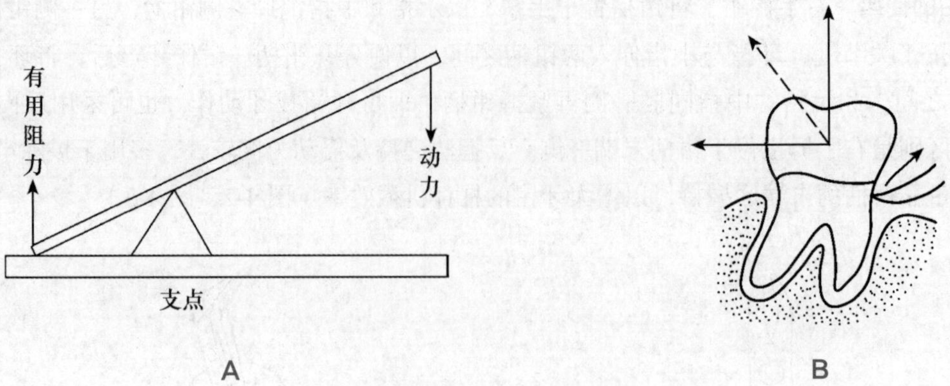

图 4-4　牙挺使用杠杆原理示意图

A. 杠杆原理示意；B. 用于拔牙时力的分布情况。

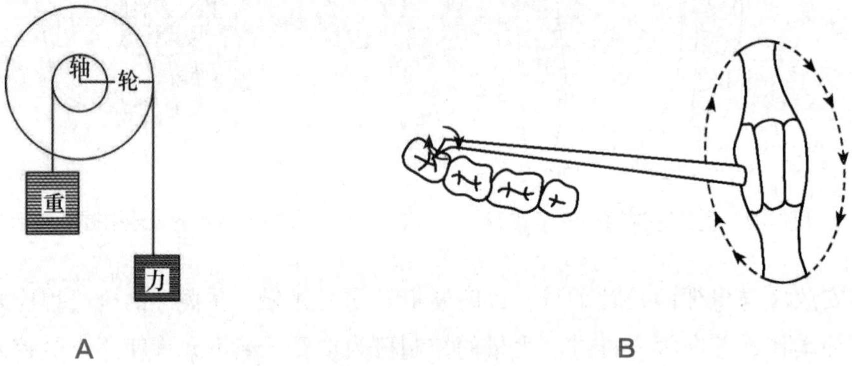

图 4-5　牙挺使用的轮轴原理示意图

A. 轮轴原理示意；B. 用于拔牙时力的分布情况。

（3）楔的原理：根据楔原理公式，力 × 斜面长度 = 重 × 斜面高度。根挺或根尖挺的挺刃薄而斜面较长，所获利益较大。当挺刃插入牙根与牙槽窝骨壁间，并与根的长轴平行时，将产生楔力的作用，则牙或牙根将能沿斜面方向由牙槽窝内楔出（图 4-6）。

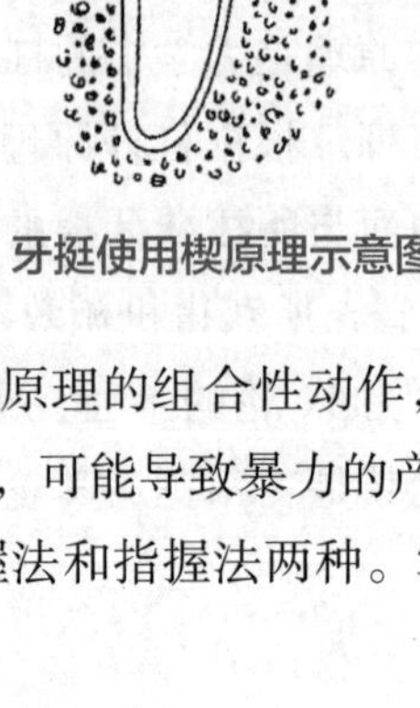

图 4-6　牙挺使用楔原理示意图

在通常情况下，牙挺使用三种力学原理的组合性动作，以达到高效、低创伤的结果。过于使用单一的施力方式，特别是撬动的杠杆力，可能导致暴力的产生，引发较大的创伤乃至产生并发症。

4. 牙挺的使用　牙挺的握法有掌握法和指握法两种。掌握法所产生的力量较大，指握法的感觉更为敏锐（图 4-7、图 4-8）。牙挺的用法有水平插入法和垂直插入法。

（1）水平插入法：牙挺使用时，挑选挺刃宽窄及弧度与牙根相适应的牙挺，先选择一个切入点，继而寻求支点。通常完整牙可由患牙的近、远中轴角切入，以牙槽嵴顶为支点，残根、断根可从断面高的一侧切入。将牙挺插入牙周间隙，旋转牙挺，结合小幅度的撬动，扩大牙槽窝并撕裂牙周膜；同时向根尖方向推进，利用楔的原理，辅助牙殆向脱位。

（2）垂直插入法：将直牙挺与牙轴垂直向插入。插入点在所拔牙的近中，其支点在牙槽中隔，挺刃凹面向远中；向殆面方向旋转，同时推进结合撬动，牙的脱位方向是殆面远中。此法常用于拔除阻生第三磨牙。本法因力量大和支点落于邻牙的可能性大，也可用于邻牙需同时拔除时。

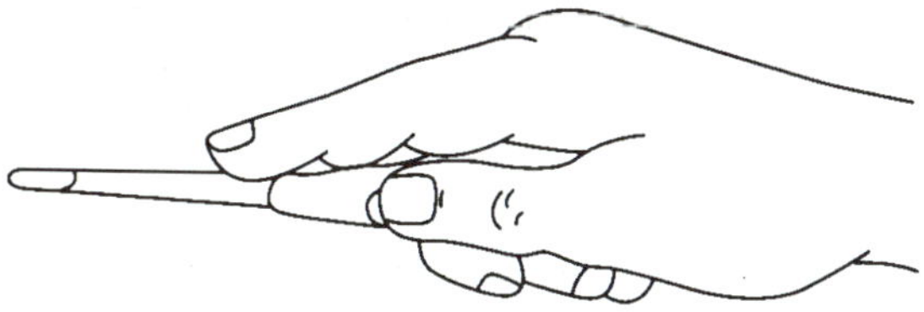

图 4-7　牙挺的握持法——以掌握持示意图

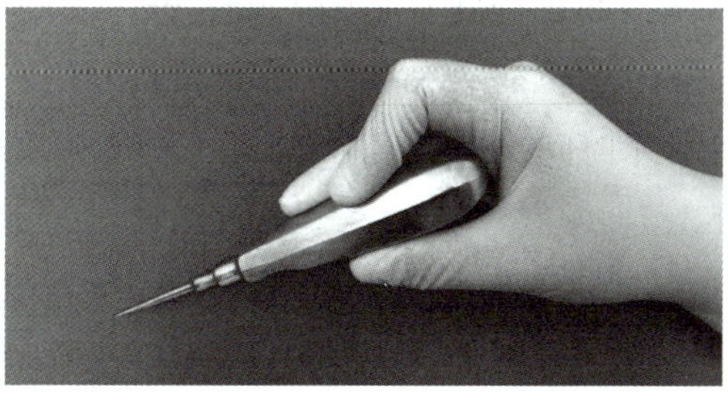

图 4-8　牙挺的握持法——以指握持

术者左手同时抚触患牙和邻牙，可感知患牙的松动情况，也可发现邻牙是否受到影响，并可用右手作辅助支点，限制牙挺的活动范围。

5. 牙挺使用的注意事项　使用牙挺时必须高度警惕，稍有疏忽就可伤及邻牙甚至其他组织。故使用时，必须遵循下列原则。

（1）绝不能以邻牙作支点，除非邻牙需同时拔除。

（2）除拔除阻生牙或颊侧需去骨者外，龈缘水平处的颊侧骨板一般不应作为支点。

（3）龈缘水平处的舌侧骨板，也不应作为支点。

（4）必须以手指保护，以防牙挺滑脱伤及邻近组织。

（5）用力必须有控制，挺刃的位置和用力方向必须准确。

（三）辅助器械

1. 牙龈分离器　用于拔牙前分离牙龈，是拔牙的基本器械。用时将其凹面紧贴牙的颊、舌面，自龈沟插入直至牙槽嵴顶部，向近远中方向移动，离断牙颈部的牙龈附着。

2. 刮匙　可用于探查牙槽窝，除去异物，刮除病变组织。刮匙有直、弯两种，适用于前、后牙槽窝；握持刮匙应为持笔式，以敏锐的手感进行探查，如确认有残余的肉芽组织、根尖肉芽肿或根端囊肿再用力刮净。对遗留的残片不要用力搔刮，只需清理出即可。有急性炎症如急性根尖周炎时，一般不使用刮匙；有脓时，亦不宜使用。乳牙拔除后不要搔刮牙槽窝，以免伤及恒牙胚。

上颌磨牙根尖上方因生理低位（上颌窦）或病理因素（根端囊肿），可能出现牙槽窝与上颌窦底之间的骨质间隔菲薄或缺如，探查和搔刮要仔细，不使用过大向上的力，避免造成上颌窦穿孔。

3. 手术刀　用于切开牙龈及黏骨膜。

4. 骨膜分离器　用于分离牙龈及黏骨膜瓣。将其凹面向着骨面，自切口处插入骨膜下，在骨面上滑行撬动，使骨膜逐渐与骨面分离。

5. 骨凿与骨锤 骨凿有单面和双面之分，可分别用于凿除牙槽骨或分牙等；骨锤结合骨凿及牙挺使用。

6. 咬骨钳 用于修整牙槽骨突起的骨质和突出牙槽窝过高的牙槽间隔或牙根间隔。

7. 骨锉 用于锉平细小的骨尖和锐利的骨缘。

8. 涡轮钻 用于钻除骨质或分牙。

（四）微创拔牙器械

随着我国经济水平的不断提升，人们对医疗服务的质量也提出更高的要求。微创牙拔除术（minimally invasive tooth extraction）作为一种拔牙新技术，可利用微创拔牙器械显著减少手术创伤、缩短手术时间、减轻患者痛苦并促进术后快速康复，实现舒适化医疗的目的。常用的微创拔牙器械如下。

1. 45° 仰角冲击式气动手机 简称角度手机。手机体积较小，头部呈 45°仰角，更易到达口内深部位置，与颊拉钩、骨膜分离器等辅助器械共同为术者提供良好的视野和入路，尤其适合于阻生下颌第三磨牙的拔除。相较于普通手机，45°仰角设计更适应口腔解剖结构和操作空间，尤其是在磨牙后区、口腔深部等位置，医生握持和操作更加顺手，有助于提高操作的精准度和效率。冲击式的工作原理能产生较大冲击力，利于去除牙体硬组织、切割牙体等。转速稳定，可根据不同需求，通过调节气压精确控制转速。配备冷却系统，能及时喷水或喷气冷却操作部位，防止产热过多导致的牙髓损伤和牙体组织过热。整体设计紧凑，手柄粗细适中，操作手感舒适，能灵活进行各种角度和方向的操作，可根据牙齿形态、位置及治疗需求，轻松调整手机角度和位置，实现精细化操作。但也存在噪声较大、振动明显、维护要求高、适用范围受限等不足。

2. 超声骨刀 超声骨刀利用高强度聚焦超声技术，选择性切割声阻抗高的骨组织。在分离牙龈和黏骨膜瓣暴露出牙冠和骨后，根据骨密度和患牙角度、深度，选择合适的工作尖，实现精准可控的硬组织分割。适用于微创拔牙、种植牙手术、正颌手术和牙槽骨修整术。其优点是能精确控制切割深度、范围和方向，实现毫米级甚至微米级的精准切割，特别适用于口腔颌面部复杂骨骼手术；能选择性切割骨组织，避免神经、血管等软组织损伤，降低手术风险；自带冷却系统可避免因过热而发生的损伤。但切割速度较慢，不适用于大量骨质切除，设备购置和维护成本高，患者体内有心脏起搏器等金属植入物或电子设备时使用受限。

3. 微创牙钳 微创牙钳根据不同牙位的解剖特点设计，工作端呈波纹状或锯齿状，与牙冠或牙根可形成多点接触，分散应力，使夹持效果更佳，同时可减少对牙齿和周围组织的损伤，提供更安全、舒适的拔牙体验，对部分完全萌出的活髓牙拔除具有较好效果。使用时通过喙部夹紧患牙并慢慢楔入、摇动、扭转和牵引，撕裂牙周膜，使患牙从牙槽骨中完全脱离。其优点是不同牙齿外形对应不同型号牙钳，拔牙更便捷；无须借助其他器械即可将患牙轻松拔除，降低了治疗费用；降低医源性损伤的发生率。但不适用于脆性大或无法直接夹持的牙齿。

4. 微创牙挺 微创牙挺刃部形态较薄，弧度与牙根紧密贴合，柄部膨大，有便于握持的凹陷，方便术者操作。使用时需根据患者口内实际情况调整工作角度，将牙挺楔入牙周间隙（深度可达根尖 1/3），高效切断牙周韧带，进而运用杠杆、轮轴和楔原理挺松患牙。其优点在于刃部更容易楔入牙周间隙；缩短手术时长、提高手术效率，有效预防术中、术后并发症的发生。对于严重粘连、根骨融合或根部形态复杂的牙，拔牙效果受影响。

5. 牙周膜刀　牙周膜刀主要用于精确离断牙周纤维组织，扩大牙齿颊、舌及邻面空间，帮助牙齿松动，从而保护牙齿周边的软硬组织。刀面设计适应牙根结构，工作端自带刻度，可在分离牙周纤维组织时测量深度。使用时，从牙周围插入，随刃部在牙周膜韧带组织的推进轻轻往复旋转，扩大牙周围空间，使牙松动。牙周膜刀可准确评估分离深度，精确切割牙周膜组织；有助于减少损伤，保护周围的软硬组织；提高拔牙效率，减少并发症，有助于拔牙创的快速恢复。但对于严重松动、牙周组织严重破坏或牙根与牙槽骨粘连紧密的牙，使用会受限。

6. 微创新型牵引拔牙器　微创新型牵引拔牙器主要用于单根牙和根分叉不大的双根牙，包括前牙和前磨牙的拔除，同时要求前后邻牙足以承担拔牙时的牵引力。专用牵引器利用邻牙作为支抗，牵引器施加在牙根长轴上的垂直牵引力引起牙周膜发生撕裂，同时保留相邻牙龈乳头与下方骨质，将对骨的创伤性降至最低，并在不扩大牙槽窝的情况下拔除患牙。使用时，在分离牙周纤维韧带后，开髓并充分扩大开髓孔，利用配套车针进行螺钉管道预备至根尖 1/3 处，并将螺钉旋入；最后将牵引装置固定于邻牙牙冠上，并通过拉绳与螺钉相连，轴向牵引拔除患牙。优点是手术对软、硬组织的损伤降至最低，有利于唇、颊侧薄弱牙槽骨的保存；降低了残根拔除过程中可能导致的牙根断裂、进入上颌窦或下颌管等风险；术后反应温和，出血时间短，疼痛轻；不损伤邻牙牙根。缺点是适用范围狭窄，不适合用于多根牙的拔除；牙根短小（小于 7 mm）、预备长度不足或阻力过大的牙齿进行牵引拔除的成功率较低；对邻牙的稳固要求较高，操作受患者开口度限制；操作复杂、设备昂贵。

7. 辅助牵拉器械　常见的微创拔牙辅助牵拉器械有骨膜分离器、牙龈分离器和颊拉钩。骨膜分离器可阻挡和牵拉软组织瓣，避免去骨时损伤软组织，也可将舌体组织牵引至远离手术区域，避免舌体组织意外损伤。牙龈分离器主要用于分离紧贴牙面的牙龈组织，牵开牙龈和暴露牙体，避免在患牙脱位时撕裂牙龈。颊拉钩可用于牵拉口角、颊部软组织或已切开的组织瓣，达到显露术野和保护软组织的目的。

▶知识拓展

牙拔除术的发展历程

牙拔除术的历史可以追溯到远古时期。在早期人类社会，牙齿问题常常通过简单的工具来解决，但这种操作充满了痛苦和风险。随着医疗技术的发展，牙拔除术逐渐演变为现代口腔外科中非常重要的一部分。

1. 古代牙拔除术　在古埃及、古希腊和古罗马，牙拔除术主要由具有一定医学知识的人士或者铁匠、理发师来执行。由于当时缺乏麻醉药物和消毒技术，拔牙往往是一件痛苦的事，伴随着感染的高风险和其他并发症。

2. 中世纪的牙拔除术　在中世纪，牙拔除术成为理发师的常见工作之一，理发师也被称为“理发师外科医生”。他们不仅提供理发服务，还提供简单的外科手术，包括拔牙。在这个时期，拔牙仍然依赖原始工具和力量，疼痛感十分强烈，且常伴随出血和感染。

3. 现代牙拔除术的兴起 18世纪，随着医学科学的进步，口腔外科开始从一般外科独立出来，牙拔除术逐渐成为专门的牙科医生的工作。到19世纪，随着麻醉药物（如乙醚和笑气）的引入，牙拔除术的疼痛得以有效缓解，极大地提高了患者的舒适度。

4. 20世纪牙拔除术的进步 20世纪，随着消毒技术的普及和局部麻醉药物（如利多卡因）的使用，牙拔除术变得更加安全和高效。现代牙科设备如高速涡轮手机、低速钻、电动骨锯等的使用，使得拔牙尤其是复杂阻生牙的拔除变得更加精准。

5. 21世纪的微创牙拔除术 进入21世纪，微创技术逐渐应用于牙拔除术中，现代牙科医生追求尽可能地减少手术创伤，降低术后并发症的发生率。外科动力系统的应用使得牙科医生能够在手术过程中进行精准操作，减少软组织损伤，促进术后愈合。微创牙拔除术的核心在于通过小切口和精密器械完成手术，以减轻患者的痛苦和术后反应。

第二节 牙拔除术

微课：牙拔除术的基本步骤

一、牙拔除术的基本步骤

牙根和周围的牙周组织，以及牙槽骨牢固地联接在一起。牙拔除术就是通过外科手术操作，将牙齿与牙周组织之间的联接完全分离，将患牙从牙槽窝中取出的过程。在完善术前各项准备工作后，医生应常规核对牙位，根据所拔患牙的位置和难易程度，选择适宜的麻醉方法进行麻醉。注射局麻药后，医护人员应注意观察患者的情况，不可离去。当麻醉显效后，按以下步骤进行拔牙操作。

（一）分离牙龈

牙龈紧密附着于牙颈部，拔牙时必须将其仔细分离，以免安放牙钳时夹伤牙龈，或拔牙时将牙龈撕裂。用牙龈分离器分离牙龈时，握笔式手持器械，自牙的近中或远中，紧贴牙面插入龈沟，必须直达牙槽嵴顶（器械与骨接触），沿龈沟分离至牙的另外一侧。可先进行唇（颊）和舌侧的分离，再进行邻面的分离。

（二）挺松病牙

对特别稳固或难以直接用钳拔法拔除的牙，如死髓牙、纵折牙、阻生牙、埋伏牙、错位牙、残根、断根等，应先用牙挺将患牙挺松到一定程度，然后再改用牙钳拔除。

使用牙挺时常用到以下几种基本手法。

1. 挺法 将挺刃插在所拔牙牙根的近中面与牙槽骨之间，使挺刃的凹面朝向根面，凸面靠在颊侧近中牙槽嵴上作为支点。向远中殆面方向旋动牙挺，使紧贴颈部根面的挺刃向所拔牙使力，使其受力后被挺向远中并向殆面方向移动。再逐渐加大牙挺旋动的幅度，并将挺刃逐渐向牙槽内插入，牙的松动度也随之增大。最后，该牙将向𬌗面与远中的合力方向松动脱位（图 4-9）。

2. 推法　推法插挺的方法与挺法相同，不同的是在向远中方向旋动牙挺时，使紧贴牙颈部根面的挺刃支靠在颊侧近中牙槽嵴上作为支点，用靠近冠部的挺刃推动所拔牙，使该牙受力后被推向远中而松动。常用于拔除远中邻牙缺失或位于牙列末端、远中游离有较大空间的牙（图 4-10）。

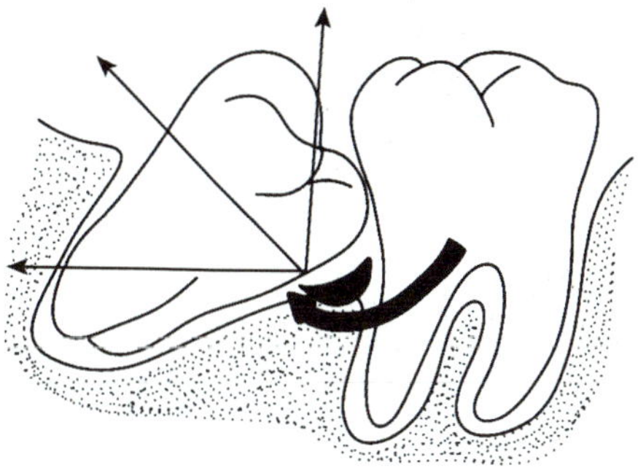

图 4-9　挺法示意图

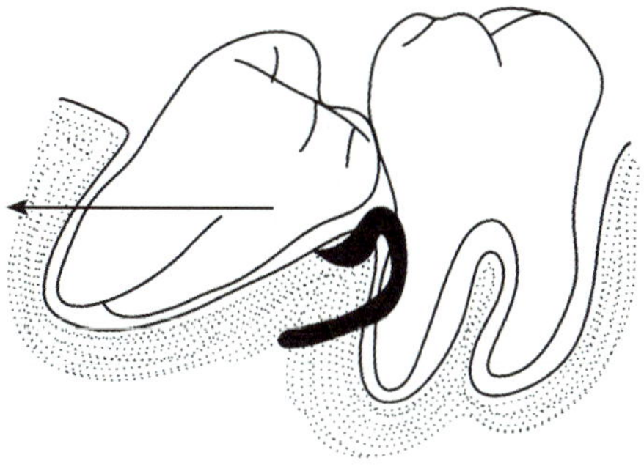

图 4-10　推法示意图

3. 楔法　置挺时，应注意使挺刃长轴与牙的长轴方向相一致，插入牙根与牙槽骨之间，然后施力，边旋动，边楔入，使牙在牙槽窝内逐渐松动，直至楔出脱位。

4. 撬法　常用于残根或断根拔除术。将挺刃插入残根或断根根面较高一侧的牙根与牙槽骨之间，以牙槽嵴或牙槽骨壁作为支点，撬动残根或断根，使之松动（图 4-11）。

在使用牙挺的过程中，上述手法常需结合使用。

（三）安放牙钳

选择合适的牙钳。将牙钳的钳喙张开，从病牙的颊舌侧插入到已分离的牙龈间隙内，将钳喙沿牙体长轴向根方推压至牙颈部外形高点以下，尽量向根方推入，握紧钳柄，夹紧牙体。置放牙钳时应注意以下几点：①再次核对牙位；②确定未损伤牙龈；③确定未伤及邻牙；④钳喙长轴应与所拔牙的长轴方向一致，否则容易导致断根或伤及邻牙（图 4-12）。对于某些多生牙、错位牙无法从唇（颊）和舌（腭）面夹持时，可从近远中方向安放牙钳。

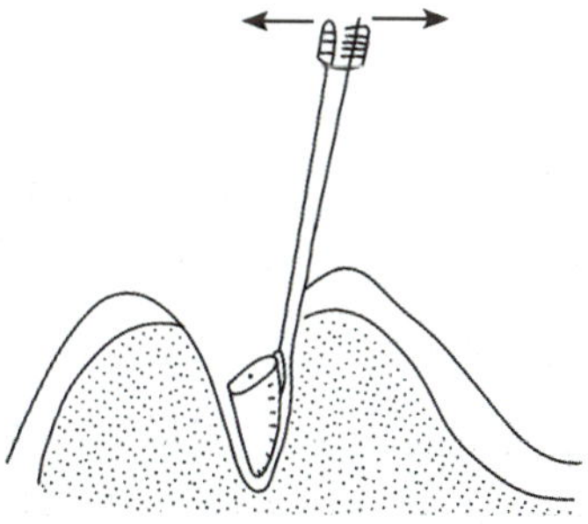

图 4-11　撬法示意图

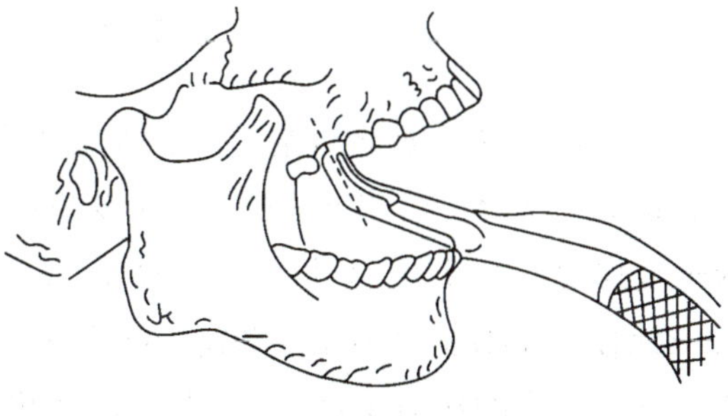

图 4-12　安放牙钳示意图

使用牙钳时应注意保护。拔上颌牙，术者可用左手两指捏触患牙和邻牙；拔下颌牙用左手拇指扶于钳喙与钳柄交界区，起到辅助加力和防止伤及对颌牙的作用，其他手指托住下颌下缘，起固定颌骨及减小对颞下颌关节损伤的作用（图 4-13）。

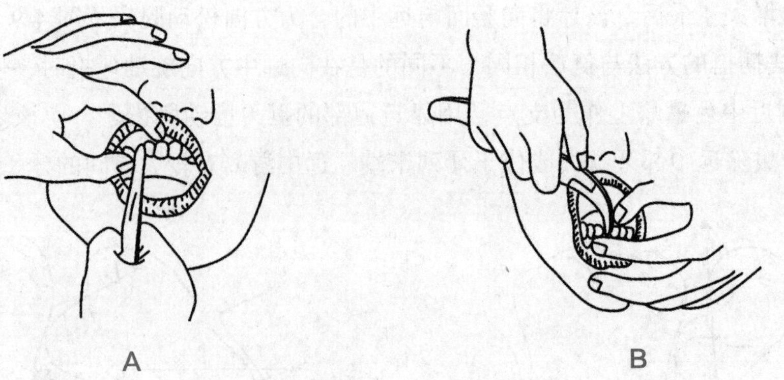

图 4-13 钳拔法时左手的配合示意图

A. 拔上颌牙时；B. 拔下颌牙时。

（四）拔除患牙

牙钳夹紧牙体后，使患牙脱位力量主要有三种：摇动力、扭转力、牵引力。

1. 摇动力 是使牙松动的主要方式。通过缓慢反复的摇动，利用牙槽骨的弹性和可让性，术者紧握夹住患牙的牙钳，向牙的唇舌侧方向缓慢反复摇动，逐渐扩大牙槽窝并撕裂牙周膜纤维。摇动次序是先向弹性大、阻力小、牙槽骨比较薄的一侧进行，而后沿唇（颊）–舌（腭）方向向另一侧摇动；摇动应通过敏锐的手感，在不使牙根折断的限度内，逐渐加大运动的幅度，直至感到牙根已完全松动；切忌使用暴力，或摇动幅度过大、动作过急（图 4-14）。

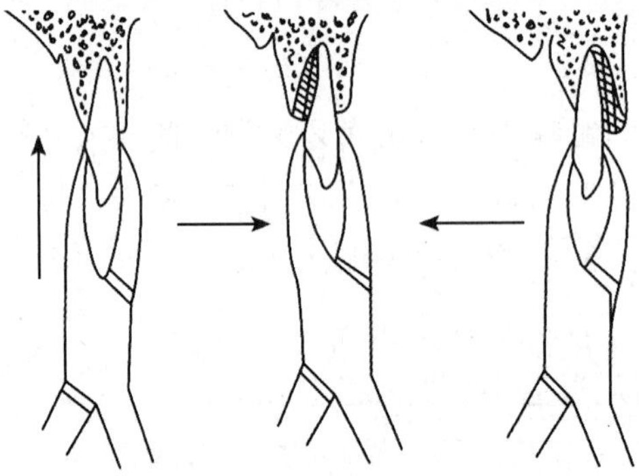

图 4-14 摇动力示意图

2. 扭转力 术者紧握牙钳循牙根纵轴方向反复旋转，旋转的幅度应由小到大，以逐渐撕断牙周膜纤维并扩大牙槽窝，而使患牙松动，主要适用于圆锥形根的单根牙，如上颌中切牙和尖牙。扭转角度应逐步加大；多根牙、扁根牙、弯根牙不能进行扭转，否则将出现断根（图 4-15）。

3. 牵引力 是使患牙脱出牙槽窝的必需的、直接的力量，一般是使患牙脱位的最后步骤。牵引运动应在牙有一定的松动度后开始，与摇动或扭转力相结合，牵引方向与牙根形态和牙槽骨阻力有关，向阻力最小和牙根弯曲弧度的方向，顺势力导，将牙牵引脱位。直根牙可作直线牵引，弯根牙沿与根相近的弧线进行，多根牙向各根阻力合力最小的方向牵引。在牙最终松动之前，切忌使用暴力牵拉，以免发生断根（图 4-16）。

以上三种基本动作，在拔牙过程中一般不单独施行，而须根据不同牙位的解剖形态在拔牙过程中有机地结合，以顺利完成手术。

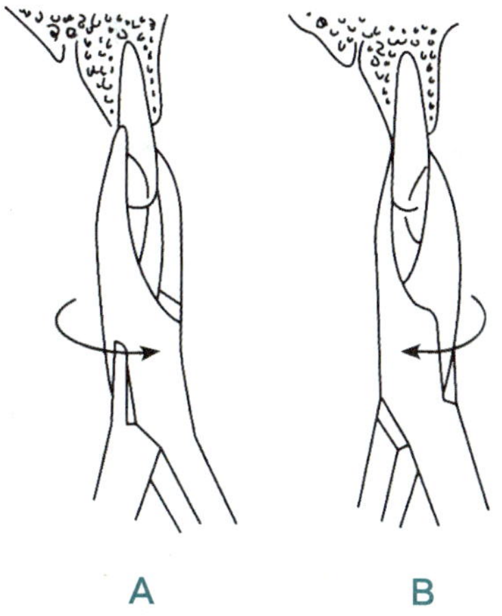

图 4-15　扭转力示意图

A. 向远中扭转；B. 向近中扭转。

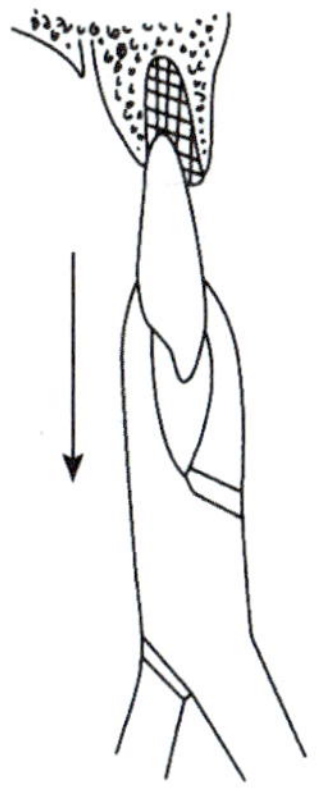

图 4-16　牵引力示意图

（五）拔除牙的检查

病牙拔除后要检查拔除的牙根是否完整，牙根的数量是否正确。如果怀疑有断根遗留在牙槽窝内时，必要时可进行 X 线摄片检查。发现断根应及时取出。检查牙龈有无撕裂，明显撕裂者应予以缝合，避免术后出血。

（六）创口处理

牙拔除后，应用刮匙进行牙槽窝的探查，清除创口内的牙碎片、骨屑、牙石及炎性肉芽组织等，使新鲜血液充盈，以免引起术后出血、疼痛、感染，影响拔牙创的正常愈合。

由于拔牙脱位运动的影响，牙槽窝骨壁都有不同程度扩大、变形，术后应用手指垫以纱布或棉球，挤压颊舌侧牙槽窝骨壁，使其复位并缩小牙槽窝。

修整创口内过高的骨尖、骨嵴、牙根间隔或牙槽间隔，以免妨碍创口愈合并引起疼痛，或妨碍义齿修复。对有化脓性根尖周感染的创口应以生理盐水冲洗，并置碘仿纱条引流。

同时拔除相邻的多个牙，如果龈缘游离外翻，应予以缝合。

对可能选择种植修复的牙，拔牙后应当彻底清除牙槽窝内的各种肉芽及病变，必要时可以充填具有骨引导再生功能的物质或覆盖具有屏障功能的生物膜，以维持牙槽嵴的形态。

经上述检查处理后，在拔牙创表面，横过牙槽嵴放置消毒棉卷，嘱患者咬紧，30 分钟后弃除。有出血倾向者，经检查无活动性出血后才能离开。

（七）术后医嘱

1. 压迫止血的棉卷于 30 分钟后可弃去，2 小时后可进软食，当日不吃刺激性食物，不用手术侧咀嚼。

2. 不要用舌舔、吮吸或用异物碰触创口，不要反复吐涎或漱口；次日可刷牙，但勿伤及创口，以便保护拔牙创的血凝块，有利于创口的愈合和防止术后出血。

3. 术后当日适当休息，不做剧烈活动。手术后当日或次日，唾液内有少量血丝或唾液呈淡红色属正常现象；如出血较多，应及时就诊。

4．对手术创伤大、时间较长或炎症期拔牙，以及全身抵抗力较差者，可酌情给予抗生素、镇痛及止血药物，必要时，可予以输液等。

5．留置的引流条在术后 24 ～ 48 小时撤除或更换。创口的缝线，术后 5 ～ 7 天拆线。

二、牙拔除术的基本方法

视频：残冠拔除术

临床上常根据患牙的形态特点、所处的位置、萌出或病损的程度、牙根与牙槽骨的解剖特点，选用不同的手术方法进行拔牙。

钳拔法、挺拔法是拔牙手术中最常用的方法。钳拔法适用于位置正常，牙冠无严重破损的牙。挺拔法适用于患牙特别稳固，或难以直接用钳拔法拔除的牙，如死髓牙、阻生牙、断根等。简单牙的拔除，一般仅用牙挺和牙钳即可完成；对于一些复杂牙的拔除，还需结合分牙法、增隙法、翻瓣去骨法等手术方法。

（一）分牙法

分牙法是指利用骨凿或涡轮钻等器械，采用劈分或截分的手段，将难以完整拔除的牙或牙根分成若干部分后，分别拔除的方法。适用于拔除阻生牙、嵌顿在邻牙间的错位牙、牙根分叉过大或异向弯曲的多根牙及残冠、残根或断根（称分根法）等。

骨凿分牙时如手法熟练、使用得当，常可在一击之下达到目的，是一种简便、迅速的分牙手段。

涡轮钻分牙时，因无骨凿分牙时的锤击震动与不适感，创伤小，是近年来较常用的分牙手段。使用时，机头和钻针必须严格消毒灭菌，防止交叉感染。

（二）增隙法

用自制的增隙凿或凹面骨凿或涡轮钻，插入牙冠或牙根与牙槽骨之间，压缩或钻除骨质而扩大牙槽窝，创造挺刃插入的空间或便于钳喙夹持患牙。适用于拔除阻生牙、残冠、残根及断根等。

（三）冲击法

用小骨凿放置在舌（腭）侧错位牙或舌向阻生牙的唇（颊）侧牙颈部，使凿刃朝向牙的殆面，顺牙长轴的方向锤击凿尾，使牙受冲击力而松动脱出牙槽窝。

（四）翻瓣去骨法

翻瓣去骨的操作在口腔颌面外科手术中应用比较广泛。适用于阻生牙、根骨粘连的牙、埋伏根、残根、断根等的拔除，还可用于牙槽突修整、颌骨囊肿刮治等颌面外科手术。翻瓣去骨法的操作简单来说就是运用外科手法切开、分离掀起部分黏骨膜瓣，从而形成一个带蒂的、有自身血液供应的软组织瓣，掀起黏骨膜瓣后暴露下方骨壁，凿除适量的牙槽骨，显露出牙或牙根，再按手术需要进行相应的操作。

1．切口　切口的选择和设计是翻瓣术的关键所在。在切口设计时，首先要考虑好手术需暴露的部位和范围，以决定切口位置和长度，瓣要有足够的大小，才能有效暴露下方的术野，便于器械的进入和使用，避免牵拉张力过大造成软组织的撕裂。切口设计应遵循以下原则。

（1）应事先预测可能的去骨范围，切口的范围应大于去骨的范围，切口距术后骨创缘至少6～8mm，以便缝合后的切口下方有足够的骨组织支持，有利于创口愈合，否则创口可能因塌陷、裂开而延迟愈合。

（2）较常用的切口有梯形切口、角形切口（适用于牙列末端或去骨仅在牙槽骨边缘时）和弧形切口（适用于手术只要求去除根尖部骨质时）（图4-17），各种瓣的蒂都要放在龈颊沟侧。梯形切口和角形切口是龈缘连续切口的改形，通过在龈缘切口的末端作附加松弛切口，可扩大翻瓣术暴露的范围，或减小龈缘切开的长度。附加切口应位于牙面的近中或远中轴角，与龈缘约成45°；不应切在牙龈乳头和牙面的颊侧，以避免破坏乳头形态或在颊侧附着龈形成小缺损。

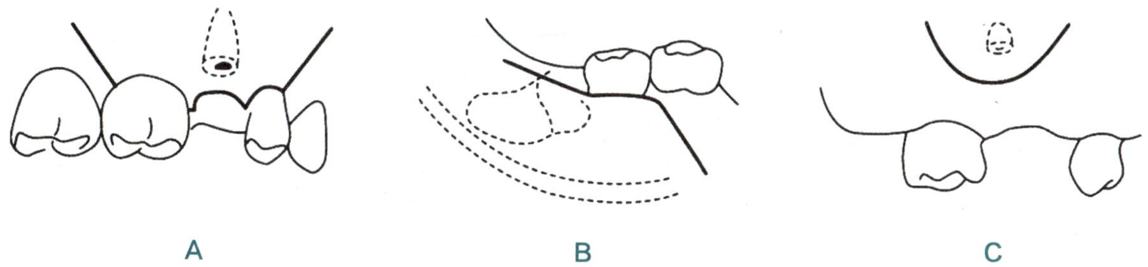

图4-17　翻瓣去骨法手术切口示意图

A. 梯形切口；B. 角形切口；C. 弧形切口。

（3）为了使黏骨膜瓣有良好的血液供应，切开后所形成的黏骨膜瓣应该使基底部宽于游离缘。有学者提出瓣的基底长度与游离长度之比一般不要超过2∶1。

（4）纵向的切口不要超过前庭沟黏膜皱襞处，因此处组织松软易出血和形成血肿，或术后引起广泛的水肿或皮下气肿。

下颌前磨牙区设计瓣时，应避免伤及颏神经。下颌磨牙后区的切口，也应注意勿太偏舌侧，以免损伤舌神经。上颌者应注意由腭大孔及切牙孔穿行之血管神经束，后者必要时可切断，因出血不多，且神经再生迅速。

2. 翻瓣　在全层切开黏骨膜后，用骨膜分离器自切口边缘插入，找好支点并紧贴骨面向黏膜皱襞方向剥离，使黏骨膜瓣从骨面上完整掀起而不致撕裂。所翻起的“瓣”，应为全厚的黏骨膜瓣，这是由于骨膜是牙槽骨创区愈合的有利条件；同时口腔内黏膜与骨膜之间连接紧密，强行分离会造成出血和过大创伤。所以切开时必须切透骨膜进行翻瓣。在下颌前磨牙区翻瓣要注意避开颏神经。

3. 去骨　去骨的器械和仪器有骨凿、涡轮钻及超声骨刀。

（1）骨凿去骨：选单斜面凿。按去骨的范围在骨面上先凿出一痕迹。骨凿的斜面应朝向欲去除的骨质，再换凹面凿，可将整个骨质除去。去骨时，骨凿应有良好的支持，以防滑脱。锤击时，应先告知患者。锤击方法为连续两击，第一击轻，是凿刃进入骨内，第二击稍重，反复进行至完成。敲击时，助手必须用手托住下颌骨，以减小对颞下颌关节的刺激和损伤。

（2）涡轮钻去骨：高速涡轮钻配合专用的牙科切割钻针，能高效且精确地磨除骨组织，为牙齿拔除创造空间。使用时，应连续用水冷却，否则骨组织可因高热而坏死。去骨范围以能满足手术的实际需要为度，切勿暴露或伤及邻牙牙根（图4-18）。

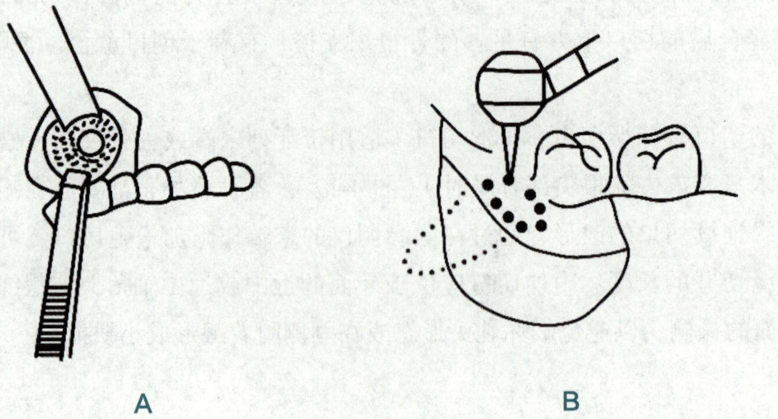

图 4-18　去骨方法示意图

A. 骨凿去骨；B. 涡轮钻去骨。

（3）超声骨刀去骨：超声骨刀利用高强度聚焦超声原理，能选择性地切割骨组织，对周围软组织损伤极小。在处理复杂牙拔除，如埋伏牙、阻生牙时，可精准去除骨阻力，减少对周围骨质和软组织的损伤。

在上颌去骨时应避免损伤上颌窦及鼻底的骨质，在下颌去骨时则应注意勿损伤下颌管及出颏孔的神经血管束。

4. 拔牙　经去骨显露牙冠和牙根后，用牙挺或牙钳将牙拔除。然后按牙拔除术基本步骤中介绍的方法进行创口处理。

5. 缝合　缝合前用生理盐水冲洗，以清除细小的骨屑，修正黏骨膜瓣后复位缝合。术后 5 ～ 7 天拆线。

三、各类恒牙及乳牙拔除术的特点

在拔除不同部位的病牙时，除按照一般牙拔除术的基本方法和步骤外，还要结合各类牙的牙体解剖形态和周围牙槽突的解剖特点灵活应用各种手法。

（一）恒牙的拔除

1. 上颌中切牙　其牙根较直，近圆锥形单根，牙根横剖面近于圆形。唇侧牙槽骨弹性较腭侧大且壁薄。钳拔时应先向唇腭侧摇动，向唇侧的力量应较大（以扩大牙槽窝），待牙松动时，再略施扭转力（以撕裂牙周膜），最后向下牵引脱位（图 4-19）。

2. 上颌侧切牙　牙根稍细，两侧面略扁平，根尖微弯向远中。拔除以摇动为主，扭转幅度要小于中切牙，牵引方向宜向下前并逐渐偏向远中。

3. 上颌尖牙　其牙根形态为锥形，根粗而长，根尖 1/3 常向远中弯曲，牙根横剖面为圆三角形。该牙十分稳固，拔除时常需要较大的力量。向唇腭侧缓慢反复摇动以扩大牙槽窝，并可向远中侧稍施扭转力，待牙松动后再向下牵引，从唇侧脱位拔除。由于唇侧骨壁较薄，拔除时要注意防止唇侧牙槽骨折断（图 4-20）。

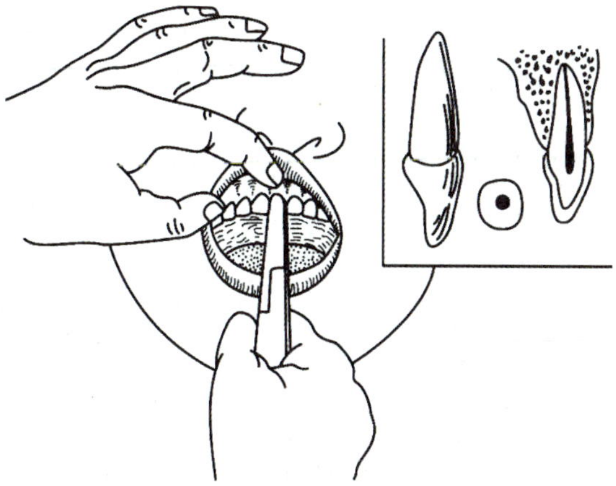
图 4-19 上颌中切牙拔除术示意图

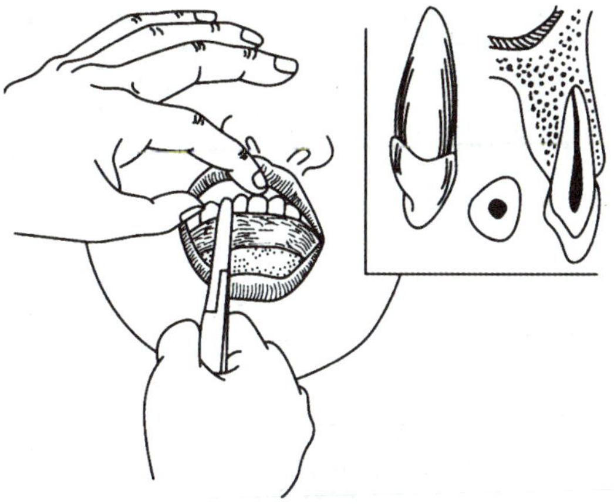
图 4-20 上颌尖牙拔除术示意图

4. 上颌前磨牙 上颌前磨牙是扁根，断面呈颊腭径宽的哑铃状。上颌第一前磨牙常在根尖 1/3 或 1/2 处分为颊、腭两个较细易断的根；第二前磨牙多为单根，颊侧骨壁较腭侧薄。拔除时先向颊侧小幅度摇动，感到阻力较大后，转向腭侧，逐渐增大幅度，同时向颊侧远中牵引。该牙拔除不宜使用扭转力，以免断根（图 4-21）。

5. 上颌第一、第二磨牙 此两牙均有三个根，颊侧两根，腭侧一个根。上颌第一磨牙三根分叉较大，颊侧两根较短，横剖面呈扁圆形，腭侧根较长，横剖面为圆形。颊侧上方因有颧牙槽嵴而增厚，所以拔除时阻力较大。上颌第二磨牙三根较细，分叉角度小，有时两个颊根融合或三根完全融合。

拔除上颌第一、第二磨牙时，如遇牙稳固者，可用牙挺先将牙挺松。再用牙钳向根端方向施以推压力后做颊腭侧反复缓慢的摇动，并逐渐增大向颊侧的摇动力，扩大牙槽窝，待牙相当松动后，向下、向颊侧循阻力小的方向牵引脱位（图 4-22）。

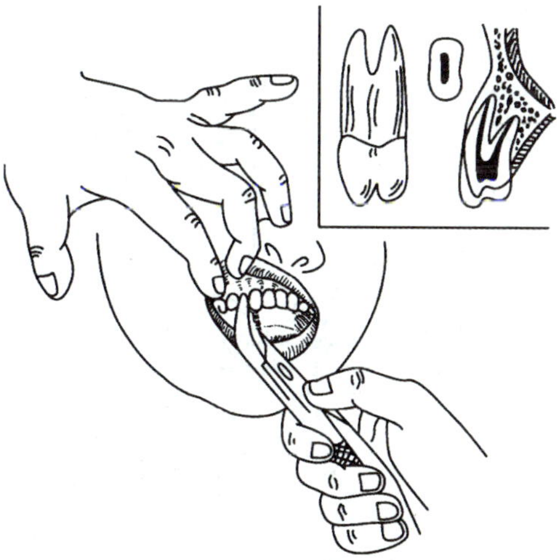
图 4-21 上颌前磨牙拔除术示意图

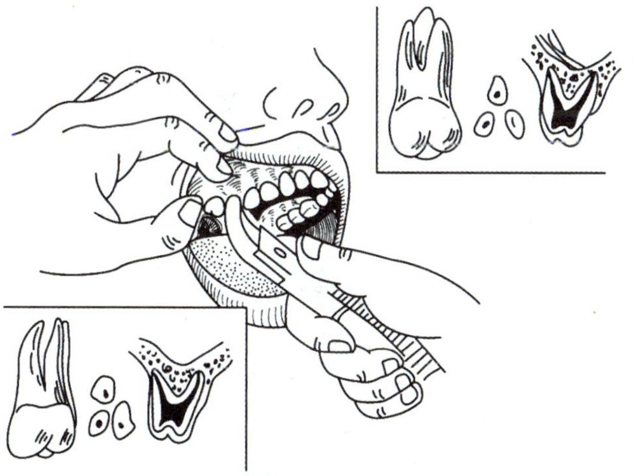
图 4-22 上颌第一、第二磨牙拔除术示意图

6. 上颌第三磨牙 上颌第三磨牙牙根变异较大，但多数为单根或颊、腭两根，一般向远中弯曲，周围的骨质疏松，远中为上颌结节，拔除相对较易。可用牙挺向后、下、外方施力，多可拔出；

用牙钳在摇动的基础上，向下、远中颊侧牵引。应注意防止断根及上颌结节骨折（图 4-23）。

7. 下颌切牙 下颌切牙牙冠窄小，牙根细直而扁平。牙槽骨唇及舌侧骨板均较薄，牙根较细薄，易折断。钳拔法时，牙钳应做唇舌侧摇动，在充分摇松后使用牵引力，向唇侧上方牵引脱位（图 4-24）。

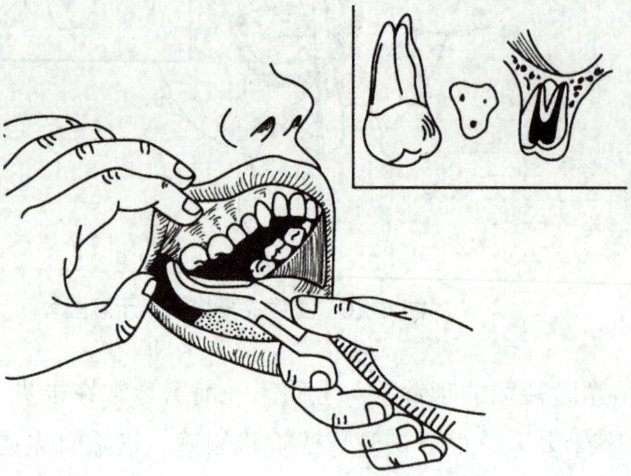

图 4-23 上颌第三磨牙拔除术示意图

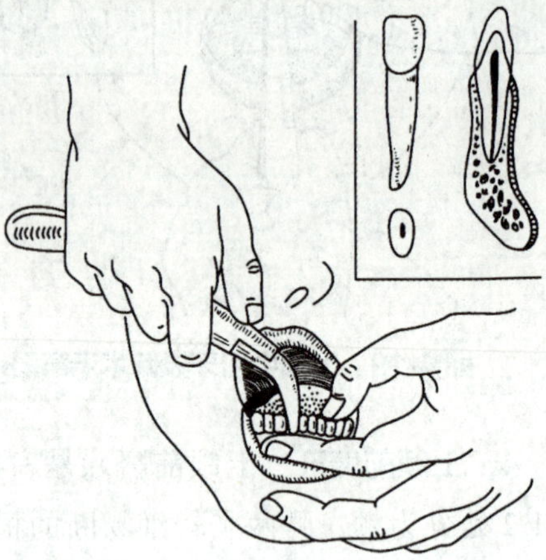

图 4-24 下颌切牙拔除术示意图

8. 下颌尖牙 单根，牙根长而粗壮，根尖稍向远中弯曲，牙根横剖面近似三角形。拔牙阻力较上颌尖牙小，因其唇侧骨板较薄，拔除时先向唇侧，后向舌侧反复摇动，可配合小幅度的扭转，最后向上、向唇侧牵引脱位（图 4-25）。

9. 下颌前磨牙 下颌第一、第二前磨牙的牙根形态相似，均为细而长的锥形单根，根尖有时略向远中弯曲，根的横剖面为扁圆形。

下颌前磨牙因其颊侧牙槽骨壁较薄，拔牙的动作主要为颊舌侧缓慢摇动，辅以小幅度的扭转，最后向上、颊侧、远中牵引脱位（图 4-26）。

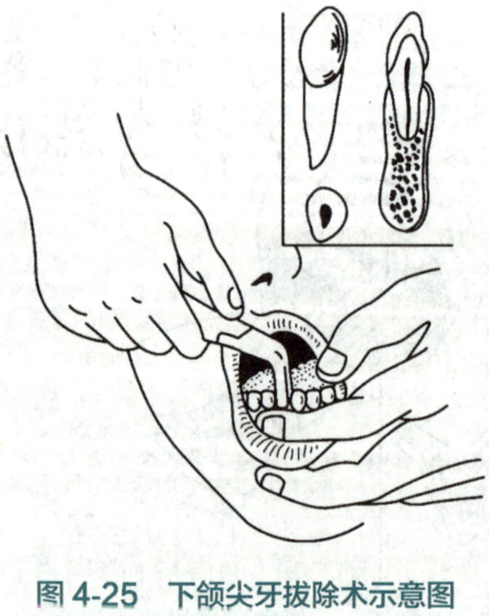

图 4-25 下颌尖牙拔除术示意图

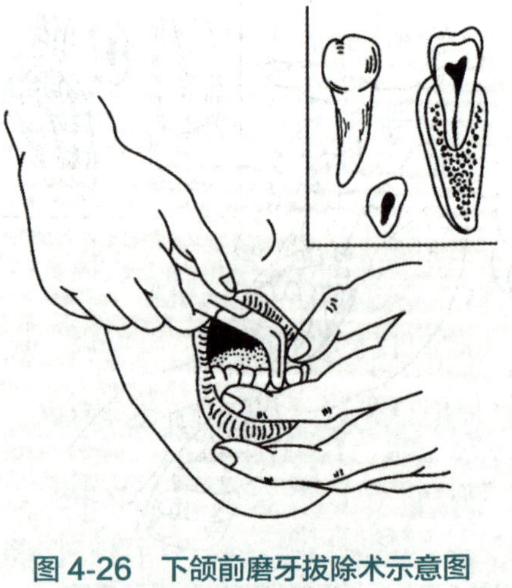

图 4-26 下颌前磨牙拔除术示意图

10. 下颌第一磨牙 多数为近中及远中两个扁形牙根，根尖弯向远中，有时有三根型，其远中根又分成远中颊根和远中舌根，远中颊根扁平而稍小，远中舌根短而细小，常呈弯钩状，术中易折断（图 4-27）。

因其颊舌向牙槽骨板均较厚，骨壁坚实而致密，拔除较难。如为三根者，术中易断根。术中宜观察 X 线摄片后决定。可先用牙挺将牙挺松，再用牙钳做颊舌侧反复摇动，不可使用扭转力，向上、向颊侧牵引脱位（图 4-28）。

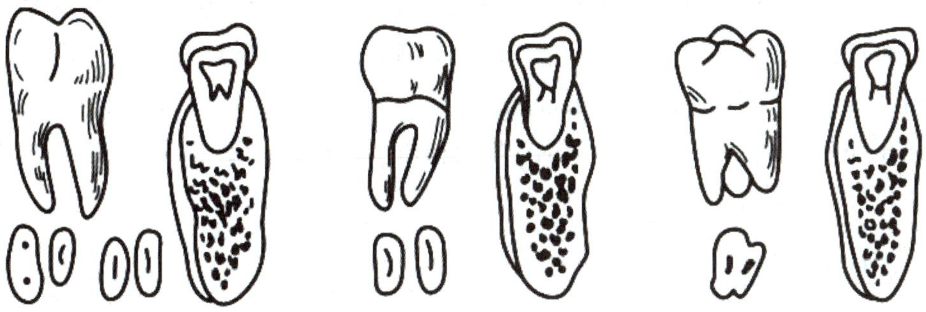

图 4-27　下颌磨牙牙根示意图

A. 下颌第一磨牙；B. 下颌第二磨牙；C. 下颌第三磨牙。

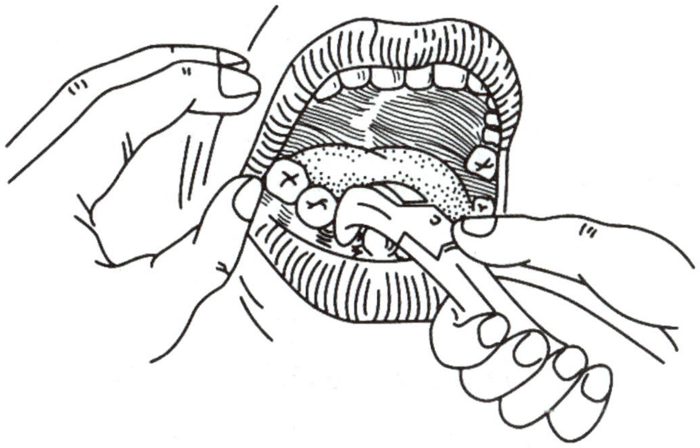

图 4-28　下颌磨牙拔除术示意图

在拔除牢固的死髓牙、牙冠破坏较大或有大充填物者，可用下颌牛角钳，将两个尖锥形钳喙伸入根分叉之下，紧握钳柄向颊舌侧施力，将牙从牙槽中楔出。

11. 下颌第二磨牙　牙根形态与第一磨牙相似，多为两较细的牙根，但牙根分叉度小，有时两根融合，根尖常向远中方向弯曲。

颊侧骨壁因有外斜线而增厚，使颊侧阻力增大。下颌第二磨牙的长轴在牙列上向舌侧倾斜，故舌侧骨壁较薄，阻力较小。可先用牙挺将牙挺松，再用牙钳向舌颊侧摇动，待牙松动后向上、向舌侧牵引脱位。

12. 下颌第三磨牙　此牙的牙槽骨在颊侧因有外斜线而使骨壁更为坚实，且牙的位置和冠根形态变异较大，牙根多融合成锥形单根或是两三个以上的牙根，且常有异向弯曲，术中易发生断根。

下颌第三磨牙因其位置在最后，舌侧骨板相对较薄，拔除前应观察 X 线摄片，可先用牙挺将牙挺松，再用牙钳施以颊舌向的摇动力，当牙明显松动后，循阻力较小的方向牵引脱位。

（二）乳牙的拔除

滞留乳牙具备拔牙适应证时，应予拔除。乳恒牙替换期，乳牙根常已发生不同程度的吸收而容易拔除；当乳牙根仅与牙龈相连而极为松动时，用表面麻醉可拔除；当稳固的乳牙或乳牙根拔除时，仍须选用浸润麻醉或阻滞麻醉。拔牙时，一般选择合适的乳牙钳、血管钳或持针器，操作要轻巧、敏捷，拔牙操作时注意事项：①乳牙牙根不均匀一侧吸收时，牙根则薄细长，用力时方向、大小灵活调整，如下颌乳中切牙、乳侧切牙最常见；②注意不要遗漏乳牙残片；③使用牙挺时，切勿损伤邻牙和下方的恒牙胚；④拔牙窝禁忌搔刮，以免损伤下方的恒牙或恒牙胚；⑤乳牙脱位时，应夹稳牙体，防止乳牙脱落后掉入气管中。

（三）额外牙的拔除

额外牙的大小不一，牙冠形态常不规则，大多呈圆锥体形，多见于上前牙区或硬腭前部。拔牙时，应灵活恰当地选择拔牙器械，注意防止损伤邻牙；如为埋伏额外牙，术前通过X线摄片，从不同方位在颌骨中定位后，用翻瓣去骨法拔除。

（四）错位牙的拔除

牙齿排列在正常牙列之外，可以错位于颊侧或舌侧，导致牙列的重叠和拥挤。拔除此类牙齿时，应灵活恰当地选择拔牙器械，注意防止损伤邻牙。如果选用的牙钳不能从唇舌向夹持牙体时，可从其近远中向夹持牙体，摇动力和扭转力的幅度均要小，常须用较大的牵引力拔除；必要时，利用劈冠分根法，可将牙齿或牙根分成几部分，分别拔除的方法。

▶知识拓展

微创与数字化辅助技术在牙拔除术中的新应用

除了牙拔除术的常规步骤，近年来，微创与数字化辅助技术正逐步改变传统拔牙的方式。在微创牙拔除术中，医生通常会选择使用超声骨刀或电动器械，以更精确地去除牙槽骨，减少对周围组织的破坏。这种方法不仅可以减轻患者的术后疼痛和肿胀，还可以缩短恢复时间，提高患者的舒适度。

此外，利用数字化技术辅助拔牙正日益流行，通过三维影像技术（如CBCT），医生可以在术前对牙根与周围结构进行全面的评估，提前规划手术方案。比如，对于复杂的阻生牙拔除，医生可以通过影像数据制订最优的去骨路径，这样既能减少手术时间，又能最大限度地保护周围神经和组织，降低风险。

在患者护理方面，医生的沟通技巧至关重要。很多患者在拔牙前会感到紧张，医生应耐心地解释手术过程，尽量使用非专业术语并鼓励患者提问，以缓解其焦虑情绪。同时，对于一些特殊患者（如高血压或糖尿病患者），医生需要制订个性化的术前准备措施，确保手术安全进行。

第三节　牙根拔除术

牙根拔除术是指将牙冠已破坏遗留于牙槽骨内的残根和牙拔除术中折断的断根取出的方法。牙根拔除前应仔细检查分析，判定牙根的数目、大小、部位、深浅、断端斜面情况、拔除时可能的阻力部位、与周围重要组织的相邻位置关系等。情况不明者必须做X线检查。根据全面的检查结果，制订手术方案，选择合适的手术器械。并应向患者说明情况，以取得患者的理解和配合。

拔断根应在充分看清断面，特别是看清牙与骨的交界面的条件下，方可进行，切忌盲目操作。要求光源明、术野清、耐心足。光线必须照入牙槽窝底，可加设辅助光源或利用口镜的反光。术区应止血充分。术中应避免急躁情绪，忌用暴力，防止出现断根的进一步移位。

一、手术指征

对于残根、断根，特别是根周组织有各种病变者，原则上都应拔除。遗留牙根可能妨碍拔牙创的愈合，成为慢性病灶，造成局部感染，引起疼痛、溢脓、瘘管等症状。如断根短小（指5mm以下），根周组织无明显病变，继续取根创伤过大，或可能引起神经损伤、上颌窦穿孔等并发症，可考虑不拔除，注意观察即可。对于全身状况不良、耐受性差、手术复杂时间长者，可考虑暂缓拔除断根。

二、手术方法

（一）根钳拔根法

对高位的残根、断根可用根钳直接拔出。断面在牙颈部或更高时，可选用根钳或钳喙宽窄与之相适应的牙钳，将牙龈分离后，插钳夹牢牙根，按拔除单根牙的手法多可拔出。邻近或略低于牙槽嵴的断根，可去除少量骨质，使根钳能够夹持。

应当注意残根的表面多为龋坏的腐质，钳喙端夹持点要在坚实的牙体组织上，力量要适度，随着拔牙的进展钳喙不断向根尖方向推进，以便多夹住牙根，防止滑脱或夹碎。只有当牙根断面低于牙槽嵴过多，无法钳夹时才配合使用牙挺或采取翻瓣去骨法。

根钳的钳喙薄而窄长，与牙根可更紧密的贴合，夹持牙根时，根钳应尽可能地向根端方向推进，使之能夹住较多的牙根，避免用力时引起牙钳滑脱或将牙根夹碎（图4-29）。

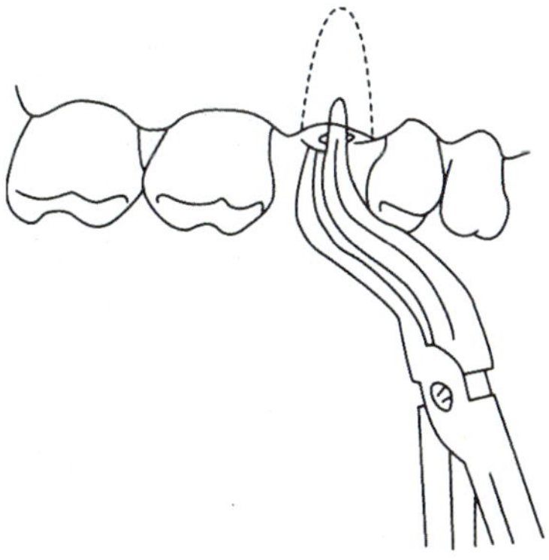
图4-29　根钳拔根法示意图

（二）牙挺拔根法

适用于根的折断部位较低，不能用根钳夹住或特别稳固的牙根。

1. 器械的选择 直挺用于拔除高出牙槽嵴平面以上的牙根；弯挺常用于后牙牙根；根尖挺适用于拔除根尖1/3折断的牙根；三角挺可用于下颌的磨牙已有一根拔除而另一根存留者。

2. 支点的选择 使用牙挺或根挺最常选用的支点部位是颊侧近中牙槽间隔、牙根间隔或腭侧骨壁。上下前牙的唇侧骨板均较薄，不可作为支点，以避免损伤骨板及牙龈。

3. 器械的使用 牙挺首先应从牙根断面的边缘与牙槽骨壁之间顺根面插入，插挺的方向与牙根长轴平行。如断根位于牙槽深部，根断面不平整，根挺或根尖挺应从断面较高的一侧插入（图4-30）；对稳固的、位于牙槽深部的根尖1/3折断，可将根尖挺或小骨凿的刃部置于根断面高侧的骨壁上，轻轻锤击挺柄的末端，使挺刃或凿刃在牙槽内壁的骨质被去除一小块，形成一骨凹，以利于根尖挺的插入及用力（图4-31）。

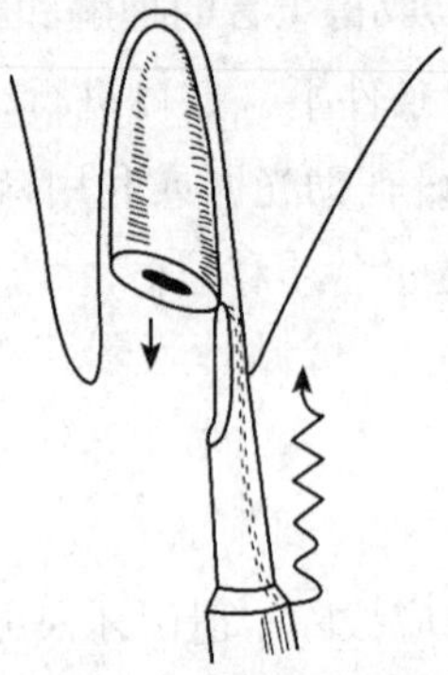

图4-30 牙挺拔根法示意图

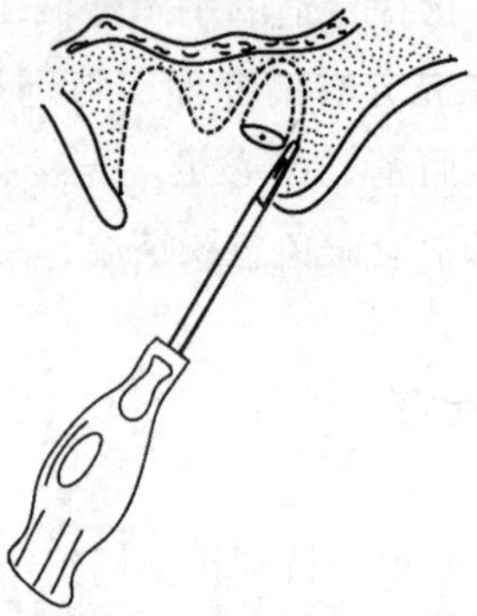

图4-31 增隙拔根法示意图

插挺成功后，使用楔力及扭转力，旋转的频率要快，角度要小，逐渐使挺深入并使牙根松动并取出。

（三）分根法

适用于多根牙。如根分叉已外露，可将牙挺的挺刃插入颊侧根分叉处，左右旋动后常能分开牙根；亦可用骨凿或涡轮钻或牛角钳将牙根分开，再用根钳或根挺拔出（图4-32）。

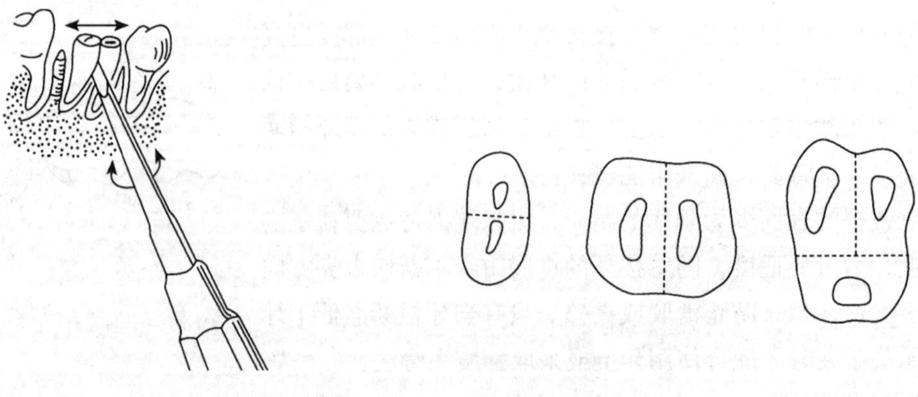

图4-32 多根牙分根法示意图

A. 牙挺分根法；B. 骨凿或涡轮钻分根法。

（四）去根间中隔法

适用于多根牙仅有一个根的1/3折断的牙根。可用骨凿或涡轮钻去除根间中隔，然后再取出断根。如下颌磨牙仅有一个根折断，或一个根已拔除者，可用三角挺将挺刃深入牙根已被拔除的牙槽底部，挺尖朝向根间中隔，以牙槽为支点，向上旋动牙挺，可将断根与根间中隔一起挺出（图 4-33）。

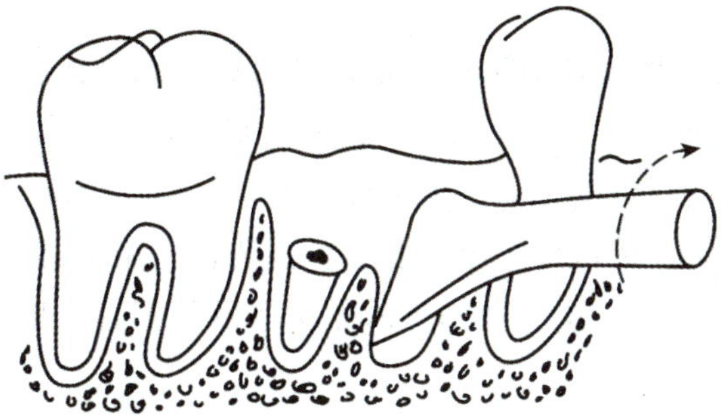

图 4-33　去根间中隔法示意图

（五）翻瓣去骨法

翻瓣去骨法可用于任何用根钳和牙挺拔根法无法拔出的牙根。对牙根粗大或弯曲，根端肥大，牙体组织脆而易碎，牙根与牙槽骨病理性粘连，根尖深在，断根距上颌窦等重要组织过近，或断根已发生移位的情况等可采用。但此方法对组织创伤大，且去除牙槽骨会导致牙槽突变窄、变低，不利于义齿的修复，故不应滥用。

翻瓣去骨法的具体操作已在前文中详细阐述（图 4-34）。

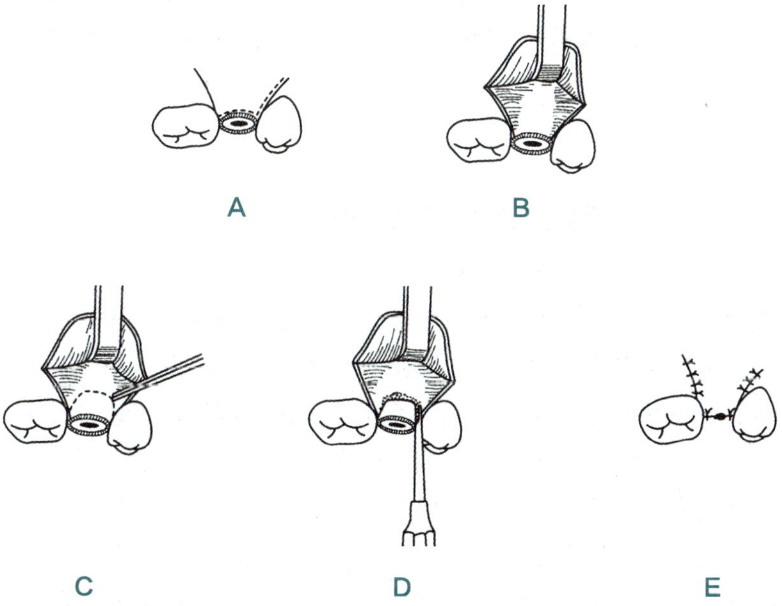

图 4-34　翻瓣去骨法拔除牙根示意图

A. 切口（虚线为角形切口）; B. 翻瓣; C. 去骨; D. 撬出牙根; E. 缝合。

（六）进入上颌窦的牙根取出法

上颌窦处于上颌后牙的上方，其大小的变异很大。窦底与牙根之间的骨质，可能极薄，甚至仅靠黏膜与窦腔隔开。由此形成了牙根易移位的薄弱点。

牙根进入上颌窦易发生在拔牙器械直接顶于牙根断面并向上施力时，多发生于上颌第一、第二磨牙，特别是第一磨牙的腭侧根和第二磨牙的近中颊根。在牢固牙、死髓牙、根尖病变致窦底骨质缺如等情况下更容易发生。

牙根进入上颌窦后可能出现三种情况：①牙根完全进入上颌窦：表现为阻力突然消失，牙槽窝内不见牙根，窝底出血；根尖上方探及大空腔；鼻腔鼓气时，出现牙槽窝漏气征象；X线检查可见牙根位于窦腔内。②窦底已穿破而牙根黏附于窦底黏膜上：一般是有慢性炎症的较小断根，可能出现牙槽窝漏气现象；X线检查牙根位于窦底穿通处的边缘，未远移。③牙根移至窦底黏膜下方，未穿破黏膜：检查时可发现牙根向深方移动，但无牙槽窝漏气征象——X线检查牙根未超越上颌窦底。

对于进入上颌窦的牙根可以使用翻瓣去骨法取出。在颊侧做一较大的梯形瓣，近中切口应考虑到做上颌窦前壁开窗的可能性，而应留有向前上延伸的余地。去除颊侧骨板至窦底水平，取腭根时应去除牙槽中隔；如牙根未完全进入窦腔内，此时通常可直视发现并取出；如在窦底水平未找到牙根，可向上去除窦前壁骨板，直至找到牙根，前壁开窗要尽量小。为减小损伤可结合冲洗法；调整体位，使上颌𬌗平面与地面平行；将冲洗器伸入窦腔，用无菌生理盐水向远中方向用力冲向上颌窦上壁，使水流方向从上壁向后，再向前下流动，经扩大的穿孔流入口腔；吸引器应有过滤装置；嘱患者勿乱吐或咽下。检查冲洗物及创口，牙根是否被冲出或已冲至穿孔附近，最后取出牙根。

取出牙根后，窦底穿孔大者按口腔上颌窦瘘处理，穿孔小可与一般拔牙后处理相同。术后应使用抗生素和滴鼻剂防止上颌窦感染。

对于已完全进入上颌窦内的断根，应用内镜技术可大大减小创伤。内镜取根符合微创外科的要求，可以减小创伤，特别是可以降低对牙槽嵴的破坏。但设备要求高，需专门培训技术人员。

▶知识拓展

牙根拔除术的风险管理与并发症处理

在牙根拔除术中，风险管理和并发症处理至关重要。术前应仔细评估牙根形态，选择合适的器械，以避免牙根折断或残根遗留；若发生折断，需采取精细操作，如分根或增隙法。拔除上颌后牙根时可能引发上颌窦穿孔，因此术前了解根尖与上颌窦的关系尤为重要，若发生穿孔可填塞碘仿纱条并避免增加窦内压力。此外，邻牙容易在拔牙过程中受损，应避免以邻牙为支点并合理增加术野暴露以进行保护。翻瓣去骨时需小心剥离骨膜，避免损伤软组织，尤其在下颌前磨牙区应注意避开颏神经，保证术后血液供应充足，促进愈合。同时，应注意术后出血的管理，确保彻底清理创口并采取压迫止血措施，患者术后也应保持创口清洁、避免剧烈活动，以减少出血风险。有效的风险评估和管理能够提高牙根拔除术的安全性，减少并发症的发生。

第四节 阻生牙拔除术

一、阻生牙的概念及临床分类

视频：阻生牙拔除术

阻生牙（impacted tooth）是指牙在萌出过程中受邻牙、骨或软组织的影响，只能部分萌出或完全不能萌出，且以后也不能萌出的牙。阻生牙最常见于下颌第三磨牙，其次是上颌第三磨牙、上颌尖牙。

引起牙齿阻生的原因，主要是随着人类的进化，颌骨的退化与牙量的退化不一致，导致骨量相对小于牙量，颌骨缺乏足够的空间容纳全部恒牙。

由于阻生牙发生的位置特殊，常与重要解剖结构相邻，与邻牙的关系也较密切，因而手术难度较大。术者应根据术前详细的临床检查和必要的 X 线检查对阻生牙的形态、位置、与邻牙的关系及阻生牙周围的局部解剖环境作出准确的判断，并在术中根据实际情况作出及时调整。

（一）下颌阻生第三磨牙临床分类

1. 根据阻生牙与第二磨牙及下颌升支前缘的关系 分为三类（Pell & Gregory）。

（1）第Ⅰ类阻生：第二磨牙远中面与下颌升支前缘之间的距离，能容纳阻生牙牙冠的近远中径。

（2）第Ⅱ类阻生：第二磨牙远中面与下颌升支前缘之间的距离，不能完全容纳阻生牙牙冠的近远中径。

（3）第Ⅲ类阻生：阻生牙牙冠的大部分或全部位于下颌升支内。

2. 根据阻生牙在颌骨内的深度 分为高位（position A）、中位（position B）、低位（position C）阻生（Pell & Gregory 分类）。

（1）高位阻生：牙的最高部位平行或高于牙弓𬌗平面。

（2）中位阻生：牙的最高部位低于𬌗平面，但高于第二磨牙的牙颈部。

（3）低位阻生：牙的最高部位低于第二磨牙的牙颈部，如骨埋伏阻生（图 4-35）。

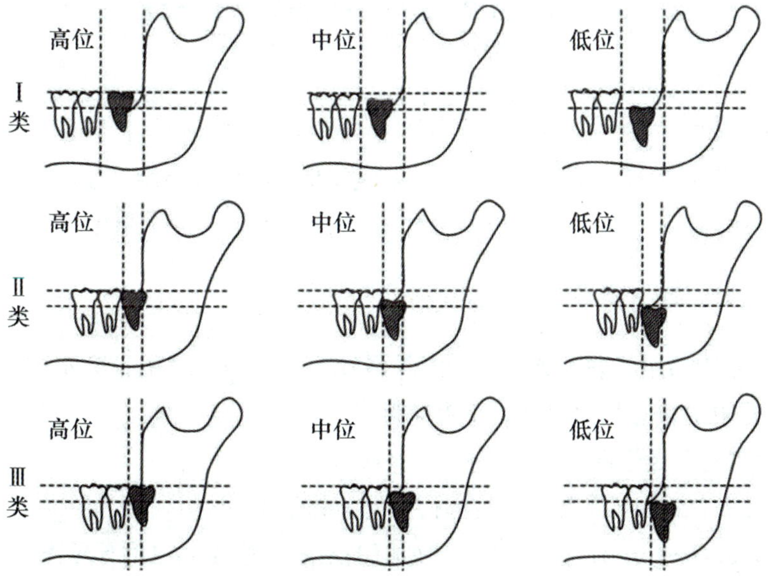

图 4-35 下颌阻生第三磨牙 Pell & Gregory 分类示意图

3. 根据阻生牙的长轴与第二磨牙长轴的关系 分成下列各类（Winter 分类）：垂直阻生、水平阻生、近中阻生、远中阻生、颊向阻生、舌向阻生、倒置阻生（图 4-36）。

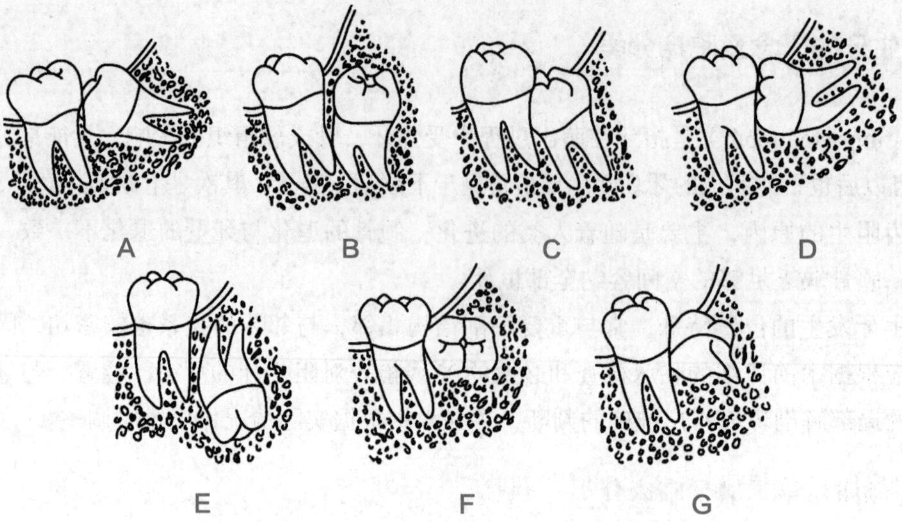

图 4-36 下颌阻生第三磨牙 Winter 分类示意图

A. 近中阻生；B. 远中阻生；C. 垂直阻生；D. 水平阻生；E. 倒置阻生；F. 颊向阻生；G. 舌向阻生。

4. 根据阻生牙在下颌牙列中线的位置 分为颊侧移位、舌侧移位、正中位（图 4-37）。

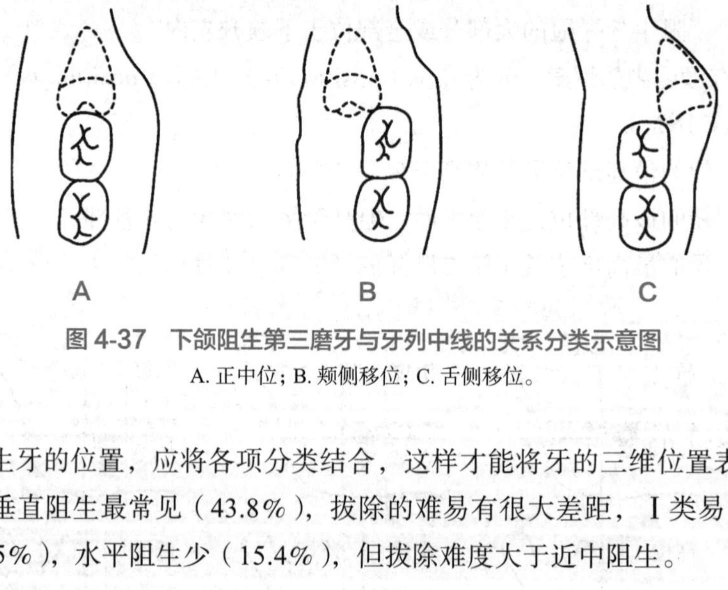

图 4-37 下颌阻生第三磨牙与牙列中线的关系分类示意图

A. 正中位；B. 颊侧移位；C. 舌侧移位。

为准确描述阻生牙的位置，应将各项分类结合，这样才能将牙的三维位置表述出来。在阻生的下颌第三磨牙中，垂直阻生最常见（43.8%），拔除的难易有很大差距，Ⅰ类易于拔除，Ⅲ类甚难。近中阻生较多（28.5%），水平阻生少（15.4%），但拔除难度大于近中阻生。

（二）上颌阻生第三磨牙的临床分类

1. 根据阻生牙长轴与第二磨牙长轴之间的关系分类 ①垂直阻生；②水平阻生；③近中阻生；④远中阻生；⑤倒置阻生；⑥颊向阻生；⑦舌向阻生。

2. 根据在颌骨内的深度分类

（1）低位（Pell & Gregory A 类）：阻生牙牙冠的最低部位与第二磨牙殆面平行。

（2）中位（Pell & Gregory B 类）：阻生牙牙冠的最低部位在第二磨牙殆面与颈部之间。

（3）高位（Pell & Gregory C 类）：阻生牙牙冠的最低部位高于第二磨牙的颈部或与之平行。

3. 根据阻生牙与牙弓之间的关系分类　①颊侧错位；②舌侧错位；③正中错位。

4. 根据阻生牙与上颌窦的关系分类　①与窦底接近（SA），阻生牙与上颌窦之间无骨质或仅有一薄层组织；②不与窦接近（NSA），阻生牙与上颌窦之间有2mm以上的骨质（图4-38）。

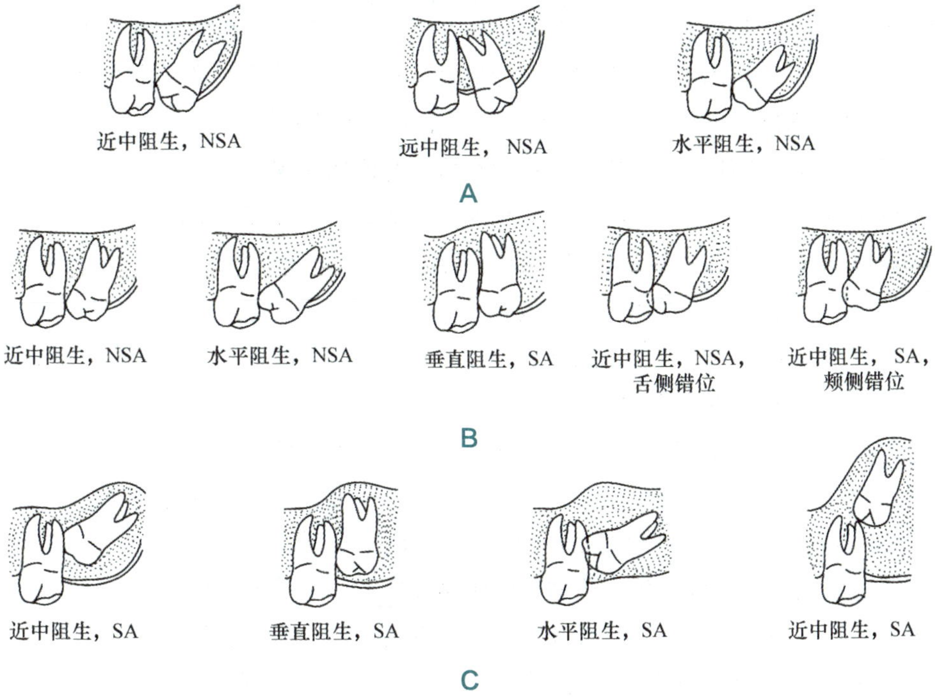

图4-38　上颌阻生第三磨牙的分类示意图

A. 低位；B. 中位；C. 高位。

（三）上颌阻生尖牙的临床分类

1. 第Ⅰ类　阻生尖牙位于腭侧，可呈水平位、垂直位或半垂直位。

2. 第Ⅱ类　阻生尖牙位于唇侧，亦可呈水平位、垂直位或半垂直位。

3. 第Ⅲ类　阻生尖牙位于腭及唇侧，如牙冠在腭侧而牙根在唇侧。

4. 第Ⅳ类　阻生尖牙位于牙槽突，多为垂直位，在侧切牙和第一前磨牙之间。

5. 第Ⅴ类　无牙颌之的阻生尖牙。

（四）上颌前部埋伏额外牙的临床分类

1. 形态分类　额外牙的形态多样，临床上可以根据其外形分为以下几类。

（1）锥形牙：额外牙呈锥形，牙冠较为尖锐，体积较小，通常位置较浅，易于通过手术拔除。

（2）结节牙：牙冠呈多结节状，形态不规则，位置较深，较不容易萌出，常伴随复杂的牙槽骨形态。

（3）牙形牙：与正常牙齿形态相似的额外牙，通常具有完整的牙冠和牙根。

（4）复合牙：多个牙胚融合形成的牙齿，形态复杂，牙冠不规则，牙根可能与邻牙相连。

2. 位置分类　根据额外牙在上颌前部的埋伏位置不同，可将其分为以下几类。

（1）正中牙：位于上颌中线正中切牙之间，最常见，通常为锥形，影响牙列排列。

（2）邻近牙：位于正常前牙的侧方，影响邻近牙齿的排列和萌出。

（3）腭侧埋伏牙：埋伏在上颌腭侧，难以临床发现。

（4）唇侧埋伏牙：埋伏在上颌唇侧的牙槽骨内，伴随牙齿萌出困难。

3. 萌出情况分类 根据额外牙的萌出情况，可以分为以下几类。

（1）萌出额外牙：额外牙部分或完全萌出，可在口腔中观察到，可能导致牙列拥挤或错位。

（2）埋伏额外牙：尚未萌出，通常埋伏在牙槽骨或软组织内，需影像学检查发现。

4. 并发症分类 根据额外牙是否引起并发症，可分为以下几类。

（1）无症状额外牙：无明显临床症状，通常在检查时偶然发现。

（2）症状性额外牙：伴有邻牙根吸收、牙列拥挤、囊肿、牙周炎等症状。

5. 数量分类 根据额外牙的数量，可分为以下几类。

（1）单颗额外牙：仅出现一颗额外牙，最常见。

（2）多颗额外牙：多颗额外牙，可能与遗传性疾病相关，如颅锁骨发育不全或Gardner综合征。

6. 发育阶段分类 根据发育程度，可分为以下几类。

（1）早期发育：牙根未完全形成，通常无须立即干预，需定期监测。

（2）完全发育：牙冠和牙根发育完全，可能开始影响邻近牙齿，需及时处理。

7. 牙槽骨变化分类 根据对牙槽骨的影响，可分为以下几类。

（1）牙槽骨无明显变化：额外牙对牙槽骨无明显破坏，手术难度较低。

（2）牙槽骨破坏：额外牙引起牙槽骨破坏，手术难度增加，需特别处理。

8. 潜在并发症分类 根据额外牙引起的并发症，可分为以下几类。

（1）伴随正畸并发症：影响牙列排列或正畸治疗效果。

（2）伴随牙源性囊肿或肿瘤：如含牙囊肿、成釉细胞瘤等。

（3）伴随邻牙根吸收：对邻牙牙根压迫导致吸收。

（4）伴随牙龈或牙周病变：引起牙龈炎或冠周炎。

9. 综合征相关分类 根据是否伴随综合征，可分为以下几类。

（1）非综合征相关额外牙：与遗传疾病无关的单颗或多颗额外牙。

（2）综合征相关额外牙：与遗传综合征相关，如颅锁骨发育不全或Gardner综合征。

10. 牙齿萌出方向分类 根据额外牙的萌出方向，可分为以下几类。

（1）正常萌出方向：萌出方向正常，影响较小，易于处理。

（2）异常萌出方向：萌出方向异常，可能导致复杂的正畸或外科问题。

上颌前部埋伏额外牙的分类依据其形态、位置、发育阶段、牙槽骨变化、潜在并发症、综合征相关性及萌出方向等多种因素。准确的分类有助于制订个体化的治疗方案，最大限度地减少对患者口腔健康的影响。

二、适应证

（一）下颌阻生第三磨牙拔除的适应证

1. 有症状或引起病变的阻生下颌第三磨牙 均主张拔除，包括以下内容。

（1）下颌阻生第三磨牙反复引起冠周炎。

（2）下颌阻生第三磨牙本身有龋坏，或引起第二磨牙龋坏。

（3）引起第二磨牙与第三磨牙之间食物嵌塞。

（4）压迫导致第二磨牙牙根或远中骨吸收。

（5）引起牙源性囊肿或肿瘤。

（6）因正畸需要或保证正畸治疗的效果。

（7）可能为颞下颌关节紊乱病诱因的下颌阻生第三磨牙。

（8）因完全骨阻生而被疑为某些原因不明的神经痛病因者，或可疑为病灶牙者，亦应拔除。

由于下颌阻生第三磨牙可以引起局部感染、邻牙损害、颞下颌关节紊乱病，并成为牙源性囊肿及肿瘤的潜在病源，且本身无法建立正常的咬合关系而行使功能，故有人提出对无症状的下颌阻生第三磨牙应考虑早期预防性拔除等。

2. 预防性拔除下颌阻生第三磨牙的目的

（1）预防第二磨牙牙周破坏：下颌阻生第三磨牙的存在，特别是在近中和前倾阻生时，使下颌第二磨牙远中骨质丧失。由于牙弓中最后一个牙之远中面最不易保持清洁，故易导致炎症，使上皮附着退缩，形成牙周炎。

（2）预防龋病：阻生牙的本身及第二磨牙的远中面都易产生龋病。

（3）预防冠周炎：当部分萌出时，阻生牙的𬌗面常为软组织覆盖，形成盲袋，成为细菌滋生的良好场所而引起冠周炎。如不拔除阻生牙，冠周炎可反复发作，且有逐渐加重并引起一系列并发症的可能。

（4）预防邻牙牙根吸收：有时阻生牙的压力会引起第二磨牙牙根吸收，早期发现及早期处理有助于保存邻牙。

（5）预防牙源性囊肿及肿瘤发生：如阻生牙存在，则滤泡囊亦存在。虽然在大多情况下不发生变化，但也有发生囊性变而成为牙源性囊肿及牙源性肿瘤的可能性。

（6）预防发生疼痛：完全骨阻生有时也会引起某些不明原因的疼痛。

（7）预防牙列拥挤：第三磨牙与牙列拥挤之间的关系，有两种不同的观点：一种是第三磨牙与牙拥挤的发生、发展无关；另一种是第三磨牙对前面的牙有挤压作用，引起和加重前牙拥挤。在这些情况下，是否应拔除下颌阻生第三磨牙，应与正畸科专家共同研究决定。

3. 考虑保留下颌第三磨牙的情况

（1）正位萌出达邻牙𬌗平面，经切除远中覆盖的龈瓣后，可暴露远中冠面，并与对颌牙可建立正常咬合关系者。

（2）当第二磨牙已缺失或因病损无法保留时，如下颌阻生第三磨牙近中倾斜角度不超过45°，可以保留做修复的基牙，避免游离端缺失。

（3）邻牙龋坏可以治疗，但因牙间骨质吸收过多，拔除阻生第三磨牙后邻牙可能会松动者，可同时姑且保留阻生第三磨牙和第二磨牙。

（4）完全埋伏于骨内，与邻牙牙周无相通，无压迫神经引起疼痛症状者，可暂时保留。

（5）下颌第三磨牙根尖未形成，下颌其他磨牙因病损无法保留时，可将其拔出后移植于其他磨牙处。

（6）第二磨牙拔除后，如下颌第三磨牙牙根未完全形成，可以自行前移替代第二磨牙，与上颌磨牙建立咬合，如配合正畸治疗，可建立良好的𬌗关系。

（7）8 ～ 10 岁的儿童第一恒磨牙龋坏无法保留，如第三磨牙前倾位阻生，拔除第一磨牙的间隙可能因第二、第三磨牙的自然调整而消失，配合正畸治疗，可获得更好的𬌗关系。

下颌阻生第三磨牙拔除的禁忌证与一般牙拔除术禁忌证相同。

在临床中，当患者具备拔除下颌阻生第三磨牙的适应证，且无拔牙禁忌证时，一般认为拔除下颌阻生第三磨牙的最佳时机是 16 ～ 18 岁。由于此阶段智齿牙根形成 1/3 ～ 2/3，且已萌出到应有的高度，拔除患牙时较容易、不易断根，再者，此阶段患者全身耐受力好，创口愈合快。

（二）上颌阻生第三磨牙的手术适应证

1. 阻生上颌第三磨牙本身龋坏或引起邻牙龋坏，造成食物嵌塞。
2. 压迫邻牙导致牙根或牙槽骨明显吸收者。
3. 因无对颌牙而向下生长。
4. 因萌出不全，反复引起冠周炎者。
5. 引起神经痛症状或形成颌骨囊肿者。
6. 常咬伤颊部或摩擦颊黏膜者。
7. 影响义齿的制作及戴入。
8. 妨碍下颌冠突运动者。

完全埋伏于骨内且无症状者可不予拔除。

（三）上颌阻生尖牙的手术适应证

上颌阻生尖牙手术是口腔颌面外科常见的手术之一，主要用于处理因牙齿发育或萌出异常而无法正常排列的尖牙。阻生尖牙一般指未能按照正常路径萌出的牙齿，通常埋伏在上颌骨内，导致邻近牙齿的拥挤、移位或病变。适应证的明确对于手术的成功实施至关重要。

1. 正常萌出路径异常 上颌尖牙属于牙弓中的重要牙齿之一，位于前磨牙与切牙之间，在咬合功能、美观和牙弓结构的稳定性方面具有重要作用。若尖牙在萌出过程中未能按照正常路径萌出，可能会导致牙弓排列的紊乱，影响患者的牙列美观及咬合功能。当尖牙阻生或异常萌出时，正畸治疗无法将其复位，则需考虑手术干预。这种情况通常伴随牙列拥挤或牙齿错位，尤其是在其他治疗方法无效的情况下，手术干预是必要的。

2. 牙齿或邻近结构受损 阻生尖牙的存在可能对邻近结构产生不利影响，最常见的为邻近牙齿的移位、牙根吸收或牙周支持组织的破坏。当阻生尖牙的生长方向与邻近牙齿产生冲突时，可能会造成邻牙的牙根吸收，进而导致邻牙的松动或脱落。此外，长时间的阻生牙压迫也可能引起牙槽骨吸收或牙龈组织的退缩。这类患者通常伴有不适或疼痛症状，若不及时干预，可能导致牙周疾病的发生或加重。因此，当阻生尖牙对周围组织结构造成损害时，手术拔除或暴露显现是必然的治疗选择。

3. 影响正畸治疗效果 在口腔正畸治疗过程中，上颌阻生尖牙常常是影响整体治疗效果的关键因素之一。若阻生尖牙的位置不合适或无法通过常规正畸手段引导至正常位置，可能会导致正畸疗程延长或效果不佳。为避免这种情况，临床上常会在正畸治疗前或治疗过程中通过手术暴露尖牙，配合正畸手段将其引导至正常咬合位置。尤其是当阻生尖牙深埋于骨内，且其萌出方向与正常牙列不符时，手术干预成为不可避免的步骤，以确保正畸治疗的成功进行。

4. 伴发囊肿或肿瘤 阻生牙有时可能伴随牙源性囊肿或肿瘤的发生，如含牙囊肿、成釉细胞瘤等。这类病变若不及时处理，可能导致牙槽骨的破坏或面部畸形。含牙囊肿的发生率在阻生尖牙中较为常见，其囊肿内通常包含发育不良的牙齿组织或其他牙源性物质。手术适应证之一即为明确的影像学表现出含牙囊肿或其他牙源性肿物，这时需通过手术移除阻生牙并同时清除囊肿组织，以避免进一步的骨质破坏或病变恶化。

5. 美学需求和牙列完整性要求 上颌尖牙在口腔美观上占据重要位置，特别是对于笑线较高的患者，尖牙的缺失或阻生常常影响其面部美观及牙列的和谐度。若尖牙阻生无法通过非手术方式有效引导至正常位置，患者的笑线和牙列完整性会受到明显影响，进而导致面部不对称或咬合关系紊乱。对于这类有美学需求的患者，手术干预通过暴露或拔除阻生尖牙，可以为后续的修复或正畸治疗提供条件，达到改善美观和恢复牙列完整性的目的。

6. 阻生尖牙引起的感染或炎症 阻生尖牙常伴随牙龈或牙周组织的感染或炎症，特别是在尖牙部分萌出或萌出受阻时，口腔卫生状况较差的患者容易发生冠周炎等感染。感染可导致局部肿胀、疼痛，甚至影响到患者的咀嚼功能和日常生活。在这种情况下，单纯的药物治疗往往无法彻底解决问题，尤其是反复发作的感染和炎症，常需通过手术移除阻生尖牙，以解除局部感染源，从而实现长期的治疗效果。

7. 牙齿无法自行萌出 对于某些患者，阻生尖牙由于位置异常或牙槽骨发育不全，可能根本无法自行萌出，甚至在青春期或成年后仍深埋于上颌骨中。这类阻生牙常见于影像学检查或常规口腔检查中发现，患者通常无明显自觉症状。然而，长期不萌出的牙齿有可能引发牙槽骨吸收或其他潜在并发症。对于这类牙齿，特别是没有其他矫正治疗手段的情况下，手术拔除或暴露尖牙是合适的治疗选择。

8. 牙齿发育异常 部分阻生尖牙可能伴随牙齿发育异常，如牙根畸形、牙冠结构异常等，这些异常会进一步加重牙齿的阻生情况，并影响其他治疗手段的实施。在这种情况下，通过影像学检查确认牙齿的发育异常后，手术治疗常常是唯一有效的干预手段。

9. 牙列拥挤 在牙列拥挤的情况下，阻生尖牙可能由于缺乏足够的空间而无法正常萌出。这种情况下，手术往往是为了通过拔除阻生牙或部分其他牙齿，腾出空间来缓解牙列拥挤的情况。通过这样的手术，能够为正畸治疗创造条件，使其他牙齿能够恢复正常排列，从而避免进一步的咬合问题。

10. 牙齿异常位置对颌骨的潜在影响 上颌阻生尖牙的生长位置如果位于上颌骨不正常的部位，可能会对颌骨的结构造成不良影响，甚至影响到鼻腔和鼻窦的健康。例如，阻生尖牙可能导致上颌窦的病变或引发鼻腔感染。这类阻生牙由于生长部位靠近重要解剖结构，可能引发头痛或面部疼痛等症状，因此手术干预变得尤为必要。

11. 阻生尖牙并牙根病变 部分阻生尖牙可能合并有牙根病变，如牙根囊肿、牙根吸收等。这类病变会导致牙齿无法稳定发育或可能对邻牙产生不良影响，从而引发口腔其他并发症。特别是在阻生尖牙长期不萌出的情况下，牙根的病变可能导致局部组织的破坏。这时，手术不仅仅是解决牙齿阻生的问题，还需要对病变的牙根及周围组织进行清创，以确保口腔的健康环境。

12. 预防性手术 有些情况下，尽管阻生尖牙暂时未引发明显的临床症状或病变，但从影像学检查中可以看出其具有较高的病变风险，例如可能与邻牙产生过度接触、潜在的根尖囊肿形成等。出于预防性的考虑，医生可能建议在症状尚未出现之前进行手术拔除，以避免未来可能出现的复杂问题。这类手术的目的是降低病变的发生率，保护患者的整体口腔健康。

13. 功能性咬合问题 上颌阻生尖牙的异常位置可能导致患者出现功能性咬合问题，如开骀或深覆骀，这会影响患者的正常咀嚼功能及颞下颌关节的健康。长期的功能性咬合异常还可能引发关节疼痛、咬肌疲劳等问题。因此，当阻生尖牙的位置导致明显的咬合功能障碍时，手术干预是纠正此类问题的重要手段之一。

14. 正畸治疗中的牙齿牵引失败 在正畸治疗过程中，若尝试通过牙齿牵引的方法将阻生尖牙引导至正常位置失败，例如因为牙齿埋藏过深或牙根结构异常，手术干预便成为必要的选择。手术暴露或拔除阻生牙可以帮助正畸治疗继续进行，避免因阻生牙的牵引失败而影响整个治疗计划。

（四）上颌前部埋伏额外牙手术适应证

1. 影响正常牙列发育 埋伏额外牙可能阻碍邻近恒牙的萌出或导致牙齿排列紊乱，造成牙列拥挤、错位或导致牙间隙增大，严重时会影响咬合功能和美观。

2. 引起局部症状 埋伏额外牙若引发局部不适，如疼痛、牙龈肿胀、感染、化脓、瘘管形成等症状，手术拔除是消除这些症状的有效手段。

3. 引发邻近牙齿病变 埋伏牙若导致邻近牙齿的病理性变化，如牙根吸收、根尖病变、牙周病、龋病等，手术干预可以防止牙齿进一步受到损害，并有助于恢复邻近牙齿的健康状态。

4. 正畸治疗需要 埋伏额外牙的位置可能会干扰正畸治疗，影响矫正牙齿的移动和排列，因此在正畸治疗计划中，需要考虑将埋伏牙拔除以确保治疗效果。

5. 牙源性囊肿的预防或治疗 埋伏额外牙周围可能形成牙源性囊肿或其他良性病变，手术拔除可以预防囊肿的进一步发展或对已有病变进行治疗，以避免更多并发症。

6. 影响美观和发音 由于埋伏额外牙的位置和大小，可能会影响患者的面部美观，甚至影响发音功能，尤其是在前牙区域，手术干预有助于改善患者的外观和功能。

7. 诊断性手术 对于影像学检查无法明确诊断，怀疑存在恶性病变或其他复杂病变的埋伏牙，可能需要通过手术获取病理组织以进一步确诊或排除恶性疾病。

这些手术适应证可以帮助临床医生评估患者是否需要进行上颌前部埋伏额外牙的拔除手术，以避免潜在的并发症并提高患者的生活质量。

三、手术设计和方法

（一）下颌阻生第三磨牙拔除术

1. 应用解剖

（1）下颌阻生第三磨牙位于下颌体后部与下颌支交界处，拔牙时如果使用暴力有可能引起下颌角骨折。

（2）下颌支前下缘与第三磨牙之间有一个骨性颊沟，下颌支前下缘向前与外斜线相延续，外斜嵴的上面常呈凹槽状。拔牙后的形成渗出物、出血及冠周炎的炎症产物或脓液，会沿这一路径向前下引流至第一、第二磨牙的颊侧，形成肿胀、血肿或脓肿。

（3）下颌阻生第三磨牙颊侧有外斜线的加强，是骨阻力产生的重要部位。一方面，造成去骨困难；另一方面，提供了使用牙挺时的有利支点。

（4）下颌第三磨牙的颊侧骨皮质的纹理呈水平层状排列，去骨时凿骨线可能沿纹理向前延伸，损伤邻牙的颊侧骨板。为避免这一问题的发生，水平凿骨前，应在邻牙的远中纵向凿一条中断沟。用凿去骨时，可利用层状结构，顺纹理凿行，去除板层状骨片，提高去骨效率。

下颌阻生第三磨牙舌侧骨板薄，自牙根的下方突出于下颌体的舌面，一方面，其弹让性较大，牙多向舌侧脱位；另一方面，容易导致舌侧骨板骨折，引起出血、肿胀等反应。有人提出利用这一特点，用劈开舌侧骨板的方法拔除低位阻生第三磨牙。

（5）舌神经在下颌第三磨牙处常位于黏膜下，有的位置较高。术中切口和累及舌侧的操作应谨慎。

（6）下颌阻生第三磨牙距离下颌管最近，牙根可在下颌管的上方、侧方甚至直接接触。拔牙取根时，应避免损伤下颌管内的下牙槽神经血管束。

（7）拔除下颌阻生第三磨牙时在磨牙后区做远中切口，当切口延及下颌支前缘且较偏舌侧时，有可能损伤下颌血管的分支，导致术中出血多而影响术野。

2. 术前检查　术前检查同其他手术一样，阻生智牙拔除前，必须进行详细的病史询问、全面的局部和全身检查，X 线检查应列为术前常规检查项目。

（1）常规询问病史及做详细检查患者的全身情况，有无手术禁忌证。了解患者的年龄，年轻患者骨质富有弹性，去骨、分牙与拔除都较容易，手术难度较小。

（2）局部检查

1）口外检查：注意颌面部软组织有无红肿、硬结、瘘管、下颌下及颈部淋巴结有无增大、触痛，触试下唇有无麻木或感觉异常。有无张口受限及受限程度。

2）口内检查：注意下颌阻生第三磨牙的萌出情况及阻生类型，牙冠发育沟是否明显，有无龋坏，冠周龈组织炎症情况及龈袋有无溢脓。第二磨牙远中面有无龋坏，牙有无松动及叩痛，周围软组织有无炎症，第二磨牙远中面与下颌升支前缘的距离能否容纳下颌第三磨牙。

（3）X 线摄片检查：应常规做 X 线摄片检查。注意观察阻生牙萌出的程度、位置、类型；牙根的数目（单根、融合根、多根）与形态（长度、分叉大小、弯曲方向）；牙根与下颌管的关系，周围骨组织的情况；阻生牙与邻牙的关系，特别注意邻牙有无远中龋坏，远中牙槽骨吸收程度，并注意阻生牙与邻牙的牙根情况（如短根、融合根等）；注意阻生牙周围的骨质有无硬化致密等。术前的 X 线检查对阻力分析、手术设计、术中注意要点等方面有重要的参考价值。

X 线摄片虽能提供很多的信息，但应注意投照角度偏差造成的重叠和失真。下颌管与牙根重叠时，易误认为根尖已突入管内，此时，应观察牙根的牙周膜和骨硬板是否连续，重叠部分的下颌管是否比牙根密度高、有无变窄等，以判断牙根是否已进入管内。下颌阻生第三磨牙常位于下颌支前下缘内侧，在下颌体侧位片和第三磨牙根尖片上，牙冠常不同程度地与下颌前缘重叠，形成骨质压盖的假象，术者往往判断错误而设计用去骨法拔牙。故判断冠部骨阻力时，主要应根据临床检查，尤其是术中所见牙位的高低和探查。

锥形束 CT 可以避免根尖片因影像重叠和投照角度偏差而造成的假象，可以直观并量化下颌管在不同层面和方位上与下颌第三磨牙的距离关系。

3. 阻力分析　下颌第三磨牙的阻生状况具有多样性，将其拔除的关键是如何解除牙周围的各种阻力，因此，拔除下颌第三磨牙前必须对拔牙时可能遇到的各种阻力进行仔细分析，设计相应的手术方案，可避免手术的盲目性，对减小手术创伤、缩短手术时间、降低并发症的发生具有积极的意义，阻力分析是下颌第三磨牙拔除术的必要步骤之一。一般来说，有三种阻力影响其脱位，即软组织阻力、骨组织阻力、邻牙阻力（图 4-39）。

（1）软组织阻力：指下颌第三磨牙的牙冠已从颌骨内萌出，仅部分或全部被牙龈软组织覆盖，此牙龈组织质韧并保持相当的张力包绕牙冠，对智齿向远中脱位形成阻力。解除此阻力的方法是切开。牙龈覆盖超过牙冠部远中一半时常产生阻力，通过切开、分离即可解除。

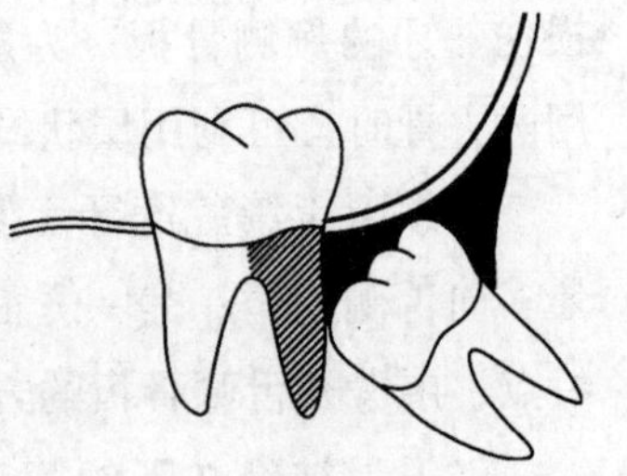

图 4-39　下颌阻生第三磨牙阻力分析示意图

（2）骨组织阻力

1）冠部骨阻力：下颌第三磨牙的部分牙冠或全部牙冠被牙槽骨覆盖，造成对该牙拔除的阻力，主要是牙冠外形高点以上的骨质。冠部骨阻力主要应根据临床所见牙位的高低和骨覆盖的多少判断，单从 X 线片判断常有误差。解除冠部骨阻力主要采用去骨法，有时截冠或增隙也可达到减除冠部骨阻力的目的，如采用减少牙冠的近远中径或颊舌径（分牙法），或扩大牙槽窝（增隙法或去骨法），或两法合用来解除阻力。垂直阻生时，冠部骨阻力多在远中、近中或水平阻生智齿的冠部骨阻力则多在远中和颊侧。

2）根部骨阻力：此阻力是来自牙根周围的骨阻力。是拔牙需克服的主要阻力。根部阻力的大小取决于牙的阻生情况，牙根的数目、形态，根尖的形态和周围的骨质情况。如根异常弯曲、根肥大、长根、多根、根分叉过大；根周骨质致密或与牙根形成粘连，都是增大根部骨阻力的因素。术前必须充分了解牙根的情况，结合 X 线检查及其他阻力情况分析。去除根部骨阻力的方法有分根、去骨、增隙。多根牙可用劈开或钻磨的方式分开后，分别取出。单纯去骨创伤较大，用摇动、骨凿楔入、细钻磨扩大根周间隙，亦可解除阻力。术中应综合利用各种方法。

（3）邻牙阻力：指下颌第二磨牙牙冠远中面所产生的阻碍第三磨牙拔除的阻力。拔牙时，需根据下颌阻生牙与邻牙的紧密程度和阻生的位置而定。该阻力解除的方法与解除骨阻力的方法相同。

X 线摄片的阻力分析，指在 X 线根尖片上，根据阻生牙脱位运动中可能出现的阻力进行分析。虽然它不能完全等同于手术的实际情况，但可作为阻生牙手术设计时的参考。

4. 手术设计　拔牙手术设计是根据阻力分析、器械设备条件和个人操作经验，设计合适的拔牙手术方案。手术方案应包括：麻醉方法和麻醉药物的选择；设计黏骨膜瓣，此瓣应能充分暴露手术野，本身有充足的血运，缝合时，切口下方有骨支持；确定解除阻力的方法，估计去骨量和劈开部位；估计牙脱出的方向。由于阻力分析不是绝对可靠的，会出现不符合实际情况的推断，因此牙拔除术前设计的方案，不应机械地执行，要根据术中出现的问题及时调整。

（1）各类低位阻生牙：由于各种阻力都大，常须做附加切口、翻瓣、去骨、解除冠部骨阻力和显露牙冠的沟裂。然后用去骨法、分牙法、增隙法来解除各种阻力，使阻生牙能顺利拔除。

（2）各类中位阻生牙：因有一定程度的软组织及骨组织阻力，有时需做切开、翻瓣、去骨来解除冠部骨阻力，根据邻牙及根部骨阻力的程度，可采用分牙、增隙或适量去骨等方法，使阻生牙顺利拔除。

（3）各类高位阻生牙：常无软组织、邻牙及冠部骨阻力，如有阻力也较小。故在无根部骨阻力的垂直或近中阻生牙，拔除时可配合增隙法解除阻力，常不需切开、分牙或去骨可拔除。但水平阻生因脱位时需转动的角度较大，为减小转动半径，有时仍需采用分牙法，甚至还需少量去骨后方能顺利拔除。

5. 拔牙步骤和方法　下颌阻生第三磨牙拔除术是一项较为复杂的手术。手术本身包含对软组织和骨组织的处理。该区位于口腔后部，进路及术野显露均较困难。术野中的血液及唾液亦增加手术的难度。拔除时应严格遵守无菌原则。

手术方案应包括以下各项：麻醉方法及麻醉药选择；黏骨膜瓣的设计；选用解除阻力的方法；预估需去除骨质的量和分开牙体的部位；设计牙脱位的方向。

根据手术方案选择器械。如有条件，可选择涡轮手机、种植机、骨钻等动力系统去骨及分开牙体，相对使用锤、凿而言，既避免了因掌控不当引发较严重并发症，也减少了对患者锤击时震动所引发的痛苦和心理影响，显现人文关怀。

下颌阻生第三磨牙拔除的标准手术步骤如下（图 4-40）。

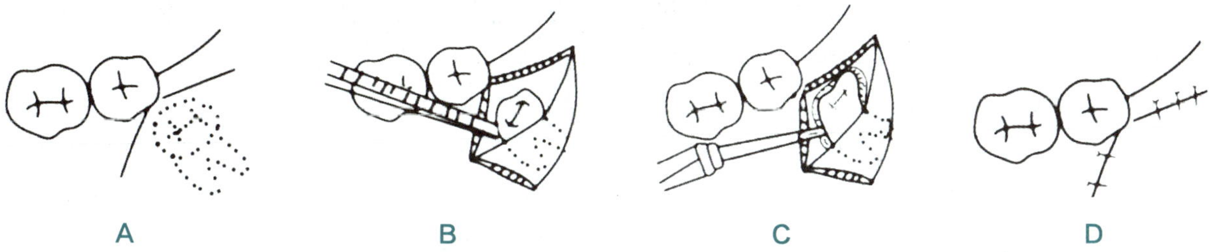

图 4-40　下颌阻生第三磨牙拔除术基本步骤

A. 切口；B. 翻瓣去骨；C. 挺出阻生牙；D. 缝合。

（1）拔牙步骤

1）麻醉：通常选择下牙槽、舌、颊一次阻滞麻醉。为减少术中出血，保证术野的清晰，方便操作，应在第三磨牙的颊侧近中、颊侧远中角及远中，三点注射含血管收缩剂（肾上腺素）的药液。对于局部有感染存在的病例，切开前，应彻底冲洗盲袋并滴入杀菌剂。切开后还应进一步冲洗。

2）切开、翻瓣：高位阻生一般不需翻瓣，或以能挺出牙冠为度，仅在远中切开分离龈片。常用的是角形切口。其近中颊侧切口自邻牙的远中或近中颊面轴角处，与龈缘约成 45°，向前下切开，勿超过前庭沟底；远中切口从远中龈缘正中斜向外后方切开，勿偏舌侧。切口长度以翻瓣后能适当暴露颊侧和远中的骨面为度。切开时应直达骨面，全层切开黏骨膜。

如用涡轮手机拔牙，近中切口与上述切口位置相同，远中切口宜从远中龈缘的舌侧角开始，向外后方呈弧形切开。这样翻瓣后，𬌗面及远中近舌侧部分暴露较多，视野清楚，可避免操作中舌侧软组织被卷入钻针而造成撕裂伤（图 4-41）。

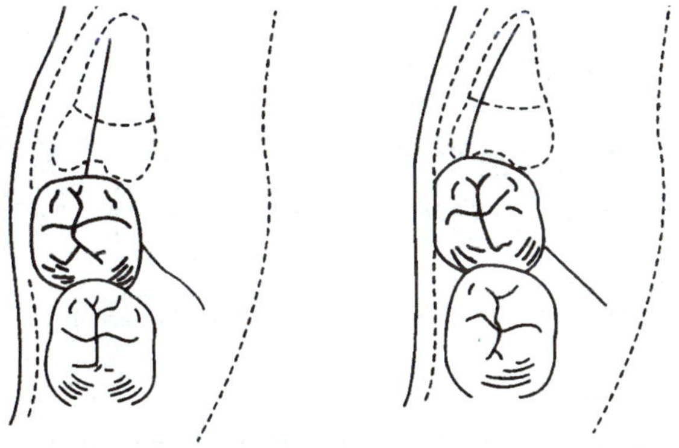

图 4-41　阻生下颌第三磨牙拔除术切口示意图

翻瓣由近中切口开始，沿骨面翻起，不可将骨膜与黏膜强力分离，否则出血多、术野不清。如遇组织因反复炎症而粘连，亦应锐剥离，避免组织撕裂。颊侧瓣掀起一般不要超过外斜嵴，以免引起过重的术后肿胀。切口舌侧黏骨膜也应稍加分离，使器械可顺利插入，避免因与牙面粘连导致在牙脱位的同时撕裂软组织。

3）去骨：翻瓣后应检查骨质覆盖牙面的状况，决定去骨量和部位。一般垂直阻生去骨要达牙各面外形高点以下；水平和近中阻生颊侧去骨，应达近中颊沟之下，远中至牙颈部以下。

去骨最好用涡轮手机或其他外科动力系统，用钻针去骨速度快，震动小。使用骨凿去骨，应在第二磨牙的远中颊侧骨皮质凿一纵向切痕，形成应力中断线，防止此部位的颌骨沿骨纹理向前劈裂。凿骨应利用骨纹理，按去骨量的需要，力求大块，凿次少，以减少创伤。为减小去骨量，减轻术后反应，可以结合分层去骨，用潜挖法凿除深部的骨松质。如需去除舌侧骨板，将凿置于牙远中面后，凿刃向下前方，抵舌侧骨板内侧面，与舌侧板上缘成45°，以锤轻击。由于舌侧骨板的解剖关系，可将舌侧板去除，解除阻力。

4）分牙：分牙的主要目的是解除邻牙阻力，减小骨阻力。分牙常用劈（截）冠和分根两种方法。分牙的优点是创伤小，时间短，并发症少。缺点为用凿劈开时，如果发育沟不明显或牙已松动，则不易劈开，但如使用涡轮手机等动力系统就不存在这样的问题。

骨凿分牙的注意要点：①被劈分牙的牙冠最大周径必须暴露；②要利用牙冠的沟裂等解剖弱点作为骨凿的作用点；③选择凿刃较薄，宽度合适的劈凿为宜；④注意掌握劈分线的方向；⑤被劈分牙在牙槽内必须稳固，否则不仅不宜劈分，还易造成舌侧骨壁折裂或把牙击入颌周间隙内；⑥术者握持骨凿，必须在阻生牙附近有稳定的支点，防止骨凿滑脱；⑦应托扶患者下颌，以免锤击时造成颞下颌关节损伤；⑧分牙时的锤击动作，应准确地敲击在凿柄末端，击凿的方向必须与凿的长轴方向一致；⑨X线摄片示牙根分叉明显且分叉处较高。

常用的劈开方法有正中劈开（纵劈）和近中劈开（斜劈）。正中劈开的劈开线与牙长轴一致，但持凿方向应比预计劈开线稍直立；正中劈开将牙一分为二，在解除邻牙阻力的同时，减小了根部骨阻力。近中劈开是将第三磨牙的近中冠劈下，解除邻牙阻力（图4-42）。

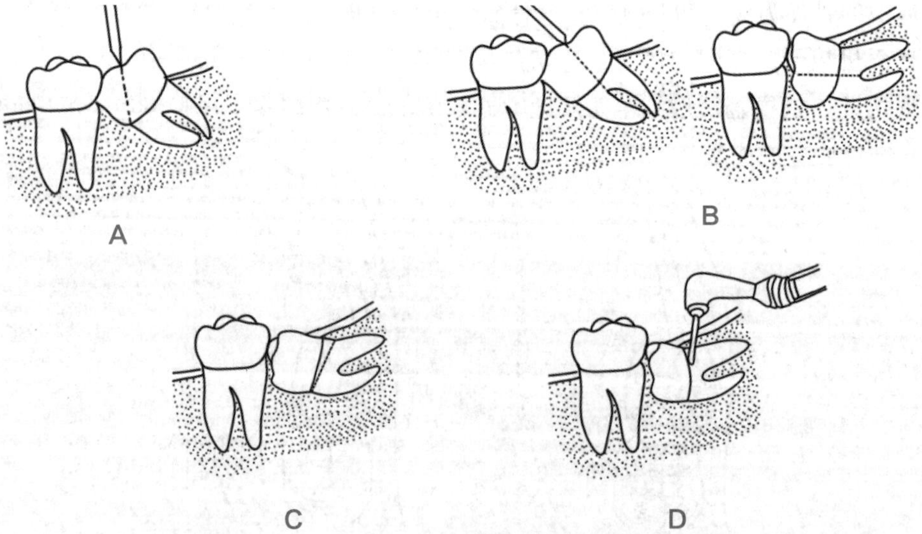

图4-42　下颌阻生第三磨牙劈开分牙方法示意图

A. 斜劈法；B. 纵劈法；C. 横劈法；D. 牙钻横断法。

应在术前准确判断是否采用劈开法分牙，如果牙已经松动，再使用劈开法常会失败，且易发生牙移位或舌侧骨板骨折。劈开方向掌握不好，常将第三磨牙的远中冠劈去，而增大拔牙难度，此时可试用薄而窄的双面凿或矛状凿从髓室底将牙根分开，再分别取出，或用去骨法拔除，也可用钻分牙后拔除。如用钻针分牙，多采用横断截开，并可分多块断开取出。

5）增隙：所谓增隙是指将骨凿紧贴根面凿入，利用松质骨的可压缩性，以扩大牙周间隙，解除根周骨阻力的方法。增隙法是锤凿拔牙的重要手段。使用圆凿（峨眉凿）凿入根长的1/2或2/3即可，过深会增大损伤下颌管的危险。水平位或近中位阻生牙的远中骨覆盖常较薄，不需凿除，通过增隙法可非常容易地将该处骨质推开解除阻力，术后需将其压迫复位。

6）拔出阻生牙：当邻牙阻力解除，骨阻力在一定程度上解除后，根据临床的情况，选择适用的牙挺，插入牙周间隙，将患牙挺松或基本挺出，最后用牙钳使牙完全脱位。

挺牙时，应注意保护。完成保护动作的手指要接触邻牙、第三磨牙，感知两牙的动度，同时要抵压于舌侧，控制舌侧骨板的扩开幅度，避免舌侧骨板折断及牙移位。牙拔除亦可使用牛角钳和冲击法。牙的最终脱位一般用牙钳完成，以减少牙挺滑脱和牙被误吸、误吞的可能。

对分牙后拔出的牙，应将牙体组织的其他部分取出，并拼对检查是否完整。如有较大缺损，应仔细检查拔牙创，取出残片。

7）拔牙创处理：使用劈开法或去骨法拔牙，会产生碎片或碎屑，应认真清理。但不可用刮匙过度搔刮牙槽窝，以免损伤残留牙槽骨壁上的牙周膜而影响愈合。

在垂直阻生牙的远中、水平阻生或近中阻生牙冠部的下方常存在肉芽组织，X线摄片显示为月牙形的低密度区。如探查为脆弱松软、易出血的炎性肉芽组织，应予以刮除；如已形成较致密的纤维结缔组织，探查有韧性感则对愈合有利，不必刮除。

低位阻生牙的牙冠常有牙囊包绕，拔牙后多与牙龈相连，为防止形成残余囊肿，应将其去除。

对扩大的牙槽窝应压迫复位。锐利的骨边缘应加以修整，避免刺激黏膜而产生疼痛。大部游离的折断骨片应取出，骨膜附着多的骨片予以复位。

应避免过多的唾液进入拔牙窝与血液混合，唾液和血液混合后会形成质量不佳的血凝块，影响拔牙创的愈合。封闭拔牙窝前，用生理盐水冲洗，去除各种残渣，以棉球拭干，使血液充满牙槽窝。

8）缝合：缝合的目的是将组织复位以利愈合；防止术后出血；缩小拔牙创、避免食物进入，以保护血凝块。缝合不宜过于严密，通常第二磨牙远中、切口转折处可以不缝，这样既可达到缝合目的，又可使创口内的出血和反应性产物得以引流，减轻术后周围软组织的肿胀，减少血肿的形成。

缝合时，先缝近中再缝远中。近中颊侧切口的缝合不便操作，应斜向夹针，使针与切口呈垂直交叉。先从切口近中未翻瓣侧膜龈联合稍下位置刺入，使针按其弧度贴骨面自然顺畅推进，不可强行使针穿出而造成牙龈撕裂。针前部穿出后，如继续推进困难，可用持针器夹住针前段拔出，再缝向切口远中侧。线结不要过紧，以免撕脱。一般近中颊侧切口缝合一针。

9）压迫止血：缝合完成后，压迫止血方法同一般牙拔除术。为预防干槽症，可放入碘仿海绵1～2小块。

10）术后注意事项：①术后可嘱局部冷敷，以减轻肿胀、疼痛、张口受限等；②酌情给予抗生素、糖皮质激素、镇痛药物，需要时可给予止血药物及输液等；③术后1～2日嘱患者减少体力活动，注意口腔卫生，保持口腔清洁；④术后如出现创口渗血，应及时复诊处理，并按医嘱来撤换引流物或拆线。

（2）各类下颌阻生牙的拔除方法：下颌阻生牙阻生类型复杂多样，故手术方法亦因牙而异。现分别讨论较常见的拔除方法。

1）垂直阻生：高位垂直阻生多数牙根为融合锥形根，根部阻力较小，易拔除。可将牙挺从近中插入，以牙槽嵴为支点，用牙挺的推力和挺力将牙向远中挺出或挺松后用牙钳拔除。低位垂直阻生，冠及根部阻力都较大时，拔除较困难，需要解除颊侧及远中骨阻力，显露牙颈部后再试挺，如根部仍存在阻力（根分叉大、根端肥大等）还需结合去骨法、分根法，才可拔除。如殆面有软组织覆盖者，应先做切口。

2）近中阻生：高位近中阻生如邻牙及牙根阻力不大，多数可用牙挺从近中插挺将牙挺出。如邻牙阻力较大而根部阻力不大，可用斜分法，解除邻牙阻力后分别拔除。如邻牙及牙根阻力均较大者，且根分叉较高，可用纵分法后分别拔除。中位及低位近中阻生，如冠部、根部、邻牙阻力均较大，需用去骨法结合分牙法拔除。

3）水平阻生：高位水平阻生有根部阻力或邻牙阻力，解除方法为去除颊侧及远中骨质，邻牙阻力可用斜分法解除，如根部阻力也较大且根分叉较大时，可用纵分法解除阻力后，再分别拔除。中位及低位水平阻生，因其三种阻力都较大，常需将去骨法和分牙法两者结合使用。有时需在去骨显露牙冠及牙颈部后，用骨凿或涡轮钻在牙颈部将牙截断，先将牙冠挺出后，再去除根部骨质或分根或去除牙根间隔，最终将牙根拔除。

4）舌向阻生：舌向阻生如舌倾角度在45°以下，可按垂直阻生的拔除方法拔牙。舌向倾斜角度大者，冠部舌侧骨板常缺如或较低，用冲出法可使牙向舌侧脱位。应注意多根牙、弯根牙、舌侧骨覆盖多不适合采用冲出法，应松解软组织阻力，并防止冲出器滑脱。

（二）上颌阻生第三磨牙拔除术

上颌阻生第三磨牙较下颌阻生第三磨牙少见。由于上颌第三磨牙的牙槽远中为游离端，上颌结节区的骨质较疏松，手术一般不难。

上颌第三磨牙垂直阻生最常见，其次为远中阻生。多向颊侧错位及颊向阻生，或两者均有；加之上颌结节的骨质疏松，易于挺出。但由于术区狭窄、操作不易、直视困难、光线不易进入等，亦增加手术困难。

1. 术前X线检查 需注意上颌阻生第三磨牙与邻牙的关系；注意邻牙本身的情况；注意上颌阻生第三磨牙与上颌窦之间的关系。此外，还应做口内检查，注意用手指触诊软组织、硬组织及邻牙情况。

2. 切开及翻瓣 手术多从颊侧进路，可自上颌结节后部开始做远中和颊侧的角形切口。翻瓣同下颌阻生第三磨牙拔除术，并稍向腭侧分离显露上颌结节骨面。

3. 去骨 去除阻生牙颊侧或覆盖牙冠的骨质。去骨范围以能显露牙冠颊侧及牙冠最大周径，能插入牙挺为度。在去骨时，应注意勿将上颌阻生第三磨牙推入上颌窦。

4. 拔牙 用牙挺从近中颊角处插入，将牙向颊侧、远中方向挺出，术中在去骨或挺拔时，注意避免挺伤邻牙（图4-43）。

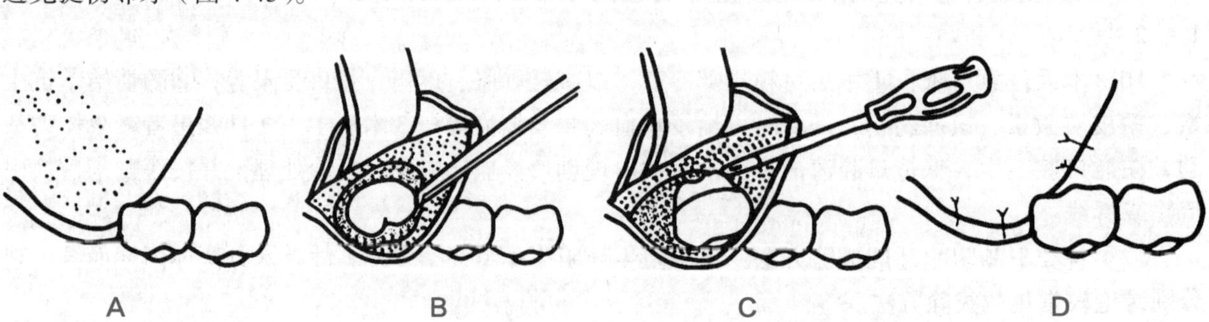

图4-43 上颌阻生第三磨牙拔除术基本步骤示意图

A. 切开；B. 翻瓣及去骨；C. 挺出阻生牙；D. 缝合。

5. 拔牙创处理及缝合　常规处理拔牙创后缝合创口。

拔除上颌阻生第三磨牙应注意与上颌窦的关系，与邻牙牙根的距离、牙本身牙根的变异弯曲情况。同时手术区狭窄，直视困难，操作空间小，拔牙时应耐心细致。

（三）阻生尖牙拔除术

尖牙阻生好发于上颌，这里以阻生上颌尖牙为主要讨论内容。下颌阻生尖牙的处理原则与上颌基本相似。尖牙对牙颌系统的功能和美观甚为重要，故对其拔除应持慎重态度。术前应与口腔正畸医生会诊。

1. 阻生原因　除引起阻生牙的一般因素之外，尖牙阻生还可能与下列因素相关。

（1）发育和萌出过程的影响：尖牙萌出较晚，萌出时牙根发育的程度较其他牙更接近于完成，其萌出的距离长，偏离正常萌出轨道的可能性大，易发生阻生。

（2）解剖因素的影响：上颌尖牙腭侧错位约是唇侧错位的 3 倍。由于恒尖牙牙冠在发育过程中位于乳尖牙牙根舌侧，而腭侧骨组织密度大，硬腭前 1/3 的黏骨膜瓣和骨由于反复承受咀嚼力的作用比较致密，常会阻碍萌出。尖牙萌出较晚，此时其他牙已基本建立起𬌗关系，所以间隙经常不够。乳尖牙的近远中径远较恒尖牙者为小，故所占据的间隙亦小，一般前磨牙萌出时，因其近远中径大于尖牙，使尖牙的间隙得以调整而能将其容纳。但如果此调整过程受到影响，则尖牙萌出的间隙不足，也会导致其阻生。

2. 术前准备　术前应详细检查，确定阻生牙的位置，能否保留。临床检查常可触及黏膜下骨质的隆起，可投照 X 线根尖片和定位片等，对确定阻生尖牙位于唇侧或腭侧，了解阻生牙与邻牙的关系和与上颌窦或鼻腔的关系都很有帮助。

3. 手术方法

（1）腭向进路法：Ⅰ类阻生尖牙拔除的切口自中切牙至第二前磨牙的远中腭侧龈缘，并沿腭中线向后延约 1.5cm；双侧阻生可将双侧第二前磨牙之间腭侧的龈缘切开，如阻生位置高，可距龈缘 5mm 切开。翻瓣后去骨，暴露牙冠或牙体，用牙挺或牙钳拔出；水平位可将牙在牙颈部横断或分段截断，而后分别挺出（图 4-44）。

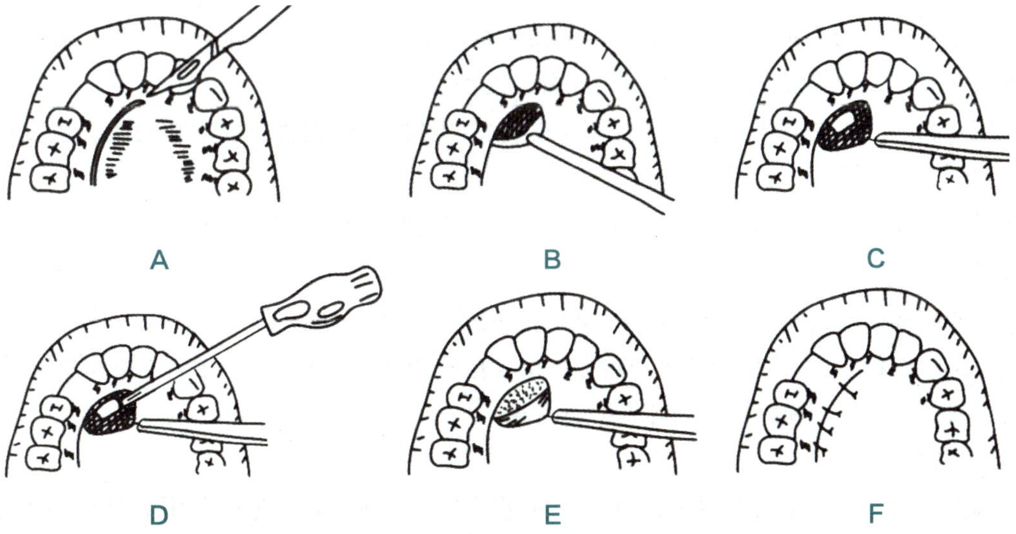

图 4-44　上颌阻生尖牙拔除术基本步骤示意图

A. 切开；B. 翻瓣；C. 凿骨显露阻生牙；D. 挺出阻生牙；E. 清创后牙槽窝；F. 缝合。

（2）唇向进路法：适用于Ⅱ类阻生的上颌尖牙。在上颌前牙唇侧牙龈，相当于阻生尖牙的牙冠部做弧形切口。翻瓣、去骨、拔牙、创口处理及缝合同腭向进路法（图 4-45）。

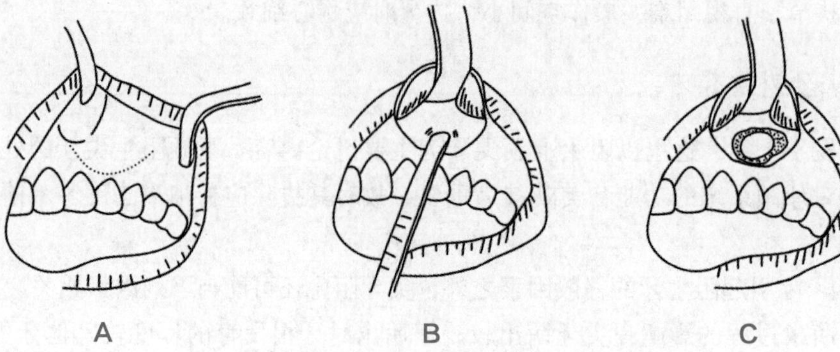

图 4-45 上颌阻生尖牙拔除术唇向进路法示意图

A. 弧形切口；B. 翻瓣、去骨；C. 去骨范围。

（3）唇腭向进路法：适用于Ⅲ类阻生的上颌尖牙。牙冠在腭侧，牙根在唇侧者。先从腭侧做弧形切口，翻瓣、去骨，显露牙冠至颈部以下，以钳试夹，如能夹住，则旋转可将其拔除。如试夹失败，将冠根截断，先拔除牙冠，再从唇侧进入取出牙根。牙冠在唇侧，牙根在腭侧者，先从唇侧进入，去骨，显露牙冠后，以钳夹住反复旋转，常可顺利拔除。否则可横断冠根后分别拔除，或再从腭侧进入拔除牙根。

（四）上颌前部埋伏额外牙拔除术

上颌前部是额外牙的好发部位，多偏向腭侧。萌出的额外牙因多为畸形牙，所以比较好辨认。埋伏额外牙在替牙期常因为恒牙迟萌或错位而被发现，也有相当数量的病例是在前牙区 X 线检查时发现。埋伏额外牙除造成错𬌗畸形、邻牙牙根吸收、影响正畸治疗外，还有可能引发牙源性囊肿和肿瘤。

1. 额外牙的定位 对埋伏额外牙的定位是决定手术成败的关键。X 线摄片检查是必须进行的，常通过以下不同的投照方式和技术确定额外牙的位置。

（1）根尖片：额外牙常在拍摄根尖片时被发现。根尖片可以判定额外牙的基本位置，确定与邻牙牙根近远中及上下的关系。投照角度好的根尖片通常显示的比例关系为 1∶1，可据此按照邻牙冠根比例确定打开骨窗的位置。但单一根尖片不能确定唇腭方向的位置。

（2）定位根尖片：通过不同的水平投照角度得到的影像，依据投影移动相对距离判定额外牙与对照牙的唇腭方向位置。

（3）全口牙位曲面体层 X 线摄片：提供的位置信息与根尖片相似，但有放大效应，上颌前部重叠影像较多。

（4）上颌前部横断𬌗片：可以用来判定唇腭侧的位置关系，但投照角度要正确。

（5）锥形束 CT：是目前比较理想的判定埋伏牙位置的技术。不仅可以在不同的轴向观察埋伏牙与邻牙的位置，还可以判断距唇腭侧骨表面的距离。

2. 手术要点

（1）麻醉：可选用局部浸润麻醉，对埋伏较深、位置较高的额外牙可采用眶下神经阻滞麻醉和鼻腭神经阻滞麻醉。儿童患者可以配合镇静术或全麻。

（2）手术进路：位于邻牙唇侧的或邻牙牙根之间，可以选择牙槽突唇侧弧形切口或龈缘梯形切口。如位于邻牙腭侧，通常选用腭侧龈缘切口。对于埋伏位置较高、大部分位于邻牙根尖上方且偏腭侧的额外牙，唇侧进路可能比腭侧更易于暴露，易于操作。

（3）打开骨窗：除非对额外牙位置和深度有较高把握，建议初始开窗时运用骨凿，如用骨钻去骨，深度掌握易发生偏差，磨过牙骨界面时可造成进一步手术的困难。骨凿可以在牙骨界面处形成清晰边界，待发现额外牙后再使用骨钻扩大骨窗比较安全（图 4-46）。

（4）保护邻牙：开窗位置应尽量远离邻牙。术中应随时感觉邻牙是否有关联性动度。距邻牙较近的去骨，使用骨凿较骨钻安全。

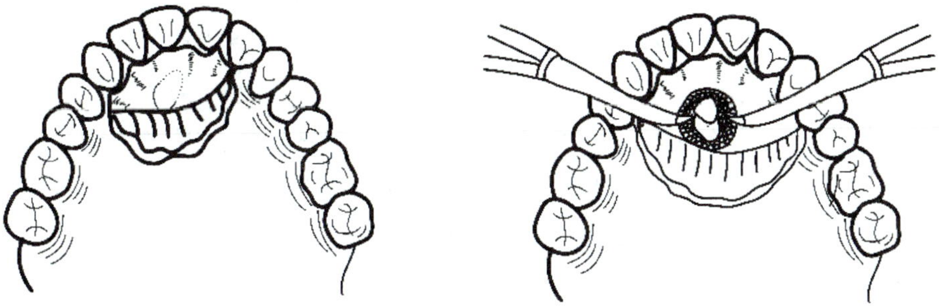

A　　　　B

图 4-46　上颌前部额外牙拔除术示意图

A. 打开骨窗；B. 拔除额外牙。

▶知识拓展

阻生牙的预防和处理策略

阻生牙的预防和处理策略包括早期影像筛查和正畸干预，通过全景 X 线或 CBCT 等影像技术可以及早发现阻生牙，并通过正畸手段为牙齿腾出足够的萌出空间。对于可能引起并发症的阻生牙，可以在 16 ～ 18 岁进行预防性拔除。营养和遗传因素对阻生牙的形成有重要影响，充足的营养摄入有助于颌骨的正常发育，家族有阻生牙史的人应早做筛查。此外，微创拔除技术和新型设备的引入，如超声骨刀和 3D 打印技术，使得手术更加安全有效，术后还需通过冷敷、避免剧烈运动等护理措施来防止并发症。通过这些手段，能够有效减少阻生牙的发生及其可能带来的健康风险。

第五节　外科动力系统及其在牙拔除术中的应用

一、外科动力系统概述

外科动力系统是一种在现代外科手术中广泛应用的设备，主要用于切割、磨削、钻孔等操作，辅助医生精准地处理骨骼、组织等。自 20 世纪 90 年代应用于牙拔除术后，已在牙拔除术中扮演了重要角色。

（一）外科动力系统的分类

根据驱动方式不同，外科动力系统可分为多种类型。

1. 气动式动力系统 包括气动手机、气动骨锯等，主要利用压缩空气驱动手机，具有转速高、扭矩稳定的特点，适合牙体切割、去骨等操作。由于其动力来源为空气，相对较为清洁，不易产生热量积聚，对周围组织的热损伤较小。

2. 电动式动力系统 包括高速涡轮手机、电动骨钻、电动微型锯等，利用电机驱动，以提供较大扭矩，常用于复杂的骨手术，如正颌手术、颅颌面联合手术等。其优点是动力强劲，能满足对坚硬骨组织的切割和打磨需求。

3. 超声动力系统 包括超声骨刀、超声吸引器等，主要利用超声振动原理，对骨组织进行切割，具有切割精确、对软组织损伤小的优点。在涉及神经、血管等重要结构的手术时，超声动力系统能在不损伤周围软组织的情况下，精确切割骨组织。

具体的外科动力设备参考本章第一节中的微创拔牙器械。

（二）外科动力系统在牙拔除术中的优势

外科动力系统的应用使得牙拔除术更加高效、安全。

1. 提高手术效率 电动器械的使用可显著提高手术效率，尤其是在复杂牙的拔除中。医生可通过高速钻和低速钻快速完成牙槽骨的去除和牙齿分块，减少手术时间，降低患者的不适感。

2. 提高手术精确度 外科动力系统的精确操作可帮助医生避免不必要的软组织和骨组织损伤，提高手术的成功率。特别是在阻生牙拔除术中，动力系统可帮助医生精确定位牙齿的位置，并通过分块拔除的方式减少对邻近组织的影响。

3. 减少术后并发症 使用动力系统，手术创伤减小，术后恢复时间缩短，术后感染、干槽症等并发症的发生率大大降低。动力系统的稳定性和精确性能有效减少手术风险，特别是在多根牙或复杂阻生牙的拔除中。

二、外科动力系统在牙拔除术中的应用

在复杂拔牙手术中，如阻生牙拔除、多根牙拔除或牙齿深埋于牙槽骨中的情况，传统的手动器械往往难以满足手术需求。外科动力系统在这些复杂手术中的应用，能够帮助医生更加顺利地完成手术，减少操作难度。

（一）阻生牙拔除

对于水平阻生或近中阻生的牙齿，医生通常会采用分块拔除的方法，而电动器械能够帮助医生快速、精确地完成牙齿的分割和拔除。高速钻可以去除牙冠周围的牙槽骨，而低速钻则用于分割牙齿本身，从而减少对邻近牙齿和软组织的损伤。

（二）多根牙拔除

多根牙的拔除通常比单根牙更加复杂，特别是在牙根弯曲或靠近重要解剖结构的情况下。通过

外科动力系统，医生可以更加精确地去除牙根周围的骨组织，并通过分块拔除的方法安全、快速地移除牙根。

（三）外科动力系统在微创牙拔除术中的应用

微创技术是现代外科手术的发展方向之一，外科动力系统的应用为微创牙拔除术提供了技术支持。在微创牙拔除术中，医生通过小切口和电动器械完成拔牙操作，减少了软组织和骨组织的损伤。

1. 小切口技术　外科动力系统的精确切削功能，使得医生可以在拔牙过程中使用更小的切口，从而减少术后瘢痕和恢复时间。

2. 水冷辅助　在使用高速钻进行骨组织切削时，水冷系统能够有效降低局部温度，减少术后组织损伤和疼痛。这一技术特别适用于复杂牙拔除术中的骨组织去除操作。

（四）外科动力系统在教育与培训中的应用

外科动力系统不仅在临床操作中发挥重要作用，同时也是医疗教育与培训中的关键工具。通过外科动力系统，学生和年轻医生可以在模拟环境中进行复杂手术的练习，熟悉设备的使用，积累宝贵的手术经验。

借助虚拟现实和增强现实技术，外科动力系统可以帮助医生在虚拟环境中模拟复杂的拔牙手术。在这种环境下，医生可以反复操作、观察，并通过即时反馈提升手术技巧。在培训过程中，外科动力系统可以提供标准化的操作步骤和细节指导，确保每一位医生都能够掌握规范的手术流程。

随着智能设备的发展，未来的外科动力系统将进一步应用于医学教育。通过结合人工智能和实时数据分析，医生可以在手术中学习最佳的操作技巧，并及时调整手术方案。这种实时教学系统将提高医生的技能水平，并确保复杂手术的成功率。

（五）外科动力系统在全球医疗中的作用

在全球范围内，外科动力系统的普及大大提高了牙拔除术的质量和安全性，尤其是在资源有限的地区。通过引入外科动力系统，这些地区的医生可以更加安全、快速地完成拔牙手术，减少术后并发症的发生。

在发展中国家，外科动力系统的引进也有助于推动当地口腔医疗的现代化发展。未来，随着科技成本的降低和技术的普及，外科动力系统将成为全球各地牙科诊所的标准配置，帮助医生为更多患者提供高质量的口腔医疗服务。

外科动力系统在牙拔除术中的应用极大地提高了手术的精确度和安全性，特别是在复杂手术中，通过外科动力系统的帮助，医生能够更加轻松地完成手术，并减少手术中的并发症。未来，随着技术的进一步发展，外科动力系统将继续在口腔颌面外科中扮演重要角色，为更多患者提供更加优质的医疗服务。

▶知识拓展

外科动力系统与新兴技术的结合

外科动力系统与新兴技术的结合使拔牙手术进入了智能化和精准化的新时代。近年来，结合导航技术和机器人辅助系统的外科动力设备在拔牙和其他口腔颌面外科手术中的应用逐渐增加。导航技术能够提供实时的三维影像，引导医生精准地进行骨组织的去除和牙齿的分块处理。配合机器人辅助的精密操作，可以减少手术中因人为因素导致的误差，提高复杂手术的成功率。

此外，激光技术与外科动力系统的结合也为微创手术提供了更多可能。激光能够精细地切割软组织或去除骨质，减少创伤、出血和疼痛，使得微创牙拔除术的恢复时间显著缩短。这些新兴技术的发展和应用使拔牙手术更加精细化、个性化，并进一步提升了患者的舒适度和手术结果的稳定性。未来，随着人工智能的进一步发展，外科动力系统将与智能算法结合，实现更高程度的自动化操作和实时反馈，从而在复杂的口腔颌面外科手术中更有效地减少风险，保障患者安全。

第六节　拔牙创的愈合

早在 1923 年，Euler 在狗的身上进行了拔牙创愈合的研究，此后在许多动物和灵长目动物体上又作了大量的研究。1932 年，Steinhardt 第一次作了人体拔牙创愈合的观察。尽管人体研究由于受到样本来源及诸如年龄、身体状况、拔牙创大小、血液供应等因素的影响，所得结论不够精确，但还是为明确拔牙创的愈合过程提供了重要的实验依据。综合实验研究和临床观察的结果，可将拔牙创的正常愈合分为 5 个主要阶段。

一、拔牙创出血和血凝块形成

拔牙后，拔牙创内充满的血液，15 ～ 30 分钟即可形成血凝块而将创口封闭。血凝块的存在可以保护创口，防止感染，促进创口的正常愈合。如果牙槽窝内的血凝块脱落、形成不良或无血凝块形成，则创口的愈合延缓，出现牙槽感染、疼痛等并发症。

二、血块机化、肉芽组织形成

拔牙后数小时，牙龈组织收缩，使拔牙创变小，这也是保护血块及促进愈合的一种反应。约 24 小时，有毛细血管及成纤维细胞自牙槽骨壁向血凝块内延伸生长，即血块开始机化、肉芽组织形成，7 ～ 8 天以后牙槽窝内被肉芽组织充满。

三、结缔组织和上皮组织替代肉芽组织

拔牙后 3 ～ 4 天更成熟的结缔组织开始替代肉芽组织，至 20 天左右基本完成；同时，术后 5 ～ 8 天开始形成新骨，不成熟的纤维状骨逐渐充填拔牙窝。在牙槽突的尖锐边缘骨吸收继续进行，

当拔牙窝充满骨质时，牙槽突的高度将降低。

拔牙后 3 ～ 4 天，上皮自牙龈缘开始向血凝块表面生长，但在 24 ～ 35 天，乃至更长的时间内，上皮组织的生长仍未完成。

四、原始的纤维样骨替代结缔组织

大约 38 天后，拔牙窝的 2/3 被纤维样骨质充填，3 个月后才能完全形成骨组织。这时骨质的密度较低，X 线检查仍可看到牙槽窝的低密度影像。

五、成熟的骨组织替代不成熟骨质、牙槽突功能性改建

尽管人为将拔牙窝的愈合分为 5 个阶段，但实际上其中许多变化是同时交织进行的。牙槽突的改建早在术后 3 天就开始了；40 天后愈合区内逐渐形成多层骨小梁一致的成熟骨，并有一层密质骨覆盖这一区域；牙槽骨受到功能性压力后，骨小梁的数目和排列顺应变化而重新改造；3 ～ 6 个月后重建过程基本完成，出现正常骨结构。

拔牙创愈合过程因拔牙情况和牙槽突骨质的情况不同，变异颇大。例如，拔牙后出血少，甚至无凝血块形成；拔牙创的愈合常由窝底及骨壁生长肉芽组织开始，愈合时间大为延迟；阻生下颌第三磨牙拔除后的愈合过程也较一般拔牙延迟。

▶知识拓展

影响拔牙创愈合的因素

拔牙创的愈合受到多种因素的影响，包括患者的全身健康状况、局部条件、手术操作和术后护理等。患者的年龄、慢性疾病（如糖尿病）及营养状况都会影响组织的再生和创口的愈合速度；局部条件方面，牙槽骨的健康程度、血凝块的形成与稳定性对于愈合过程尤为重要。手术创伤的大小、是否严格执行无菌操作也直接关系到愈合的速度和质量。术后护理同样关键，患者遵从医嘱、保持良好的口腔卫生，可以有效促进血凝块的稳定和创口的正常愈合，从而减少并发症的发生，加快拔牙创的愈合进程。

第七节　牙拔除术并发症

在牙拔除术中或术后可能会发生一些并发症，处理的最好方法是预防并发症的发生。所以，应加强术者责任心，术前要做好彻底的检查和判断，制订详尽的治疗计划，遵循操作原则，将并发症降低在最低限度。

术者应对自己的能力有清醒的判定，不做力所不及的工作。手术计划应充分考虑全身状况对手

术的影响。必要的辅助检查不可因盲目迷信既往的经验而遗弃。

术前应赋予患者和家属充分的知情权，详尽地解释手术的过程、可能发生的问题。对术中出现的变化也应及时通报。对已发生的并发症应本着积极诚恳的态度告知患者，最终取得患者及家属的理解和配合。

医生也应清楚，即使进行了充分的准备、负责细心的手术，并发症仍可能发生。在做好预防的基础上，应对各种并发症的诊断和处理全面掌握。

一、牙拔除术中并发症

（一）晕厥

1. 原因 患者对拔牙普遍存在恐惧心理，牙拔除术中强烈的生理、心理刺激有时会诱发患者发生晕厥。

2. 临床表现 晕厥发生前，患者首先出现头晕、目眩等前驱症状，可伴有面色苍白、心悸、心前区不适、出冷汗等，然后突然失去意识，呼之不应。意识丧失时间通常较短，数秒至数分钟不等。

3. 预防及处理 手术中，特别是孔巾遮盖面部的情况下，要注意及早发现，及时处理，经适当处理恢复后，一般仍可继续手术。经适当处理恢复后，一般仍可继续手术。其临床表现和防治原则与局部麻醉时发生的晕厥相同。

（二）牙及牙根折断

牙及牙根折断是牙拔除术中最常见的并发症。

1. 原因

（1）技术因素：即术者经验不足，器械选择或使用不当，如钳喙过宽，钳喙与牙体呈点接触，钳夹压力集中于一点，仅夹住牙冠未及牙根，钳喙不与牙长轴方向相一致等；术中用力过大，造成夹碎牙冠或牙根折断；摇动运动幅度超过限度，脱位方向错误，以及错误使用扭转力。

（2）病理因素：牙有广泛的龋坏或有较大的充填，或牙体的脆性增大，如死髓牙，或做过根管治疗的无髓牙等。

（3）解剖因素：牙根形态变异，如牙根分叉大、过于弯曲、肥大，有额外根等，或牙根周围的骨质过度致密，与其粘连等均可引起术中牙根折断。

2. 临床表现 断根发生时，有时会伴有折断的异常声音，检查会发现所拔牙牙体组织不完整，可看见折断处的断面。判断是否断根时应认真评估，必要时可借助 X 线检查。

3. 预防及处理 掌握各类牙及周围骨质的解剖特点，准确地检查和判定其病变情况，熟练掌握正确的操作手法，不断总结临床经验，可以尽量减少技术原因造成的断根。

断根发生后，原则上均应取出。但经综合分析患者状况、断根及根周情况、创伤大小、可能的并发症等多个因素后，如利大于弊时，也可以不取。

（三）邻牙或对颌牙损伤

1. 原因 ①在拔除牙列拥挤、错位牙过程中摇动或旋转幅度过大；②使用牙挺时邻牙被作为支点而受力；③用钳时，牙钳选择不当，钳喙过宽，钳喙与牙长轴方向不一致等；④在拔除阻生牙时，邻牙阻力未解除；⑤缺乏左手的配合及保护等。

对颌牙损伤易发生在拔下颌前牙时。拔下颌牙最终脱位力是向上的，如使用过大的垂直向上牵引力，而未加以保护，牙钳在牙脱位的瞬间突然挑起击伤对颌牙。

2. 临床表现　可表现为邻牙及对颌牙牙体的损伤、牙体的松动、牙冠部分的折断、充填体或全冠的脱落等。

3. 预防及处理　选择合适的牙钳，遵循牙钳、牙挺的使用原则是避免邻牙损伤的关键。术中应加强左手的配合和保护。拔下颌牙时，待牙齿充分松动后再牵引。如已造成邻牙或对颌牙损伤，应降低咬合接触，对松动、半脱位的牙，应予结扎固定或行再植术。

（四）软组织损伤

1. 牙龈损伤　牙龈损伤多为撕裂伤。

（1）原因：拔牙安放牙钳时，将牙龈夹入钳喙与牙之间；牙龈分离不彻底，牙与牙龈仍有连接的状况下，随牙拔出而发生牙龈撕裂；使用牙挺时动作幅度过大。

（2）临床表现：牙龈轻度撕裂表现为牙龈黏膜仅有表浅的破损，创口长度较短，通常在数毫米以内，深度也较浅，未累及深层组织；中度撕裂表现为创口长度有所增加，可能达到1cm左右，深度达黏膜下层，甚至部分肌层也有损伤；重度撕裂往往创口较长，超过1cm，深度深，可能贯穿牙龈全层并波及下方骨膜等组织，甚至有牙龈组织呈瓣状掀起的情况。牙龈撕裂是术后出血的主要原因之一，牙龈撕裂后组织内的血管破裂发生出血，而且拔牙后牙龈收缩减小创口保护，血凝块的功能受到影响，导致出血不止。

（3）预防及处理：为避免牙龈损伤，操作中要按规范进行，安放牙钳应有插钳动作，发现牙龈与患牙仍有粘连应及时分离。已撕裂的牙龈应复位缝合。

2. 邻近软组织损伤

（1）原因：周围软组织损伤大多是因为医生的操作不规范所引起的，软组织损伤后，会引起组织的出血、肿胀、疼痛，甚至感染。

（2）临床表现：患者在局部麻醉状态下，下唇感觉迟钝，被牙钳柄夹住没有察觉，术者可能因注意力在钳喙端而忽视钳柄侧，造成损伤。骨凿、牙挺使用时，支点不牢、用力过大、保护不到位导致器械滑脱，会刺伤腭、口底等邻近组织。黏骨膜瓣设计过小，术野暴露不充分，强行牵拉可致黏骨膜瓣的撕裂。使用钻，尤其是高速涡轮钻，如保护隔离不力，会将软组织缠卷损伤。

（3）预防及处理：操作时保持可靠的支点，使用有控制的力，稳妥有效的保护，避免过度的牵拉是防止发生软组织损伤的要点。软组织撕裂伤应仔细复位缝合。牙挺所致的穿刺伤较深，处理时可不缝合，即使有继发感染，也可由此获得引流。

（五）骨组织损伤

1. 牙槽突骨折

（1）原因：牙槽突骨折多因拔牙用力不当，牙根与牙槽骨粘连或牙根形态异常所致。拔除上颌第三磨牙时，如挺出方向不当，向远中施力过大，易造成上颌结节骨折。拔除下颌第三磨牙劈开和挺出时，有可能造成舌侧骨板骨折。拔除上颌尖牙时，容易发生唇侧骨板骨折。

（2）临床表现：一般可见所拔患牙和周围牙槽骨同时脱位。

（3）预防及处理：发现牙槽突骨折后，如骨折片与牙根粘连，不可强行将牙拔出，应用分离器仔细分离黏骨膜后再取出，避免牙龈撕裂。如牙已拔出，骨片一半以上无骨膜附着，应取出骨片，修整锐利边缘后缝合；若骨片大部有骨膜附着，可将其复位，牙龈拉拢缝合。

2. 下颌骨骨折 作为拔牙的并发症，下颌骨骨折极少见，主要发生在拔除下颌第三磨牙时。

（1）原因：暴力是发生骨折的直接原因，如埋伏位置极深的阻生牙，或诸如骨质疏松症、囊肿、甲状旁腺功能亢进等病理情况下更易发生。

（2）临床表现：在骨折发生时，有时会伴有异常的声音或患者出现咬合错乱，X 线检查可证实骨折的发生。

（3）预防及处理：术前仔细分析阻生牙的位置和骨质情况，避免在凿、挺时使用暴力，可防止骨折的发生。一旦发生下颌骨骨折，按颌骨骨折的处理原则及时处置。

（六）上颌窦损伤

1. 原因 上颌前磨牙及磨牙的牙根与上颌窦下壁邻近，有时根尖与上颌窦间无骨壁相隔，可直接位于窦黏膜下，或因慢性根尖周感染使根尖与上颌窦黏膜发生粘连。拔牙时，有时可撕破窦黏膜，或在搔刮牙槽窝时穿通。尤其是取断根时，如在根面上施力，或盲目向根尖方向用力过猛，常易将断根推入上颌窦。口腔上颌窦交通可使上颌窦感染，或形成口腔上颌窦瘘。

2. 临床表现 牙根进入上颌窦后可能出现以下三种情况。

（1）牙根完全进入上颌窦：表现为阻力突然消失，牙槽窝内不见牙根，窝底出血；根尖上方探及大空腔；鼻腔鼓气时，出现牙槽窝漏气征象；X 线检查可见牙根位于窦腔内。

（2）窦底已穿破而牙根黏附于窦底黏膜上：一般是有慢性炎症的较少断根，可能出现牙槽窝漏气现象；X 线检查牙根位于窦底穿通处的边缘，未远移。

（3）牙根移至窦底黏膜下方，未穿破黏膜：检查时可发现牙根向深方移动，但无牙槽窝漏气征象；X 线检查牙根未超越上颌窦底。

3. 预防及处理 在搔刮牙槽窝时应沿骨壁轻轻往外刮除，勿向根尖方向用力。取断根时不可盲目从事，以免将断根推入上颌窦内。术前应仔细观察 X 线摄片、注意牙根与上颌窦的关系，当两者关系密切，根分叉大，拔除困难时，应从颊侧做梯形切口，去除颊侧骨壁，显露牙根断端，将根挺插入牙根断端的根方，用向下方的力将其挺出；如为腭侧根折断，还须去除牙根间隔，显露牙根将其取出。

断根如在窦黏膜下方，可小心将其取出。如已进入上颌窦内者，可扩大牙槽窝，以大量生理盐水反复冲洗，有时断根可从已扩大的牙槽窝排出；或将碘仿纱条整条填入，在纱条抽出时可将断根带出。当用以上方法无效时，可在上颌窦前壁开窗，取出断根。

如果口腔与上颌窦相通，选择何种处理方法决定于穿孔口的大小。如小的穿孔，直径约 2mm，可按拔牙后常规处理，使牙槽窝内形成高质量的血凝块，待其自然愈合。术后特别注意保护血凝块，除常规注意事项外，嘱患者切忌鼻腔鼓气、吸食饮料、吸烟，避免强力喷嚏，并预防感染。

中等大小穿孔，直径 2 ～ 6mm，也可按上述方法处理，如将两侧牙龈拉拢缝合，牙龈固定后可进一步保护血凝块，更有利于自然愈合。滴鼻剂的使用能降低上颌窦炎的发生，避免发生口腔上颌窦瘘。

交通口大于 7mm，需用邻位组织瓣关闭创口。上颌窦穿孔修补术详见本章第九节口腔上颌窦瘘修补术。

（七）神经损伤

拔牙时可能损伤的神经有颏神经、舌神经、鼻腭神经、颊神经和下牙槽神经。

1. 原因 鼻腭神经和颊神经常在翻瓣手术时被切断，但它们可迅速恢复，一般不产生影响。颏神经损伤发生在下颌前磨牙区手术时，多由于切开翻瓣或器械滑脱造成，如为牵拉或触压造成，可能在数月后恢复功能。下牙槽神经损伤，90%是拔下颌阻生第三磨牙引起的。下颌磨牙特别是低位阻生第三磨牙，根尖与下颌管邻近，用骨凿劈开阻生牙，牙向后下方被压，能压碎薄弱的下颌管壁而损伤神经，或取断根时受根的压迫、受器械的直接创伤。

2. 临床表现 下牙槽神经损伤后，出现下唇及颏部皮肤不完全性麻木或兼有烧灼、刺痛、蚁走等异常感。

3. 预防及处理 阻生牙拔除术前应做X线摄片，了解牙根与下颌管的关系，避免术中损伤。如发现断根已入下颌管，应及时扩大牙槽窝后取出，不可盲目用器械强取。如果神经已受损伤，术后应给予预防水肿及减压的药物，如地塞米松、地巴唑及促进神经恢复的药物，如维生素 B_1、维生素 B_6、维生素 B_{12} 或理疗等。

舌神经损伤的发生率为1%～3%，舌神经损伤易发生于舌侧骨板折断或器械滑脱的情况下。如舌侧骨板折断，应仔细分离取出骨片时，操作时注意保护。

（八）术中出血

1. 原因 术中出血原因有急性炎症期拔牙，也可因术中损伤牙龈、骨膜、牙槽骨或牙槽内的小血管断裂造成。有出血性疾病的患者也可发生术中出血的现象。

2. 临床表现 可见牙拔除术中，拔牙创呈现持续性渗血或偶见喷射性出血。牙拔除术中出血，常使视野模糊，手术难以进行。

3. 预防及处理 术前应仔细询问患者过去有无全身出血性疾病或拔牙与手术出血的病史，如果疑有血液疾病，必须做全面检查。应注意，长期服用某些药物（阿司匹林、抗凝血药、抗癌药物、广谱抗生素）或长期饮酒导致肝硬化等，具有潜在引起持续性出血的作用。如因局部因素所致的术中出血，可随时用小棉球拭去积血或温热盐水纱布压迫止血。软组织有较大血管出血时，应结扎止血。牙槽内的出血，可用吸收性明胶海绵、碘仿纱条或骨蜡填塞止血。如有既往术后出血史者，一次拔牙数不宜多，并且将创口两侧的牙龈做水平褥式缝合，观察30分钟创口无出血后，再让患者离去。

（九）颞下颌关节损伤

较常见的有颞下颌关节脱位和颞下颌关节紊乱综合征。

1. 原因 多因在拔牙，尤其是拔除阻生牙时，大张口时间过久或分牙、去骨、增隙等锤击震动所引起。

2. 临床表现 患者会感到关节区的酸胀、疼痛等不适感，发生颞下颌关节脱位时会表现为拔牙结束后，患者出现无法闭口或无法咬纱布的情况。

3. 预防及处理 在拔牙过程中应控制张口度，并用手托扶下颌，尽量缩短手术时间，对有习惯性关节脱位史者，尤应注意。在分牙、去骨、增隙时，必须托扶下颌骨，并不应用力粗暴，避免颞下颌关节和咀嚼肌损伤。如发生脱位，应及时复位并暂时制动。如有关节区疼痛、张口受限、关节弹响者，可行局部热敷或理疗及咀嚼肌神经封闭、关节封闭等治疗。

（十）牙推入颌周间隙

1. 原因 在拔除下颌阻生第三磨牙时，由于分牙时锤击不当或用挺不当，将牙推至舌侧骨壁以外的翼下颌间隙或深部的咽旁间隙内。

2. 临床表现 一般表现为在拔牙的过程中，牙槽窝突然的空虚，患牙未在牙槽窝内探及。

3. 预防及处理 术前应做X线摄片，有利于全面了解阻生牙周围的解剖关系。选择锋利的骨凿和正确、熟练地使用骨凿；术中在分牙、去骨、增隙时，要充分注意用力方向及大小，如能选用涡轮钻去骨或分牙更好。牙一旦推入颌周间隙，不应盲目探查，应以纱布覆盖创面，嘱患者咬住暂时止血，再进一步做X线摄片定位。在寻找牙时，助手应协助术者自口外将下颌下区组织推向上方，使口底部抬高，便于寻找和取出。有时自牙槽窝难以取出，必须从下颌下做切口方能取出。

二、牙拔除术后并发症

牙拔除术后并发症是与手术直接相关的病症，不加处理可能会进一步引发不良后果。拔牙后反应是指牙拔除术对组织的创伤所引起的疼痛或肿胀，它是组织正常的应激反应。在牙拔除术后应当认真加以鉴别。

（一）拔牙后出血

拔牙后出血可分为原发性出血和继发性出血。在正常情况下，拔牙创压迫半个小时后不会再出血。如在吐出消毒纱布棉卷后仍出血不止，或拔牙后第2天再次出血，则为拔牙后出血，拔牙后当时出血未停止是原发性出血，拔牙后第2天因其他原因发生出血是继发性出血。

1. 原因 出血的原因有全身因素和局部因素。常见的为局部因素或牙拔除术后护理不当引起，少数为全身因素。全身原因包括各种血液疾病、高血压、肝胆疾病等。局部原因是牙槽窝内残留炎性肉芽组织、软组织撕裂、牙槽突骨折、牙槽内小血管破裂，以及较大知名血管（下牙槽血管、后上牙槽血管）破裂等。血凝块因保护不佳而脱落，也会引起出血。

2. 临床表现 局部检查一般可见到高出牙槽窝的凝血块，并有血液从凝血块的下方渗出。

3. 处理 发生拔牙后出血，首先应注意患者的全身情况，了解出血情况，估计出血量，测量脉搏、血压等生命体征；出血量大或者反复出血者应作血液相关检查。处理方法是：先清除高出牙槽窝的凝血块，检查出血部位，用生理盐水冲洗，局部外用止血药，再次压迫止血。如牙槽窝内有异物，可在局麻下彻底搔刮牙槽窝，让牙槽窝充满新鲜血液后，再压迫止血。如出血明显，可在牙槽窝内填塞吸收性明胶海绵或碘仿纱条，然后将创口拉拢缝合。在局部处理后，与全身因素有关的患者需进行实验室检查和对症处理，如输鲜血或输凝血因子等。

有术后出血的患者因血液与大量唾液混合，常误认为出血量很多而产生紧张恐惧，应先向患者解释安慰，稳定情绪以获取配合。对有系统性疾病造成的出血，在积极局部处理的同时，必须治疗系统性疾病，必要时可输液、输血。残余肉芽组织、软组织撕裂等原因引起出血者，可采用搔刮、缝合。对广泛的渗血，可在拔牙窝内置入碘仿海绵、止血纱布，加水平褥式缝合两侧牙龈，结合纱卷压迫止血。如出血未止，且明确出血来自牙槽内者可用长碘仿纱条自牙槽窝底紧密填塞，多可达到止血目的。1 周后取出碘条，松散放入新碘条，保护创面，至骨面有肉芽组织生长，停止换药，待自行愈合。

拔牙后出血的患者处理后，应观察 30 分钟以上，确认无出血后方可离开。

血液如流入邻近组织间隙中，特别是皮下，会出现瘀斑；瘀斑多出现于前颊部，可向下颌下区甚至颈部蔓延。出血量大时，会在流入组织间隙之低位水平形成血肿，血肿可位于前颊部，也可位于舌侧，特别是咽峡前间隙。血肿和瘀斑一般可不做特殊处理，较大血肿应使用抗菌药物预防感染。理疗可促进其吸收。

4. 防治　术前详细询问病史，对有全身疾病的患者应请相关科室医生会诊，必要时转科治疗。拔牙操作应仔细，减小创伤。拔牙创要认真处理，向患者和家属仔细交代拔牙后的注意事项。拔牙创伤大、有出血倾向的患者，在拔牙创咬纱布棉卷半小时后，经检查无异常方可离开。

（二）拔牙创感染

一般牙拔除后不发生拔牙创感染，复杂牙拔除和阻生牙拔除易发生拔牙创感染，拔牙创感染分为急性感染和慢性感染 2 种。

1. 拔牙创急性感染

（1）原因：常规牙拔除术后急性感染少见，大多与拔牙局部创伤大、拔牙前有局部感染灶、患者有糖尿病等有关，多发生于拔牙后第 2 天，局部或面部疼痛、肿胀及张口受限。阻生牙及翻瓣去骨或创伤严重的病例术后 12 ～ 24 小时内可出现明显的面颊部肿胀及疼痛反应，但在 3 ～ 5 天后可逐渐消退，不属于急性感染。

（2）临床表现：拔牙后急性感染主要发生在下颌阻生智齿拔除后，急性感染有时还会引起颌面部间隙感染，尤其应当注意的是咽峡前间隙的感染。

咽峡前间隙位于下颌第三磨牙的舌侧下后方，是疏松的黏膜下间隙。咽峡前间隙感染的主要症状是开口受限和吞咽疼痛。因位置隐蔽，常被当作术后反应而误诊，使病情久拖不愈。对术后开口受限严重伴吞咽痛者，应注意检查。如发生咽峡前间隙感染，下颌角内侧有明显压痛；强行张口后，口内检查第三磨牙的舌侧下后方红肿，有明显压痛，穿刺可有脓。

（3）防治：治疗为沿舌神经走行方向切开黏膜，分离达脓腔，引流脓液；结合使用抗菌药物。

2. 拔牙创慢性感染

（1）原因：慢性感染多为牙片、骨片、牙石等异物和残余肉芽组织所引起。

（2）临床表现：发生拔牙创慢性感染时，患者常有创口不适；检查可见创口愈合不良，充血，有暗红色、疏松、水肿的炎性肉芽组织增生，可有脓性分泌物；X 线摄片检查常可显示牙槽窝内有高密度的残片影像。

（3）防治：预防急性感染，在牙拔除术中坚持无菌操作，尽量减少手术创伤。有局部感染灶者拔牙后严禁粗暴的搔刮，以免引起感染扩散。糖尿病患者在病情得到控制的前提下，才能进行拔牙。术前、术后给予抗生素治疗。对于慢性感染的预防，在牙拔除术后应仔细清理牙槽窝，特别是慢性根尖周炎的患牙，根尖炎性病灶不刮治干净，即可发生牙拔除术后出血，也可形成慢性炎症而长期不愈。多根牙拔除时应防止残根遗留。如发生慢性感染，应拍摄 X 线片，了解牙槽窝内病变情况、是否有异物遗留、牙槽窝的愈合情况等，然后在局麻下，重新进行牙槽窝的刮治，让血液充满后，消毒纱布棉卷压迫止血，并给予口服抗生素治疗。

（三）拔牙后反应性疼痛

1. 原因 牙拔除时，骨组织和软组织皆受到不同程度的损伤，创伤造成的代谢分解产物和组织应激反应产生的活化物质刺激神经末梢，引起疼痛。除创伤外，过大的拔牙创血块易分解脱落，使牙槽骨壁上的神经末梢暴露，受到外界刺激，也可引起疼痛。

2. 临床表现 一般牙拔除术后，常无疼痛或仅有轻度疼痛，通常可不使用镇痛药。创伤较大的牙拔除术后，特别是下颌阻生第三磨牙拔除后，常会出现疼痛。

术后反应性疼痛主要与干槽症鉴别。反应性疼痛术后当日即出现，拔牙创多正常，即使拔牙创空虚，也无腐臭，3～5天内消失。干槽症疼痛为3～5天后剧烈放射痛，疼痛不严重，拔牙创有腐臭，如不加处理，疼痛可持续达10余天。

3. 防治 尽量减小手术创伤，保护拔牙创内的血凝块，给予适当的镇静药可预防或降低疼痛程度。

（四）干槽症

干槽症是以疼痛和拔牙创愈合障碍为主要特征的牙拔除术后并发症。

由于采用的诊断标准不一，文献报道的干槽症发生率不一。国外报道，全口牙拔除后干槽症的发生率为0.9%～4.4%；下颌阻生第三磨牙拔除后干槽症的发生率为0.5%～68.4%；多数报道为25%～30%。国内无全口牙干槽症的发生率资料，下颌阻生智牙术后干槽症发生率为4%～10%。干槽症最多见于下颌后牙，占58%～92%，发生率依次为：下颌第三磨牙、下颌第一磨牙、下颌第二磨牙，其他牙少见，前牙发生率最低。

干槽症在组织病理学上主要表现为牙槽骨壁的骨炎或轻微的局限性骨髓炎。最初为血块分解、破坏、脱落，以致骨壁暴露并发生多处小的坏死。周围的骨髓腔内有典型的轻度急性或亚急性骨髓炎，出现炎性细胞浸润和血管栓塞。主要表现为牙槽窝骨壁的感染。随之而来的是修复过程，在坏死骨组织被破骨细胞分解并脱离之后出现。愈合开始时，有成纤维细胞及毛细血管由牙槽骨壁上的小孔长入牙槽窝，形成肉芽组织；同时，白细胞亦由血管渗出，起抗感染作用。肉芽组织的形成和生长从牙槽窝底部开始，逐渐充满牙槽窝；然后有骨小梁形成，上皮生长并覆盖表面，其过程与拔牙创的愈合相似。

干槽症有剧烈疼痛的原因有不同的解释，有人认为是由于神经末梢暴露受到各种刺激引起；有人认为是激肽产生并作用于血管周围的化学感受器而引起；有人认为是神经炎造成的。

1. 病因 干槽症的病因有多种学说，均不能全面解释其疾病的临床表现。目前认为干槽症的病因是综合性的，起作用的不是单一因素，而是多因素的综合作用结果。

（1）感染学说：感染学说是基于干槽症实际上表现为骨创感染，它是较早提出的病因。但迄今为止，单一的病原体尚未发现。多数学者认为，干槽症是一种厌氧菌起主要作用的混合感染，感染的作用可以是直接的，也可以是间接的，即引起血凝块的纤维蛋白溶解。基于感染学说，全身或局部使用抗感染药物可预防及治疗干槽症，针对厌氧菌的药物预防干槽症也取得了满意的效果。

（2）创伤学说：许多研究认为，创伤为干槽症的主要发病因素之一。创伤引起发病的机制有不同的解释：创伤使骨组织易发生继发感染；创伤使骨壁的血管栓塞，导致牙槽窝内血凝块形成障碍；

创伤产生的组胺影响创口愈合；创伤骨组织使组织活化剂释放，导致纤维蛋白溶解。确切机制有待进一步研究。

（3）解剖因素学说：此学说认为下颌磨牙区有较厚的密质骨，致使该部位血液供应不良。下颌第三磨牙拔除后，骨腔大，血凝块不易附着。下颌牙拔除后，食物及唾液易进入拔牙创而引发感染。

（4）纤溶酶原激活学说：此学说认为拔牙的创伤或感染，引起骨髓的炎症，使组织活化剂释放，将血凝块中的纤溶酶原转化为纤溶酶，使血凝块中的纤维蛋白溶解，导致血凝块脱落，出现干槽现象；同时产生激肽，引发疼痛。

除上述因素以外，还有许多病因被提出，如全身因素、吸烟等。

2. 临床表现及诊断 干槽症的临床表现及诊断标准如下。牙拔除后 2 ～ 3 天创口持续性剧烈疼痛，并向耳颞部、下颌后区、头顶部放射，一般镇痛药不能镇痛。检查可见牙槽窝内残留腐败变性的血凝块或血凝块脱落，牙槽窝内空虚，牙槽壁暴露或有灰白色假膜覆盖，骨壁有明显的探痛。创口周围牙龈红肿，口臭明显，局部淋巴结增大、压痛。偶有张口受限、低热和全身不适等症状。如治疗不奏效，疼痛可持续 1 ～ 2 周。

3. 治疗 干槽症的治疗原则是消炎镇痛，清创（清除牙槽窝内的坏死组织），隔离外界对牙槽窝的刺激，保护骨面，促进牙槽窝内肉芽组织生长。干槽症的治疗目前仍以局部处理后碘仿纱条填塞法最为常用。在局麻下，用含 3%过氧化氢溶液的棉球反复擦拭，彻底清除牙槽窝内的坏死腐败组织，直至骨壁清洁，棉球干净无臭味；再以生理盐水反复冲洗后吸干，自牙槽底部起紧密填入碘仿纱条。也可将创口缝合，以防碘仿纱条脱落而再度疼痛。经此处理后，多数患者的疼痛可逐日缓解直至完全消失。一般 7 ～ 10 天后取出纱条，可见在空虚的拔牙创内已有一薄层肉芽组织覆盖。1 ～ 2 个月后牙槽窝内才能长满结缔组织。

4. 预防 尽量减少创伤及预防感染，创口内置入碘仿海绵，按压牙槽骨壁后缝合牙龈缩小创口，术后注意血凝块的保护和口腔卫生等。

（五）术后肿胀反应

1. 病因 术后肿胀反应多在创伤大时，特别是翻瓣术后出现。易发生于下颌阻生牙拔除术后，多出现在前颊部，可能是组织渗出物沿外斜线向前扩散所致。

2. 临床表现及诊断 术后肿胀开始于术后 12 ～ 24 小时，3 ～ 5 天内逐渐消退。肿胀松软而有弹性，手指可捏起皮肤，因而可与感染性浸润鉴别。此外，要与麻醉药的局部过敏反应、血肿相鉴别。

3. 防治 为防止术后肿胀，黏骨膜瓣的切口尽量不要越过移行沟底；切口缝合不要过紧，以利渗出物的排出；术后冷敷、加压包扎。也可使用糖皮质激素（如地塞米松 5mg）与麻醉药混合后术区局部注射，其预防、减轻肿胀的效果明显。

（六）术后开口困难

1. 病因 术后的单纯反应性开口困难主要是由于拔除下颌阻生牙时，颞肌深部肌腱下段和翼内肌前部受创伤及创伤性炎症激惹，产生反射性肌痉挛造成的。

2. 临床表现及诊断 患者出现程度不一的开口受限，患者的张口度小于自身示指、中指、环指三指末节合拢时宽度，影响正常功能。

3. 防治 应注意与术后感染、手术致颞下颌关节病发作鉴别。用去骨法拔牙时，切口及翻瓣大小应适度，尽量减轻磨牙后区的创伤。明显的开口受限可用热含漱或理疗帮助恢复正常开口度。

（七）皮下气肿

1. 病因 在拔牙过程中，反复牵拉已翻开的组织瓣，使气体进入组织中；使用高速涡轮手机时，喷射的气流导致气体进入组织；术后患者反复漱口、咳嗽或吹奏乐器，使口腔内不断发生正负气压变化，使气体进入创口，导致气肿产生。

2. 临床表现及诊断 皮下气肿主要表现为局部肿胀，无压痛，可有捻发音。发生在颊部、下颌下、颈部较多。

3. 防治 为预防其发生，应避免过大翻瓣。使用涡轮手机时，应使组织瓣敞开。术后嘱患者避免做鼓气等造成口腔压力加大的动作。

▶知识拓展

现代技术在拔牙并发症管理和预防中的应用

拔牙并发症的管理和预防是现代牙科手术中的一个关键研究方向，不仅涉及手术前的全面评估和手术过程中的规范操作，还包括术后的持续监测和护理。近年来，借助影像学技术如 CBCT，医生可以更精确地评估牙齿和周围解剖结构的关系，从而制订更为科学的手术方案，降低并发症的发生。此外，一些新兴的手术技术，如微创拔牙和激光辅助手术，也在拔牙过程中逐渐得到应用。这些技术能够减少软组织和骨组织的损伤，缩短手术时间，并降低术后感染、干槽症和骨折等并发症的发生率。同时，患者的个体差异和手术适应证的个性化评估对于预防并发症也起着不可忽视的作用。术后护理中的患者教育，如避免剧烈运动和保持良好的口腔卫生，也有助于防止拔牙后的并发症。未来，随着技术和材料的进一步进步，拔牙的安全性和患者体验有望得到更大提升。

第八节　牙槽外科手术

修复前外科（preprosthetic surgery）是指为使义齿取得良好的固位和稳定，有效地行使咀嚼功能的外科技术。牙是口颌系统的重要组成部分，各种原因导致的牙缺失可对人体的咀嚼、消化、语言功能造成损害，影响容貌；有时还可能诱发精神心理障碍，必须进行适宜的修复。在我国，2024 年 9 月民政部发布的数据显示，65 岁以上老年人口占总人口的 15.4%，老年人口达到 21676 万人，已超过老龄化社会 7% 的国际惯例，因此口腔内多数牙缺失或完全缺失的患者将越来越多。牙缺失后，因生理和病理因素的影响，牙槽突乃至颌骨必将发生不同程度的吸收和萎缩。口腔各种组织的形态、质地、相对位置会发生不利于义齿修复的改变。仅靠义齿修复技巧，无法解决全部口腔条件不良造成的修复难题。修复前外科技术是在口腔外科医生和修复科医生的配合下，主动地、按照义齿修复的需要，采用外科的手段改造口腔软硬组织状况，为义齿修复创造理想条件，因而受到口腔外科医生和修复科医生的共同关注。

义齿修复对口腔骨组织和软组织的要求应具备以下条件：骨组织有足够的软组织覆盖；无倒凹、无悬突、无锐利的嵴突或骨尖；舌、唇颊侧有足够的深度；上下颌牙槽突关系良好；无妨碍义齿就位的肌纤维、系带、瘢痕、软组织皱襞或增生。

为达到上述要求，手术可根据进行的时间不同而分为两组，即初期准备手术和二期准备手术。初期准备手术在拔牙时或拔牙后修复前进行，可分为矫正软组织缺陷和矫正骨组织缺陷两类。软组织准备手术包括系带矫正、瘢痕切除、高附着的肌矫正，以及重新准备牙槽突表面和新的软组织覆盖等手术。硬组织准备手术包括牙槽突修整术、骨隆突修整术等。此外，还有软硬组织的联合准备手术，如上颌结节修整术。二期准备手术含矫正长期戴用义齿引起的牙槽突过度萎缩，瘢痕组织形成，因牙槽突及覆盖组织形态改变而发生的损伤等。本组手术也可分为软组织及硬组织准备手术两类，包括增生物的切除、瘢痕切除、唇颊沟的加深、牙槽突增高等手术。

近年来随着口腔修复对美学效果要求的提高，修复前外科除创造义齿修复的基本条件之外，牙龈成形外科（gingival plastic surgery）也取得了较快的发展。在义齿修复前，首先恢复缺牙区牙槽突的丰满度、整复牙龈组织畸形、修复角化的附着牙龈，越来越多地受到口腔修复科和口腔外科医生的重视。优秀骨代用品的生产、自体结缔组织移植技术、脱细胞真皮基质移植、骨组织引导再生技术等先进技术和材料的使用也为之提供有效的手段。

一、牙槽突修整术

牙槽突修整术的目的是矫正牙槽突各种妨碍义齿戴入和就位的畸形，去除牙槽突上突出的尖或嵴，防止引起局部疼痛；去除突出的骨结节或倒凹，矫正上前牙槽突的前突。手术应在拔牙后2～3个月进行，此时拔牙创基本愈合，牙槽突改建相对趋于稳定。对拔牙时即发现有明显骨突者，亦可在拔牙同时加以修正。

1. 适应证 凡用手指触诊牙槽骨能感到明显压痛的骨尖、骨突、锐利的骨缘、骨嵴、倒凹或隆起，应予修整。

2. 手术方法与步骤 根据手术范围，选用局部浸润或阻滞麻醉。孤立的小骨尖，可用钝器垫以纱布，直接锤击将其挤压平复。

小范围的修整术，做蒂在牙槽底部的弧形切口；较大范围的修整可选用梯形或L形切口，无牙颌大范围牙槽突修整术的切口沿牙槽突顶做长弧形切口，在两侧磨牙区颊侧做纵行附加切口。切口顶部应位于牙槽突顶偏唇颊侧，既有利于暴露骨突，又可避免修剪软组织时去除过多的承托区角化黏膜。

翻瓣时，由于牙槽突顶多有瘢痕组织粘连，故应从唇颊侧骨板光滑处开始，尽量少暴露正常骨面，更勿越过前庭沟底，以减少术后水肿。

去除骨尖、骨突、骨嵴时，可使用咬骨钳、单面骨凿、钻针。去骨量应适度，仅去除过高尖的骨质，在尽量不降低牙槽突高度的基础上，必须保持牙槽突顶的圆弧状外形。去骨后，应锉平骨面，清理碎屑，将软组织瓣复位，触摸检查骨面是否平整。过多的软组织应当修剪，然后缝合创口。术后 1 周拆线（图 4-47）。

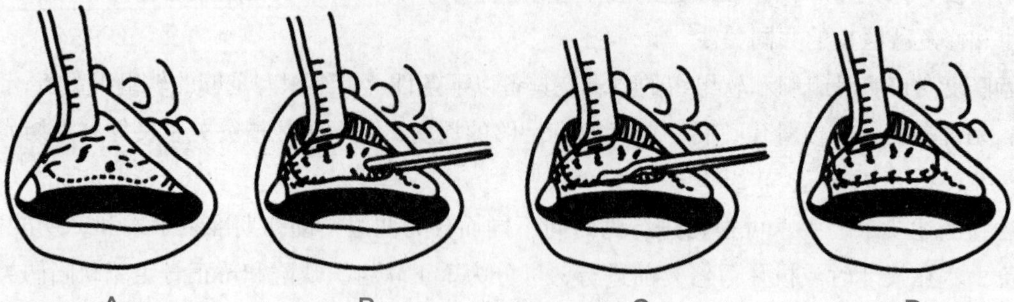

图 4-47　牙槽骨修整术示意图

A. 切口；B. 翻瓣、去骨；C. 锉平骨面；D. 缝合。

二、系带矫正术

（一）唇系带矫正术

唇系带矫正术常用 V 形切除术。在局部浸润麻醉下，用一只止血钳平行贴于牙槽骨唇面，并推进至前庭沟夹住系带。将上唇向外上拉开，使之与牙槽突成直角，用另一只止血钳平贴上唇，与已夹住系带的止血钳成直角相抵夹住系带。在两止血钳外侧面切除系带，潜行游离创口后，拉拢缝合（图 4-48）。也可用 Z 成形术或 V-Y 成形术。

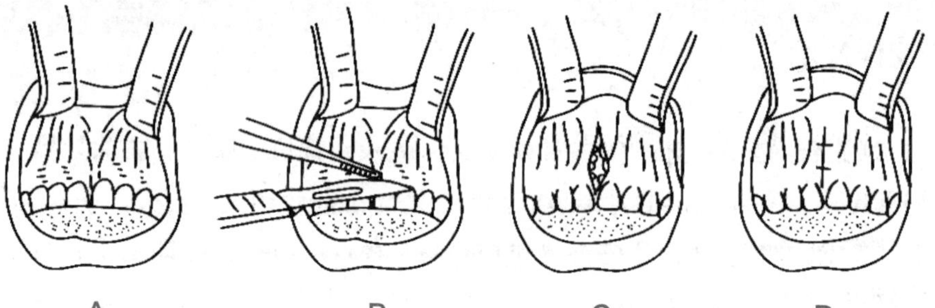

图 4-48　上唇系带矫正术示意图

A. 唇系带附着过低；B. 切开唇系带及切除中切牙间软组织；C. 形成菱形创面；D. 缝合后。

（二）舌系带矫正术

舌系带过短或其附着点前移，有时颏舌肌过短，两者可同时或单独存在，导致舌运动受限。先天性舌系带过短主要表现为舌不能自由前伸运动，勉强前伸时舌尖呈 W 形；同时舌尖的上抬困难；出现卷舌音和舌腭音发音障碍。在婴幼儿期可因舌前伸时系带与下切牙切缘经常摩擦，发生创伤性溃疡。在婴儿期乳牙未萌出前，系带前部附着可接近于牙槽突顶，随着年龄增长和牙的萌出，系带会逐渐相对下降移近口底，并逐渐松弛。因此，先天性舌系带异常的矫正术在 2 岁时进行为宜。

无牙颌患者下颌牙槽突的吸收和萎缩，舌系带或颏舌肌的附着接近牙槽突顶，常妨碍义齿的就位和固位。

手术可在局麻下进行，以缝线通过舌中央距舌尖约 1.5cm 处，做牵引用。向上牵拉舌尖，使舌系带保持紧张，舌系带中央垂直切开。切开线从前向后，与口底平行，长度 2 ～ 3cm，或切开至舌尖在开口时能接触到上前牙的舌面为止，如有必要可剪断颏舌肌。拉拢缝合横行切开出现的菱形创面，使之成为纵行线状的缝合创口。术中应注意避免损伤下颌下腺导管和开口处的乳头。

▶知识拓展

牙槽外科手术中的新技术应用

近年来，牙槽外科手术逐渐融合了一些新技术，极大地提高了手术的精确度和患者的舒适性。例如，激光技术在系带矫正术中被广泛应用。激光具有精细切割和止血的能力，可以有效减少手术创伤，减少术中出血，并缩短术后恢复时间。此外，超声骨刀在牙槽突修整术中的应用也越来越普遍。与传统的手术器械相比，超声骨刀可以更精确地去除骨组织，减轻对周围软组织的损伤。这些新技术的引入，不仅提升了手术质量，也提高了患者术后的生活质量，减少了并发症的发生。

考试知识点总结

本章小结

协和云课堂……　拓展练习及参考答案

（张慧敏　李　锐　刘俊红）

教学课件

第五章　口腔种植外科

学习目标

素质目标

（1）具备探索精神和创新意识，关注学科发展动态，树立终身学习的意识。

（2）树立严谨、科学的思维方式，深刻认识到口腔种植中精准判断和规范操作在医疗实践中的重要性。

知识目标

（1）掌握：种植手术的适应证、禁忌证及种植手术的原则、步骤。

（2）熟悉：牙种植体的种类、手术器械及种植手术并发症。

（3）了解：口腔种植的生物学基础、数字化技术在种植外科的应用。

能力目标

能正确辨识口腔种植器械，能在带教老师指导下选择合适的种植体并设计口腔种植手术的治疗方案。

案例导入

【案例】

患者，女，52岁。右上后牙缺失。检查发现：右上第一磨牙（16）缺失，殆龈距约10mm，对颌牙为天然牙。口腔卫生一般。无吸烟史。

【问题】

1. 该患者的诊断是什么？

2. 该患者适合的修复方法有哪些？

3. 该患者检查后发现16牙可用骨高度为8mm，可用骨宽度约9mm。最适合的种植手术方案是什么？

·核心知识拆解·

第一节　口腔种植外科概述

一、口腔种植外科的发展

口腔种植学是20世纪30年代发展起来的一门独立的新兴分支学科，是以解剖生理为基础，研究如何利用生物材料制作人工牙根、牙冠等，修复缺失牙及周围组织，获得长期稳定、舒适的咀嚼功能和牙齿外形的一门临床医学。口腔种植涉及多个学科，包括口腔材料学、牙周病学、口腔颌面外科学、口腔修复学及口腔颌面医学影像诊断学等，是20世纪口腔医学史上最具突破性进展的一门学科。

种植牙最早的雏形可以追溯到公元前2000年，当时用雕刻的竹钉来修复缺失的牙齿。大约3000年前，埃及人使用金属钉替换牙齿。直到20世纪30年代，修复缺失牙齿的方法逐步发展，现代种植学的概念才开始出现。而制作牙种植体的材料也逐渐形成共识，必须具有生物相容性和耐腐蚀性，可以促进骨向内生长并具有一定的生物功能。20世纪50年代，瑞典哥德堡大学的Brånemark教授在研究骨骼愈合和再生时偶然发现，一个钛圆柱体与兔子股骨的骨头融合在一起。他将该发现第一个引入到牙科植入物领域，经过多年探索形成了骨结合理论；并于1965年研制出第一代“Brånemark”种植牙系统，第一次将商业纯钛制成的牙科植入物植入一名人类志愿者口内，完成了第一例种植牙患者，开启了牙科治疗新纪元，这一发现引入了现代骨结合的概念，构成了今天骨结合的生物学基础。1982年，在多伦多世界会议上首次提出这一概念后，种植体骨结合的理论在世界范围内得到确立。自20世纪80年代末引入骨结合技术以来，牙种植体得到了广泛使用，从无牙颌种植拓展到部分牙列缺失的种植修复，以及外伤和先天性畸形的患者大面积组织缺损及牙齿脱落的修复。这一进展也促进了种植修复的重点从改善功能向兼顾美学和心理健康的转变，同时还需要满足患者的期望。

我国口腔医学及生物材料学工作者于20世纪70年代末开始涉足口腔种植领域。口腔种植从1980年起始被列入高等医学院校卫生部规划教材内容之中。1992年，陈安玉教授主编出版了我国第一部《口腔种植学》专著。1995年，张震康教授在珠海主持召开了首次种植义齿工作研讨会，成立了全国口腔种植义齿协作组，为口腔种植健康发展奠定了基础。2002年，成立了中华口腔医学会口腔种植专业委员会。此后，经过不断的国际交流、学习和实践，口腔种植学在我国得到飞速发展并走向成熟。2010年，口腔种植学在我国列入二级学科。

二、牙种植体结构

牙种植体是用一种材料制成的用于修复缺失牙的工具，将其植入口腔黏膜和 / 或骨膜下和 / 或骨内，为固定类或活动类修复体提供固位和支撑。当植入骨骼中时，则被称为“骨内植入体”。骨内种植体有 4 种主要类型，即针状、螺纹柱状、叶状和螺纹锥状。抛开种植体设计，骨内种植体都可以用在有足够健康骨的缺牙区。目前，国内外口腔种植体系统繁多，不同种植系统的结构设计特点不同，种植体系统在结构、形态、组成等方面均有所不同，种植体植入缺牙区后周围骨组织受力不同，以及上部修复体戴用后各部件间的应力分布的差异，都直接影响种植体边缘骨组织的吸收，影响种植体长期的功能性、稳定性及美观性。因此种植体结构设计是种植修复成功的关键因素。种植体系统部分结构尚无统一的分类和名称。

常用的种植体系统主要由种植体、基台和上部结构三个部分组成。

（一）种植体

种植体也被称为人工牙根，是替代缺失牙齿牙根的人工结构，由颈部、体部和根端三部分组成，常由具有良好生物相容性的纯钛或钛合金制成。通过外科手术将其植入缺牙部位的牙槽骨内，与周围骨组织产生骨结合。种植体可以模拟自然牙根的功能，具有支持和传导力的作用，通过骨结合来稳定并支撑义齿。

1. 颈部 用于固定基台。它是在牙槽嵴处种植体的体部和穿骨区之间的过渡区，包括种植体颈部和基台连接界面。颈部通常是光滑的，其直径从基台界面向下到种植体体部逐渐增大。这种颈部呈斜坡形设计是为了防止或减少牙龈萎缩。如果发生种植体暴露，其颈部斜坡可进行修复体的边缘位置的调整，以改善最终美学效果。

2. 体部 是种植体的核心组件，其设计、材料和表面处理直接影响种植体的成功率和使用寿命。种植体的体部有多种设计，包括圆柱形、螺旋形、锥形等。体部的表面通常会进行处理，以提高生物相容性和骨结合能力。常见的表面处理方法包括酸蚀、喷砂、喷涂羟基磷灰石等，这些处理可以增加表面粗糙度及有效增加骨结合的面积。

3. 根端 又称种植体底部或锚定端，是种植体与牙槽骨接触的部分，在种植体植入时直接插入骨组织，是实现骨结合并提供支撑的关键区域。根端通常设计平滑和圆钝，可减少种植体植入时对周围组织的伤害。部分种植体系统的根端设计有切割凹槽，使种植体具有一定的自攻性，减小种植体植入的阻力。

（二）基台

基台是种植系统中安装于骨内种植体平台上，用于种植体与牙冠、义齿等修复体之间的连接部分。基台种类繁多，其形状和设计通常与种植体匹配，以确保良好的连接和稳定性。

（三）上部结构

上部结构是种植修复体露在牙龈黏膜外的部分，主要包括牙冠等修复体。牙冠用于恢复牙齿的外形和功能，在颜色、形状和大小上与天然牙齿相匹配，以满足患者的美观和咀嚼要求。其制作材料有烤瓷、全瓷等多种选择，全瓷材料在美观性上更具优势，而且对牙龈组织的刺激性较小。

三、牙种植体结构的设计发展

（一）一段式及二段式种植体

1. 一段式种植体 与基台融为一体，外形设计旨在简化植入过程，减少术后步骤。多用于制作种植体支持的过渡义齿或对美学要求不高的种植修复。

2. 二段式种植体 是现代牙科种植体的一种常见设计，通常由两个分开的部分组成：种植体（即植入颌骨的部分）和基台（用于连接上部修复体的部分），两者通过种植体中心螺丝相连接。医生可以根据患者的具体口腔情况和修复需要，灵活调整基台的高度和角度，优化修复体的配合效果。二段式种植体是目前主流的种植体类型。

（二）骨水平及软组织水平种植体

骨水平和软组织水平种植体的主要区别在于种植体的颈部设计不同。

1. 骨水平种植体 是指其接触点位于骨界面（即种植体与骨组织的接触水平），通常是基于骨水平来放置的种植体。适合前牙或要求高美观性的后牙区域。颈部一般与牙槽嵴顶平齐或位于牙槽嵴根方。种植体颈部设计为光滑表面，有利于种植体周围发生边缘骨吸收后的清洁；颈部设计为粗糙表面，有利于种植体与周围组织更好地产生骨结合。

2. 软组织水平种植体 指其平台或接触点位于软组织水平，而不是直接与骨接触的种植体。这种设计以优化软组织的愈合和外观为主要目标。种植体粗糙部分植入骨内发生骨结合，而光滑颈部与周围软组织愈合形成软组织封闭，防止细菌侵入。与骨水平种植体相比，软组织水平种植体促进周围软组织的健康愈合，减少了术后感染的风险。由于基台位于软组织水平，相对容易进行清洁和维护，降低了周围软组织炎症的风险。

（三）基台与种植体的连接方式

1. 基台外连接种植体 指的是将种植体与基台通过外部连接的方式进行连接。这种设计通常采用外六角形、外八角形或其他形状的连接方式，使得基台与种植体之间可以实现精确的定位和连接。外连接设计提供了良好的连接稳定性，在施加咬合力时能够有效避免基台与种植体的分离。

2. 基台内连接种植体 是指其基台与种植体之间的连接是通过内部结构实现的，通常采用内六角、内八角、内三角等设计。这种形式提供了一种更稳定的连接方式，能够减少种植体与基台之间的相对移动。

（四）种植体直径

种植体的直径表示植入骨中的种植体螺纹的外部的距离，它与修复基台的直径不同。许多研究表明，种植体的直径与种植体的长期成功率存在相关性。一般来说，适宜的直径选择可以提高种植体的成功率。使用过小的种植体直径可能会增加失败风险，特别是在承受较大咬合力的位置。而合适的较大直径种植体可在咬合力大的情况下更好地分散力量。

（五）种植体长度

种植体长度是指从种植体的基底到种植体顶端的垂直距离。某些情况下可以提供更长或更短的设计以适应个体需求。增加种植体长度可增大骨－种植体界面的表面积，增强抗侧向负荷的能力，但应注意避免损伤重要解剖结构。

（六）种植体形态

种植体形态是指种植体的外观和设计，包括横截面形状、表面特征及形态变化等。目前临床上常见的种植体外形有柱形、根形、阶梯形和锥形等。其中柱形及根形种植体应用最广泛。

种植体形态结构尚无统一标准，各种结构设计各具优缺点。种植体形态的设计则能改善与骨的接触面积，从而增强稳定性。

四、口腔种植手术器械

为确保牙种植体实现骨结合，种植手术需配套专用器械，可分为种植外科动力系统、种植专用器械及通用外科器械等类别，手术中还会用到部分耗材。现以纯钛两段式螺旋形牙种植体为例，按种植手术分期予以简单介绍。

（一）第一期手术器械（种植体植入）

1. 种植机 由主机、马达和机头三部分组成。主机的控制台有控制转速、扭力、水量及手机转速比的按键。通过控制台选择具体所需要的转速比和速度，有些动力系统则通过脚闸在2000r/min范围内调节实际的转速。机头是安装钻头并连接到马达上的器械，有直机头和弯机头。

2. 种植专用钛质工具 由钛或钛合金制成，包括种植体钛钳、钛镊、连接器、方向指示器、长度测量尺等。主要用于手术过程中抓取、连接种植体，以及测量种植窝深度、标明种植窝方向等一切与种植体接触的操作，以防止异种金属元素污染及由此造成的对种植体生物相容性的影响。

3. 钻头 不同的种植系统，钻头的直径、形态、标记及刻度线等不同，主要包括球钻、先锋钻、成形钻、攻丝钻、定向钻等。为减少种植窝制备的过程中产热，避免周围骨组织发生热灼伤，通常采用直径逐级增大的钻头，进行逐级备洞，同时结合导航（定向）器的应用，使种植窝的直径、方向更加精确，确保种植体植入后固位良好。

4. 其他器械 由钛或不锈钢制成，包括种植体旋入扳手、旋入器、种植体固定扳手、棘轮扳手及各种大小的螺丝扳手等。

（二）第二期手术器械（种植体－基台连接）

此期手术是将种植体愈合基台（基台）连接在已实现骨结合的牙种植体上，将牙种植体穿出牙龈，接入口腔内。除前述钛质种植工具外，其他专用器械还包括手术刀柄、牙龈环切刀、骨旋刀、骨膜剥离器、牵引器、吸引器、线剪、组织剪、牙龈厚度测量尺及各种螺丝扳手等显露种植体及连接基台的器械。

第二节　口腔种植的生物学基础

对天然牙来说，牙周组织是支持和保护牙齿的重要结构，主要包括牙龈、牙周膜、牙槽骨及牙骨质。牙龈作为牙周组织的外层，阻挡细菌和其他有害物质的侵入。牙周膜依靠各组纤维将牙齿固定在牙槽骨中，起到支撑和缓冲的作用，能够承受咬合力，帮助分散咬合压力。牙周膜富含神经和末梢感受器，有助于调节咬合及咀嚼功能。牙周组织通过血管提供营养供应，支持牙齿和周围骨组织的生长与修复。

种植体周围组织与天然牙虽有差别，但种植体与周围软组织及骨组织也需要有良好的结合。种植体周围组织的健康对于种植体的初期稳定性至关重要。

一、种植体与骨组织间的界面

（一）骨结合理论

1977 年 Brånemark 教授根据组织学的发现将“骨结合”定义为有生命力的骨组织与负重的种植体表面的直接接触或连接，在种植体与骨组织之间没有纤维结缔组织存在。但是，骨结合并不意味着种植体达到了最终愈合阶段，而是说明了种植体周围骨组织正发生一段持续的、多变的动态过程。种植的成功率不仅取决于愈合时间，还受到该颌骨动态愈合过程的多种影响因素的制约。骨结合涉及两个方面，即现存骨（骨改建）和形成的新生骨（骨重建）。这些都与骨愈合的成功率及种植体的存留率有重要关系。

影响骨结合的因素包括手术创伤、患者自身条件差、种植体表面处理方式、种植体材料生物相容性差、种植体外形设计不合理、种植体的应力分布不合理及种植体早期过度负载。比较来说预备种植窝引起的创伤对骨结合的影响甚微。

事实上，骨组织完全覆盖种植体表面的情况极为罕见。即使螺纹状种植体达到完全的骨结合之后种植体表面与骨的直接接触面积也只是介于 56% ～ 85%。在没有被骨组织覆盖的种植体表面可以看到脂肪细胞存在但不存在纤维组织。

（二）骨结合状态的确认方式

1. 临床检查 发生骨结合后，种植体无松动，叩击种植体可听见典型的清脆、坚实的敲击音，而未发生骨结合的种植体叩音则是低沉、绵软的。

2. X 线检查 显示种植体与骨组织紧密贴合无透射间隙。

3. 动物实验的组织学结果 显示成骨细胞的突起包绕附着于种植体表面，骨细胞成熟，界面无结缔组织。

二、种植体与软组织间的界面

（一）龈界面

龈界面是指牙龈与种植体之间的交界区域。种植体的长期临床效果，不仅取决于其植入颌骨后的良好骨结合，而且在很大程度上取决于种植体周围软组织附着的情况。种植体周围的软组织愈合后形成黏膜附着或穿黏膜附着，从而达到良好封闭作用，形成有效的生物屏障，保护下方的种植体。与天然牙周围组织不同，种植体周围无牙骨质及牙周膜，不能形成与天然牙完全相同的牙周上皮附着。牙龈上皮细胞与种植体相互黏附，上皮细胞分泌细胞外基质，在细胞膜和钛氧化膜之间形成半桥粒连接，因此种植体周围的龈沟上皮与种植体之间存在半桥粒的连接方式，其具体机制目前尚无定论。

研究发现，种植体穿过牙龈黏膜后，来自骨膜和上皮下结缔组织的胶原纤维会垂直于种植体表面生长并嵌入种植体表面，紧密环绕着种植体颈部，与上皮结构形成了良好的软组织封闭，但是这一结构是十分脆弱的。当种植体的骨结合不良、口腔卫生较差、种植体周围的牙龈是活动牙龈或牙龈受到创伤时，不可能形成这样的软组织封闭。一般认为，这一封闭结构的形成与种植体的材料性质、表面形态有关。比如生物陶瓷材料较钛金属容易诱导结缔组织和上皮组织的附着，而钛表面氧化钛层的静电作用容易诱发细菌菌斑的形成。粗糙表面有利于结缔组织和上皮附着，但也有利于细菌菌斑的形成，从而影响良好的封闭。若想达到良好的封闭，钛种植体应进行去除静电的处理，将种植体周围的活动牙龈通过外科手术使其成为不活动的附着龈。同样，患者在长期使用种植义齿的过程中保持良好的口腔卫生习惯，注意维护种植体周围的牙龈健康是十分重要的。

（二）种植体周生物学宽度

与天然牙相似，种植体的生物学宽度（biological width，BW）由结合上皮（junctional epithelium）和结缔组织附着共同构成，即从屏障上皮最冠方到牙槽嵴顶之间的距离，为 3 ～ 4mm，又称生物学屏障（biological barrier）。正常种植体周围生物学的宽度是相对恒定不变的，当屏障上皮向根方迁移时，也会引起牙槽嵴的相应吸收。

第三节　口腔种植的应用解剖

一、上颌骨种植的应用解剖

上颌骨是面部重要的骨骼基础，上颌骨的解剖形态不规则，由上颌骨体和额突、颧突、腭突和牙槽突组成，参与构成鼻腔、口腔和眼眶的底部，形状类似于一对拱门，包含上颌窦和牙根。上颌骨体部中心为空腔，称上颌窦，位于牙槽突的上方。通常，上颌第一磨牙根尖距上颌窦下壁最近，上颌第二磨牙次之，上颌第三磨牙及第二前磨牙稍远些。

上颌骨骨质比下颌骨疏松，其骨密质也薄。上颌牙槽突前窄后宽，内、外骨板为骨皮质，中间为丰厚的骨松质。上颌牙槽窝的唇颊侧骨板较薄，腭侧较厚，只有上颌第一磨牙区的颊侧骨板因有颧牙槽嵴而增厚。上颌前牙的根尖上方为鼻底，与鼻腔相邻。两中切牙腭侧之间稍后方为腭乳头，深面即切牙孔，内有鼻腭神经血管束走行。在上颌种植手术时应注意上述解剖结构，避免种植体穿通鼻腔或上颌窦，导致种植失败，同时应注意防止损伤血管、神经等结构。

种植手术主要涉及牙槽突及上颌骨体。牙槽突是安装种植体的主要区域，牙槽突的厚度和高度直接影响种植体的稳定性和支持能力。牙槽突的前部和后部通常有不同的骨量，前牙区相对较厚，后牙区可能因上颌窦的存在而萎缩。在种植过程中，尤其是在后牙区，必须考虑上颌窦的深度与位置，可能需要进行上颌窦提升术以保证足够的骨量。根据上颌骨的解剖结构和临床需求选择适当的种植体位置，通常在牙槽突的最厚部分放置种植体，以确保稳定性和负荷的均匀分布。

二、下颌骨种植的应用解剖

下颌骨是面部唯一可以活动的骨骼，参与咀嚼和发音。下颌骨的形态呈“U”形，由下颌体和下颌支组成。下颌体是水平部分，包含牙槽突；下颌支是垂直部分，连接下颌体与颞下颌关节。

下颌体分为内、外两面及上、下两缘。内面正中线处有两突起分别称为上颏棘和下颏棘，自颏棘斜向后上方的骨嵴称为内斜线（或内斜嵴），将下颌骨分为上下两部分。下颌体外面正中隆起部分称为正中联合，正中联合两侧近下颌骨下缘处各有一隆起称颏结节，由此伸向后上方与下颌支前缘相连的骨嵴，称为外斜线（或外斜嵴）。在相当于下颌第一、第二前磨牙下方，下颌体上下缘之间的稍上方，有颏孔开口向后上方，孔内有颏神经、血管走行。下颌管由后向前走行，越近磨牙后方越靠近舌侧，在第一磨牙处横断面上位于近舌侧 1/3 处。下颌骨下缘外形圆钝，较上缘厚实，特别前部是下颌骨最坚实的部位，有利于种植体的固定。

下颌牙槽突是种植体安置的主要区域，牙槽突的厚度和高度直接影响种植体的稳定性和支持能力。下颌骨骨质较致密，且有上下骨皮质，种植体初期固位好。下颌种植需注意的解剖结构是下颌管和颏孔。下颌管在下颌体中的三维解剖位置与种植关系密切，行下颌磨牙种植时，为避免损伤下牙槽神经，种植体根端应距下颌管上缘至少 2mm。颏孔是下颌种植手术的重要标志。种植体应与颏孔有 2 ～ 3mm 的间隔，以免损伤颏神经。两颏孔之间骨质较多，种植手术不会损伤下牙槽神经，此处为种植安全区。

三、缺牙后牙槽骨的改变

牙缺失后，牙槽骨因缺乏功能性压力的刺激而逐渐萎缩。这主要是因为牙缺失后，正常的咬合力不能通过牙周膜传导到牙槽骨，生理刺激消失，调节骨吸收与再生的平衡被打破。牙槽骨吸收（alveolar bone resorption）的影响因素，除局部牙周情况外，还包括年龄、口腔卫生状况、全身因素及遗传因素等。

牙列缺失后，上颌牙槽骨弓逐渐变小，牙槽突长轴唇倾，牙槽基部位置靠后，唇侧骨板比腭侧薄；下颌牙槽骨弓逐渐变大，牙槽突长轴内倾，牙槽基部靠前，舌侧骨板薄于唇侧，因此骨吸收结果造成上下颌弓之间呈现反殆趋势。严重的骨吸收使下颌骨的外斜线、颏孔及颏棘等可与牙槽嵴顶接近或平齐，形成刀刃状或平坦的牙槽嵴，下颌管的走行位置也相对上移。

缺牙后，牙槽骨的改变（如骨吸收）可能影响后续的修复治疗，包括种植体的稳定性。在进行牙齿种植之前，评估牙槽骨的骨量和形态是至关重要的，可能需要考虑骨移植或骨增量的手术。

四、牙槽骨萎缩分类

（一）按照余留牙槽骨骨量分类

余留牙槽骨的宽度和高度直接决定了种植体植入的位点及种植修复效果。因此对不同吸收阶段的牙槽骨形态进行分类，归纳其吸收特征，可为种植体的选用及种植手术方式的设计提供依据。

Lekholm 和 Zarb 于 1985 年描述了上、下颌牙槽骨萎缩的不同程度，提出将牙槽骨按其吸收后余留骨量分为五级：A，大部分牙槽嵴尚存；B，中等程度的牙槽嵴吸收；C，明显的牙槽嵴吸收，仅基底骨尚存；D，基底骨已开始吸收；E，基底骨已发生重度吸收。

（二）按照余留牙槽骨骨质分类

正常情况下，上颌后部牙槽骨密度最低，下颌前部牙槽骨密度最高，高于下颌后部及上颌前部牙槽骨密度。在牙槽骨内部结构中，固有牙槽骨最为致密，牙颈部周围骨密度高于根尖周骨密度。

Lekholm 和 Zarb 根据前牙区骨密质与骨松质的含量比例及骨松质内的骨质密度程度，将牙槽骨的骨质密度分为四类：Ⅰ级为颌骨几乎完全由均质的骨密质构成；Ⅱ级为厚层的骨密质包绕骨小梁密集排列的骨松质；Ⅲ级为薄层的骨密质包绕骨小梁密集排列的骨松质；Ⅳ级为薄层的骨密质包绕骨小梁疏松排列的骨松质。

从种植体骨结合的角度来看，骨密质有利于种植体的稳定，骨松质有利于其血供。骨密质与骨松质骨量相当者为最理想的植入床。对颌骨严重萎缩的患者应慎重选择种植术，必要时需考虑植骨。

临床上 X 线片并不能对以上分类进行准确判断，有条件者可进行螺旋 CT 断层扫描、CBCT 检查及骨密度测量。

视频：牙种植术

第四节　口腔种植手术

一、适应证和禁忌证

（一）适应证

1. 磨牙缺失或游离端缺牙的修复。
2. 部分或个别牙缺失，不愿健康邻牙受损或做基牙者。
3. 可摘义齿固位差、无功能、黏膜不能耐受者。
4. 全口牙缺失，传统全口义齿修复固位不良者。
5. 常规义齿修复无法满足对修复效果要求较高的患者。
6. 口腔牙周组织及黏膜健康，种植区有足够宽度的附着龈。
7. 种植区应有足够高度及宽度的健康骨质。
8. 外伤或肿瘤所导致的颌骨缺损需功能性修复者。
9. 耳、鼻、眼、眶内软组织及颅面缺损的颌面赝复体固位。

（二）禁忌证

1. 口腔卫生情况较差者。
2. 口内有急慢性炎症者，如牙龈炎、上颌窦炎等，应在治愈后手术。
3. 严重习惯性磨牙症患者。
4. 口腔或颌骨内有良、恶性肿瘤者。
5. 严重糖尿病，应在糖尿病得到控制后方可手术。
6. 某些骨疾病，如骨质疏松症、骨软化症及骨硬化症等患者。
7. 全身情况差或因严重系统疾病不能耐受手术者。
8. 患有精神病者。

二、术前准备

（一）全身检查

了解患者全身健康情况，有无手术的禁忌证。术前全身情况检查主要包括血常规、凝血功能、血糖、心血管系统、肝功能及传染性疾病筛查（如乙肝、丙肝、艾滋病、梅毒）等。

（二）口腔检查及治疗准备

口腔软硬组织检查，主要包括余留牙及牙周健康状况、颞下颌关节结构与功能、咬合功能、口腔卫生状况，并做好术前咬合、笑线及面型等记录。种植术前 2 ～ 4 周进行全口牙周洁治及余留牙的疾病治疗，确保口腔卫生状况良好。建议吸烟患者戒烟或减少吸烟量。

（三）影像学检查

通过影像学检查可了解种植区颌骨的高度、厚度、密度，上颌窦内有无异常改变、窦底位置、下颌管及颏孔的准确位置、动态观察牙槽骨的变化等。

（四）患者签署术前知情同意书

种植术前主刀医生应向患者及家属或患者授权代理人履行告知义务，包括手术目的、手术治疗方案、手术效果、手术风险、可能发生的并发症（如下牙槽神经损伤、上颌窦黏膜穿孔、种植体失败等）及费用项目等内容，征得其同意并由患者或患者授权代理人在手术知情同意书上签字。

（五）获取术前口腔内资料

使用专业相机记录患者口内情况，包括口腔内正、侧面咬合像和缺失牙列的颌面像，严重缺损患者还应记录患者正面像和侧面像。

制取研究模型，转移颌位关系，设计确定种植体的植入方向、位置、数目及分布等，确定种植义齿修复后应达到的效果，制作种植定位定向导板。

（六）术前用药

对于接受口腔种植手术且感染风险高的患者，可术前口服抗生素以降低风险。

（七）术区消毒

包括口腔周围皮肤消毒和口腔内消毒。

1. 口腔周围皮肤消毒　多采用聚维酮碘或氯己定溶液。消毒范围上至眶下，下至上颈部，两侧至耳前。消毒 3 遍后铺无菌孔巾，仅暴露口腔及周围部分皮肤。

2. 口腔内消毒　多采用消毒含漱液进行口腔内消毒，范围应遍布口腔前庭、固有口腔和口咽部等处。

三、常用的口腔种植手术

不同品牌的种植体形态和结构略有不同，因此植入方法也有区别。但形态和结构类似的种植体，

微课：两段式种植体植入的操作步骤

植入方法具有共性。以两段式种植体单颗牙为例。

（一）一期手术：种植体植入术

1. 麻醉 根据手术及切口设计的范围，主要采用口内局部浸润麻醉方法，将药物缓慢注射于唇颊侧、舌腭侧和牙槽嵴骨膜下方。

2. 切开翻瓣 牙槽嵴顶切口是常用的切口，可分为 H 形、T 形、角形或梯形、一字形切口等。全层切开黏骨膜，翻开切口两侧黏骨膜瓣，充分暴露种植区骨面，防止黏膜损伤。

3. 修整牙槽骨 用刮匙或球钻去净骨表面粘连的软组织及残留的肉芽组织。如软组织未清除干净，可能造成种植体纤维性愈合。用球钻或咬骨钳修平种植区骨面的过锐骨尖，修整时避免损伤龈乳头下骨组织，并保存骨皮质以利于保持种植体初期稳定性。

4. 预备种植窝

（1）定位：用直径 3mm 左右的球钻（＜ 2000r/min）在设计的种植体中心位置对应的骨面上钻磨，预备出浅凹，作为下几级钻继续预备的中心点。

（2）导向：使用直径 2.2mm 左右的先锋钻按预定方向制备种植窝，确定种植方向及深度。

（3）扩孔：依照逐级扩大的原则，由小到大依次用不同直径的扩孔钻进行种植窝直径的扩大，并达到预定深度。预备时应采取上下提拉的方式扩大种植窝，有利于带出骨屑，减少因骨屑堆积而产生的热量。

（4）颈部成形：颈部成形钻的外形和种植体颈部的外形一致。颈部成形后允许种植体领口植入稍深，既降低了穿龈高度，增强美学效果，又可以使种植窝颈口与种植体领口密合，达到良好的稳定效果，为即刻负重创造条件。

（5）螺纹成形：改用慢速以 15 ～ 20r/min 的速度采用攻丝钻在种植窝内壁制备螺纹形状，便于种植体顺利旋入。

（6）冲洗和吸引：种植体植入前用冷藏后的 4℃生理盐水反复冲洗种植窝，降低局部温度。

（7）植入种植体：种植体表面的螺纹具有一定的自攻能力，可以用机用或手用适配器顺时针旋入种植体。种植体植入后，逆时针方向取下连接体。

（8）安装覆盖螺丝：用螺帽扳手将覆盖螺丝拧入种植体上端螺孔，并确认其严密到位。埋入式种植术应将黏骨膜瓣复位，软组织不足时可进行移植或转瓣等处理，无张力严密缝合创口。非埋入式种植体以穿龈方式愈合，需安放愈合基台。

（9）缝合：常用的缝合方法有间断缝合法、水平褥式缝合法和垂直褥式缝合法等。缝合后应检查是否完全无张力封闭，有无活动性出血。

（二）二期手术：种植体 – 基台连接术

一期手术后 3 ～ 4 个月，待种植体与骨组织完成骨结合后，再行二期手术，安装基台。

（1）切开、剥离：局麻下环切或横行切开覆盖螺丝表面龈黏膜及骨膜，显露覆盖螺丝。

（2）安装基台：旋下覆盖螺丝，清除种植体表面的骨和软组织。测量种植体表面牙龈厚度，选择适宜长度的基台，并应结合患者颌间距离的大小调整基台的长度，以符合义齿修复的要求。将选好的基台就位后用中心螺丝旋紧，用金属器械轻轻敲击基台，如发出清脆的声响，证明衔接就位良好。

（3）安装愈合螺帽：旋入愈合螺帽以保护基台中心螺丝，无须过紧，以防在卸除愈合螺帽时影响中心螺丝的固位。

（4）缝合创口：切口较小或采用软组织环切时，无须缝合；切口较大时，通常在基台两侧行环抱式缝合。

（5）术后处理：术后 5 ～ 7 天拆线，随后即可取模型，制作种植义齿。

（三）注意事项

1. 当下颌牙槽嵴严重萎缩时，切开黏膜时注意勿损伤颏神经。

2. 下颌种植体的固位可利用上下两端骨皮质，但不宜穿出下颌下缘过多。上颌牙槽嵴萎缩可尽量利用上颌窦底及鼻底骨质相对较致密的区域，种植体可穿出窦底及鼻底，但绝对不能穿破黏膜，否则会因感染而失败。

3. 种植体植入的部位和方向要考虑到修复后义齿的咬合关系、覆盖关系及能否获得共同就位道。

4. 制备种植窝时，骨钻要锋利，转速低于 2000r/min，并用等渗生理盐水不断冲洗降温，以使局部产热不超过 47℃。

5. 两段式螺旋形钛种植体系统的基台与种植体固位钉之间不能有任何物质间隔，各组件连接之前，必须去除所有软硬组织干扰，以保证各金属配件紧密旋紧，避免由于咬合负载而松脱，以致影响组织愈合。

四、即刻种植

即刻种植（immediate implant placement）指一种在拔牙后立即将种植体植入牙槽窝的修复方法。这种方法的优势是在保持牙槽骨的高度和密度的同时，可以缩短患者的治疗时间，并迅速恢复牙齿的功能和美观。

（一）即刻种植的适应证

1. 适用于单根牙拔除后。
2. 不伴有大量骨丧失的外伤性失牙。
3. 根折需要拔除的患牙。
4. 不能进行牙髓治疗的牙体病患牙。
5. 因牙周病导致无法保留的患牙。
6. 种植位点无急性根尖周病和牙周病，根方有至少 3 ～ 5mm 骨量，保证植入的种植体能获得足够的初期稳定性。

（二）术前准备

在治疗前对准备拔除的牙，以及周围牙槽骨、软组织、咬合情况、牙周状况、邻近组织结构及患者全身情况等进行充分评估，应拍摄根尖片、全口曲面体层片或锥形束 CT，进一步了解术区可用骨高度和宽度、唇侧骨板有无缺损及骨质情况等。术前需进行充分的医患沟通，制订完善的治疗计划。对于需要软组织移植的患者，术前取模，制作腭护板，术后即刻戴入，可减少术后软组织供区的不适感。术前酌情给予口服抗生素。

（三）即刻种植的基本步骤

1. 切口 根据牙槽窝骨壁的完整性及牙槽骨高度是否合适，决定是否需要切开翻瓣。翻瓣设计切口时应尽可能减少创伤并尽量保存牙龈乳头。

2. 微创拔牙 遵循微创拔牙原则，选择微创器械，拔牙过程注意保护牙槽骨壁，应用刮匙、挖器彻底刮净牙槽窝内的软组织、肉芽组织及其他异物，操作时反复用生理盐水冲洗牙槽窝。

3. 种植窝制备与植入种植体 根据骨质情况进行逐级或级差备洞，种植体植入深度应在原拔牙窝增加 3 ～ 5mm，特别注意备洞时钻头方向始终紧贴腭侧骨板，避免对唇侧骨板施加任何压力。

4. 骨缺损的处理 即刻种植中常遇到种植体和骨壁之间存在空隙，以及骨壁缺损的情况。研究显示，当种植窝骨壁完整且与种植体之间的间隙小于 2mm 时，缺损间隙可以自发形成新骨，可不予处理。当种植体周围的骨缺损宽度大于 2mm 时，需要采用屏障膜和 / 或骨移植材料进行骨增量。

5. 关闭创口 正常需要严密无张力缝合。临床上根据不同的临床条件选择穿龈缝合或拉拢缝合。埋入式即刻种植较难拉拢缝合，常需游离移植黏膜瓣或局部转瓣封闭创口。非埋入式种植可通过即刻临时修复关闭创口，缝合时保证不暴露植骨材料即可。

6. 术后护理 口服抗生素 3 ～ 5 天，漱口水含漱至少 1 周。要求患者戒烟，保持良好的口腔卫生，避免压迫、碰撞手术部位，7 ～ 10 天拆线。

五、种植手术并发症

（一）术中并发症

1. 术中出血 一般在手术切开黏膜、翻瓣和备洞时会有少许出血，如果术区有明显出血，可能的原因如下。①备洞或去骨时未控制好伤及血管；②翻开黏骨膜瓣时损伤血管未处理；③高血压没有控制；④患者存在凝血功能障碍或因心血管疾病长期服用抗凝药。术中出血的处理主要是针对出血来源予以止血。严重的术中出血多发生在手术备孔时方向偏差或因解剖变异如特别深的下颌下腺窝或舌下腺窝，钻头穿出下颌舌侧骨板，伤及舌侧骨膜下走行的血管，形成口底血肿，严重导致窒息，甚至威胁患者生命。

2. 上颌窦黏膜穿孔 多见于上颌后牙区种植时骨量不足，钻头或种植体穿破上颌窦黏膜进入上颌窦腔。临床上表现为患者自述术后鼻腔有少量出血或血块。可给予抗生素并密切观察。如一旦发现种植体进入上颌窦内，必须尽快取出，以免诱发上颌窦炎。

3. 神经损伤 因切割、牵拉、压迫及其他医源性原因致使神经的完整性或功能受到破坏。种植手术时有可能损伤的神经包括下牙槽神经、颏神经、下颌切牙神经和舌神经，其中最常见的是下牙槽神经损伤。神经损伤后的主要症状是其支配区域的皮肤黏膜麻木。若出现神经症状可给予减轻水肿、营养神经的药物，配合理疗。

4. 邻牙损伤及侧壁穿孔 种植体与邻牙及侧壁之间必须保持至少 1.5mm 的距离，以防损伤邻牙及侧壁穿孔。如备孔时方向偏斜，有可能造成邻牙损伤或侧壁穿孔。根据邻牙损伤程度，对损伤患牙需行根管治疗、根尖切除术或拔除等。如发现侧壁穿孔，应该局部使用自体骨或 GBR 技术修补，否则会影响种植体的长期稳定性。

5. 全身并发症 因手术和麻醉引起的全身并发症，如心脑血管意外、麻醉意外等。一旦发生，后果严重。重在预防，术前问诊和检查必须仔细。对高血压患者要慎用含肾上腺素的麻醉药。精神高度紧张的患者术前建议加用镇静药。

（二）术后并发症

1. 术后急性感染 术后急性感染主要表现为：种植区肿胀、疼痛、创口红肿，有分泌物渗出，后期可有脓肿或瘘管形成。严重时可伴张口受限和头痛，也可能伴有发热和区域淋巴结肿大。处理主要口服或者静脉注射抗生素、漱口液含漱，如有脓肿形成应及时切开引流，用过氧化氢溶液、生理盐水冲洗等。当不能彻底清除感染或种植体非常松动时，可考虑拔除种植体。

2. 种植体骨结合不良 种植体骨结合不良是指种植体在植入后至修复前，种植体和骨组织之间的骨结合不完整，或没有骨结合，只有纤维结合，造成种植体松动或脱落。种植体骨结合不良时患者没有明显不适感，或只有轻微不适。种植体松动是骨结合不良的重要体征。当出现骨结合不良时，应加强局部清洁，去除种植体受压因素，延期修复，有时可以好转。若有骨吸收及纤维结缔组织长入者，可做翻瓣刮治术，同时行骨移植术或膜引导组织再生术，可使种植体重新获得骨结合。对于种植体过于松动的病例，经过治疗难以恢复骨重建，则需要拔除种植体，同期或延期再植入新的种植体。

3. 术后出血及皮下瘀斑 种植手术后 24 小时内患者口内有少量血丝为正常现象。若有持续性的活动性出血或明显的血块形成，则属于术后出血，要引起足够的重视，应及时止血。皮下瘀斑一般在手术后 1 ～ 2 天内出现。根据出血情况选择合适的止血方法进行止血。皮下瘀斑无须特殊处理，一般可以自行消退。

4. 创口裂开 缝合不当、患者年龄过大、附着龈缺乏、创口感染、过渡性义齿的压迫、术区有瘢痕组织，以及吸烟与酗酒等不良生活习惯等都是引起创口裂开的风险因素。创口裂开后要加强创口清洁和保持口腔卫生，根据创口裂开大小和是否伴有感染决定是否重新缝合。

六、种植成功的标准

成功率是指按照严格的成功标准，是对所有符合成功标准的种植体数量与同期植入的所有种植体数量进行比较而得出的。这一时间段大多数学者主张为 5 年，也有人主张以 10 年计。而存活率是指在一定时间内种植体仍然存在于颌骨内并行使一定功能但并不一定符合成功标准的情况，这些种植体的总数与同期植入的所有种植体数量之比被称为存活率。应该说，成功率的描述与计算都是一个比存活率更为严格的概念。关于种植体成功的标准，随着口腔种植学的发展也在不断变化，但是无论何时何地何人推出的标准都必须是得到国际上大多数学者承认的。随着时间的推移、口腔种植技术的发展，这一标准将越来越严格。

（一）美国国立牙科研究院（NIH）1978 年的种植成功标准

1978 年 NIH 制定了下述 6 条种植体的成功标准。

1．种植体在所有方向上的动度小于 1mm。

2．种植体周围牙槽骨的垂直吸收小于种植体长度的 1/3。

3．种植体周围的炎症是可治愈的，没有进一步感染的症状。

4．没有因神经损伤而导致的面瘫和麻木。

5．没有上颌窦和鼻腔的损伤。

6．5 年成功率大于 75%。

（二）Albrektsson、Smith、Zarb 种植成功标准

1986 年 Albrektsson，以及 1989 年 Smith、Zarb 提出了较 NIH 标准相对严格的新标准。

1．种植体临床检查没有任何动度。

2．放射学检查显示种植体周围无透射区。

3．种植体植入一年后，种植体周围牙槽骨的吸收小于每年 0.2mm。

4．无疼痛、感染、麻木、坏死、感觉异常及下颌管损伤。

5．具有满意的美学修复效果。

6．5 年成功率大于 85%，10 年成功率大于 80%。

这一标准首次对种植修复的美学效果提出了要求，同时增加了诸如放射学检查的客观指标。

（三）1995 年在珠海召开的种植义齿研讨会上提出的标准

1．美观，自我感觉良好。

2．种植体行使支持和固位义齿的功能条件下，无任何临床动度。

3．无麻木、疼痛等不适。

4．无与种植体相关的感染。

5．龈炎可控制，对邻牙支持组织无损害。

6．放射学检查显示，种植体周围骨界面无透射区，横行骨吸收不超过 1/3。

7．咀嚼效率达 70% 以上。

8．5 年成功率大于 85%，10 年成功率大于 80%。

事实上在 20 世纪 90 年代后期，人们对成功率的标准提出了更高的要求。例如上颌骨种植的 5 年成功率大于 85%，10 年成功率大于 80%。下颌骨种植的 5 年成功率大于 95%，10 年成功率大于 90%。

第五节 数字化技术在种植外科的应用

随着计算机断层扫描（computer tomography，CT）精度不断提高，计算机辅助种植设计软件和 3D 打印设备的开发与完善，数字化信息技术在口腔种植领域的应用日益广泛。数字化种植技术得以迅速发展，种植外科导板的数字化设计加工技术发展尤为迅速。

通过计算机设计软件重建患者颌骨的三维立体模型，在软件中与未来修复体形态和位置信息相匹配，获取患者种植区的局部解剖结构和未来种植修复体位置之间的关系。在种植手术前根据患者的临床条件，利用口腔种植设计软件预先设计种植手术方案，设计数字化种植导板，选择合适的种植系统，拟定种植体植入的位置、深度、方向，进行充分的术前准备。在手术进行过程中，用术前设计的数字化种植导板，引导术者的操作，使术前设计的种植体植入方案顺利实现。

根据支持方式不同，数字化种植导板可分为：①牙支持式导板：利用口内部分天然牙固位，固位力和稳定性好，导板体积小，适合剩余天然牙相对稳定的牙列部分缺失患者。②黏膜支持式导板：导板与患者的黏膜表面完全贴合，通常需要定位固定装置辅助固位以保证导板位置的稳定，适用于无牙颌患者实施不翻瓣种植手术。③骨支持式导板：直接与骨组织表面完全贴合，在导板就位前需要分离黏骨膜瓣，将导板用固定钉固定在骨组织上，适用于部分牙列缺失或无牙颌患者，允许在种植体植入同期进行骨增量手术或其他相应操作。④混合支持式：由天然牙、骨组织、黏膜等共同支持，多用于较复杂的临床情况中。

与传统导板相比，数字化种植导板具有如下优势：数字化导板可以根据 CBCT 图像精确规划种植体的位置、角度和深度，从而确保种植体植入的精准度，减少了手术中由于视觉判断的误差，提高了种植体与牙槽骨的匹配度；精确的种植体放置减少了神经、血管等重要结构的损伤风险，从而降低了手术并发症的发生率；可以在导板引导下实现更为精确的不翻瓣种植手术，缩短手术时间，高效微创，减小术后反应；根据每位患者的解剖结构和需求进行个性化定制，提供更为精准和适合的解决方案；精确的种植体定位有助于实现更理想的咬合关系与美观效果；准确的种植体植入能够提升愈合质量，从而提高长期存留和功能使用的成功率。

目前，数字化种植导板已广泛应用于不翻瓣种植、美学区种植、即刻种植、无牙颌种植等复杂病例。数字化种植导板的应用显著提升了种植牙手术的精度和安全性，为口腔医生提供了强有力的技术支持，同时也为患者带来了更好的治疗体验。随着口腔数字化技术的不断发展，数字化种植导板的应用前景将更加广阔。

▶知识拓展

口腔种植机器人

口腔种植机器人，又称牙科种植机器人，能够利用先进计算机辅助技术和机械臂，帮助医生更精确地进行牙齿种植。口腔种植机器人首先通过计算机技术和图像处理，结合 CT 扫描等医学影像，详细分析患者的口腔结构，然后根据预先设定的种植方案，通过机械臂精确定位和操作。

口腔种植机器人的优势如下。①高精度：机械臂的精确控制减少了人手操作的误差，提高了种植体的定位准确性。②可视化操作：在手术过程中，医生可看到设备实时反馈的信息和图像，从而更好地掌控手术。③微创手术：机器人技术通常有更小的切口，可减少创伤，降低术后并发症发生的风险。④手术时间缩短：自动化和精确控制，使手术时间相对缩短，提高了手术效率。⑤患者舒适度提高：微创手术和高精度操作，使得患者术后的恢复时间缩短，疼痛感和不适感减少。但目前口腔种植机器人也存在对复杂解剖结构的适应性较差等局限性。

口腔种植机器人在牙科领域展现了巨大的潜力，显著提升了种植手术的精确性、高效性、安全性和舒适性。随着技术的不断进步，未来口腔种植机器人有望在牙科和其他医学领域继续发展。

—• 考试知识点总结 •— —• 本章小结 •—

—• 协和云课堂…… 拓展练习及参考答案 •—

（曹雪梅　李　锐）

第六章　口腔颌面部损伤

教学课件

学习目标

素质目标

（1）树立高度的责任心与使命感，充分认识口腔颌面部损伤救治工作的紧迫性与重要性。

（2）树立终身学习意识，关注口腔颌面部损伤领域的前沿技术与研究成果，不断提升自身专业水平。

……………………

知识目标

（1）掌握：口腔颌面部损伤后窒息、出血、休克的临床表现和急救处理，损伤后的感染防治和包扎运送。

（2）熟悉：口腔颌面部损伤的特点，口腔颌面部软组织损伤的类型、临床表现、处理原则及各部位软组织创伤清创术特点，口腔颌面部硬组织损伤的病因、临床表现、诊断、治疗及骨折愈合过程。

（3）了解：颅脑损伤的急救处理。

……………………

能力目标

（1）能协助上级医生对口腔颌面部损伤后的窒息、出血和休克进行急救处理。

（2）能对损伤患者进行感染防治和包扎运送。

（3）能初步诊断和处理口腔颌面部软、硬组织创伤，能主动寻求上级医生指导并有效执行或进行转诊。

案例导入

【案例】

患者，男性，30 岁。因交通事故导致颌面部受伤，急诊入院。自述在车祸发生时，面部受到猛烈撞击，当即感到颌面部剧痛，伴有出血和咬合困难。检查发现面部肿胀明显，尤以左侧面部为著，左侧眶周、颧部及下颌部均有不同程度的淤血和肿胀，皮肤表面有擦伤。口内可见左侧上颌牙龈撕裂，出血不止，左侧下颌磨牙区牙龈也有挫伤和渗血。咬合关系紊乱，前牙开颌约 3mm，左侧后牙早接触，右侧后牙不能正常咬合。触诊发现左侧上颌骨有异常活动，左侧下颌骨体部压痛明显且可触及骨擦感。X 线检查显示：左侧上颌骨 Le Fort Ⅱ型骨折，骨折线涉及眶下缘、上颌窦外侧壁及牙槽突；左侧下颌骨体部骨折，骨折线呈斜行。

【问题】

1. 该患者的诊断是什么？诊断依据有哪些？
2. 如何区分上颌骨不同类型的骨折（Le Fort Ⅰ、Ⅱ、Ⅲ型）？
3. 针对该患者的颌骨骨折，应采取何种治疗方案？
4. 该患者可能出现哪些并发症？如何预防和处理这些并发症？

·核心知识拆解·

口腔颌面部损伤（oral and maxillofacial injuries）平时多因工伤、运动损伤、交通事故和生活中的意外伤害所致，战争时期则以火器伤为主。随着汽车和交通事业的飞速发展，交通事故伤已成为口腔颌面部的主要损伤原因。在诊治口腔颌面部损伤时，应注意可能伴发的其他部位损伤和危及生命的并发症。对患者应做全面检查，并迅速作出伤情判断，根据其轻重缓急，决定救治的先后步骤，优先处理危及患者生命的部位伤。

微课：口腔颌面部损伤的特点

第一节　口腔颌面部损伤的特点

口腔颌面部的特殊解剖结构和功能决定了其具有多方面的显著特点。这些特点又决定了口腔颌面部损伤在诊断、治疗与预后管理上均需特殊考量与精细处理。

一、易形成血肿

口腔颌面部血运丰富，受伤后容易出血，形成血肿，组织水肿反应快而重。如唇部受伤后，短时间即可出现明显肿胀。口底、舌根或下颌下等部位损伤，还可因水肿、血肿压迫而影响呼吸道通畅，甚至引起窒息。但丰富的血供也为创口愈合提供了良好的条件，使组织抗感染与再生修复能力更强，通常无感染的面部小创口，5～7 天就可初步愈合。因此，清创术中应尽量保留组织，减少缺损，争取初期缝合。口腔颌面部初期清创缝合的期限也较其他部位延长，颌面部损伤后 24 小时、48 小时甚至更久的创口，只要没有明显的化脓性感染，清创后仍可进行初期缝合。

二、易伴有牙及牙槽骨损伤

在口腔颌面部损伤中，牙及牙槽骨损伤较为常见。牙齿可能会折断、脱位或松动，牙槽骨可能会骨折。损伤后的牙碎片飞溅入邻近组织内，可造成“二次弹片伤”，并可将牙结石和细菌带入深部组织引起创口感染。颌骨骨折线上的龋病有时可导致骨断端感染，影响骨折愈合。另一方面，牙列的移位或咬合关系错乱是诊断颌骨骨折的最重要体征之一，而恢复正常的咬合关系又是治疗颌骨骨折的重要指标。在治疗牙及牙槽骨或颌骨骨折时，常需利用牙或牙列作结扎固定的基牙，是颌间牵引固定的重要基础。

三、易并发颅脑损伤

由于口腔颌面部与颅脑相邻，当颌面部受到严重暴力损伤时，很容易并发颅脑损伤，特别是上颌骨或面中 1/3 部损伤。故在检查时需特别关注患者是否有头痛、头晕、恶心、呕吐、昏迷等颅脑损伤的症状，颅底骨折时可有脑脊液鼻漏或脑脊液耳漏，必要时通过头颅 CT 等检查来排除或确定颅脑损伤的情况。

四、易并发颈部损伤

颌面部下连颈部，为大血管和颈椎所在。下颌骨损伤容易并发颈部伤，要注意有无颈部血肿、颈椎损伤或高位截瘫。颈部钝器伤及颈部大血管时，有时可能在晚期形成颈动脉瘤、假性动脉瘤和动静脉瘘。

五、易发生窒息

口腔颌面部位于呼吸道上端，损伤时可因组织移位、肿胀及舌后坠、血凝块和分泌物的堵塞而影响呼吸或发生窒息。救治患者时应首先注意保持呼吸道的通畅，防止窒息。

六、易发生感染

口腔颌面部腔窦多，有口腔、鼻腔、鼻窦、上颌窦及眼眶等。这些腔窦内存在着大量细菌，如与创口相通，则易发生感染。在清创处理时应尽早关闭与这些腔窦相通的创口，以减少感染的机会。

七、易引发其他组织损伤

口腔颌面部有唾液腺、面神经及三叉神经分布，如腮腺受损可并发涎瘘，面神经损伤可发生面瘫，颧骨颧弓骨折可引起眼球和视神经损伤，三叉神经损伤则可在相应分布区域出现麻木感。

八、易影响进食和口腔卫生

口腔是消化道入口，损伤后或由于治疗需要作颌间牵引时，可能会影响张口、咀嚼、语言或吞咽功能，妨碍正常进食。需要选用适当的食品和喂食方法，以维持患者的营养，进食后应注意清洗口腔，注意口腔卫生，预防创口感染。

九、易引发心理伤害

颌面部受损伤后，常有不同程度的面部畸形，可能造成患者严重的心理伤害，治疗时应尽早恢复其外形和功能，减少畸形的发生。

第二节 口腔颌面部损伤患者的急救

口腔颌面部损伤患者在首诊时可能出现一些危及生命的并发症，如窒息、出血、休克、颅脑损伤及胸腹伤等，应及时抢救或请相关科室协助抢救。

一、防治窒息

（一）窒息的原因

窒息（asphyxia）可分为阻塞性窒息和吸入性窒息两类。

1. 阻塞性窒息

（1）咽喉阻塞：损伤后如口内有血凝块、呕吐物、碎骨片、游离组织块及其他异物等，可阻塞咽喉部或上呼吸道造成窒息，尤其是昏迷者更易发生。

（2）组织移位：上颌骨横断骨折时，骨块向后下方移位，可堵塞咽腔，压迫舌根而引起窒息。下颌骨颏部粉碎性骨折或双发骨折时，由于口底降颌肌群的牵拉，可使下颌骨前部向后下移位，引起舌后坠而阻塞呼吸道。

（3）肿胀与血肿：口底、舌根、咽侧及颈部损伤后，可发生血肿或组织水肿，进而压迫呼吸道引起窒息。

2. 吸入性窒息 主要见于昏迷患者，直接将血液、唾液、呕吐物或其他异物吸入气管、支气管或肺泡内而引起窒息。

（二）窒息的临床表现

窒息的前驱症状为烦躁不安、出汗、口唇发绀、鼻翼翕动和呼吸困难。严重者呼吸可出现“三凹”体征，即锁骨上窝、胸骨上窝及肋间隙明显凹陷。如抢救不及时，随之发生脉搏减弱、心率加快、血压下降及瞳孔散大等危象以致死亡。

（三）窒息的急救处理

防治窒息的关键在于及早发现和及时处理，在窒息发生之前仔细观察并作出正确判断，如已出现呼吸困难，更应分秒必争，进行抢救。

1. 阻塞性窒息的急救 应根据阻塞的原因采取相应的急救措施。

（1）及早清除口、鼻腔及咽喉部异物：迅速用手指或器械掏出或用吸引器吸出堵塞物，保持呼吸道通畅。

（2）牵出后坠的舌：可在舌尖后约 2cm 处用大圆针和 7 号线穿过舌的全厚组织，将舌拉出口外，并使患者的头部垫高，偏向一侧或采取俯卧位，便于唾液或呕吐物的引流，彻底清除堵塞物，解除窒息（图 6-1A）。

（3）悬吊下坠的上颌骨骨块：当上颌骨折块下坠大，出血多，可能引起呼吸道阻塞或导致误吸时，在现场可临时采用筷子、压舌板等物品横放于上颌双侧前磨牙位置，将上颌骨骨折块向上悬吊，并将两端固定于头部绷带上（图 6-1B）。

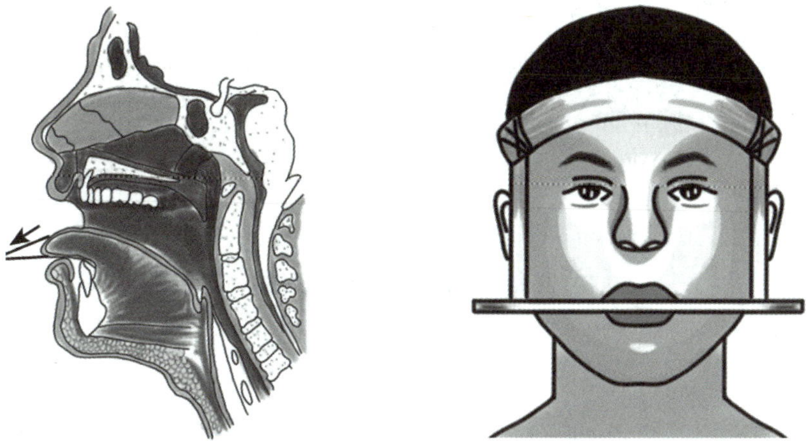

A　　　　B

图 6-1　阻塞性窒息的急救示意图

A. 将舌向前拉出；B. 悬吊上颌骨。

（4）插入通气导管保持呼吸道通畅：对于咽部和舌根肿胀压迫呼吸道的患者，可经口插入通气导管，或置入气管导管，以解除窒息。如情况紧急，又无适当导管时，可用 1 ～ 2 根粗针头做环甲膜穿刺，随后改行气管切开术。如呼吸已停止，可紧急做环甲膜切开术进行复苏，随后改行常规气管切开术。

2. 吸入性窒息的急救　立即行快速气管切开术，通过气管导管，充分吸出进入下呼吸道的血液、分泌物和其他异物，解除窒息，并注意防治肺部并发症。

（1）环甲膜切开术：环甲膜切开术系在环状软骨与甲状软骨间横行切开其膜状连接而进入声门下区的术式。

1）操作步骤：①准备。确认患者病情紧急，存在上呼吸道梗阻，且情况危急来不及进行气管插管或气管切开；准备好手术刀、止血钳等手术器械；患者仰卧位，头后仰，保持颈部伸展，充分暴露环甲膜区域。②定位。环甲膜位于甲状软骨和环状软骨之间，是一个相对表浅的膜性结构；甲状软骨（喉结）和环状软骨间的凹陷即为环甲膜。③切开。用手指夹持并固定该部位气管，沿环状软骨上缘，用尖刀横行切开皮肤、皮下组织和环甲膜，切口长度为 1 ～ 1.5cm；切开时要果断，刀刃垂直于皮肤，避免损伤周围组织，特别是深部的气管和血管。④吸引。以刀柄或撑开器撑开切口，吸出呼吸道内的分泌物、血液，解除呼吸困难。⑤插管。迅速将合适的通气装置，如气管套管或其他简易的通气导管，插入气管内；插入过程中要注意方向，保持通气装置通畅，确保气体能够顺利进出气管，维持患者的呼吸。⑥固定。用缝合或妥善方法将橡皮管固定于皮肤上（图 6-2），以免滑脱或进入气管；连接氧气源或简易的呼吸辅助设备，观察患者胸廓起伏和呼吸情况，确认通气有效。

2）注意事项：①此法只能作为紧急抢救患者的临时措施，不能长期代替气管切开。②插管不宜超过 48 小时，套管留置过久，可致环状软骨软化，继发喉狭窄，故应在 48 小时内行常规气管切开术后，缝合环甲膜切开创口。

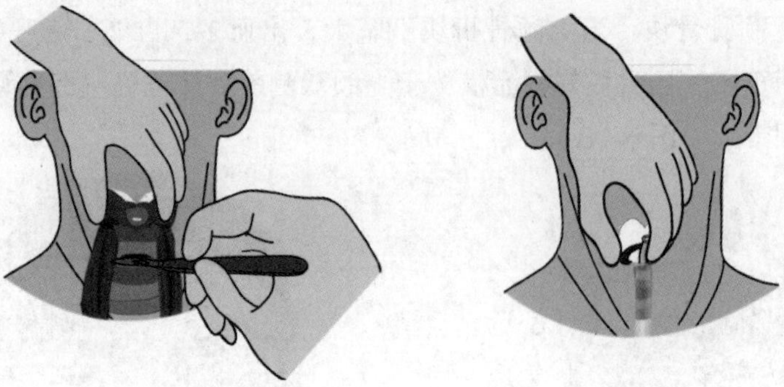

A　　B

图 6-2　环甲膜切开术示意图

A. 切开环甲膜；B. 插入气管套管。

（2）气管切开术：是从颈部切开气管前壁，插入气管套管，以解除窒息的一种手术。

1）操作步骤：①准备。患者仰卧位，肩下垫枕，头后仰并保持正中位，使气管向前突出，暴露颈部手术区域以利于手术操作（图 6-3A）；准备好手术刀、甲状腺拉钩、气管扩张器、气管套管、止血钳、剪刀等器械，同时备好吸引装置和氧气。②定位。颈前正中线上，自环状软骨下缘至胸骨上窝上一横指处为切口范围，可避开颈部重要血管和神经，并能直达气管。③麻醉。自甲状软骨下至胸骨上缘，行中线局部浸润麻醉。④切开皮肤。沿预定切口线，切开皮肤和皮下组织，切口长度为 3 ～ 5cm（图 6-3B）；分层切开，边切开边用止血钳止血，避免损伤颈前静脉（图 6-3C）；如遇小血管出血，可用电凝止血或结扎止血。⑤显露气管。用甲状腺拉钩将胸骨舌骨肌和胸骨甲状肌向两侧牵开，显露气管前筋膜；注意识别并保护甲状腺峡部，避免损伤甲状腺和周围血管；若甲状腺峡部较宽，可能需将其切断或向上、向下牵开，以充分暴露气管（图 6-3D）。⑥确认气管。透过筋膜可看到气管环，用手指探摸加以确认，如有可疑，可用空针刺入气管，有空气抽出即可确认气管。⑦切开气管。在气管前壁做一适当长度（第 2 ～ 4 气管环）的横切口或纵切口（图 6-3E）；切开动作要准确、迅速，避免损伤气管后壁；切开时要防止血液、分泌物等流入气管内，可用吸引管吸净。⑧插管。切开后，立即用气管扩张器将气管切口撑开，将准备好的气管套管插入气管内；插套管前，应拔去内管并放入管芯；一手用撑开器撑开气管切口，一手将套管顺弧形自气管切口插入气管内（图 6-3F），并迅速取出撑开器和管芯。⑨固定。插管后，将套管固定带绕至颈后部，打结并妥善固定；固定带的松紧以能插入一横指为宜，不能过松，以防套管滑出，亦不可过紧而造成颈部水肿；妥善固定气管套管后，插入套管内管。⑩切口处理。切口不大可不缝合，创口周围填以油纱布即可；切口长，可缝合 1 ～ 2 针，不能缝合过紧，以减少皮下气肿和引流不畅，可将无菌纱布剪开一半，夹绕着气管套管插入，垫于套管托和皮肤切口之间（图 6-3G）；纱布要垫平，以免套管前端顶伤气管壁。⑪护理。保持气管套管的清洁、通畅，定时清洗或更换内套管；气管套管口可覆盖湿纱布，增加吸入空气的湿度；及时吸出分泌物，保持呼吸道通畅；经常检查套管固定带的松紧；如发生皮下气肿，应拆除缝线，在气肿区外以宽胶布加压，防止气体继续蔓延。⑫拔管。上呼吸道梗阻症状完全解除后，即可考虑拔管；传统的金属套管拔管前先堵塞套管外口，经过 24 小时观察无呼吸困难后拔管，有呼吸困难，则可用先半堵管，再完全堵管的方法，逐渐过渡至24小时无呼吸困难后拔管。⑬创口处理。取出套管后，创口覆盖以油纱条及纱布，创口较大可用蝶形胶布拉拢粘贴，其外再覆盖纱布，一般5～7天后即可自行愈合。

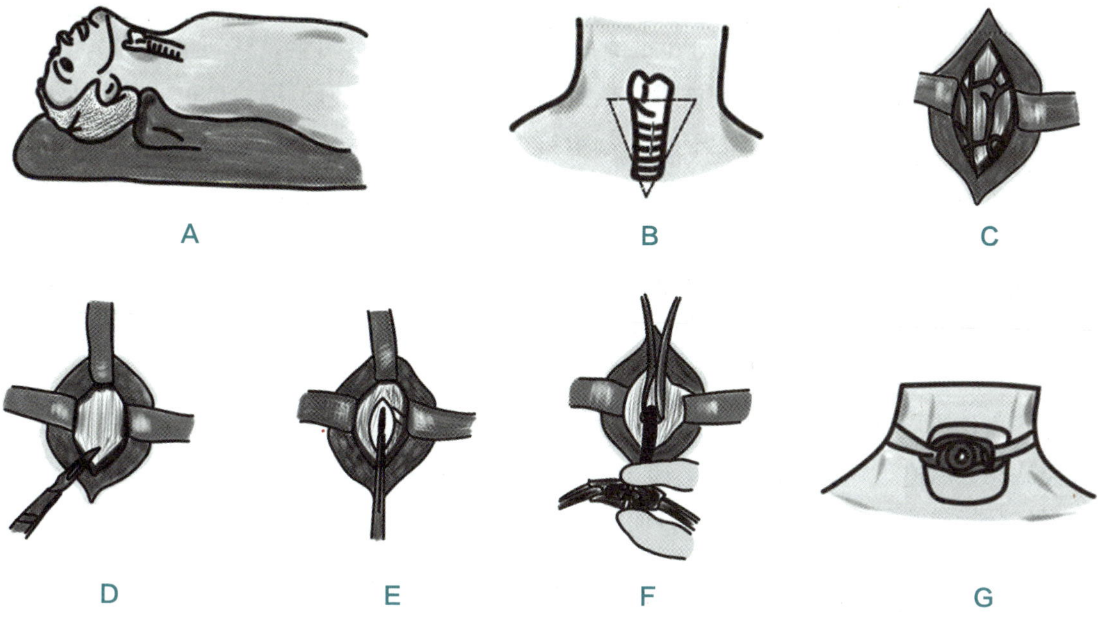

图6-3 气管切开术示意图

A. 体位；B. 切开位置；C. 分层切开；D. 显露气管；E. 切开气管；F. 插管；G. 切口处理。

2）注意事项：①手术刀片最好选择弧形尖刀片。②气管套管应根据气管大小选择，成年人常用8～10mm内径的套管，小儿常用小直径套管。③切开皮肤和皮下组织时应注意避免损伤颈前静脉。④显露气管时应注意识别并保护甲状腺峡部，避免损伤甲状腺和周围血管；插管后避免因甲状腺峡部回缩，遮盖切口而妨碍外套管插入，甚至发生窒息；注意在胸骨上缘不要向下分离太深，以免进入纵隔而造成气肿，也不要向两侧、下方作过多分离而损伤胸膜顶，造成气胸。⑤插管后必须验证套管是否进入气管，确保套管位置正确，避免扭曲或插入过深，可观察是否有分泌物和气流自套管口喷出，或用棉花丝放在套管口外，观察是否随呼吸飘动，如无气流进出，则表明未进入气管，应查明原因重插。

二、止血

出血的急救，应根据损伤的部位、出血的来源和程度及现场条件采用相应的止血方法。止血时，应根据出血部位，首先判断可能的血管损伤，通常动脉损伤出血呈喷射状，血色鲜红，而静脉损伤出血呈漫出状，血色较暗红。止血时还应结合患者生命体征的观察，判断出血量，并及时补充血容量，纠正出血性休克。

（一）压迫止血

压迫止血是一种不确切而且临时的止血方法，对于较大血管的出血，需进一步处理。压迫止血方法包括指压止血法、直接压迫止血法、包扎止血法、填塞止血法等。

1. 指压止血法 适用于颌面部特定部位的动脉性出血。

（1）颞部出血：见于颞部头皮撕裂伤、颧弓外伤出血。可压迫颞浅动脉止血，压迫点位于耳屏（耳前小凸起）前方 1 ～ 2cm 处，可触摸到搏动。

（2）面颊部及唇部出血：见于下唇、颊部、鼻翼外侧外伤或术后出血。可压迫面动脉止血，压迫点位于下颌骨下缘、咬肌前缘交界处（下颌角前方约 3cm），此处可触及搏动。

（3）舌部出血：见于舌体撕裂伤或术后出血。可压迫舌动脉止血，用纱布包裹拇指和示指捏住舌体，向前牵拉并压迫舌根部，或按压下颌骨内侧的舌骨大角处。

（4）牙龈或口腔黏膜出血：见于拔牙后出血、牙龈撕裂伤。可直接压迫出血部位，用无菌纱布或干净布条紧压创口，结合咬合止血（如咬棉球）。

（5）颈部或耳后出血：见于严重颈部外伤或大范围出血。可压迫颈外动脉，用拇指在胸锁乳突肌前缘、环状软骨平面将搏动的颈总动脉压闭至第 6 颈椎横突上。压迫持续时间不宜超过 5 分钟，禁止双侧同时压迫，否则会导致脑缺血。

指压止血仅为应急措施，需尽快缝合、结扎血管等处理。压迫时需准确触摸动脉搏动点，避免误压神经或无效压迫。单次压迫不超过 10 分钟，避免组织缺血坏死。面部出血可坐位前倾，以减少出血。颅底骨折或颌骨骨折时，避免盲目加压。

2. 包扎止血法 适用于颌面部皮肤、黏膜等体表创伤的浅表出血。先清理创面将软组织复位，开放性创口用生理盐水冲洗，然后在损伤部位覆盖或填塞吸收性明胶海绵，覆盖多层纱布敷料，再用绷带行加压包扎。

（1）面部皮肤撕裂伤：用无菌纱布覆盖创口后，以弹性绷带或三角巾加压包扎，注意避开眼、耳、口鼻。

（2）头皮或颞部出血：多层纱布覆盖创口，结合颞浅动脉压迫，行绷带环形包扎头部。

（3）耳部出血：纱布填塞耳道后，用绷带环绕头部固定，填塞避免过深。

（4）鼻部出血：鼻腔填塞止血后，外部用纱布垫加压包扎鼻梁。

（5）口腔外创口：纱布覆盖后，用胶布或绷带横向固定，避免影响张口。

口内出血、深部组织或大血管出血、颌骨骨折或颅底骨折、鼻黏膜出血等不适于包扎止血。注意包扎压力要合适，不要造成颊部皮肤过度受压缺血，也不要加重骨折块移位和影响呼吸道通畅。包扎后注意监测远端血运，观察皮肤颜色，防止缺血性坏死。禁止棉花直接接触创口，因纤维残留可能影响愈合。

3. 填塞止血法 适用于鼻腔后部、拔牙窝、口腔深部及颌骨骨折创面等难以直接加压的部位。紧急情况时，可将纱布块填塞于创口内，再用绷带行加压包扎，常规填塞时可用碘仿纱条或油纱条。

（1）拔牙窝或牙槽窝出血：常见于复杂牙拔除后渗血、凝血功能障碍患者的术后出血。可用吸收性明胶海绵、止血纱布或碘仿纱条紧密填塞拔牙窝，配合咬合加压（如咬纱布卷）。

（2）鼻腔后部出血：适用于鼻咽部严重出血或前鼻孔填塞无效时。可用凡士林纱条或气囊导管进行后鼻孔填塞，注意应避免填塞物滑入气道。

（3）口腔深部或颊间隙出血：可用纱布卷或止血材料填塞创腔，如颊黏膜深部撕裂伤、上颌窦瘘出血。注意应避免过度填塞导致组织肿胀或压迫神经。

（4）扁桃体周围或咽旁出血：在间接喉镜引导下，用止血纱布或球囊填塞出血点，多用于术后或外伤性出血。应警惕填塞物脱落引发窒息。

（5）开放性颌骨骨折创口：清创后填塞碘仿纱条控制骨创面渗血，结合外固定支架或颌间结扎稳定骨折端。

活动性动脉出血、颅底骨折伴脑脊液漏、凝血功能严重异常禁用填塞止血法。填塞物一般保留24～72小时，避免长期压迫导致组织坏死或感染；填塞前后使用抗生素，尤其是开放性创面，以预防感染；深部出血或填塞无效时，及时转诊，紧急手术探查或介入栓塞治疗。在颈部或口底创口填塞纱布时，应注意保持呼吸道通畅，防止发生窒息。

（二）结扎止血

结扎止血是常用而可靠的止血方法。详见第二章第五节。

（三）药物止血

药物止血适用于创面渗血、小静脉和小动脉出血。详见第二章第五节。

三、抗休克

口腔颌面部损伤常见的休克类型主要与创伤性出血、感染或神经损伤相关，发生概率不大，常因伴发身体其他部位严重损伤而引起，是造成患者死亡的重要原因之一，需结合专科特点快速识别和处理。

（一）休克的分类

1. 低血容量性休克　最常见，多见于面动脉、舌动脉、上颌动脉断裂，如面部撕裂伤、下颌骨骨折刺破血管；颌骨骨折，尤其是下颌骨体部或髁突骨折时骨髓腔持续渗血；大面积软组织挫伤导致血浆外渗。

2. 感染性休克　多继发于损伤后，如开放性骨折、软组织坏死未及时清创，继发颌面部多间隙感染；碎牙片、金属碎片等引发深部化脓性感染。

3. 神经源性休克　虽少见但高危，可见于颈椎骨折或颈动脉鞘损伤，导致交感神经链中断，以及损伤脑干心血管调节中枢。

4. 过敏性休克　多为医源性因素引起，见于使用阿替卡因等局麻药、头孢类抗生素、骨水泥等引发Ⅰ型超敏反应。

（二）休克的临床表现

1. 全身性表现

（1）循环系统：①血压下降：收缩压＜90mmHg，脉压缩小（≤20mmHg）。②心率增快：代偿性心动过速（＞100次/分），严重休克后期可能心率下降（失代偿）。③毛细血管再充盈时间延长：＞2秒（按压甲床后颜色恢复缓慢）。

（2）呼吸系统：呼吸急促。早期代偿性呼吸加快（＞20次/分），严重时出现酸中毒深大呼吸。

（3）神经系统：①意识改变：早期烦躁不安，进展为淡漠、嗜睡甚至昏迷。②皮肤表现：面色苍白、四肢湿冷（低血容量性休克）；感染性休克可能皮肤温暖潮红（高排低阻型）。

（4）肾脏与代谢：①尿量减少：＜ 0.5ml/kg· h，提示肾灌注不足。②代谢性酸中毒：乳酸水平升高，＞ 2mmol/L，呼吸代偿性加深加快。

2. 局部损伤体征 即口腔颌面部特异性表现。

（1）活动性出血：见于低血容量性休克。外出血可见于口腔、鼻腔或面部创口持续渗血或喷射性出血，如面动脉断裂；内出血可见于口底、咽旁或颈部进行性血肿，可能导致气道压迫，如舌体抬高、声嘶、呼吸困难。

（2）感染征象：见于感染性休克。表现为①局部红肿热痛：颌面部蜂窝织炎、脓肿形成。②脓性分泌物：创口渗出脓液或坏死组织，伴恶臭。③三凹征：严重口底肿胀，导致吸气性呼吸困难，如路德维希咽峡炎。

（3）创伤相关表现：骨折体征表现为颌骨畸形、咬合错乱、骨擦感，如下颌骨骨折；软组织损伤表现为皮肤撕裂伤、组织缺损或异物残留，如碎玻璃、牙齿碎片。

（4）气道压迫风险：口底血肿表现为舌体抬高、口腔内淤血，导致吞咽困难、流涎；颈部血肿表现为气管偏移、皮下捻发音（提示气肿）。

（三）休克类型的鉴别诊断

1. 低血容量性休克 关键鉴别点：①明显出血或失液史，如开放性骨折、大血管损伤；②血红蛋白进行性下降，中心静脉压（central venous pressure，CVP）降低。

2. 感染性休克 关键鉴别点：①发热或低体温，白细胞升高或减少；②局部感染灶，如脓肿、坏死性筋膜炎。

3. 神经源性休克 关键鉴别点：①低血压伴心动过缓（而非代偿性心率增快；②皮肤温暖干燥，无显著出血征象。

4. 过敏性休克 关键鉴别点：①突发性荨麻疹、喉头水肿，在用药或接触过敏原后；②支气管痉挛、喘鸣音。

（四）休克的急救处理

休克的急救处理需快速识别病因并采取针对性措施，以维持生命体征，防止器官损伤。

1. 初步评估与紧急处理 ①确保环境安全，移除危险因素，避免二次伤害。②体位管理，平卧，抬高下肢以增加回心血量，但心源性休克或颅脑外伤者慎用；呼吸困难者可半卧位，保持气道通畅。③维持气道与呼吸，清除口腔异物，必要时使用球囊面罩或气管插管；高流量吸氧（6 ～ 8L/min），维持 SpO_2 ＞ 94%。

2. 快速识别休克类型 结合休克分类、临床表现和判断指征，可快速识别休克类型，针对性采取紧急处理措施。

3. 循环支持与液体复苏 ①建立静脉通路：双通道大静脉穿刺，优先选择肘正中静脉。②液体选择：生理盐水等晶体液为首选，初始快速输注 500 ～ 1000ml，心源性休克慎用；羟乙基淀粉等胶体液可用于持续低血压，但感染性休克避免过量。③监测反应：血压（目标 MAP ≥ 65mmHg）、心率、尿量（＞ 0.5ml/kg/h）、意识状态。

4. 药物干预 ①血管活性药物：去甲肾上腺素为感染性休克首选；多巴胺 / 多巴酚丁胺可用于心源性休克。②镇痛与镇静：对躁动患者谨慎使用，避免加重低血压。③纠正酸中毒：pH ＜ 7.2 时考虑静脉滴注碳酸氢钠溶液。

5. 持续监测与转运 ①动态评估：每 5 ～ 10 分钟记录生命体征、毛细血管充盈时间（＜ 2 秒）。②病因处理：创伤患者超声 FAST 检查，排查内出血，心电图排查心肌缺血。③快速转运：保持途中持续复苏，提前通知接收医院准备手术室和 ICU 等。

6. 注意事项 ①避免过度输液：心源性 / 梗阻性休克需严格控量，防肺水肿。②禁忌盲目升压：未纠正低血容量前，血管收缩药可能加重组织缺血。③预防低体温：覆盖保温毯，输注液体加温至 37℃。

四、防治颅脑损伤

口腔颌面部邻近颅脑，常常伴发颅脑创伤，如果处理不当或不及时，可能危及患者生命或导致严重并发症。颅脑损伤包括脑震荡、脑挫裂伤、颅内血肿、颅骨及颅底骨折和脑脊液漏等。

1. 颅脑损伤的诊断

（1）脑震荡：是头面部外伤后即刻发生的短暂性意识障碍，是轻度的脑损伤，诊断标准是：明确的颅脑外伤史、短暂的（30 分钟内）意识丧失、神经体征检查阴性和逆行性健忘。口腔颌面外科最常见的是颅脑外伤，包括硬膜外血肿、硬膜下血肿、脑内血肿、脑室内血肿及颅后窝血肿。其次是颅骨及前颅底骨折。

（2）昏迷：重点了解昏迷时间及昏迷期间有无清醒及再昏迷史。昏迷—清醒—再昏迷者提示可能存在硬膜外血肿，就诊过程中逐渐出现昏迷者提示可能存在亚急性颅内血肿。瞳孔的变化常能反映颅内损伤的程度，一侧瞳孔变大并伴意识障碍，常提示同侧颅内有血肿或水肿的可能。出现典型的"两慢一高"库欣（Cushing）综合征，则表明存在急性颅内血肿的可能。

诊断时应及时拍摄 CT 或 MRI 以了解颅脑损伤情况，必要时会同神经外科医生共同诊治。

2. 颅脑损伤的处理 抢救颅脑伤的同时，颌面部伤可作简单包扎处理，昏迷者禁作颌间结扎固定。

（1）脑脊液鼻漏：应自引流，并用抗生素预防感染。多在 3 ～ 7 天逐渐减少或停止，如长期漏液不止，应请神经外科会诊，做硬脑膜裂口修补术。

（2）颌面伤伴脑脊液鼻漏或耳漏：提示存在前颅底或中颅窝有骨折，处理原则是禁止做外耳道或鼻腔的填塞与冲洗，以免引起颅内感染。

（3）昏迷：应特别注意保持呼吸道通畅防止误吸和窒息的发生，必要时做气管切开术，随时清除呼吸道的血液或分泌物。

（4）烦躁不安：可给予适量镇静药，但禁用吗啡，以免抑制呼吸，影响对瞳孔变化的观察及引起呕吐，使颅内压增高等。

（5）伴脑水肿、颅内压增高：给予脱水治疗，可同时使用利尿药与激素。如长时间使用脱水剂和利尿药，应同时补钾，适当补钠，防止电解质紊乱。

（6）硬脑膜外血肿：出现昏迷后一度意识清醒或好转，随后又转入嗜睡、昏迷，伤侧瞳孔散大，对光反射消失，呼吸、脉搏变慢，血压升高的典型表现，应立即请神经外科医生会诊，经 CT 检查确诊后行开颅减压，待颅脑伤情平稳后再处理颌面伤。

五、防治感染

口腔颌面部损伤的创口常被细菌和尘土等污染，易导致感染而增加损伤处理的复杂性。颌面部战伤的感染率更高，约为20%。因此，防治感染是初期救治中的重要问题。

（一）感染预防

1. 彻底清创

（1）清创时机：伤后6～8小时为清创的黄金时间，开放性创口超过24小时仍应清创。

（2）清创步骤：生理盐水冲洗去除异物、血块；修剪坏死组织，保留有生机组织；探查深部是否残留碎骨片或异物，如牙齿碎片等。

2. 合理使用抗生素

（1）预防性用药指征：开放性骨折、动物咬伤、污染严重创口，如泥土污染；免疫功能低下患者，如糖尿病、长期使用激素者。

（2）药物选择：首选广谱抗生素，如阿莫西林/克拉维酸、头孢呋辛等；动物咬伤加用抗厌氧菌药甲硝唑。

3. 局部处理

（1）消毒：0.5%聚维酮碘消毒创面及周围皮肤。

（2）引流：深部创口放置橡皮片或负压引流管，避免积液。

（3）缝合原则：污染创口延迟48～72小时后缝合。

4. 预防破伤风　未全程免疫者，应立即注射破伤风抗毒素（TAT）或破伤风免疫球蛋白（TIG）。

（二）感染治疗

1. 早期感染　主要表现为局部红肿、疼痛等。

（1）局部处理：包括切开引流和湿敷。①切开引流：波动感区域切开排脓，留取脓液培养。②湿敷：50%硫酸镁溶液外敷减轻肿胀。

（2）抗生素调整：根据药敏结果选择敏感抗生素，如克林霉素、头孢曲松钠等。

2. 严重感染　表现为蜂窝织炎、脓肿、坏死性筋膜炎等。

（1）广泛清创：彻底切除坏死组织，开放创面。

（2）多间隙引流：颌下、颊间隙等联合切开，置管冲洗，冲洗液可用3%过氧化氢+生理盐水。

（3）全身支持：白蛋白、氨基酸等静脉营养支持；维持水电解质平衡。

3. 特异性感染防治

（1）气性坏疽：可选择高压氧治疗配合大剂量青霉素。

（2）结核性感染：可用抗结核三联疗法，如异烟肼+利福平+吡嗪酰胺。

（三）并发症的预防与处理

1. 呼吸道管理　口底或颈部肿胀者，早期行气管切开，避免窒息；定时吸痰，保持气道湿润。

2. 骨髓炎防控　颌骨骨折内固定后感染，应取出钢板，持续抗生素骨水泥填塞；高压氧辅助治疗促进骨修复。

3. 全身性感染　可表现为脓毒血症。

（1）早期识别：体温 > 38.5℃或 < 36℃，心率 > 90 次 / 分，呼吸 > 20 次 / 分。

（2）集束化治疗：1 小时内应用广谱抗生素，液体复苏维持 MAP ≥ 65mmHg。

第三节　口腔颌面部损伤患者的包扎、运送、护理和饮食

一、包扎和运送

口腔颌面部损伤的包扎运送需遵循"保气道—控出血—稳骨折—防感染"的原则，根据损伤类型选择适宜的包扎与运送方式。

（一）包扎

包扎是指在口腔和颌面部手术或损伤后，通过适当的包扎技术对创口进行处理，以达到促进愈合、预防感染和缓解症状的目的。包扎的作用是为了压迫止血，暂时固定骨折段防止移位，保护创面并缩小创口、减少污染等。

1. 包扎前评估　重点检查：①气道是否通畅，有无血块、异物和舌后坠；②出血部位及性质，动脉性还是静脉性；③是否存在颌骨骨折、颅脑损伤或颈椎损伤。

2. 常用包扎方法　常用的包扎法有单眼包扎法、四尾带包扎法和十字绷带包扎法等，详见第二章第六节。

不同口腔颌面部损伤类型的包扎方法和操作要点见表 6-1。

表 6-1　不同口腔颌面部损伤类型的包扎方式和操作要点

损伤类型	包扎方式	操作要点
软组织撕裂伤	无菌纱布加压包扎	（1）覆盖创口后弹性绷带固定，避开眼、耳、口鼻 （2）口唇创口用 8 字交叉包扎法
颌骨骨折	四头带或绷带临时固定	（1）下颌骨折：托起下颌，四头带绕头顶固定 （2）上颌骨折：硬板置于颧弓下绷带固定
耳鼻部损伤	环形包扎 + 填塞止血	（1）鼻腔填塞纱条后外覆纱布 （2）耳郭撕裂伤避免加压过度导致软骨坏死
口底血肿	松软敷料外敷 + 观察气道	（1）禁止加压包扎，避免压迫气道 （2）随时准备气管插管

（二）运送

口腔颌面部损伤的运送需根据损伤类型选择合适的体位与固定方式，途中密切监测生命体征，

确保安全转运至医院进一步处理。

1. 运送体位与固定 口腔颌面部损伤患者的运送取决于患者状态，具体的体位选择和固定方式见表 6-2。

表 6-2 口腔颌面部损伤患者的运送

患者状态	体位选择	固定方式
清醒无昏迷	坐位前倾或侧卧位	（1）头偏向健侧，利于口内血液引流 （2）颈部软枕固定避免晃动
昏迷或颅脑损伤	复苏体位（侧卧，头后仰）	（1）清理呼吸道后，用颈托固定颈椎 （2）担架头部抬高 15°~30°
颈椎可疑损伤	仰卧位，轴向翻身	三人协同固定头颈、躯干、下肢，使用脊柱板 + 头颈固定器

2. 运送途中监护与应急处理

（1）持续监测：①呼吸频率、血氧饱和度 SpO_2；②意识状态（GCS 评分）、血压、脉搏；③创口渗血情况，包扎是否松脱。

（2）突发情况处理：①气道阻塞：立即清除异物，托起下颌，必要时环甲膜穿刺。②呕吐：头转向一侧，吸引器清理口腔。③再出血：追加纱布加压，手指压迫近心端动脉，如面动脉。

（3）记录与交接：①记录受伤时间、处理措施、生命体征变化；②提前通知接收医院准备影像检查（CT/X 线）或手术室。

3. 不同损伤的运送优先级 见表 6-3。

表 6-3 口腔颌面部损伤患者的运送

损伤类型	优先级	处理要点
气道梗阻	紧急	立即开放气道（插管 / 环甲膜切开），优先转运至最近医院
活动性大出血	高	加压包扎 + 休克体位（抬高下肢），快速补液
闭合性颌骨骨折	中	临时固定后平稳转运，避免颠簸
单纯软组织挫伤	低	清洁包扎，48 小时内冷敷

二、护理和饮食

对于口腔颌面部损伤的患者，在进行各种治疗的同时，细致而合理的护理与饮食是促进创口愈合、减少并发症的重要环节，必须加以高度重视。

（一）护理

包括心理护理、伤情护理及口腔护理等。

1. 心理护理　安抚患者情绪，帮助他们理解损伤的性质和治疗步骤，减轻焦虑。鼓励患者保持良好的思想情绪，树立信心，正确对待伤情，积极配合治疗。

2. 伤情护理　定期监测患者的心率、血压、呼吸等生命体征，确保稳定状态。观察手术或损伤部位的愈合情况，检测是否有出血、肿胀或感染的迹象。根据患者的疼痛水平提供适当的镇痛药，定期评估疼痛状况。发现异常及时报告并处理。

3. 口腔护理　强调术后口腔卫生的重要性，鼓励使用温盐水漱口，保持口腔清洁，防止感染，对有口腔黏膜破损和颌骨骨折的患者尤为重要。提供适合的牙刷或漱口水，帮助患者温和清洁口腔。患者每日洗漱时，应注意避开创口处，以免引起感染。特别是创口尚未愈合时，可采用冲洗的方法进行口腔清洁，有利于促进创口愈合。口腔分泌物多时，可用1%过氧化氢溶液棉球擦洗，再用盐水冲洗，清除口腔内分泌物，每天2～3次。口腔护理时应注意观察口腔黏膜的变化及舌苔颜色的异常变化等。

（二）饮食

口腔颌面部损伤患者在饮食方面需要专业的指导和支持，以满足他们在恢复期间的特定需求。通过选择合适的食物、维持营养均衡、确保饮食安全，可有效促进患者的愈合和恢复。

口腔颌面部损伤患者的饮食应根据患者的具体情况选用流质、半流质、软食、普食等。指导患者在饮食时避免使用受伤或修复的区域。确保饮食中含有充足的蛋白质、维生素和矿物质，以促进愈合与恢复。优选鱼类、鸡肉、豆制品、坚果等高蛋白质食物。避免辛辣、酸性、过热或粗糙的食物，这类食物可能刺激创口，导致不适或疼痛。采取少食多餐的方法，避免一次性进食过多，给患者的消化系统减轻负担。饮食后应注意口腔清洁，可以选择温盐水漱口，以帮助清洁口腔，防止感染和滋生细菌。

随着创口的愈合情况逐渐改善，医生会根据患者的恢复情况，逐步过渡到正常饮食，确保患者在饮食方面的恢复与整体健康相符。

第四节　口腔颌面软组织损伤

一、损伤类型

口腔颌面部软组织损伤可单独发生，也可与颌面部硬组织损伤（如颌骨骨折）同时发生。根据不同的损伤原因和伤情的不同可分为擦伤、挫伤、挫裂伤、蜇伤、刺伤、割伤、撕裂或撕脱伤、咬伤等。各类损伤都有其临床特点，处理方法也不尽相同。

（一）擦伤

多发生在面部较为突出的部位，主要是皮肤表层破损，一般较浅，边缘不齐，可附着泥沙或其他异物，有局部渗血创面或出血斑点，疼痛明显。擦伤的治疗主要是清洗创口，去净附着的异物，防止感染。可用无菌凡士林纱布覆盖，也可使其暴露干燥结痂，通常创口 1 周左右可自行愈合。

（二）挫伤

挫伤主要是皮下及深部组织受钝器撞击损伤，无皮肤开放性创口。挫伤时由于深层的软组织出现血管或淋巴管断裂，常形成瘀斑，甚至发生血肿。主要特点是局部皮肤变色、肿胀及疼痛。严重可有功能障碍。挫伤的治疗主要是止血、镇痛、预防感染、促进血肿吸收和恢复功能。

（三）挫裂伤

多为较大的钝器所伤，在深部组织发生挫伤的同时，常伴有皮肤裂伤，裂口常不整齐。属于开放性创口。可为锯齿状，外形不规则，深浅不一，有出血，深层也可伴有颌骨骨折。

挫裂伤清创应充分清洗创口，彻底止血，修整创缘，严密缝合创口，同时放置引流；并发骨折者，应先将骨段复位、固定后，再缝合软组织伤。

（四）蜇伤

毒蜇伤是指由昆虫（如蜜蜂、黄蜂、蚂蚁等）叮咬或蜇伤所造成的皮肤损伤。蜇伤后通常会出现局部的炎症反应，严重时可能会引发全身过敏反应，疼痛剧烈。

蜇伤的处理因症状的轻重而异，轻度症状可使用肥皂和清水轻轻清洗被蜇部位，去除可能的昆虫毒素和细菌；使用冰块或冷敷包敷在受伤部位，可以减轻肿胀和疼痛。可以服用非处方的镇痛药（如布洛芬或对乙酰氨基酚）来缓解疼痛。而重度过敏反应如出现呼吸困难、全身荨麻疹、喉咙肿胀等则需要立即处理，并拨打急救电话求助。

（五）刺伤、割伤

刺伤是指由于尖锐物体（如针、锐器、刀尖等）刺入皮肤及其下方的组织，通常造成较深的创口。割伤是指由于锋利物体（如刀具、玻璃等）切割皮肤所造成的创口，通常具有平滑的边缘。刺伤的创口小，有较深伤道，可为非贯通伤或贯通伤，刺入物可在组织中遗留，将感染带入深层，可能伴随剧烈疼痛。切割伤的创缘整齐，疼痛明显，伤及大血管时会导致大量出血，若伤及面神经，则发生面瘫。刺、割伤的治疗应早期行外科清创术，清创时应注意检查腮腺导管及面神经有无受损，防止漏诊。

（六）撕裂或撕脱伤

撕裂伤是指由于较大的机械力量作用导致皮肤或软组织撕裂的创口，通常伴随撕裂边缘不整，可能涉及深层组织。严重时可致组织撕脱。如头发被卷入机器中，导致大块头皮撕裂或撕脱，甚至整个头皮连同颜面部软组织被撕脱。撕脱损伤严重、出血多、疼痛剧烈、感染风险高、易休克。治疗时要防止休克，可酌情给予消炎镇痛、输液或输血。撕裂伤应及时清创，将组织复位缝合，即使组织游离或者脱落，也尽可能放回原位缝合，避免组织缺损畸形。撕脱伤伤及血管可行吻合术者，应尽快行血管吻合组织再植术。如无血管可供吻合，伤后 6 小时内将撕脱皮肤在清创后切削成全厚或中厚皮片作再植术。如撕脱的组织损伤过重，伤后已经超过 6 小时，组织已不能利用时，则应在清创后切取皮片游离移植，消灭创面。如有组织缺损可尽早行皮瓣移植修复缺损。

（七）咬伤

咬伤是指由于动物（如狗、猫等）或人类（如打斗时的咬伤）咬合造成的皮肤损伤。农村及山区还可见狼、熊等野兽咬伤。主要表现为面部器官如鼻、耳、舌、唇等组织的撕裂、撕脱或者缺损，创口疼痛剧烈，污染重。严重可有骨面裸露，外形和功能毁损严重。咬伤处理时用大量的清水和肥皂轻轻冲洗创口，去除细菌和污垢，使用碘伏或其他消毒剂对创口进行彻底消毒。根据伤情，及时清创将组织复位缝合，如有组织缺损，可用邻近皮瓣及时修复。缺损范围较大时，先做游离植皮消灭创面，待后期再进行整复手术。如有骨面裸露且无软组织可供覆盖者，可行局部湿敷，控制感染，待肉芽组织覆盖创面后，再做游离植皮或皮瓣修复。对狗咬伤的病例，应注射狂犬病疫苗预防狂犬病。

二、特殊部位软组织损伤的处理特点

（一）舌损伤

1. 舌体的纵行缝合　舌损伤在缝合时应尽量保留舌长度，将创口按前后纵行方向缝合，不要将舌尖向后折转缝合，以免舌体缩短而影响舌的发音功能。

2. 多创面的分步缝合　如舌的侧面与邻近牙龈或舌腹与口底黏膜都有创面时，应分别缝合各部的创口。如不能封闭所有创面时，应注意以缝合舌的创面为主，避免日后舌与其他组织发生粘连，影响舌的活动度。

3. 舌体高张力区的缝合　因舌组织较脆，活动度大，血运丰富，损伤后肿胀明显，缝合处极易撕裂。因此缝合时应采用粗针粗线（4号以上缝线）进行缝合，进针边距至少5mm以上，深度缝合，加用褥式缝合，打三叠结，松紧要适度，以防舌部肿胀而使创口裂开或缝线松脱。

（二）唇部损伤

唇部损伤的处理原则是尽可能恢复唇部的正常结构形态，避免错位缝合导致畸形，影响美观。特别在唇部全层撕裂伤时，创口裂开明显，在清创后应分层缝合，首先要缝合口轮匝肌，恢复唇部肌层的连续性，再按照唇部的正常解剖外形准确对位缝合，尤其是要保证唇红缘的连续性。如为唇部贯通伤，为减少感染，应先缝合口内黏膜层，再缝合肌层和皮肤。缝合术后可根据创口情况选择使用唇弓或蝶形胶布减少张力。

（三）鼻部损伤

鼻部撕裂伤如无组织缺损，应按正常的解剖位置准确对位缝合。若组织缺损不大，创面无感染，应立即用游离植皮或从邻近转移皮瓣关闭创面。若组织缺损大并伴有软骨和骨组织的缺损，在清创缝合时应将软骨置于软骨膜中后再缝合皮肤，切忌暴露软骨；对骨创面也应尽力关闭，遗留的畸形可待后期修复。在清创缝合时，应特别注意保持鼻腔的通畅，为避免鼻道阻塞并防止鼻孔瘢痕挛缩，可采用合适口径的管子外面包裹碘仿纱布后塞入鼻孔作支撑。

（四）腭部损伤

腭部损伤的处理应根据不同情况而进行。较小的损伤可不缝合；无组织缺损的腭部损伤，清创后对位缝合即可；腭部损伤有组织缺损或与鼻腔、上颌窦相通时，可在附近转移黏骨膜瓣，封闭瘘口和缺损，或者在硬腭两侧作松弛切口，从两侧骨面分离黏骨膜瓣减小缺损处张力，然后将缺损处拉拢缝合，而松弛切口处可用碘仿纱布覆盖固定，使其自行愈合。如腭部缺损过大，不能立即修复者，可作暂时腭护板，使口腔与鼻腔隔离，后期再行手术修复。

（五）颊部损伤

颊部贯通伤的治疗原则是尽量关闭创口和消灭创面。

1. 无组织缺损或缺损较少者，可分层缝合。

2. 组织缺损过大时需根据具体情况做适当处理。当口内黏膜无缺损或缺损较少而口外皮肤缺损较大时，则应严密缝合口内创口，口外皮肤缺损可做皮瓣转移或者游离皮瓣修复，或做定向拉拢缝合，遗留的缺损待后期修复；当口内黏膜缺损过多时，则只缝合口外皮肤层，口内层创面敷以碘仿纱布。

3. 较大的面颊部全层洞穿缺损，则将口内黏膜层翻出与皮肤相对缝合，遗留的洞穿缺损待后期做整复手术治疗。在伤情条件允许时，可在清创后立即用游离皮瓣或者植皮术早期修复洞穿缺损，消灭创面。

4. 如创面已有明显感染，应在清创后局部湿敷，待感染控制后，创面较清洁或已覆盖健康的肉芽组织后再植皮。

（六）面神经损伤

面神经损伤时应争取早期处理，后期处理疗效不佳。在早期清创时，应探查面神经分支，找出神经断端，减小张力后准确对位吻合神经断端。如神经干有缺损或神经断端张力较大不能直接吻合时，可在同侧取一段耳大神经移植吻合于两断端之间，以促进面神经功能的恢复。

（七）腮腺、腮腺导管损伤

口腔颌面部损伤时容易导致面颊部及腮腺区受损，比如腺体暴露、导管断裂和面神经受损等，外伤患者应特别注意检查这些重要解剖结构。具体处理方法详见第九章唾液腺疾病。

三、口腔颌面部损伤的清创术

清创术是预防创口感染和促进组织愈合的基本方法，只要患者全身条件允许，应对局部创口进行早期清创处理和早期缝合创口。清创术主要有以下步骤。

（一）冲洗创口

冲洗创口是创口处理中的重要环节，正确的冲洗方法可以有效降低感染风险，促进创口愈合。一般认为，细菌在进入创口 6 ～ 12 小时，多停留在损伤组织表浅部位，且尚未大量繁殖，容易通过机械的冲洗而被清除。处理时先用消毒纱布覆盖保护创口，用肥皂水、外用盐水洗净创口周围的皮肤，然后在局麻下用大量生理盐水和 1% 过氧化氢溶液交替冲洗创口，尽可能清除创口内的血凝块、泥沙、组织碎片和异物等。在清创的同时，可进一步检查组织损伤的范围和程度。

（二）清理创口

冲洗创口后，再次消毒周围皮肤，铺消毒巾，清理创口。清理创口是指对受伤部位进行彻底的清洁和处理，原则是尽可能保留受伤组织，促进创口的愈合。

1. 创面探查与异物清除

（1）逐层探查：必要时沿创口扩大切口，检查肌肉、神经、导管等深部组织；应尽可能清除嵌入的泥沙和碎骨片等异物，以及失活组织；若组织内有金属异物，表浅者可借助磁铁吸出，深部者要通过 X 线或插针 X 线定位后取出，有条件者可借助手术导航仪取出。

（2）特殊处理：若唾液腺导管断裂，可显微吻合修复，避免术后涎瘘；若面神经断裂，可标记断端以待二期修复。

2. 修剪与修整创缘　原则是最大限度保留有生机组织，尤其是唇、鼻、眼睑等美学敏感区。应修剪坏死皮肤和黏膜至新鲜渗血；不规则创缘应修整为直线或弧形，以减少缝合张力。

3. 骨折处理　①如合并颌骨骨折，可行复位固定；开放性骨折可彻底清创后行钛板内固定，污染严重骨折则可用外固定支架临时固定，待二期更换内固定。②骨缺损修复：植入抗生素骨水泥或自体骨移植。

4. 止血与引流　止血方法可用电凝、结扎、骨蜡等止血，详见本章第二节。浅表创面可用橡皮片引流，深部间隙如颊间隙、颞下窝处可用负压引流管。

（三）缝合创口

缝合是指使用口腔专用的缝合针和缝合线，将断裂的皮肤、肌肉、神经、血管等组织合拢，以促进愈合和恢复功能的外科技术。缝合技术是外科医生的基本功，应严格遵循无菌操作原则。

1. 缝合时机　口腔颌面部血运丰富，组织抗感染能力和再生能力强，因此口腔颌面部软组织创口的愈合，可不受伤后清创时间的严格限制，即使在伤后 24 ～ 48 小时，只要创口无明显化脓性感染或组织坏死，在充分清创后仍可作严密缝合。

2. 分层缝合　为防止感染，缝合应首先关闭与口腔、鼻腔和上颌窦等窦腔相通的创口。创口较深者要分层对位缝合，消灭无效腔。①肌肉层：4-0 可吸收线（如薇乔线）对位缝合，恢复功能性解剖结构。②皮下层：5-0 可吸收线减张缝合，减少皮肤张力。③皮肤 / 黏膜层：6-0 尼龙线精细缝合，避免瘢痕挛缩，唇红缘需精准对位。

3. 特殊区域处理　①舌损伤：粗针粗线做深部褥式缝合，保留舌长度与活动度。②鼻翼 / 耳郭：软骨支架复位，避免加压包扎导致缺血性坏死。③腮腺区：加压包扎，联合应用山莨菪碱等抑制唾液分泌药物，可预防涎瘘。④组织水肿、感染及缺损过大的创口难以做到初期严密缝合，可先用纽扣褥式减张缝合法做定向拉拢缝合以缩小创面，使组织尽可能恢复或接近正常位置，等控制感染和消肿后再做进一步缝合。⑤对估计可能发生感染者，可在创口内放置引流物；已发生明显感染的创口不立即做初期缝合，可采用局部湿敷，待感染控制后再行处理。⑥骨面裸露的创口，应尽可能用软组织覆盖骨创面。⑦面部皮肤的缝合，尤其是五官的部位，要用小针细线做细致的缝合，创缘要正确对位并平整。

（四）术后处理

1. 局部护理　24 小时内冷敷以减轻肿胀，48 小时后改热敷以促进吸收。口内损伤可含漱氯己定溶液，保持创面清洁。

2. 预防感染 应用头孢类抗生素5～7天，复杂感染可延长至10～14天。应用地塞米松、非甾体抗炎药如布洛芬等消肿镇痛。

3. 功能与美学监测 皮肤在术后3～5天拆线，黏膜在术后2周拆线。评估患者的张口度、咬合关系和面部对称性，必要时行瘢痕松解或整形修复。

口腔颌面部清创术应兼顾彻底清创、功能修复和美学重建三个方面，精细操作减少并发症，术后结合康复训练与随访，最大限度恢复患者生理功能与外貌。

第五节 口腔颌面部硬组织损伤

一、牙和牙槽骨损伤

牙和牙槽骨损伤在临床上较常见，多见于跌倒、外力碰撞和意外损伤。可单独发生，也可以伴有颌面部及其他部位的损伤，一般上、下颌前牙及上颌牙槽骨损伤多见。损伤类型包括牙挫伤、牙脱位、牙折和牙槽骨骨折。

（一）牙挫伤

又称为牙震荡，是牙周膜的轻度损伤，不伴牙体组织缺损。常见于较轻的外力，如进食时骤咬硬物或较轻的外力撞击等所致。临床上表现为患牙伸长不适感，轻微松动和叩痛。若牙龈同时受伤可伴有少量出血和肿胀，严重损伤可引起牙髓坏死。牙挫伤一般无须特殊处理，1～2周内应使患牙休息，必要时降低咬合减轻患牙负担。松动的牙齿，应采用松牙固定术。定期复查，若发现牙髓有坏死迹象时，应及时做根管治疗。

（二）牙脱位

牙受外力作用而脱离牙槽窝者称为牙脱位。

1. 分类 由于所受外力的大小和方向不同，牙脱位可表现为部分脱位和完全脱位。无论是完全性脱位还是部分牙脱位，可发生在单颗牙或涉及多颗牙。伤情严重时常伴有牙龈组织的撕裂和牙槽骨骨折。

（1）部分脱位牙：牙齿松动但无位置改变，可伴牙龈沟渗血，牙周膜部分撕裂。包括脱出性脱位、侧向脱位、嵌入性脱位。

（2）完全脱位：牙齿完全脱离牙槽窝，牙周膜完全撕裂。

2. 临床表现

（1）部分脱位牙：①脱出性脱位，高出邻牙，牙冠伸长、常有疼痛、松动及龈沟内出血。②侧向脱位，牙齿偏离其长轴向侧向移位，可造成牙周膜撕裂，常伴有牙槽窝骨壁骨折；牙齿常不松动，叩痛明显，龈沟内有或无出血。③嵌入性脱位，牙齿沿其长轴向牙槽骨深部嵌入，可导致牙槽窝骨折或者碎裂，患牙临床牙冠变短，牙齿常不松动，牙龈可有淤血样改变。

（2）完全脱位：牙齿完全脱出牙槽窝，探查牙槽窝内空虚，可伴牙槽窝骨壁骨折，常见牙龈撕裂、出血，多累及单颗牙。

3. 治疗 以保存患牙为原则。

（1）部分脱位：应在局麻下复位，结扎固定 4 周，术后 3、6 和 12 个月进行复查，若牙髓已坏死，应及时做根管治疗。

（2）完全脱位牙：应尽快再植，30 分钟内再植，多可避免牙根吸收；2 小时以上再植，95% 发生牙吸收。只要离体时间不长，可将脱位牙充分冲洗和用抗生素浸泡，重新植入原牙槽窝内，然后用牙弓夹板等方法固定。脱位牙如果污染较重、时间较久，宜在体外完成根管治疗、根面平整、牙槽窝刮治后再植入并固定。术后定期复查。

（三）牙折

外力直接撞击是牙折的常见原因，也可因咀嚼时咬到砂石、碎骨等硬物而发生。临床上分为冠折、根折和冠根联合牙折，多见于前牙。根据不同情况的牙折，处理方法也不相同。

1. 冠折 缺损少，牙本质未暴露的冠折，如牙冠折缘尖锐，应打磨圆钝；牙本质已暴露并有敏感者，可行脱敏治疗，敏感较重者，应视其情况做牙冠修复；如冠折已穿通牙髓，牙根发育完成者行根管治疗术，年轻恒牙者行活髓切断术，牙冠缺损可用树脂或全冠修复。

2. 根折

（1）根尖 1/3 折：临床最常见，处理只行夹板固定，无须牙髓治疗。但当牙髓坏死时，应尽快进行根管治疗。

（2）根中 1/3 折：夹板固定，如牙冠端有错位时，在固定前应复位。复查时，若牙髓有炎症或坏死趋势，则应进行根管治疗。

（3）颈侧 1/3 折：如折断线在龈下 1 ～ 4mm，断根不短于同名牙的冠长，牙周情况良好者可选用：切龈术、正畸牵引术或牙槽内牙根移位术。术后 3 个月，行桩冠修复。

3. 冠根联合牙折 如有条件可行根管治疗，又具备桩核冠修复适应证的后牙冠根折，均应尽可能保留。

（四）牙槽骨骨折

牙槽骨骨折主要由外力直接作用于牙槽骨所致，多见于上颌前部，临床可见线形骨折或粉碎性骨折，也可伴有颌面部其他损伤。

牙槽骨骨折常伴有唇和牙龈组织的撕裂伤、肿胀明显，亦可伴有牙齿松动、牙折或牙脱位。摇动损伤区的一颗牙时，可见邻近的牙及骨折片随之移动，骨折片可发生移位而引起咬合错乱。

治疗应在局麻下将移位的牙槽骨及牙复位到正常位置，然后利用骨折邻近的正常牙列，采用牙弓夹板、金属丝结扎、牙周纤维夹板和正畸托槽方丝弓等方法进行固定。具体固定时间视愈合情况而定。注意松牙固定时均应跨过骨折线至少 3 个牙位固定，这样才能固定可靠。

二、颌骨骨折

颌骨骨折与身体其他部位骨折的共性表现为出血、肿胀、疼痛、移位、感觉异常和功能障碍等。

但由于颌骨解剖结构和生理功能的特点，与身体其他部位骨折最大的不同是上下颌骨形成咬合关系，骨折若处理不当，会影响咀嚼功能，因此颌骨骨折的临床表现和诊疗方法与其他部位骨折又不完全相同。

（一）上颌骨骨折

1. 解剖因素 上颌骨是面中部最大骨骼，位于面中 1/3，左右各一。两侧上颌骨在中线连接构成梨状孔；上颌骨上方与颅骨中的额骨、颞骨、筛骨及蝶骨相连；上颌骨两侧与鼻骨、泪骨和颧骨相连，上颌骨的后面与腭骨相连构成口腔的顶部。由于上颌骨主要维持面中部外形并邻近颅脑，因此骨折时常影响眼、鼻、咬合与容貌，严重时可伴发颅脑损伤与颅底骨折。

上颌骨与周围骨通过骨缝构成垂直的支柱结构，如鼻上颌支柱、颧上颌支柱、翼上颌支柱等，而牙弓、眶上缘、眶下缘及颧骨颧弓构成水平支柱。这些支柱的存在即维持面部外形，又可分散咀嚼力，抵抗外力的作用。生理状态下，上颌骨可以将咀嚼压力缓冲传导到颅底，起到保护颅脑和颈椎的作用；当上颌骨受轻度外力时，不易引起骨折；但若遭受较大外力打击时，与上颌骨相连接的骨均可遭到破坏。

上颌骨解剖形态不规则，窦腔多，骨缝连接多，骨质较疏松，结构较薄弱，在外力作用下，容易发生横断骨折和分离性骨折。但因位置居中，四周有其他颅面骨保护，故上颌骨骨折发生率比下颌骨少得多。

2. 临床表现

（1）咬合关系错乱：一侧上颌骨骨折时，骨折段向下移位，患侧牙会出现咬合早接触，健侧牙呈开𬌗状。双侧上颌骨发生横断骨折时，骨折段向后下移位，出现后牙早接触，前牙呈开𬌗状。

（2）骨折段移位：上颌骨骨折后，由于外力的大小、方向和颌骨本身的重力而向后下移位，使面中部形态改变，出现面中部凹陷、后缩。根据患者伤情情况要及时处理，以免骨折段移位阻塞呼吸道发生窒息。

（3）骨折分型：法国学者 Le Fort 按骨折线的高低位置，将其分为三型（图 6-4）。

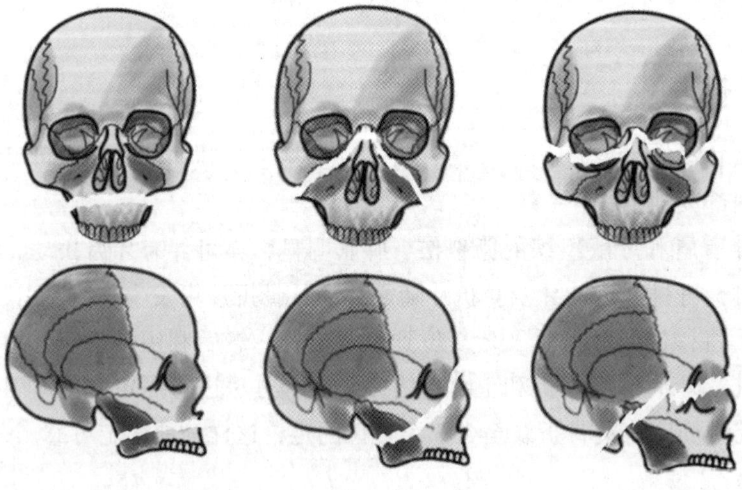

图 6-4 上颌骨 Le Fort 骨折线

A. Le Fort Ⅰ型骨折线；B. Le Fort Ⅱ型骨折线；C. Le Fort Ⅲ型骨折线。

1）Le Fort Ⅰ型骨折：又称上颌骨低位骨折或水平骨折，典型的骨折线自梨状孔水平、牙槽突上方向两侧水平延伸到上颌翼突缝。

2）Le Fort Ⅱ型骨折：又称上颌骨中位骨折或锥形骨折。典型的骨折线自鼻额缝向两侧横过鼻梁、眶内侧壁、眶底和颧上颌缝，再沿上颌骨侧壁至翼突。整个颧骨与鼻骨一起移位，有时可波及筛窦达颅前窝，出现脑脊液鼻漏。

3）Le Fort Ⅲ型骨折：又称上颌骨高位骨折或颅面分离骨折。典型的骨折线自鼻额缝向两侧横过鼻梁、眶部，经颧额缝向后达翼突，形成颅面分离。常伴发颅底骨折和颅脑损伤，出现耳、鼻出血或脑脊液漏等。

实际在临床两侧骨折线可以不在同一平面上，不一定两侧都发生对称性骨折，如一侧为Ⅰ型，另一侧可能为Ⅱ型，这主要取决于外力的大小和方向。此外，上颌骨还可发生腭中缝矢状骨折等。

（4）眼及眶周变化：多见于 Le Fort Ⅱ、Ⅲ型骨折后，因眼睑及眶周组织疏松，加之骨折后组织内出血、水肿，呈“熊猫眼”或“眼镜症状”。骨折累及眶骨时，也可出现一系列眼部症状，如球结膜下出血、眼球移位和复视、眼球运动受限、视力改变等。

（5）颅脑损伤：多发生于 Le Fort Ⅱ、Ⅲ型骨折后，常伴发颅脑损伤或颅底骨折，引起出血、脑脊液漏等。

（二）下颌骨骨折

1. 解剖因素 下颌骨是颌面部体积最大，占据面下 1/3 部分，位置突出，是颅面部唯一可活动的骨骼，容易受到损伤，导致骨折的发生率较高。下颌骨骨折的部位与解剖结构有关，其薄弱区域成为骨折的好发部位，如正中联合、颏孔区、下颌角及髁突颈部。

下颌骨骨折的部位常与受打击的部位有关。如下颌骨体部和角部骨折多因直接受外力所致；髁突颈部骨折可发生直接或间接骨折，当颏部受外力撞击时，髁突部由于应力集中，形成间接骨折，临床应仔细检查以免漏诊。髁突在下颌骨的生长发育中具有重要作用，是下颌骨的生长发育中心，如在儿童和青少年时期受到损伤时，可导致下颌骨的发育障碍。

下颌骨上有强大的升颌肌群及降颌肌群附着。骨折时由于附着在骨折块上的肌肉牵引力方向和打击力的方向综合影响，常使骨折块发生移位，导致咬合错乱。下颌骨骨质致密，血运较上颌骨差，损伤后并发骨髓炎的机会比上颌骨多且严重，骨折愈合相对较慢。

2. 临床表现

（1）骨折段移位：引起移位的因素与骨折的部位、骨折线方向和倾斜度、外力的大小和方向、骨的重力、骨折段上有无牙齿及附着肌肉的牵拉作用等有关。其中骨折段上附着的咀嚼肌牵拉起到了重要作用。

1）正中联合部骨折：可以是单发的、双发的线性骨折或粉碎性骨折。如为单发线性骨折，骨折线两侧肌群牵拉力量相等，常无明显移位；如为双发线性骨折，正中骨折段可因降颌肌群的作用而向后下方移位；如为粉碎性骨折或伴有骨折缺损，两侧骨折段由于下颌舌骨肌的牵拉向中线移位，使下颌前端变窄，中间骨折段由于颏舌骨肌和颏舌肌的牵拉而向后移位。应特别注意后两种情况可使舌后坠出现呼吸困难，甚至发生窒息的可能（图 6-5）。

2）颏孔区骨折：一侧颏孔区骨折时，前骨折段因降颌肌群的牵拉而向下方移位并稍偏向外侧，后骨折段则因升颌肌群的牵拉向上前方移位并稍偏向内侧，两骨折段可有错位。双侧颏孔区骨折时，两侧后骨折段因升颌肌群牵拉而向上前方移位，前骨折段则因降颌肌群的牵拉而向后下方移位，可导致颏后缩及舌后坠。骨折线越靠后，肌力越不平衡，骨折段移位程度也越重。骨折线方向与肌肉牵拉方向相抵，骨折段可不发生移位或移位很小。

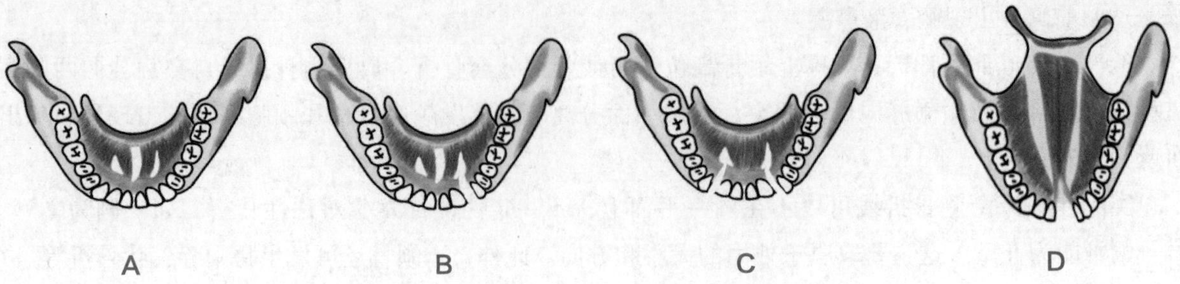

图 6-5　下颌骨正中联合部骨折的移位方向示意图

A. 正中骨折无移位；B. 斜行骨折有移位；C. 正中联合双发骨折，骨折段向后移位；D. 粉碎性骨折，牙弓变窄。

3）下颌角骨折：骨折线位于下颌角，且骨折线两侧有咬肌与翼内肌附着时，骨折段可不发生移位。如骨折线位于升颌肌群附着之前，骨折前段受降颌肌群的牵拉向下内移位，骨折后段则因升颌肌群的牵拉向前上移位。出现后牙早接触、前牙开殆的表现。

4）髁突骨折：常发生在翼外肌附着下方的髁突颈部。髁突由于受翼外肌的牵拉而向前、内移位，但仍可留在关节囊内。如打击力过大，髁突可从关节窝内脱出，向内、向前或向外移位，其移位的方向和程度与外力撞击的方向及大小有关。个别严重情况下，髁突可穿过关节窝顶进入颅中窝，造成颅脑损伤。

如骨折发生在翼外肌附着的上方，仅在关节面上发生骨折或损伤，则不受翼外肌牵拉的影响，而不发生移位。单侧髁突颈部骨折时，骨折线在翼外肌附着之下，髁突常因翼外肌的牵拉而致髁突向前内侧移位，下颌升支因升颌肌群的牵拉向上移位，致使后牙早接触，前牙及对侧牙可出现开殆，不能作侧向运动。双侧髁突颈部骨折者，由于升颌肌群的牵拉，整个下颌骨段向上移位，导致后牙早接触，前牙开殆更明显，前伸运动及侧方运动均受限（图 6-6）。髁突及髁突颈部骨折常伴发关节盘的移位或破裂。如处理不及时，后期可能会发生关节强直。

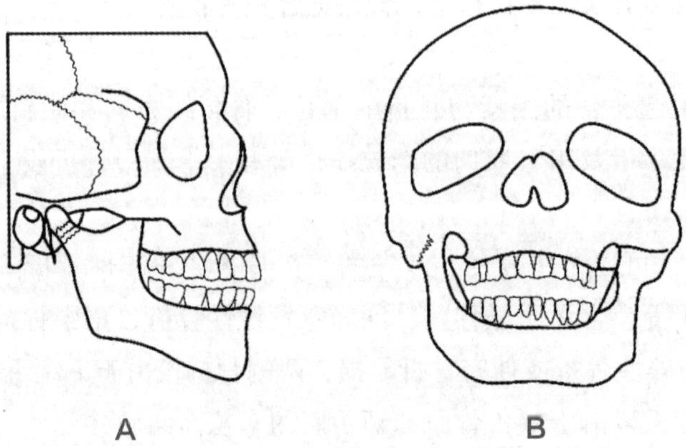

图 6-6　髁突及颈部骨折的骨折段移位示意图

A. 单侧髁突骨折；B. 双侧髁突骨折前牙开始。

髁突骨折除骨折段移位引起的症状外，还可伴有局部肿胀、疼痛、功能障碍等，严重时可合并不同程度的脑震荡。

5）多处骨折：下颌骨多处骨折时如骨折段上有肌肉附着，骨折段因肌肉的牵拉方向而移位；如无肌肉附着，骨折段会随外力的方向和重力发生移位。多处骨折的移位是由于外力与咀嚼肌群牵引力的综合作用而导致的。

（2）咬合关系错乱：咬合关系错乱是颌骨骨折最常见的体征，对颌骨骨折的诊断与治疗有重要意义。当骨折段发生内外方向移位时，骨折段两端的牙列分离或重叠，可发生反𬌗、锁𬌗等。当骨折段发生上下方向移位时，则可发生早接触、开𬌗等。

（3）骨折段异常动度：一般下颌骨是通过颞下颌关节作整体活动。当发生骨折时，骨折两端可出现骨擦音、骨台阶及异常动度等。

（4）下唇麻木：骨折段移位伴突然的撕裂或牵拉常会损伤到下牙槽神经，可出现下唇麻木。

（5）功能障碍：由于疼痛和升颌肌群痉挛，多数患者存在不同程度的张口受限症状。还可出现咀嚼、呼吸、开闭口困难和语音功能障碍等。

（6）软组织撕裂伤：骨折处常可见牙龈黏膜组织撕裂，可有出血、变色及肿痛。

3. 诊断　颌骨骨折在首诊时，首先采集病史，了解受伤情况，如受伤的原因、时间、部位及伤后的临床表现，重点了解外力的方向和作用的部位，详细的病史将有助于明确骨折的部位和类型。通过手法检查伤区局部情况后，即可作出诊断。

咬合关系错乱是颌骨骨折的临床特征，根据咬合关系错乱的类型可大致分析出骨折部位，当然没有咬合错乱也不能说明没有骨折。还需其他手段辅助诊断。X 线片检查可了解骨折的部位、骨折线方向及类型、骨折段移位情况，以及牙与骨折线的关系等。必要时可进行全口牙位曲面体层片、CBCT 等检查。当上下颌骨甚至颅骨发生复杂的全面部骨折时，CT 是全面了解骨折情况最常用的辅助诊断工具，尤其是三维 CT 重建，对骨折的细节清晰可见，不仅对诊断有重要作用，而且对骨折的治疗有指导作用。

上颌骨骨折在专科检查时应注意面中部有无创口、肿胀、出血或瘀斑，有无面中部变长、鼻根塌陷等畸形改变；有无眼球移位、运动受限和复视等；有无开口受限、开𬌗、早接触和锁𬌗等；口、鼻有无创口和出血，耳、鼻部有无脑脊液漏。通过触摸检查上颌骨有无动度、摩擦音和台阶等。

下颌骨骨折时应注意检查颌面部有无创口、肿胀及出血，检查有无牙列移位、咬合错乱、开闭口运动情况、下唇麻木、牙龈撕裂和下颌骨异常动度等。手法检查很重要，扪诊时骨折区常有明显压痛，骨折移位时，可扪出台阶感，骨折处不明确时可用双手的示指和拇指分别放在可疑骨折两侧牙的咬合面和下颌骨下缘，两手做相反方向的移位，了解有无异常动度和骨摩擦音。如有异常动度和骨摩擦音，即可明确诊断。

4. 治疗

（1）颌骨骨折的治疗时机和治疗原则

1）治疗时机：颌骨骨折患者应尽可能早期进行治疗。如伴发颅脑损伤、重要脏器或其他部位严重损伤，全身情况不佳时，应首先抢救患者的生命，待生命体征稳定或好转后，再行颌骨骨折的处理。但应注意，在救治其他部位伤的同时，不能忽视与口腔颌面外科手术的衔接，以免延误治疗。若无法早期治疗，也应争取时间做延期处理，防止骨折错位愈合，使后期处理复杂化。

2）治疗原则：为避免骨折错位愈合，应尽早进行骨折的精确复位。AO/ASIF 国际内固定研究学会提出的治疗原则已被国内外所认同，即骨折的解剖复位；功能稳定性固定；无创外科；早期功能性运动。其中解剖复位既要恢复颌骨的解剖形态，恢复其特有的高度、宽度、突度和弧度，还要恢复伤前的咬合关系，重建患者原有的咬合关系，恢复咀嚼功能。根据条件选用骨折固定的方法，目前以手术开放复位坚固内固定为治疗的主流技术。

3）骨折线上牙的处理：颌骨骨折治疗时常利用牙齿做骨折段的固定，应尽量保存，即使在骨折线上的牙也尽可能考虑保留。但如骨折线上的牙折断、已松动、严重龋坏、牙根裸露过多或有炎症者，应予拔除，以防止骨折感染或并发骨髓炎，影响骨折的愈合。

（2）颌骨骨折的复位方法：颌骨骨折复位的标准是恢复患者原有的咬合关系。根据不同的骨折情况，可选用不同的复位方法。

1）手法复位：属于非手术治疗，在骨折后进行越早，效果越好。主要用于刚发生的骨折并且移位不大的线形骨折，方法是在局麻下，用手法将移动的骨折片复位到正确的位置，如牙槽突骨折、颏部线形骨折的复位，复位后再进行颌间牵引固定。

2）牵引复位：若骨折时间稍长，骨折处已经发生部分纤维性愈合，手法复位不能回复到原有位置，可采用牵引复位。常用的方法有口内颌间牵引法及口外颅颌牵引法。①颌间牵引法：主要用于有牙颌的上、下颌骨骨折牵引固定。上下颌牙列上安置有挂钩的牙弓夹板，按所需复位的方向套上橡皮圈作牵引，使移位的骨折段逐渐恢复到原来正常咬合的位置（图 6-7A）。它既有牵引作用，也有固定作用。单纯使用颌间牵引时上颌骨固定 3 ～ 4 周，下颌骨应固定 4 ～ 6 周。应注意当上、下颌骨同时骨折用颌间固定恢复咬合关系时，需将上颌骨作坚固内固定或限制张口，否则，当下颌骨运动时，可能将上颌骨骨折块牵拉移位。②颅颌牵引法：主要是用于上颌骨骨折。如双侧上颌骨横断骨折、上颌骨向后移位较大的骨折，传统的石膏头帽颅颌牵引技术已经弃用，取而代之的是外牵引支架。这种方法支架安装简便，牵引支抗在颅骨上，只需要在上颌骨安装牵引钉并引出牵引丝，通过旋转加力杆，即可使上颌骨向前牵引复位（图 6-7B）。

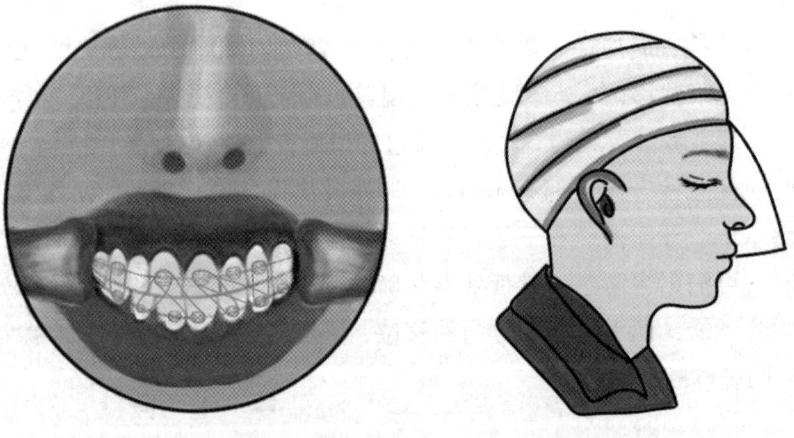

A　　B

图 6-7　颌间牵引复位法示意图

A. 颌间牵引复位法；B. 颅颌牵引复位法。

3）手术切开复位：主要用于有开放性创口的骨折、闭合性颌骨复杂骨折或已有错位愈合的陈旧性骨折。骨折移位时间较长，骨折处已有纤维性或骨性错位愈合，使用手法复位和牵引复位都难以复位时，可采用手术切开复位，将错位愈合中形成的纤维组织切开或将骨性愈合处凿开，然后将骨断端游离，使骨折段正确复位，并作骨断端的固定。随着切口技术的完善和内固定材料的发展，临床上越来越多地采用手术切开复位，效果得到广泛肯定。

（3）手术切口入路：手术开放复位内固定是目前临床治疗颌骨骨折的主要手段，在颌面部选择手术切口要兼顾显露和美观的要求，因此，选用合适的手术切口入路非常重要，常用的手术切口有以下几种。

1）头皮冠状切口：主要用于面中部诸骨骨折的显露。该切口大部分隐蔽在头皮的发际内，切口自一侧耳屏前向上，经颞部转向额部发际线后 2 ～ 3cm 至对侧耳屏前。该切口可充分显露面中上部及额部骨折线，如欲增加显露范围，可沿眶外侧壁向下分离，能显露大部分眶下缘外侧，注意保护面神经颧支。

2）睑缘下切口：主要用于涉及眶下缘、眶底和颧骨骨折的显露与固定，是常用辅助切口。沿下睑缘下 2 ～ 3mm 的皮肤皱褶作横形切口。

3）耳屏前切口：主要用于颧弓根和髁突高位骨折的显露。可取弧形或拐杖形切口，垂直切口向下不要超过耳垂。

4）下颌下切口：主要用于下颌角、髁突颈基部和下颌支骨折的显露，也是颌面部常用切口。切口从下颌支后向前约 7cm，呈弧形位于下颌体下缘 1.5 ～ 2.0cm，注意保护面神经下颌缘支，面动脉和面静脉。

5）局部小切口：有些部位如颧额缝、眶下缘和颧弓骨折可采用局部小切口显露骨折线。

6）口内前庭沟切口：目前口内切口的使用越来越广泛，配合其他切口可以达到很好效果。如冠状切口加前庭沟和睑缘切口，可显露上颌骨、颧骨、颧弓、鼻骨和眶区的骨折线，在直视下对骨折复位与固定。下颌骨正中联合、体部和下颌角骨折多主张作前庭沟切口及外斜线黏膜切口进行复位与固定，如采用坚固内固定方法时，既方便，又可减少面部瘢痕。

（4）颌骨骨折的固定方法：为保证骨折块复位后在正常位置上愈合，防止发生再移位，必须采用稳定可靠的方法进行固定。

1）单颌固定：是指在发生骨折的颌骨进行固定，而不是将上下颌骨固定在一起。一般用于牙槽突骨折和无明显移位的线形骨折。单颌固定的常用方法有金属丝结扎固定、牙弓夹板固定等方法。单颌固定的优点是固定后仍可开口运动，对进食和语言的影响较小，有利于保持口腔卫生，一定的功能活动也对增加局部血运和骨折愈合有利。

2）颌间固定：是指利用牙弓夹板将上、下颌单颌固定在一起，是颌面外科最常使用的固定方法。优点是能使移位的骨折段保持在正常咬合关系上愈合，待骨折愈合后，恢复咀嚼功能。缺点是在固定期间不能开口，影响咀嚼和进食，也不易进行口腔清洁和保持口腔卫生，一般只能摄入流质饮食，并要加强口腔护理。单纯采用该方法治疗骨折，上颌骨 3 ～ 4 周，下颌骨一般固定 4 ～ 6 周，双发或多发骨折时，一般需固定 6 ～ 8 周。目前，它的作用只是在术前牵引、术中和术后短期维持咬合关系。

在下颌骨骨折固定过程中，为了增进局部血液循环，促进骨折早期愈合，可让颌骨提前适当活动。遵循动静结合的原则，可根据患者骨折的情况，牵引固定 2 周后，在进食时可减少橡皮圈数量，直至橡皮圈全部摘除，进半流质饮食或软食，使下颌骨有适当的运动，进食后经口腔清洁，再挂上橡皮圈。尤其在骨折处已有纤维愈合时，这种短暂的轻微活动，不致发生移位。也可提前摘除橡皮圈，改为单颌固定。

3）坚固内固定法：手术复位坚固内固定由于快捷准确、效果可靠，是目前临床使用最广泛的技术。因为骨折在愈合中需要稳定的环境；固定物要能抵消影响愈合的各种不良应力，并能维持骨折在正确的位置上直到愈合。因而被称为坚固内固定，其没有单纯颌间固定带来的诸多弊病，如口腔卫生不良、继发龋病、进食及语言障碍、影响社交活动等。实践证明，坚固内固定技术比以往许多固定方法效果好，使用方便，术后大大减少了颌间固定的时间，甚至可不用颌间固定。因而，目前在多数情况下已成为颌骨骨折治疗的首选方法。

临床上根据需要选用合适的小型钛接骨板或钢板，采用口内切口或口外进入，显露骨折端，使骨折段复位后，分别将螺丝钉旋入骨折线两侧的骨中，使钢板或小型钛接骨板固定在骨折线两侧的骨面上，同时也就固定了骨断端。这种小型钛接骨板或钢板由于体积小且薄，术后无不适，骨折愈合后可不必拆除。

目前以手术切开复位坚固内固定为治疗的主流，有些方法像金属丝结扎固定、颅颌牵引复位及外固定方法已经逐渐少用或不用。

5. 髁突骨折的治疗　髁突骨折的治疗，多主张保守治疗，尤其是儿童的髁突骨折，采用手法复位并恢复咬合关系后行颌间固定。对于翼外肌附着上方的高位骨折而移位不大者，一般不做颌间固定，可采用弹性吊颌帽限制下颌运动，保持正常咬合关系即可。有轻度开𬌗者，可在患侧磨牙区垫上 2 ～ 3mm 厚的橡皮垫，用前牙区颌间弹性牵引复位固定，使下颌升支下降，髁突自然回位而恢复咬合关系；然后撤除橡皮垫，继续颌间固定 3 周。即使移位的髁突未能完全复位，在愈合过程中，可以发生吸收或增生，随功能的需要，髁突出现适应性变化而自行调整恢复到原来大致的位置。儿童髁突骨折、关节囊内骨折及移位不大的髁突骨折常采用保守治疗。如骨折发生在双侧，移位明显且开𬌗，应采用手术复位并稳定固位。保守治疗应重视早期开口训练，限制关节活动时间一般不超过 2 ～ 3 周，以防止关节强直。

对髁突明显移位、脱位，且突破关节囊，成角畸形大于 45°，下颌升支高度变短 5mm，闭合复位不能获得良好咬合关系应视为手术适应证。术前常规作牙弓夹板，手术切口可选择耳屏前切口或下颌下切口。一般高位髁突颈部或囊内骨折可采用耳屏前切口，切口下端不要超过耳垂，注意保护面神经颊、颞支，分层显露至关节区，如升支与关节窝间隙不足影响复位，可用关节撑开器加大间隙以利髁突复位，复位后应检查咬合关系的恢复，采用髁突骨折复位坚固内固定，分层关闭创口，可根据情况选择是否采用颌间固定。而低位髁突骨折可选用下颌下切口，显露骨折断端，复位并确保咬合关系正常后做小型钛接骨板固定，髁突颈部骨折的张应力区在髁颈部后缘，所以接骨板应尽量接近后外缘放置。髁颈下骨折需在前缘用另一个小型钛接骨板做“补偿”固定。对于髁突粉碎性骨折而不能固定者，可手术摘除碎骨块。髁突骨折复位坚固内固定后，可辅助颌间弹性牵引 7 ～ 10 天即可进行开口训练。

6. 无牙颌骨折的治疗　无牙颌骨折一般见于老年人下颌骨。对于闭合性及移位不大的骨折，可采取保守治疗，利用原有修复的义齿，恢复咬合关系，外加颅颌绷带固定，也可以采用金属丝结扎将义齿固定在下颌骨上，并恢复与上颌骨的咬合关系。

对于移位较人的骨折，可考虑手术切开复位坚固内固定。无牙颌骨折要求恢复颌位即可，骨折愈合后再重新进行义齿修复。

7. 儿童颌骨骨折的治疗　儿童颌骨骨折临床上较少见。儿童处于生长发育期，骨质柔而富有弹性，即使骨折，移位也不大。由于儿童期正值乳恒牙交替期，恒牙萌出后，其咬合关系还可以自行调整，对复位和咬合关系恢复的要求不如成人高。乳牙列难以做牙间或颌间结扎固定，手术内固定时容易损伤牙胚，不易固定牢靠，因此，儿童颌骨骨折多采用保守治疗，如颅颌绷带、牙面正畸带钩托槽粘接弹性牵引固定等。对于骨折移位大或不合作的患儿，可考虑选择手术复位固定，可采用可吸收接骨板固定。钛接骨板固定时应远离牙胚，防止损伤牙胚和下牙槽神经，骨折愈合后应及时拆除钛板。

（三）颧骨颧弓骨折

1. 解剖因素　颧骨和颧弓是面侧部突出的重要骨骼，其位置突出，容易被撞击而发生骨折。颧骨的形状呈不规则的四边形，外凸内凹的骨体。有四个突起分别与上颌骨、额骨、蝶骨大翼和颞骨颧突相连，参与眶外侧壁、眶底与颧弓的构成。与上颌骨的连接面最大，与额骨和颞骨颧突的连接最薄弱，分别称为颧上颌缝、颧额缝和颧骨颞突。颧骨的颞突与颞骨的颧突连接构成颧弓，较细窄，可单独发生骨折，也可以与颧骨同时骨折。颧骨后下方和颧弓下方有部分咬肌附着，因此骨折时易向下、后移位。

2. 颧骨颧弓骨折的分类　一般分为颧骨骨折、颧弓骨折、颧骨颧弓联合骨折及颧弓上颌骨复杂骨折，而颧弓骨折又可分为双线型和三线型（M 型）骨折。

Knight 和 North 于 1962 年，根据解剖移位的角度提出 6 型分类法。Ⅰ型：颧骨无移位骨折。Ⅱ型：单纯颧弓骨折。Ⅲ型：颧骨体骨折向后内下移位，不伴转位。Ⅳ型：向内转位的颧骨体骨折。Ⅴ型：向外转位的颧骨体骨折。Ⅵ型：颧骨体粉碎性骨折。Ⅱ、Ⅴ型骨折复位后稳定，无须固定；Ⅲ、Ⅳ、Ⅵ型骨折复位后不稳定，需要固定。

3. 临床表现

（1）颧面部塌陷畸形：骨折块移位大小主要取决于外力的方向和强度。颧骨骨折的移位常沿打击力量的方向而向内移位，也可因咬肌的牵拉而向下移位，致使突起的颧弓外形消失，局部呈塌陷畸形；颧弓骨折常在颧弓中部出现凹陷。伤后早期由于软组织的肿胀，塌陷畸形不明显，易被认为是单纯软组织伤而延误诊治。数日后肿胀消退，又出现局部塌陷畸形。

（2）开口受限：颧骨骨折块发生内陷移位，压迫颞肌与咬肌，并阻碍下颌骨冠突的运动，导致开口疼痛和开口受限，单纯颧骨颧弓骨折可没有咬合关系错乱（图 6-8）。

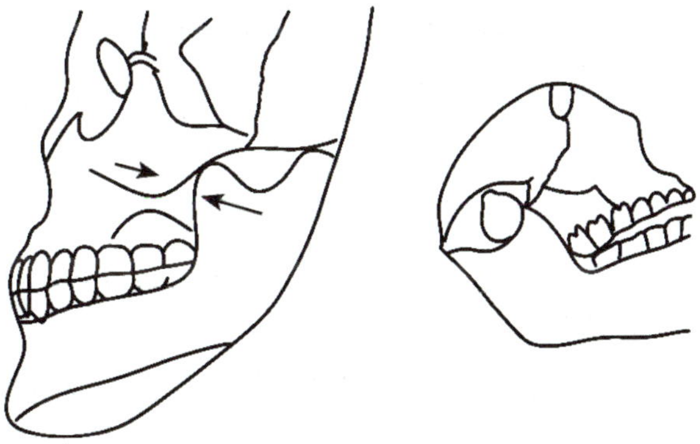

A　　　　B

图 6-8　颧骨、颧弓骨折的移位示意图

A. 颧骨下后方移位，压迫冠突；B. 颧弓内陷移位，阻挡冠突运动。

（3）出血和瘀斑：颧骨和眶壁损伤后，局部的出血可浸润到眶周皮下、眼睑和结膜下，形成明显青紫色瘀斑。如颧骨骨折伴有上颌窦黏膜破裂出血，则还可伴有患侧鼻腔出血。

（4）眼部症状：颧骨骨折移位后，眼球及眼外眦向下移位，外展肌渗血和局部水肿、撕裂眼下斜肌嵌入骨折线中限制眼球运动，发生复视。

（5）神经症状：颧骨上颌突部骨折移位可损伤眶下神经，使该神经支配区域鼻外侧、眶下区及上唇出现麻木感；颧面神经受伤后则颧骨表面的皮肤感觉迟钝，如出现眶下神经的眶内段受损，可有前牙及前磨牙的麻木感；如损伤面神经颧支，可发生眼睑闭合不全。

4. 诊断 根据病史、临床特点和X线检查而明确诊断。

视诊应注意两侧瞳孔是否位于同一水平，嘱患者做眼球运动，观察是否有眼球运动受限，从患者的头顶位观察两侧颧骨是否对称。

触诊骨折区局部可有压痛、塌陷移位，骨缝连接处可触及有骨台阶。沿口腔前庭沟向后上方触诊，可检查颧骨与上颌骨、冠突之间的间隙是否变小，这些均有助于诊断颧骨骨折。

影像学检查常用冠状和矢状CT断层，最好是三维重建CT明确诊断，可清晰地看到颧骨骨折移位和颧弓的M或V形骨折线，还可观察眼眶、上颌窦及眶下孔等结构有无异常。

5. 治疗 单纯的颧骨颧弓骨折如仅有轻度移位，畸形不明显，无开口受限、复视和神经症状等功能障碍症状者，可采用保守治疗。凡出现面部塌陷畸形、功能障碍如开口受限、复视等症状应行手术复位。无功能障碍但有明显畸形者也可考虑手术复位内固定。

（1）巾钳牵拉复位法：仅用于单纯颧弓骨折。方法简单，无须切开皮肤，消毒麻醉后，将巾钳锐利的钳尖刺进皮肤，深入塌陷的骨折片深面或夹住移位的骨折片向外牵拉复位，同时检查患者开口受限的改善情况。复位后保护伤区，避免再度受压和撞击。颧弓骨折复位的标准是患者无开口受限和塌陷畸形。

（2）颧弓部单齿钩切开复位法：在骨折区局部做一小横切口，切开皮肤、皮下组织，直达颧弓表面，用单齿钩插入骨折片深部将移位的骨折片拉回原位。

（3）口内切开复位法：在口内上颌颧突后方的口腔前庭沟处切开，用长而扁平的骨膜分离器从切口向上到颧骨和颧弓的深面，用力向上、前、外撬起复位，另一只手放在颧面部感受复位情况。复位后缝合口内创口。

（4）颞部切开复位法：在颞部发际内做长约2cm切口，切开皮肤、皮下组织及颞筋膜，暴露颞肌，从颞肌与筋膜之间插入骨膜分离器，进至颧弓或颧骨深面，利用杠杆原理用力把骨折片向前、外顶出复位。

（5）上颌窦填塞法：适用于粉碎性颧骨骨折伴有上颌骨和眶底损伤的病例。在上颌口腔前庭尖牙窝处作切口，显露上颌窦，吸出窦内血块，向上颌窦内填塞碘仿纱条顶住颧骨和眶底，一端经下鼻道开窗处由鼻腔引出，2周后逐渐抽出碘仿纱条。

（6）头皮冠状切口复位固定法：适用于眼眶、颧骨、颧弓区多发性、陈旧性骨折等。做头皮冠状切口，可充分暴露眶缘、眶壁、颧骨、颧弓、额骨及鼻骨等便于直视下复位与固定，避免了面部多处切口和术后瘢痕。骨折复位后可采用小钛板或微型钛板做坚固内固定。力求达到多点固定，至少应达到三点固定。

三、骨折的愈合

骨折的愈合不同于其他组织的修复，最终形成类似原有的骨结构。骨折固定形式不一样，骨折愈合的组织学也有所不同。

（一）二期愈合

即传统的骨愈合形式，它通常出现在骨折采用非稳定固定时如金属丝骨间固定和颌间结扎固定。骨折的愈合过程大致分 4 个阶段。

1. 血肿形成　骨折时，因骨折部骨髓、骨膜及周围软组织中的血管断裂出血，形成血凝块。通常于伤后 4 ～ 8 小时即可在骨折断端间形成血肿。

2. 血肿机化　骨折后 24 ～ 72 小时，骨折周围组织的炎症反应不断加重，血管扩张、血浆渗出、炎症细胞浸润，开始吞噬和清除坏死组织，骨折断端的骨膜出现增生、肥厚，成纤维细胞增殖，骨膜内层增殖出成骨细胞，与毛细血管一起向血肿内生长，使血肿机化。

3. 骨痂的形成　骨折 1 ～ 2 周后，纤维血管组织替代机化的血块，再沉积胶原纤维和钙盐，通过成骨细胞和多种内源性生长因子的作用，逐渐产生骨样组织和新骨，形成骨痂。

4. 骨痂的改建　骨折 2 周后，骨样组织不断有钙盐沉积，逐渐钙化为骨组织，与骨折断端的骨组织连接、融合在一起。新形成的骨小梁排列很不规则，需要经过一段时间对应力作用的功能适应，逐渐调整、改建、恢复到原来骨组织一样的结构。

在骨内、外骨痂和桥梁骨痂完全骨化、愈合后，其强度已能承受因肌肉收缩或外力引起的应力变化时，即达到骨折的临床愈合。下颌骨骨折临床愈合通常需要 6 ～ 8 周。此时它的承载能力明显增加，但骨痂密度较低，X 线片上仍可见到模糊的骨折线。一般骨折后 5 ～ 6 个月，X 线片上骨痂与骨密质的界限消失，骨折线已不可见，骨折才完全达到组织学的骨性愈合。骨折愈合中，骨膜中的成骨细胞增殖起到重要作用，因此在处理骨折时，应特别注意保护骨膜，避免其受损，有利于骨折愈合。血肿是骨折后不可避免的病理变化，但如血肿过大，局部可能发生循环障碍，影响骨膜中成骨细胞的增殖，推迟骨折线两端骨痂的会合。因此在治疗过程中应早期防止血肿扩大。

骨折的愈合，还与患者的年龄、损伤程度、是否并发感染等因素有关。一般年幼者比年老者愈合快。单纯性骨折比合并严重软组织伤者愈合快。骨折不及时处理，也会直接影响骨折的愈合。如骨折久不愈合或骨质缺损过多，骨折两断端可形成一层薄骨板，阻碍其自行愈合。

（二）一期愈合

传统骨折愈合需要外骨痂形成，这是因为固定的强度和稳定性不足所导致。但是引入坚固内固定尤其是加压内固定形式后，在组织学上观察到了骨折一期愈合或称直接愈合，发现当骨折在达到解剖复位，骨折固定稳定，或者骨折间施加一定的轴向压力，使骨折线对合紧密时，骨折的修复就仅限于在骨内，而不需要外骨痂参与，也不需要周围软组织参与，在骨折部位直接发生骨的改建，成骨与破骨活动均很活跃，然后迅速成骨钙化，修复骨折区。在骨折间隙很小时，则迅速形成编织骨充填间隙，称为间隙愈合。当颊侧对位好而舌侧对位不良存在间隙的情况下，骨折固定区可以同时见到一期愈合与二期愈合并存。

骨折的一期愈合速度比二期愈合要快，原因是没有血肿形成、机化及骨痂形成期，骨折的间隙变小，缩短了愈合时间；临床特点是X线片上没有外骨痂形成，6周时骨折线基本消失；临床愈合时间比传统固定方法提前2周左右，患者可早期行使咀嚼功能。

第六节　颌面创伤微创技术

口腔颌面部损伤是口腔颌面外科常见的常见病、多发病，传统的开放性手术治疗虽然能够有效复位和固定骨折，但往往伴随着较大的手术切口、较多的组织剥离及术后明显的瘢痕形成等问题。随着各类微创技术的发展，口腔颌面部损伤的治疗有了新的选择。

颌面创伤微创外科手术主要包括内镜手术、X线或B超引导下的微创手术、导航手术。内镜技术主要集中在下颌骨、眶周骨、颧骨颧弓等骨折的处理，但不适用于陈旧性骨折，也可用于窦腔异物的取出。X线引导下的微创手术有颧骨颧弓骨折复位术，X线或B超引导下可进行深部间隙金属或非金属异物取出术，导航手术主要应用于面中1/3复杂骨折的精确复位固定。

一、颌骨骨折内镜手术

（一）下颌髁突下骨折和下颌支骨折

下颌支和髁突下骨折由于处于面部较深解剖区域，单从口内进路在操作视野上有一定的困难，口外进路又存在面神经损伤和较大瘢痕的问题。因此内镜辅助下颌支和髁突下骨折的复位与固定具有一定的临床意义。

1. 口外进路　经下颌下小切口进路，在下颌支外侧面与咬肌内侧面之间形成手术操作空间放置穿颊拉钩，在内镜监控下，将骨折块复位后，放置钛板，经穿颊拉钩钻孔和螺钉固定。

2. 口内进路　经翼下颌皱襞外侧切口进路，其余步骤基本同上。

口外进路有下颌支外侧面和后缘的良好的视野（借助内镜），对于骨折复位的观察与判断更加直观与准确：但口外法在下颌下缘有1.5cm左右的瘢痕。口内进路更符合美容外科的要求；但口内进路缺乏对骨折复位后缘的观察，较难把握复位的准确性。

（二）面中1/3骨折

1. 眶底壁骨折　传统手术多采用下睑皮肤或睑结膜切口，其下睑撕裂、血肿、外翻、内卷、肉芽肿形成和鼻泪管损伤等并发症的发生率约为4%。经口内上颌窦开窗术在内镜引导下行眶底壁骨折的探查和复位术，术中可明确骨折的部位、形态、大小和缺损边缘骨质的稳定性。也可行碎骨清除、眶内容物复位和自体骨或成形的植入体（Medpor或钛网）修补眶底壁。术后将上颌窦前壁骨复位固定。同期还可治疗眶底骨折继发的上颌窦炎。

2. 眶内壁骨折　眶内壁骨折发生率不高，但眶底壁骨折中并发眶内壁骨折占10%～57%。可采用内侧睑结膜切口，内镜辅助下眶内容物复位和骨缺损修复术，可暴露整个眶内侧壁直至看到视神经。对于骨缺损，植入自体骨防止眶内容物重新嵌入筛窦即可，无须固定。但此方法需注意保护眼肉阜、泪器和眼外肌，手术难度相对较大。

3. 其他 如眶外壁骨折、单纯的颧弓粉碎性骨折、有明显移位的颧骨骨折或联合骨折等，大冠状切口是传统手术最常用的进路，内镜手术则避免了冠状切口的头皮瘢痕、出血多、感染机会大和头皮麻木的缺点。其手术方法是选择颞区、耳前、外眦、唇颊沟或联合切口，按个人习惯分配工作通道和内镜通道，内镜下分离暴露骨折线、断端复位和放置钛板，经皮套管穿刺，打孔行三点或四点固定。但目前仍不能进行大块移植骨的修复，且同样有损伤面神经的风险和复位不到位的情况，有待于经验积累和器械改进，甚至可考虑结合术中X线监控复位情况和导航介入确定固定位置。

二、X线导向颧骨颧弓骨折复位术

对颧骨颧弓新鲜骨折传统多用经口内或口外小切口盲探复位，该法的复位效果是术者凭经验来判断的，存在一定的盲目性和手术失败率，但也有创伤小、局麻、用时短、恢复快的优点。目前将上述手术过程在X线（透视机或C臂X线机）引导下进行，手术过程基本相同，所不同的是整个手术过程均在X线引导下进行，包括骨膜分离器的插入位置、撬动过程及复位效果。其优点是可在手术过程中实时观察骨折复位情况，提高复位的准确性，有助于恢复面部的正常形态和功能，减少术后并发症的发生。缺点是手术操作相对复杂，需要专业的设备和技术人员，X线也可能对人体产生一定的辐射，但一般在安全范围内。

三、微创异物取出术

深部和窦腔异物的取出是棘手的问题，微创手术可利用较小切口，在影像学技术和/或内镜技术的辅助下，快速取出深部和窦腔异物。口腔颌面部异物可分为金属类和非金属类两大类，有以下四种手术方法。

1. X线透视下金属异物取出 成年患者多在局麻下进行，在X线透视下，首先对异物进行十字定位，然后用直血管钳经小切口（5～10mm），在X线透视引导下将异物取出，其优点在于实时监测异物的位置，创伤小，用时短。但存在医患同受辐射、对邻近重要血管和神经无法鉴别等缺陷。

2. B超引导下异物取出术 适用于表浅的金属和非金属异物的取出。B超除了能直观显示异物和手术器械，优势在于还能查明异物与头颈部大血管之间的确切关系，并且对医患无射线损害。

3. 内镜上颌窦异物取出术 进入上颌窦内的异物或牙及牙根，尤其是传统的开窗冲洗失败的或时间长导致异物与窦壁黏膜粘连的病例，用内镜手术的优势尤为显著。具体的方法是在上颌窦前壁开窗（直径约1cm），内镜能轻易观察窦腔的任何部位，提供全方位视野，搜寻异物或牙根并将其取出。其最大的优点是保存了牙槽突，有利于义齿修复。

4. X线定位结合内镜金属异物取出术 对于深部金属异物，当X线透视下钳取有困难或可能损伤重要血管神经时，可用X线定位导向结合内镜手术取出。

四、导航骨折复位固定

眶周和面中1/3骨折的复位及固定，传统方法往往难以达到精确对称。有报道在“镜面”成像技术的基础上，术前预制头模，预先设定钻孔位置并弯制钛板，形成虚拟手术空间，术中导航下在预定的位置钻孔并固定钛板，即便有少量骨缺损也可达到对称复位的效果。

▶知识拓展

颌骨骨折内镜手术的适应证与禁忌证

1. 适应证　①下颌骨骨折：如单发下颌骨体部骨折、颏部骨折等，尤其是骨折移位不明显且无严重粉碎性改变。内镜手术可在较小创伤下实现准确复位和固定。②上颌骨骨折：如上颌骨牙槽突骨折、轻度的 Le Fort Ⅰ型骨折等。内镜手术有助于减少对眶周及面部软组织的损伤，利于术后恢复面部美观。③颧骨骨折：颧骨体部和颧弓骨折且移位相对较轻者，可采用内镜辅助手术，在隐蔽切口下完成骨折的处理。

2. 禁忌证　①严重的粉碎性颌骨骨折，骨折块数量多且移位严重，内镜下难以进行有效操作和精准复位的病例。②伴有严重颅脑损伤或全身其他重要脏器功能障碍，不能耐受内镜手术的患者。③局部软组织严重肿胀、感染或存在开放性创口污染严重，暂不适合内镜手术，需先进行抗感染等处理的病例。

—•考试知识点总结•—

—•本章小结•—

—•协和云课堂……　拓展练习及参考答案•—

（曹雪梅　陈志红）

第七章　口腔颌面部感染

教学课件

学习目标

素质目标

（1）具备严谨、细致的临床思维和辩证分析能力，愿意全面、综合地分析口腔颌面部感染患者的病情，制订个性化的治疗策略。

（2）树立终身学习的观念，关注口腔颌面部肿瘤领域的前沿研究成果和诊疗技术的发展动态，不断更新知识体系，提升专业水平，为推动学科进步贡献力量。

知识目标

（1）掌握：口腔颌面部解剖生理特点与感染的关系，常见致病菌及感染途径，常见口腔颌面部感染性疾病的临床表现、诊断要点、治疗原则及方法。

（2）熟悉：口腔颌面部感染性疾病的病因、病理及检查方法。

（3）了解：颌骨骨髓炎的治疗原则及预防。

能力目标

能在带教老师的指导下针对口腔颌面部感染疾病进行病史采集，诊治常见口腔颌面部感染性疾病，同时具有进行应急处理和转诊能力。

案例导入

【案例】

患者，男，18岁。右下后牙肿痛5天，开口受限2天。

患者右下智齿已萌出半年。5天前该患者右下后牙肿痛不适，并逐渐加重，曾自行口服“阿莫西林”，每次2粒，一天3次，疼痛略有减轻；2天前开口疼痛、困难，口腔有异味，并伴有头痛、发热。

查体：体温37.6℃，表情痛苦，面部无红肿，张口轻度受限。右下第三磨牙萌出不全，近中中位阻生，有盲袋，远中龈瓣红肿明显，黏膜表面糜烂；探查盲袋，有脓性分泌物及食物残渣。右侧第二磨牙远中有牙周袋，牙齿未见龋洞和松动。右下颌淋巴结肿大，触痛明显。

X线片显示，右下第三磨牙近中中位阻生，牙冠近中倾斜，大部分牙冠被牙槽骨包埋。

【问题】

1. 该患者疾病诊断及诊断依据是什么？
2. 应与哪些疾病进行鉴别诊断？
3. 如何进行治疗设计？

·核心知识拆解·

第一节　口腔颌面部感染概论

随着我国医药卫生事业的发展和人民健康水平的提高，口腔颌面部感染也相应减少，且由此引起的死亡病例也极为少见。但就口腔疾病的总体而言，口腔颌面部感染仍是口腔科常见病、多发病。口腔颌面部感染是指病原微生物侵入口腔颌面部软、硬组织并引起一系列局部及全身病理性反应的一类疾病。

全身各部位感染具有红、肿、热、痛、功能障碍等的共性，口腔颌面部感染因其解剖生理特点，又有其自身的特殊性，比如口腔内牙和牙周组织直接和颌骨相连，龋病、牙髓炎及牙周炎、智齿冠周炎等疾病可通过根尖和牙周组织使感染扩散至颌骨及颌周组织内；同时，不同的致病因素及组织结构，又可能发生病理改变和临床特征不尽相同的感染性疾病。因此，只有充分认识口腔颌面部感染的特点，认真把握口腔颌面部感染的共性，并努力区别不同口腔颌面部感染性疾病的特征，才能做到对口腔颌面部感染性疾病的正确诊断、合理治疗及有效预防。

一、病因

（一）口腔颌面部解剖生理特点与感染的关系

1. 口腔与外界相通　口腔颌面部口腔、鼻腔、鼻窦与外界相通并驻有大量细菌，其特殊的解剖结构和适宜的温度、湿度均有利于细菌的生长繁殖。当机体抵抗力下降时，发生感染的可能性很大。

2. 牙源性感染的易发性　牙和牙周组织直接和颌骨相连，而龋病、牙髓炎及牙周炎、智齿冠周炎等疾病的发生率较高，若病变继续发展，则可通过牙齿根尖周围组织、牙周组织使感染扩散至颌骨及颌周间隙内而引起颌骨骨髓炎及颌面间隙感染。

3. 筋膜间隙众多　口腔颌面部存在着许多相互通连的筋膜间隙，其间含疏松的蜂窝结缔组织，这种组织抗感染能力较弱，感染可经此途径迅速扩散并蔓延到周围组织。

4. 静脉瓣缺失　面部毛囊、汗腺、皮脂腺丰富，且有大量细菌寄居，一旦机体抵抗力下降或局部损伤，可引起感染，加之颜面部血液循环丰富，静脉缺少瓣膜，感染可逆行进入颅内海绵窦，引起颅内海绵窦血栓静脉炎等严重并发症。

5. 淋巴组织丰富 面颈部具有丰富的淋巴组织，口腔、颜面及上呼吸道等感染，可沿相应淋巴途径引起扩散，发生区域性淋巴结炎。特别是儿童，由于淋巴结尚未发育完善，被膜不完整，若发生淋巴结感染，极易穿破被膜向周围扩散，而形成结外蜂窝织炎。面颈部感染可以通过颈深筋膜沿气管前间隙、内脏血管隙和内脏血管后隙向颈部和纵隔扩散，形成更为广泛和严重的颈部及纵隔脓肿。

6. 组织疏松易水肿 口腔颌面部为消化道、呼吸道的起始端，且组织疏松，特别是口底及咽旁一旦发生感染，组织水肿反应快而明显，轻者影响进食、吞咽，重者影响呼吸，甚至可能引起窒息。

上述口腔颌面部的解剖生理特点，是容易发生感染的不利因素。但由于口腔颌面部血液循环丰富，抗感染能力强，这为控制感染提供了有利条件。由于口腔颌面部器官位置表浅，感染易在早期发现，更能得到及时治疗。

（二）致病性微生物与感染类型

临床上口腔颌面部的感染，以多种致病菌引起的混合感染更为多见，也可由单一致病菌引起。根据致病菌的不同，可将口腔颌面部感染分为化脓性感染和特异性感染两类。其中以化脓性感染多见。

1. 化脓性感染 又称为非特异性感染或一般性感染。通常为金黄色葡萄球菌、溶血性链球菌、大肠埃希菌等，其中金黄色葡萄球菌致病力最强。它们多存在于菌斑、口腔黏膜和龈沟内，这些细菌可以导致龋病、牙龈炎和牙周炎等疾病。当它们通过病变的牙髓或者牙周组织进一步侵入深层时，就导致了牙源性的颌面部感染。近年来通过应用厌氧培养技术，证实了口腔颌面部感染存在厌氧菌属，如类杆菌属、梭杆菌属、消化链球菌属等，其检出率极高，有时可达 100%，它表明口腔颌面部感染多为需氧菌和厌氧菌的混合感染。在这种混合性感染的环境中，由于需氧菌对氧的消耗，使感染后期厌氧菌数量增加，在以腐败坏死为主的感染中，厌氧菌更为多见。

2. 特异性感染 是由某些特殊病原菌引起的特定类型的感染性疾病，如结核、放线菌病、破伤风、梅毒等。其病理变化、临床过程和治疗均有别于化脓性感染。

（三）口腔颌面部感染途径

口腔颌面部感染途径主要包括牙源性、腺源性、损伤性、血源性、医源性五个方面。

1. 牙源性感染 致病菌通过病变牙或牙周组织进入机体引起的感染称牙源性感染。牙髓、牙周感染可向根尖、牙槽骨、颌骨及颌面部蜂窝组织间隙扩散。由于龋病、牙周炎、下颌智齿冠周炎等疾病为临床上最常见的疾病，所以，牙源性感染是临床上发生最多的感染。

2. 腺源性感染 口腔、颜面及上呼吸道感染时，细菌可经淋巴途径，引起相应区域淋巴结的化脓性感染。淋巴结感染可穿过淋巴结被膜向周围扩散，引起颌面部蜂窝织炎。临床上因上呼吸道感染引起的腺源性感染，为儿童最常见的感染途径。

3. 损伤性感染 为继发于损伤后的感染，尤其是软组织或颌骨的开放性损伤、深部异物滞留等，更易带入细菌而致感染。

4. 血源性感染 指机体其他部位的感染灶通过血液循环引起的口腔颌面部化脓性感染。这类感染病情较重，但临床上不多见。

5. 医源性感染 指医务人员进行麻醉、手术、穿刺等操作未严格遵守无菌要求，而将细菌带入机体，造成的继发性感染。

二、致病条件及炎症转归

口腔内的正常菌群或外来病原菌的污染，不一定都会发生感染，只有当人体的防御功能减弱，或病原菌数量、毒力过大时才会发病。感染的发生一方面取决于细菌的种类、数量和毒力，另一方面还取决于机体的抵抗力、易感性，患者的年龄、营养状况及感染发生部位的解剖特点，局部血液循环状况，有无血肿形成或异物存在等多种因素的影响。此外口腔颌面部感染过程与转归又受患者机体抵抗力、细菌毒力和治疗措施三方面影响，其转归有以下三种情况。

1. 痊愈 感染发生后，若机体抵抗力强，并得到及时合理的治疗，则感染可被局限，通过自行吸收或形成脓肿引流后病原微生物及变质组织完全被清除，由健康的组织修复损伤区域而痊愈。

2. 转化为慢性炎症 当机体抵抗力与病原菌数量、毒力处于相持状态，或处理不当时，则感染可转为慢性过程。

3. 感染扩散 如细菌数量、毒力超过人体抵抗力，或抗菌药物使用不力或无效时，感染可向周围组织蔓延，并通过淋巴管及血循环扩散，引起淋巴管炎、淋巴结炎或发生败血症、脓毒血症、海绵窦血栓性静脉炎、中毒性休克等严重并发症。

三、临床表现

（一）局部症状

化脓性炎症的急性期，病情发展迅速，病程几天到十几天，局部反应明显。局部表现为红、肿、热、痛和功能障碍、引流区淋巴结肿痛等典型症状，但其程度因发生的部位、深浅、范围大小和病程早晚而有差异。

炎症累及咀嚼肌部位导致不同程度的张口受限；病变位于口底、舌根、咽旁，可有进食、吞咽、言语障碍，甚至呼吸困难；腐败坏死性蜂窝织炎的局部皮肤弥漫性水肿，呈紫红色或者灰白色，无弹性，有明显凹陷性水肿，由于组织间隙有气体产生可触及捻发音。当急性炎症局限成脓肿后，由于主要感染菌种的不同，其脓液性状也有差异，如金黄色葡萄球菌为黄色黏稠脓液；链球菌一般为淡黄或淡红稀薄脓液，有时由于溶血而呈褐色；铜绿假单胞菌的典型脓液为翠绿色，稍黏稠，有酸臭味；混合性细菌感染则为灰白或灰褐色脓液，有明显的腐败坏死臭味。感染的慢性期，由于病变组织被大量的单核细胞浸润，正常组织被破坏后又被增生的纤维组织代替，因此局部形成较硬的炎性浸润块，有轻度压痛，并出现不同程度的功能障碍。有的脓肿形成未及时治疗而自行破溃，则形成长期排脓的窦（瘘）口。当机体抵抗力减弱或治疗不彻底时，慢性感染可再度急性发作。

（二）全身症状

全身症状因细菌的数量、毒力及机体的抵抗力不同而有差异，其表现也有轻重之分。局部反应轻微的炎症可无全身症状；反之，局部炎症反应较重的，全身症状也较明显。全身症状包括畏寒、发热、头痛、全身不适、乏力、食欲缺乏、尿量减少、舌质红、苔黄及脉速等。实验室检查白细胞总数增高，中性粒细胞比例上升，核左移。病情较重且时间长者，由于代谢紊乱，可导致水与电解质平衡失调、酸中毒，甚至出现肝肾功能障碍；严重感染可伴有败血症、脓毒血症、脑膜炎、脑脓肿、感染中毒性休克等全身严重并发症，此时患者全身反应低下，多器官功能衰竭，如脉搏微弱、血压下降、体温和白细胞计数不升高或反低于正常时，均提示病情严重，最后可能导致昏迷、死亡。

慢性炎症的患者多表现为局部炎症久治不愈，长期排脓或反复发作，可伴有持续低热的全身症状。因长期处于慢性消耗状态，患者可表现为全身衰弱、营养不良及不同程度的贫血。

四、诊断及鉴别诊断

根据病史、病因及临床表现，并配合实验室检查、穿刺、超声及X线、CT等检查，大部分可作出正确诊断。如果诊断及时，治疗得当，可以缩短病程，防止感染扩散和恶化。

炎症初期，感染部位主要表现红、肿、热、痛等局部表现，这是诊断局部感染的基本依据。在炎症局限形成脓肿后，波动感是诊断表浅脓肿的重要特征，波动试验是临床上诊断浅部脓肿的主要方法。深部脓肿，尤其是位于筋膜下层的脓肿，一般很难检查到波动感，但压痛点比较清楚，按压脓肿区的表面皮肤常出现不能很快恢复的凹陷性水肿。

为了确定深部感染有无脓肿形成或脓肿的部位，可以用穿刺法以协助诊断；为了明确脓肿的部位及大小，必要时可以借助超声或CT等辅助检查手段，在超声或CT的引导下进行深部脓肿的穿刺或者局部的药物注入，进行辅助诊断和治疗。要想确定细菌种类，可进行脓液的涂片及细菌培养；做细菌敏感试验，以选择合适的抗菌药物。如怀疑有败血症时，可多次抽血进行细菌培养以明确诊断，并做细菌药物敏感试验，为选择有效抗菌药物做参考。定时抽取外周血白细胞检测是观察感染进展的基本方法之一，如果外周血中有白细胞核左移及中毒性颗粒出现，表明为重度感染；大量抗生素应用下，白细胞计数可无明显增加。X线片或CT对颌骨骨髓炎的诊断、病变范围、破坏程度或形成死骨的部位等可提供可靠的依据。

鉴别诊断，对于颌骨或深部间隙感染，以及皮肤、黏膜上经久不愈的溃疡或炎性硬结等，还需同恶性肿瘤、血管瘤、囊肿及其他疾病的继发性感染相鉴别，必要时应做活体组织病理检查以明确诊断。临床上还要根据脓液性状，细菌培养及临床表现等，进一步区分化脓性感染和腐败坏死性感染。

五、治疗

口腔颌面部感染的治疗措施应针对机体和病原菌两个方面，对机体的治疗主要是增强抵抗力，调整紊乱的生理功能是抗感染的基础；对病原菌的治疗，清除炎症产生的毒性物质，如脓液、坏死组织，其内含有大量的病原菌及其毒素，及早去除病灶，则是治疗的关键所在。轻度感染仅用局部治疗也多能治愈，而严重感染者，除局部治疗外，还应采取全身抗感染治疗和支持疗法，消除病原菌，提高患者自身的抗病能力。

（一）局部治疗

感染的早期，临床病理表现为渗出期，机体发生细胞及体液免疫，促进炎症的局限和消散。此时注意保持局部清洁，减少局部活动度，避免不良刺激，特别对面部疖、痈应严禁挤压，以防感染扩散。根据炎症的不同阶段给予局部不同的处理。

1. 热敷 方法是局部湿热敷或湿敷［热水、50% 硫酸镁溶液、0.1% 依沙吖啶（利凡诺）溶液、0.1% 的呋喃西林溶液等］，局部红外线、短波及医用激光照射等理疗手段，目的是促进血液循环、加速渗出液吸收和加强细胞吞噬作用。适用于颌周间隙蜂窝织炎及淋巴结炎的早期。面部的疖、痈，特别是危险三角区内的疖、痈严禁使用，因热敷后可促进海绵窦静脉炎的发生。脓肿形成后应慎用，急性炎症期不宜热敷，以免造成炎症扩散。高压氧可以增进血液循环和氧的供给，可促进慢性骨髓炎和放射性骨髓炎死骨分离及炎症病灶愈合。

2. 药物外敷 在脓肿形成前，外敷一些中药（鱼石脂软膏、六合丹、金黄散等）有消炎镇痛的作用；严禁使用腐蚀性药物外敷，以防炎症扩散或在面部遗留永久性瘢痕。

3. 脓肿切开引流术 脓肿形成后，口腔颌面部感染的手术治疗包括脓肿切开引流排出脓液和清除病灶。

（1）脓肿切开的目的：①使脓液或腐败坏死物质迅速排出体外，防止感染扩散，减轻全身中毒症状；②解除局部疼痛、肿胀，预防窒息发生；③引流颌周间隙脓液，避免发生颌骨骨髓炎；④预防感染向颅内和胸腔扩散或侵入血循环，并发海绵窦血栓性静脉炎、脑脓肿、纵隔炎、菌血症等严重并发症。

（2）切开引流的指征：①急性化脓性感染经药物治疗 5 ～ 7 天，肿痛不消、体温不降，有明显中毒症状者；②局部疼痛加重，并呈搏动性跳痛，皮肤表面肿胀、发红、光亮、压痛明显、有波动感，或呈凹陷性水肿，经穿刺抽出脓液者；③口底蜂窝织炎，特别是腐败坏死者，应及时切开减压，防止或缓解呼吸困难及炎症继续扩散；④脓肿已自行溃破，但引流不畅者，应扩大引流，去除感染物质；⑤结核性脓肿，经反复治疗无效或即将穿破者，必要时可切开引流。

（3）切开引流的要求：①切口应在脓肿最低处，以便引流通畅；②切口应尽量选择隐蔽位置，一般首选经口内引流；口外引流应顺颜面皮纹方向切开，并注意避开神经、相关血管、唾液腺及其导管；③口底腐败坏死性蜂窝织炎，为充分减压，需多做附加切口；④手术应准确轻柔，对颜面危险三角区的脓肿切开后，应严禁挤压，以防感染向颅内扩散。

（4）切开引流的方法：①常规消毒铺巾后，麻醉下切开皮肤、皮下组织或黏膜组织，然后用止血钳钝性分离至脓腔，并扩大创口，如有多个脓腔存在，必须贯通，以利彻底引流；②用 1% ～ 3% 的过氧化氢液、生理盐水或抗生素液冲洗脓腔；③建立引流，一般口内多用碘仿纱条、橡皮片作引流，口外可用橡皮片、盐水纱条、导尿管等作引流；④适时更换引流物，直到脓液排净为止。

（5）切开引流的注意事项：切忌在脓腔深大而引流创口相对较小时用 3% 过氧化氢溶液冲洗，以免因机械推压，造成脓腔内脓液中的炎性物质及坏死组织向深层扩散。

4. 消除病灶 口腔颌面部感染多为牙源性感染，在急性感染控制后，应及时清除病灶，以消除病原，避免复发。因此对病灶牙必须彻底处理或拔除。颌骨骨髓炎，应在急性期好转后，及早进行死骨及病灶清除术。

（二）全身治疗

1. 支持治疗 口腔颌面部感染并发全身中毒症状，应给予全身支持治疗，以维持电解质平衡，减轻中毒症状，提高机体抵抗力。对高热及进食困难的患者，除给予高蛋白、高热量、富含 B 族维生素、维生素C、易消化的食物外，根据病情还应静脉输入适量葡萄糖液或葡萄糖盐水及维生素C，以补充营养。病情严重者可少量多次输给新鲜血液，增强机体抗病能力。对高热患者，可采用物理降温或慎用一些退热药物。

2. 抗菌药物治疗 一般来讲，对局限、表浅的化脓性感染，机体状况良好，无全身症状者，只需局部处理，可不用抗菌药物治疗。对于较重的深部感染或全身感染，抗感染药物的应用是治疗炎症的基本方法。必须明确，抗感染药物的应用并不能代替外科治疗的基本原则。

为制订合理、有效的用药方案，必须熟悉各种抗菌药物的性能，掌握各种抗菌药物的适应证和联合用药原则，预防可能发生的不良反应。避免长期、无针对性的大剂量广谱抗生素的滥用，以免引起耐药菌株的增加，导致更加棘手的二重感染出现。因此，临床应用抗生素应遵循以下基本原则：

（1）用药前尽可能明确病原菌并进行细菌培养和药敏试验。

（2）掌握可选药物的适应证，尽量避免使用无指征或指征不强的药物。

（3）依据患者生理、病理、免疫状态选择药物种类或调整用药剂量。

（4）能用单一抗生素控制的感染，不采用联合用药；可用窄谱抗菌药物者不用广谱药物。

（5）掌握适当的用药剂量。用药量过大造成药物浪费和毒副作用增加；用药量不足可造成病情迁延或细菌产生耐药性。

（6）严格联合用药的指征。对病原菌尚未明确的感染，单一药物不能控制的感染，可根据作用机制的不同选择两种以上药物联合应用。

（7）掌握预防用药适应证，手术前后合理应用抗感染药物。

临床治疗中，病原菌的种类并不是一开始就能确定的。因此，早期应根据临床诊断或感染来源和临床表现，以及脓液性状、颜色、黏稠度、脓液涂片革兰染色等，初步估计病原菌后选择抗菌药物。但对严重感染者，应尽早进行血液或脓液的细菌培养和药敏试验，作为临床用药的依据。一般说来，葡萄球菌属的产青霉素酶株，以苯唑西林、氯唑西林、头孢唑啉、头孢噻肟、万古霉素等有效。葡萄球菌不产酶株，则对青霉素G、林可霉素、红霉素敏感。链球菌属均以青霉素G为首选，其他大环内酯类、第一代头孢菌素类、林可霉素类有效。大肠埃希菌应选用哌拉西林、庆大霉素等。铜绿假单胞菌用庆大霉素、头孢唑啉等。类杆菌选用甲硝唑、替硝唑、克林霉素、青霉素G、氯霉素等。对结核分枝杆菌常以利福平、异烟肼、链霉素为首选药物，乙胺丁醇、对氨基水杨酸、卷曲霉素等作为对首选药物耐药或患者不能接受的备选药。

口腔颌面部感染多为厌氧菌和需氧菌的混合感染，宜早期有针对性地应用足量有效抗生素。在治疗中病原菌种可发生变化，如出现耐药菌株及新的混合感染菌，应将用药的种类和方法做相应调整。用药途径可口服，也可肌内注射，病情严重者应静脉滴注。

3. 激素的应用 对由于局部水肿导致呼吸困难者，或合并败血症、脓毒血症及出现感染性休克者，可在使用大剂量有效抗生素的同时，加用肾上腺皮质激素类药物。激素具有退热、消炎、抗毒、减轻水肿、升压等作用，因此可减轻病理损害和改善临床症状。常用激素药物有皮质醇（氢化可的松）、泼尼松（强的松）、地塞米松等，使用原则是疗程短，剂量适度。对重症患者，也有主张大剂量短时间应用。

激素有抑制机体免疫功能和成纤维细胞活动的作用，能削弱机体的抵抗力，促进感染扩散和掩盖临床症状。应用过量可出现库欣综合征。长期用药后突然停药，还可能发生反跳现象。此外，对神经、消化系统和骨组织也有某些副作用。因此，使用时应特别慎重。

第二节　下颌智齿冠周炎

智齿冠周炎是指智齿（第三磨牙）萌出不全或阻生时，牙冠周围软组织发生的炎症。临床上以下颌智齿冠周炎多见，上颌第三磨牙冠周炎发生率较低，且临床症状较轻，并发症少，治疗相对简单。本节主要介绍下颌智齿冠周炎。

一、病因

人类进化过程中，随着食物种类的变化，带来咀嚼器官的退化，造成颌骨长度与牙列所需长度的不协调。下颌第三磨牙是牙列中最后萌出的牙齿，因萌出位置不足，可导致不同程度的阻生。阻生智齿及智齿萌出过程中，牙冠可部分或全部为龈瓣覆盖，龈瓣与牙冠之间形成较深的盲袋，食物及细菌极易嵌塞于盲袋内；加之冠部牙龈常因咀嚼食物而损伤，形成溃疡。当全身抵抗力下降，如上呼吸道感染、疲劳、紧张、压力过大、睡眠不足、女性月经期、分娩等，龈袋内寄居的细菌则大量繁殖，局部细菌毒力增强，可引起冠周炎的急性发作。

二、临床表现

下颌智齿冠周炎主要发生在 18 ～ 30 岁智齿萌出期的青年人，常以急性炎症的形式出现。急性下颌智齿冠周炎的初期，一般全身无明显反应，患者自觉患侧磨牙后区胀痛不适，当进食咀嚼、吞咽、开口活动时疼痛加重。如病情继续发展，局部可呈自发性跳痛或沿耳颞神经分布区产生放射性痛。口内龈瓣红肿加剧，重者可波及腭舌弓和咽旁软组织。炎症侵犯咀嚼肌时，可引起肌肉反射性痉挛而出现不同程度的张口受限，甚至完全不能张口“牙关紧闭”而影响进食。由于口腔不洁，患者出现口臭、舌苔变厚、患牙龈袋内有脓性分泌物溢出。

口腔局部检查，多数患者可见智齿萌出不全，如为低位阻生或牙冠被肿胀的龈瓣全部覆盖时，需用探针探查，才可在龈瓣下查出未全萌出的阻生智齿。智齿周围的软组织及牙龈红肿，伴有不同程度的肿胀，龈瓣边缘糜烂，有明显触痛，或可从龈袋内压出脓液。病情严重者，炎性肿胀可波及腭舌弓和咽侧壁，伴有明显的张口受限，化脓性炎症局限后，可形成冠周脓肿，有时可自行溃破。相邻的第二磨牙受炎症激惹可有叩击痛。有时第二磨牙远中颈部可因阻生牙等局部因素导致龋坏。在检查时应多加注意，切勿遗漏，此外，通常患有侧下颌下淋巴结的肿胀、压痛。

随着局部症状加剧，全身症状渐趋明显，可出现不同程度的发热、畏寒、全身不适、食欲缺乏、便秘等。外周血常规检查，白细胞总数升高，中性粒细胞比例上升。

慢性冠周炎全身多无明显自觉症状，仅局部有轻度疼痛、不适。但患处软组织较硬，颊部黏膜或皮肤可有瘘管，可伴有轻度开口受限。如果抵抗力下降，可急性发作，出现龈袋溢脓，瘘口流脓现象。

三、扩散途径及并发症

急性期治疗不及时，炎症可直接蔓延或经淋巴管扩散，而引起邻近组织器官或筋膜间隙的感染。其扩散途径如下。

1. 感染向磨牙后区扩散，形成骨膜下脓肿，脓肿继续向外蔓延，可在咬肌前缘和颊肌后缘之间的薄弱处向外前方扩散形成颊部皮下脓肿，当炎症穿破皮肤后，形成经久不愈的面颊瘘。

2. 感染沿下颌骨外斜线向前扩散，可在相当于第一磨牙颊侧黏膜转折处形成骨膜下脓肿，穿破黏膜后可在此形成瘘管。

3. 感染沿下颌支外侧向后扩散，可引起咬肌间隙感染或并发下颌支外侧面边缘性骨髓炎。

4. 感染沿下颌支内侧向后扩散，可引起翼下颌间隙感染或并发下颌支内侧面边缘性骨髓炎，以及咽旁间隙感染或扁桃体周围脓肿。

5. 感染沿下颌体内侧向下方扩散，则可在舌下间隙、下颌下间隙形成感染乃至形成口底蜂窝织炎（图 7-1）。

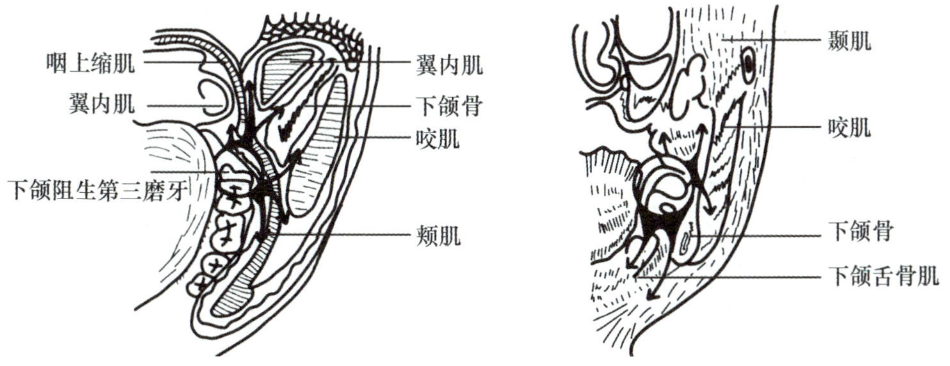

A　　　　B

图 7-1　下颌智齿冠周炎的扩散途径示意图

A. 水平面观，向前、后、内、外方向扩散；B. 冠状面观，向上、下方向扩散。

四、诊断及鉴别诊断

根据病史、临床症状口腔检查及辅助检查，一般不难作出正确诊断。用探针检查可触及未萌出或阻生的智齿牙冠存在。X 线检查可帮助了解未全萌出或阻生牙的生长方向、位置、牙根的形态及牙周情况；在慢性冠周炎的 X 线片上，有时可发现牙周骨质阴影（病理性骨袋）的存在。

微课：智齿冠周炎的诊断与治疗

鉴别诊断，在下颌智齿冠周炎合并面颊瘘或下颌第一磨牙颊侧黏膜瘘时，可被误认为第一磨牙的根尖炎症所致，特别在第一磨牙及其牙周组织存在病变时，更易误诊。可通过 X 线片及临床表现进行鉴别。此外，下颌第三磨牙冠周炎时可激惹邻牙引起疼痛，应与第二磨牙远中颈部深龋引起的牙髓炎、根尖周炎相鉴别。下颌第三磨牙冠周炎可引起牙冠周围软组织红肿、溃烂，炎性增生致组织变硬，应与第三磨牙牙龈的恶性肿瘤（合并感染）相鉴别。

五、治疗

下颌智齿冠周炎的治疗原则：急性期以消炎、镇痛、切开引流、增强机体抵抗力的治疗为主；

当炎症转入慢性期后，以去除病因为主，及时消除盲袋，及早拔除阻生牙，以防感染反复急性发作或带来并发症。主要治疗措施如下。

微课：急性智齿冠周炎的局部治疗

（一）局部治疗

1. 盲袋冲洗、上药 下颌智齿冠周炎的治疗以局部处理为重点，局部又以清除龈袋内食物碎屑、坏死组织、脓液为主。常用生理盐水、1% ～ 3% 的过氧化氢溶液或 1∶5000 高锰酸钾液、0.1% 的氯己定（洗必泰）液等反复冲洗龈袋，至溢出液清亮为止。擦干局部，用探针蘸 2% 碘酒、碘甘油或少量碘酚液、樟脑酚送入龈袋内，每日 1 ～ 3 次，起到局部消炎、镇痛、引流的治疗效果。

2. 温热液含漱 能改善局部血液循环，缓解肌肉的痉挛，促进炎症消散。常用温度稍高淡盐水含漱，每 1 ～ 2 小时含漱一次，每次 4 ～ 5 分钟。但急性炎症期不宜采用。其他漱口液有 1% 过氧化氢液、0.05% 氯己定液、1∶5000 高锰酸钾液等。

3. 理疗、针刺治疗 有镇静、消炎和改善开口度的作用。针刺常用的穴位有合谷穴、下关穴、颊车穴、大迎穴、翳风穴等。

4. 切开引流 如冠周形成脓肿，在局部麻醉下及时切开并置引流条。具体操作：在充分麻醉下，将盲袋挑开，同时应将盲袋底部的残余牙囊组织切开，使盲袋彻底松弛、减压。再彻底冲洗上药，能迅速消炎、镇痛并防止炎症扩散。操作时要注意，勿剥离冠周的黏骨膜，以免引起颊部肿胀。

5. 冠周龈瓣切除术 当急性炎症消退，对有足够萌出位置且牙位正常的智齿，可在局麻下切除智齿冠周龈瓣，以消除盲袋，去除致病因素，保留第三磨牙。

6. 下颌第三磨牙拔除术 下颌第三磨牙牙位不正，无足够萌出位置；相对的上颌第三磨牙位置不正或已拔除者，为避免冠周炎的复发，均应尽早予以拔除。拔除方法请参阅第四章，伴有颊瘘者，在拔牙的同时应切除瘘管，刮尽肉芽，缝合面部皮肤瘘口。

（二）全身治疗

根据局部炎症及全身反应程度和有无其他并发症，选择合适抗菌药物及全身支持疗法。

第三节　口腔颌面部间隙感染

口腔颌面部间隙感染是指在口腔、颌面及颈上部各潜在性筋膜间隙中发生的细菌性炎症的总称。口腔颌面部间隙是指位于筋膜间、筋膜与肌肉间、肌肉与骨膜间，以及骨膜间潜在的间隙。它们为脂肪、血管神经束、淋巴组织和疏松结缔组织所充实。一旦感染侵入，间隙内的结缔组织遭到破坏，充满炎症物时，间隙开始存在。在这些间隙中发生的弥散性化脓性炎症，称为蜂窝织炎。化脓性炎症局限后称为脓肿。感染易向人体解剖结构阻力薄弱的方向扩散蔓延，因此，感染起初可以局限于一个间隙，由于各筋膜间隙互相连通，也可波及相邻的几个间隙，从而形成弥散性蜂窝织炎或脓肿。若机体抵抗力降低，细菌毒力增强，感染还可向颅脑、纵隔等处发展，甚至导致全身化脓性感染等严重并发症。

口腔颌面部间隙感染均为继发性，常见为牙源性或腺源性感染扩散所致，损伤性、医源性、血源性较少见。感染多为需氧菌和厌氧菌引起的混合感染，也可为葡萄球菌、链球菌等引起的化脓性感染，或厌氧菌等引起的腐败坏死性感染。颌面部间隙感染主要表现为急性炎症过程，病情发展迅速，全身和局部症状均很明显。通过认真询问病史，结合临床症状及检查，运用解剖知识，分析感染来源，再结合实验室检查、穿刺、B超等辅助检查手段，对颌面部间隙感染部位不难作出诊断。感染的治疗原则与概论所述相同，如果经抗炎治疗及切开引流，症状不见好转，且肿胀继续增大时应注意排除恶性肿瘤继发感染的可能。以下根据感染所在解剖位置，分别就各间隙感染的特点及治疗要点分述如下。

一、眶下间隙感染

微课：眶下间隙感染的诊断与治疗

1. 解剖标志 眶下间隙（infraorbital space）位于眼眶下方、上颌骨前壁与面部表情肌之间。上界为眶下缘，下界为上颌骨牙槽突；内界为鼻侧缘，外界为颧骨。上颌骨前壁以尖牙窝为中心形成眶下间隙的底，其浅面有皮肤、表情肌等。此间隙中，有出自眶下孔的眶下血管神经束及面部表情肌之间的脂肪及结缔组织。此外，该间隙内还有面动脉、面静脉经过。

2. 感染来源 眶下间隙感染多来自上颌前牙和上颌第一前磨牙根尖周化脓性炎症的扩散。上唇底部及鼻侧部脓肿也可扩散至此间隙。婴幼儿上颌骨骨髓炎也常伴有眶下蜂窝织炎。

3. 临床特点 主要表现为以尖牙窝为中心的眶下区的红肿。眶下区肿胀，上、下眼睑水肿，睑裂变窄。鼻侧、上唇及颊部也出现反应性水肿，鼻唇沟消失。脓肿形成后眶下区可触及波动。由于眶下神经受压，眶下间隙感染可引起剧烈疼痛。口腔内常可发现病灶牙，口腔前庭沟明显肿胀、压痛，可扪及波动，少数自行破溃后有脓液溢出。

眶下间隙感染向上可向眶内直接扩散，形成眶内蜂窝织炎，亦可沿面静脉、内眦静脉、眼静脉向颅内扩散，并发海绵窦血栓性静脉炎；同时亦可并发颊间隙感染及上颌窦炎、上颌骨骨髓炎等。

4. 治疗 蜂窝织炎阶段可从局部外敷中药及针对感染病灶牙的处理着手。一旦脓肿形成应及时做切开引流术。按低位引流原则常在口内上颌尖牙及前磨牙唇侧口腔前庭黏膜转折处作切口（图7-2）；横行切开黏骨膜达骨面，用血管钳向尖牙窝方向分离脓肿，使脓液充分引流，生理盐水冲洗脓腔，留置橡皮引流条。待炎症控制后应立即处理病灶牙。

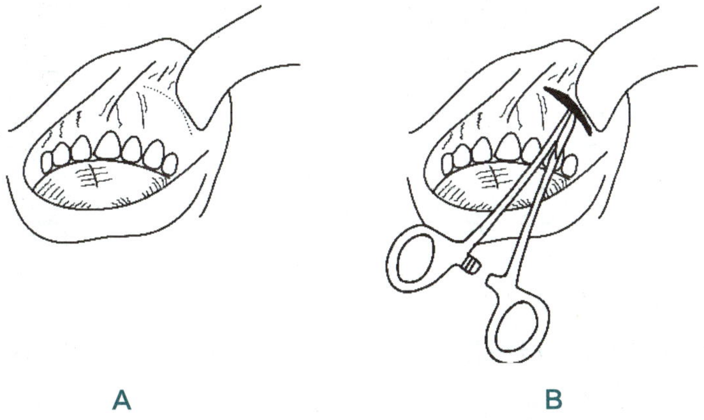

图7-2 眶下间隙脓肿切开引流术示意图

A. 口内切口线；B. 分离脓腔。

二、颊间隙感染

1. 解剖标志 颊间隙（buccal space）有广义与狭义之分。广义的颊间隙是指在颊部皮肤与颊黏膜之间颊肌周围的间隙。其上界为颧骨下缘；下界为下颌骨下缘；前界从颧骨下缘至鼻唇沟经口角至下颌骨下缘的连线；后界浅面相当于咬肌前缘；深面为翼下颌韧带。间隙内含有颊脂垫、腮腺导管、颊淋巴结、颌上淋巴结，并有面神经分支面动脉、面静脉通过。狭义的颊间隙系指咬肌与颊肌之间存在的一个狭小筋膜间隙，颊脂垫正位于其中。

颊间隙借血管、颊脂垫突及脂肪结缔组织与颞下间隙、颞间隙、咬肌间隙、翼下颌间隙、眶下间隙相通，成为感染扩散的通道。

2. 感染来源 颊间隙感染常源于上、下颌磨牙的根尖周、牙周脓肿或牙槽脓肿穿破骨膜，侵入颊间隙；尤其是下颌第三磨牙冠周炎可直接波及此间隙；其次为颊及颌上淋巴结的感染扩散，颊部皮肤、黏膜损伤、颊黏膜溃疡继发感染也可引起该间隙的感染。

3. 临床特点 由于脓肿所在区域和感染来源的不同，颊间隙感染的临床表现也各有差异。由下颌磨牙和下颌智齿冠周炎引起者，多在颊黏膜与颊肌之间形成脓肿，口内肿胀明显。如果在颊部皮肤与颊肌之间的蜂窝织炎，则面颊部红肿明显，范围弥散，界限不清。颊部脓肿如为颊后部，则可有开口受限的表现，咀嚼时疼痛加剧，脓肿可穿破皮肤形成颊瘘。感染波及颊脂垫时，则炎症发展迅速，肿胀范围波及整个颊部，并可向相通间隙扩散，上达颧部、颞部，向下可波及下颌下及颈部，感染可沿脂肪及淋巴组织蔓延，形成多间隙感染。

4. 治疗 脓肿形成后，应按脓肿部位决定由口内或从口外做切开引流。脓肿接近黏膜侧，做口内切开引流。切口应在脓肿低位，即口腔前庭或龈颊沟之上，用弯止血钳插入黏膜下脓腔分离引流（图 7-3）。颊部皮下脓肿可在脓肿下方沿皮肤皱折线切口。广泛颊间隙感染则应该从下颌骨下缘以下 1.5 ～ 2.0cm 处作平行于下颌骨下缘的切口，从切开的皮下向上潜行钝分离进入颊部脓腔，冲洗彻底后，安放引流物（图 7-4）。但应注意避免损伤面神经的下颌缘支及面动脉、面静脉等，待急性炎症控制后，及时处理原发病灶。

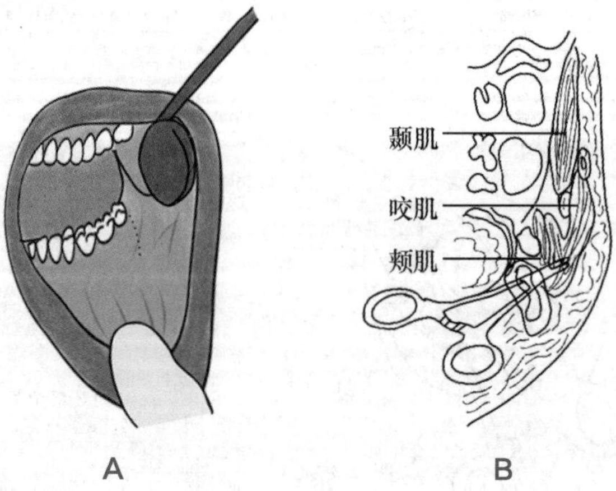

图 7-3 颊间隙口内脓肿切开引流术示意图

A. 口内切口线；B. 分离脓腔。

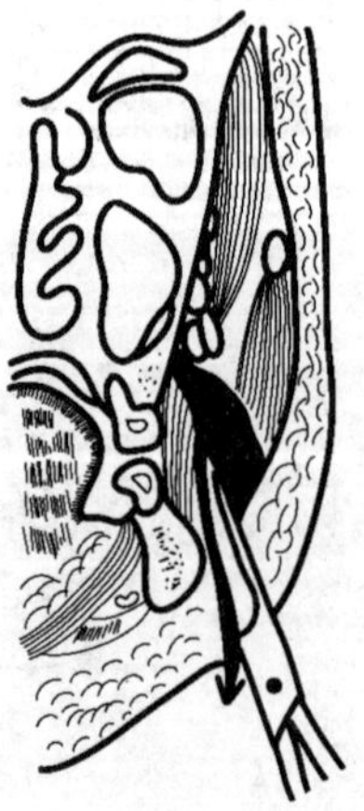

图 7-4 颊间隙口外脓肿切开引流术示意图

三、咬肌间隙感染

微课：咬肌间隙感染的诊断与治疗

1. 解剖标志　咬肌间隙（masseteric space）位于咬肌与下颌支外侧骨壁之间。前界为咬肌前缘，后界为下颌支后缘，上平颧弓下缘，下以咬肌在下颌支附着为界。由于咬肌在下颌支及其角部附着宽广紧密，故潜在性咬肌间隙存在于下颌支上段的外侧部位，借颊脂垫、咬肌神经、血管与颊、翼下颌、颞、颞下等间隙相通，咬肌间隙感染为最常见的颌面部间隙感染之一。

2. 感染来源　主要来自下颌智齿冠周炎，下颌磨牙的根尖周炎、牙槽脓肿，及下颌神经阻滞麻醉感染扩散至该间隙，亦可因相邻间隙如颞间隙、颞下间隙、翼下颌间隙、颊间隙感染的扩散引起，偶有因化脓性腮腺炎、下颌升支骨髓炎波及者。

3. 临床特点　咬肌间隙感染的典型症状是以下颌支及下颌角为中心的咬肌区肿胀、变硬、压痛，并伴有明显的张口受限及张口疼痛。由于咬肌肥厚坚实，脓肿难以自行溃破，也不易触到波动感。若炎症在 1 周以上，压痛点局限或有凹陷性水肿，经穿刺有脓液时，应积极切开引流，否则由于脓液长期蓄积，易形成下颌支的边缘性骨髓炎。

咬肌间隙感染易向周围相邻间隙扩散，如颊间隙、翼下颌间隙、颞下间隙等，引起多间隙感染。波及腮腺时，引发化脓性腮腺炎。

4. 治疗　咬肌间隙蜂窝织炎时除全身应用抗生素外，局部可用物理疗法或外敷中药；一旦脓肿形成应及时切开引流。咬肌间隙脓肿切开引流的途径，虽可从口内翼下颌皱襞稍外侧切开，分离进入脓腔引流，但因引流口常在脓腔之前上份，体位引流不畅，炎症不易控制，发生边缘性骨髓炎的机会也相应增加。因此，临床常用口外途径切开引流。口外切口从下颌支后缘绕过下颌角，距下颌下缘 2cm 处切开，切口长 3 ～ 5cm。逐层切开皮下组织，颈阔肌及咬肌在下颌角区的部分附着，用骨膜剥离器，由骨面推起咬肌进入脓腔，引出脓液。冲洗脓腔后填入盐水纱条。次日换敷料时抽去纱条，换置橡皮管或橡皮条引流。

炎症进程在 2 周以上，须拍片证实有无下颌升支外板边缘性骨髓炎的发生。如有边缘性骨髓炎形成，在脓液减少后可早期实施病灶刮除术，术中应注意检查骨面，骨面粗糙、增生或凹陷性侵蚀破坏，除重点清除骨面死骨外，不应忽略咬肌下骨膜面附着的病灶小碎片及坏死组织，以利于创口早期愈合（图 7-5）。口腔内病灶牙待感染缓解，开口度改善后及时进行治疗。

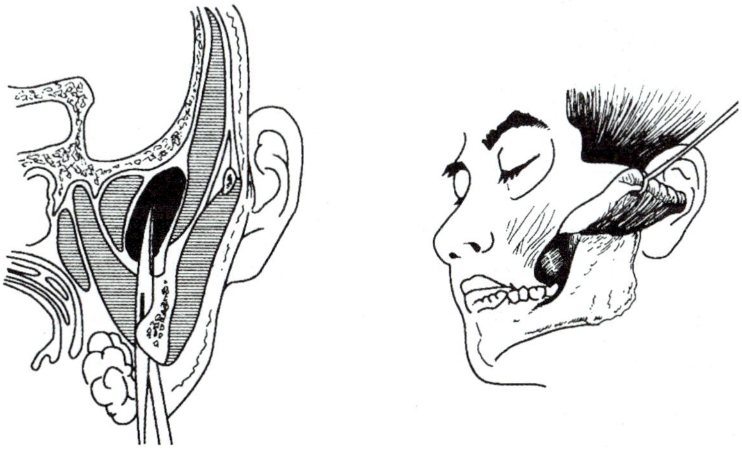

图 7-5　病灶刮除术

四、翼下颌间隙感染

微课：翼下颌间隙感染的诊断与治疗

1. 解剖标志 翼下颌间隙（pterygomandibular space）位于下颌支内侧骨壁与翼内肌外侧面之间，前界为颞肌及颊肌，后为腮腺鞘；上为翼外肌的下缘；下为翼内肌附着于下颌支处。呈底在上，尖在下的三角形。此间隙中有从颅底卵圆孔出颅的下颌神经分支及下牙槽动、静脉穿过，借蜂窝组织与相邻的颞下、颞、颊、下颌下、舌下、咽旁、咬肌等间隙相通，经颅底血管、神经还可通入颅内（图 7-6）。

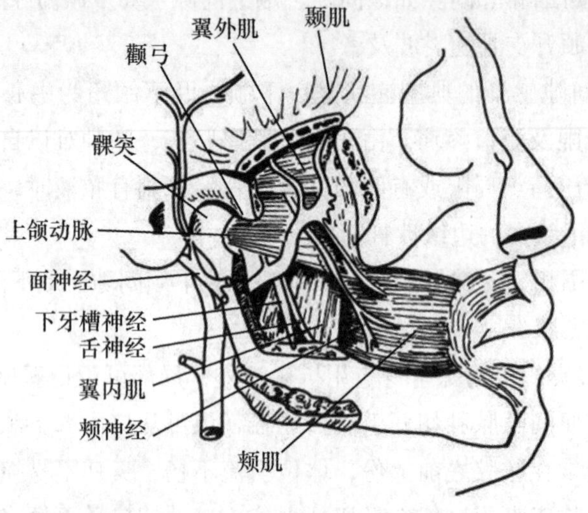

图 7-6 翼下颌间隙的解剖位置示意图

2. 感染来源 常见为下颌智齿冠周炎及下颌磨牙根尖周炎症扩散所致。下牙槽神经阻滞麻醉时消毒不严或拔下颌智齿时创伤过大，也可引起翼下颌间隙感染。此外，相邻间隙，如颞下间隙、咽旁间隙炎症也可波及。

3. 临床特点 常先有牙痛史或拔牙史，继而出现张口受限，咀嚼食物及吞咽疼痛；口腔检查可见翼下颌皱襞处黏膜水肿、压痛，面部肿胀不明显，仅在下颌支后缘及下颌角内侧丰满、肿胀有压痛。由于翼下颌间隙位置深在，即使脓肿已形成，亦难由临床直接触及波动，多需穿刺才可确定，因而常易延误诊断，致使炎症向邻近间隙扩散，可形成颞下、咽旁、下颌下等多间隙感染，导致病情复杂化，加重全身及局部症状。

4. 治疗 感染的初期应全身应用足量抗生素，以控制炎症的发展和扩散。脓肿的切开引流可从口内或口外进行。口内切开因受张口度的限制，较少采用；口外途径具有易于暴露间隙及有利于引流的优点。口内切口在下颌支前缘稍内侧，即翼下颌皱襞稍外侧，纵行切开 2 ～ 3cm，血管钳钝性分开颊肌后，即可沿下颌支内侧进入翼下颌间隙（图 7-7）。

口外切口与咬肌间隙切口比较相像，下颌角下缘做弧形切口，暴露分离下颌角下缘时，应将部分翼内肌附着及骨膜切开，用骨膜分离器剥开翼内肌后，进入间隙放出脓液，用生理盐水、1% ～ 2% 过氧化氢溶液冲洗脓腔，以盐水纱条填塞（图 7-8）。次日更换敷料以橡皮管或橡皮条引流。操作中注意保护面神经下颌缘支及探明有无下颌升支后缘边缘性骨髓炎的发生；炎症缓解后去除病灶；一旦发生边缘性骨髓炎，行死骨刮除术。

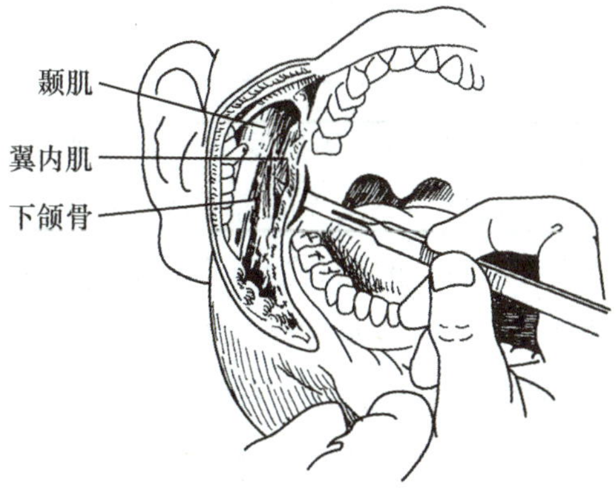

图 7-7　翼下颌间隙脓肿口内切开引流术示意图

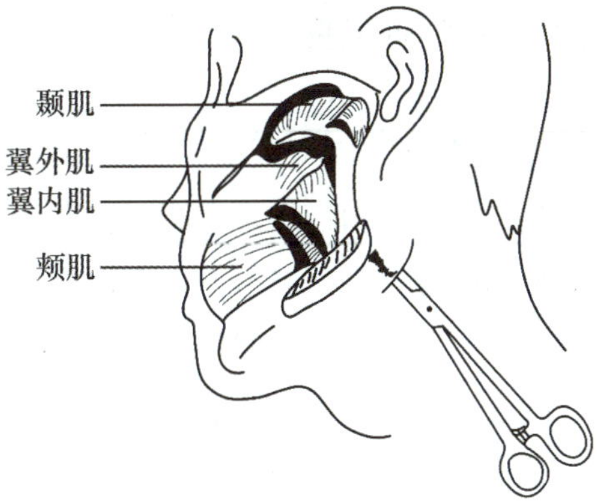

图 7-8　翼下颌间隙脓肿口外切开引流术示意图

五、舌下间隙感染

1. 解剖标志　舌下间隙（sublingual space）位于舌和口底黏膜之下，下颌舌骨肌及舌骨舌肌之上，前界及两侧为下颌体的内侧面，后部止于舌根。颏舌肌及颏舌骨肌又将舌下间隙分为左右两部分，二者在舌下肉阜深面相连通。舌下间隙后上与咽旁间隙、翼下颌间隙相通，后下通入下颌下间隙（图 7-9）。

2. 感染来源　下颌牙的牙源性感染，口底黏膜损伤、溃疡，以及舌下腺、下颌下腺导管的炎症均可引起舌下间隙感染。

3. 临床特点　舌下间隙感染不多见，临床表现为一侧或双侧的舌下肉阜或颌舌沟部位软组织肿胀、疼痛，黏膜充血，表面可有假膜覆盖，患侧舌体被挤压抬高，推向健侧，运动受限，言语、进食、吞咽出现不同程度的困难和疼痛。脓肿形成后在口底可扪及波动；如自发穿破则有脓液溢出。感染可经舌系带黏膜下扩散至对侧舌下间隙，严重者因口底肿胀，呈“双重舌”而不能闭口，流涎。向口底后份舌根部扩散时，可出现张口受限和呼吸不畅。如感染为唾液腺来源，下颌下腺导管口可有脓液排出。相邻间隙受累时可出现相应颌周及下颌下脓肿的临床症状和体征。

4. 治疗　脓肿形成后，多自口内切开引流。在口底肿胀最明显或波动区，舌下皱襞外侧靠近下颌体内侧与下颌体平行的口底黏膜切口，切开黏膜，钝分离进入脓腔引流，放置引流物。操作中注意勿损伤舌神经、舌动脉、下颌下腺导管。对已溃破者，沿溃破口稍扩大置入引流条即可（图 7-10）。一旦形成下颌下脓肿，仅从口底引流则效果不好，应及时由下颌下区做切开引流。

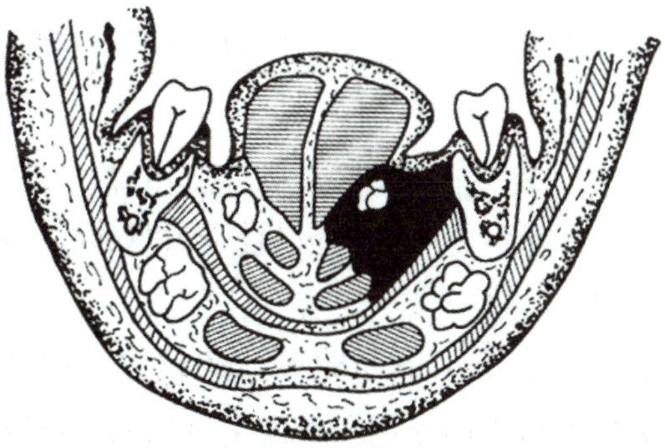
图 7-9　舌下间隙解剖位置示意图

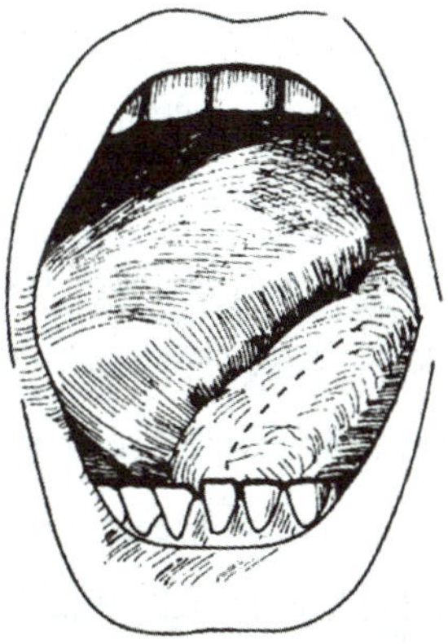
图 7-10　舌下间隙脓肿口内切开引流切口示意图

六、咽旁间隙感染

1. 解剖标志 咽旁间隙（parapharyngeal space）在咽腔侧方的咽上缩肌与翼内肌和腮腺深叶之间，前界为翼下颌韧带及下颌下腺上缘，后为椎前筋膜。间隙呈一个倒立的锥体形，底在上为颅底的颞骨和蝶骨，尖朝向下方止于舌骨。由茎突及附着其上诸肌将该间隙分为前后两部，前部称咽旁前间隙，后部为咽旁后间隙。前间隙小，其中有咽深动脉、静脉，以及淋巴、蜂窝组织；后间隙大，有出入颅底的颈内动、静脉，第 9 ～ 12 对脑神经及颈深上淋巴结等。咽旁间隙与翼下颌间隙、颞下、舌下、下颌下及咽后诸间隙相通。血管神经束上通颅内，下连纵隔，可成为感染蔓延的途径（图 7-11）。

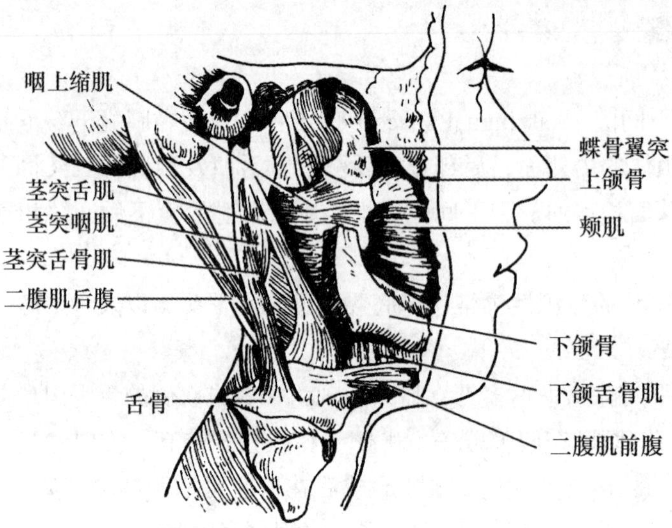

图 7-11　咽旁间隙解剖位置示意图

2. 感染来源 多为牙源性，特别是下颌智齿冠周炎，以及腭扁桃体炎和相邻间隙感染的扩散、偶继发腮腺炎、耳源性炎症和颈深上淋巴结炎。

3. 临床特点 局部症状主要表现为咽侧壁红肿、腭扁桃体突出，肿胀可波及同侧软腭、腭舌弓和腭咽弓，腭垂被推向健侧；如伴有翼下颌间隙、下颌下间隙炎症时，则咽侧及颈上部肿胀更为广泛明显。

患者自觉吞咽疼痛、进食困难、张口受限；若伴有喉水肿，可出现声音嘶哑，以及不同程度的呼吸困难和进食呛咳。咽旁间隙感染如处理不及时，可导致严重的肺部感染、菌血症和颈内静脉血栓性静脉炎等并发症。

咽旁间隙感染还有以下两个特点。

（1）间隙内含有疏松结缔组织，血管丰富，一旦感染，感染性坏死物质极易扩散和吸收，可引起难以控制的致死性全身脓毒菌血症。

（2）源于口底、咽喉、中耳等处的感染累及咽后、咽旁、下颌下间隙等处的颈深筋膜间隙时，感染可通过筋膜间隙的平面扩散，并因呼吸、胸内负压及重力的作用更易向下蔓延而形成纵隔脓肿。

临床上应注意与局部表现相类似的疾病，如咽侧部发展迅速的恶性肿瘤、囊性病变继发感染相鉴别、诊断时应重视询问病史，如出现胸痛、呼吸困难的症状，全身中毒症明显时，要考虑纵隔感染。胸部X线片、胸部CT检查及食管造影对诊断有重要价值；尤其是CT检查能有效提示早期纵隔感染。

4. 治疗　咽旁间隙位置较深，确诊脓肿形成与否一般采用穿刺方法。穿刺经口内翼下颌皱襞内侧进入咽上缩肌与翼内肌之间，抽出脓液后立即行切开引流。

（1）口内途径切开引流术：适用于张口无明显受限的患者。可在翼下颌皱襞稍内侧，纵行切开黏膜层，黏膜下用血管钳顺翼内肌内侧钝性分离进入脓腔。黏膜切口不宜过深，以防误伤大血管和神经。

（2）口外途径切开引流术：适用于开口受限或肿胀广泛者。以患侧下颌角为中心，距下颌骨下缘2cm作约5cm长的弧形切口，分层切开皮肤、皮下、颈阔肌后，顺翼内肌之内侧，用血管钳向前、上、内方向钝性分离进入咽旁间隙，放出脓液后冲洗创口，用盐水纱条填塞。次日更换敷料以橡皮条或管引流。口外途径远不如口内途径易于接近脓腔，操作要求较高，除非严重牙关紧闭，一般均选用口内途径。

七、颞间隙感染

1. 解剖标志　颞间隙（temporal space）位于颧弓上方的颞区，颞肌将其分为颞浅与颞深两间隙；通过脂肪结缔组织与咬肌间隙、颞下间隙、翼下颌间隙、颊间隙相通。

2. 感染来源　颞间隙感染常由咬肌间隙、翼下颌间隙、颞下间隙、颊间隙感染扩散引起。耳源性的感染如化脓性中耳炎、颞乳突炎、颞部疖痈及颞部损伤继发感染也可波及颞间隙。

3. 临床特点　取决于是单纯颞间隙感染或是伴有相邻多间隙感染，肿胀范围可仅局限于颞部或同时有腮腺咬肌区、颊部、眶部、颧部等区广泛肿胀。病变区表现有凹陷性水肿、压痛、咀嚼痛和不同程度的张口受限。脓肿形成后，颞浅间隙脓肿可触及波动感，颞深间隙脓肿则需借助穿刺抽出脓液或超声检查来能明确诊断。颞肌坚厚，筋膜致密，深部脓肿难以自行穿破，脓液长期积存于颞骨表面，可引起颞骨骨髓炎。颞骨鳞部骨壁薄，内外骨板间板障少，感染可直接从骨缝或通过进入脑膜的血管蔓延，导致脑膜炎、脑脓肿等并发症。

4. 治疗　继发于相邻间隙感染的颞间隙蜂窝织炎，可因其他间隙脓肿切开引流后，颞间隙的炎症也随之消退。但颞间隙脓肿形成后则需切开引流，根据脓肿的深浅、脓腔的大小而采用不同形式的切口：浅部脓肿可在颞部发际内作单个皮肤切口即可；深部脓肿可作两个以上与颞肌纤维方向一致的直切口；当疑有颞骨骨髓炎时，可沿颞肌附着作弧形皮肤切口，切开颞肌附着，由骨面翻起颞肌，使颞鳞部完全敞开引流。注意行弧形切口时，切忌在颞肌上做与肌纤维相交的横行切口，因为切断颈肌的同时可损伤颞肌的神经、血管，破坏颞肌的功能。如为多间隙感染，还应在下颌下区另做切口行上下贯通式引流（图7-12）。

颞间隙脓肿切开引流后，如肿胀不消，脓液不减，探得骨面粗糙，经X线片确定已发生骨髓炎时，应积极行死骨及病灶清除术，以免进一步发生颅内感染。如伴发多间隙感染，则应采取连通口内或下颌下的贯通式引流（图7-13）。

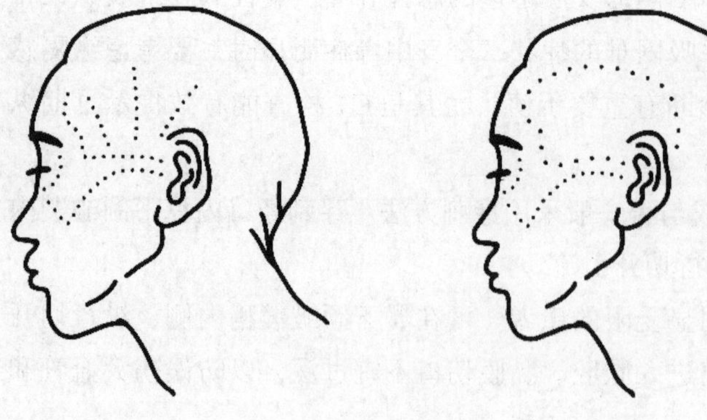

A　　B

图 7-12　颞间隙脓肿切开引流术切口示意图

A. 直切口；B. 弧形切口。

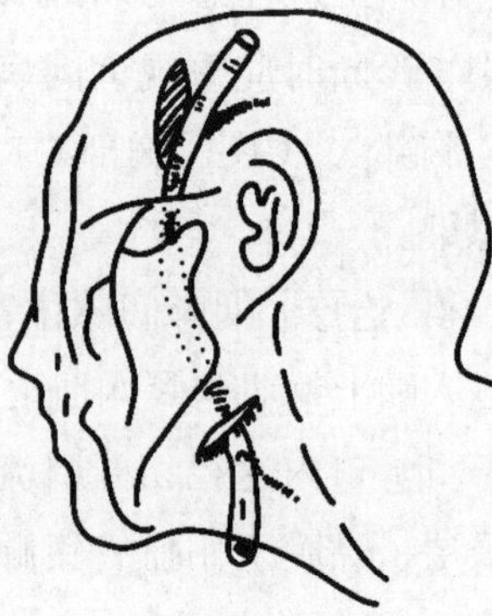

图 7-13　颞间隙及颞下间隙脓肿贯通式引流示意图

八、颞下间隙感染

微课：颞下间隙感染的诊断与治疗

1. 解剖标志　颞下间隙（infratemporal space）位于颅中窝底。前界为上颌结节及上颌颧突后面；后界为茎突及茎突诸肌；内界为蝶骨翼突外板的外侧面；外界为下颌骨上份及颧弓；上界为蝶骨大翼的颞下面和颞下嵴；下界借助翼外肌下缘平面与翼下颌间隙分界。该间隙中的脂肪组织、上颌动、静脉、翼静脉丛、三叉神经上、下颌支的分支分别与颞、翼下颌、咽旁、颊、翼腭等间隙相通；还可借眶下裂、卵圆孔和棘孔分别与眶内、颅内通连，借翼静脉丛与海绵窦相通。

2. 感染来源　可从相邻间隙，如翼下颌间隙等感染扩散而来；也可因上颌结节、卵圆孔、圆孔阻滞麻醉时带入感染，或由上颌磨牙的根尖周感染或拔牙后感染引起。

3. 临床特点　颞下间隙位置深在、隐蔽，故感染发生时外观表现常不明显，仔细检查可发现颧弓上、下及下颌支后方微肿，有深压痛，伴有不同程度的张口受限。但颞下间隙感染时常存在相邻间隙的感染，因此可伴有颞部、腮腺咬肌区、颊部和口内上颌结节区的肿胀，以及出现该合并间隙感染的相应症状。临床表现有同侧眼球突出、眼球运动障碍、眼睑水肿、头痛、恶心等时，应警惕海绵窦静脉炎的可能性。

4. 治疗　积极应用大剂量抗生素治疗。如果症状缓解不明显，经口内（上颌结节外侧）或口外（颧弓与下颌切迹之间）途径穿刺，有脓液时，应及时切开引流。切开引流途径可由口内或口外进行。①口内途径：经颧牙槽嵴后方沿前庭沟底部黏膜转折处作与牙槽嵴平行的黏膜切口，以血管钳沿下颌支冠突内侧向后上分离至脓腔，充分引流脓液，放置引流物。②口外途径：沿下颌角下作弧形切口，切断颈阔肌后，通过下颌支后缘与翼内肌之间进入脓腔，建立引流。若伴有相邻间隙感染，原则应与相应间隙贯通一并引流。

九、下颌下间隙感染

1. 解剖标志　下颌下间隙（submandibular space）位于下颌下三角内，周围边界与下颌下三角相同。间隙内包含有下颌下腺和下颌下淋巴结，并有面动脉、面前静脉、舌神经、舌下神经通过。该间隙向上经下颌舌骨肌后缘与舌下间隙相续；向后内毗邻翼下颌间隙、咽旁间隙；向前通颏下间隙；向下借疏松结缔组织与颈动脉三角和颈前间隙相连。因此下颌下间隙感染可蔓延成口底多间隙感染（图 7-14）。

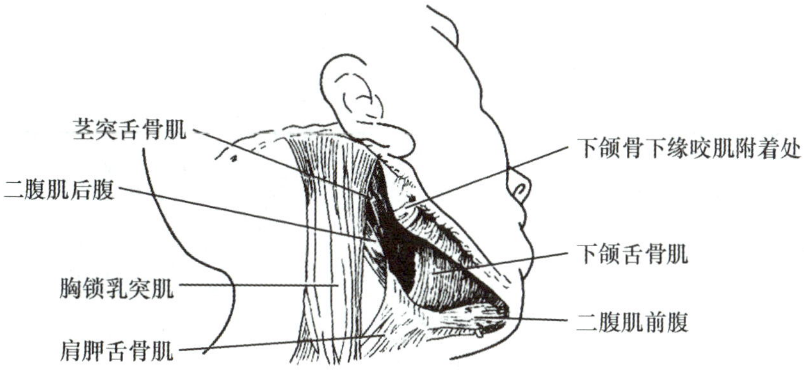

图 7-14 下颌下间隙的解剖位置示意图

2. 感染来源 多见于下颌智齿冠周炎，下颌后牙根尖周炎、牙槽脓肿等牙源性感染或下颌下淋巴结炎的扩散。化脓性下颌下腺炎有时亦可继发下颌下间隙感染。

3. 临床特点 多数下颌下间隙感染是以下颌下淋巴结炎为其早期表现。临床表现为下颌下区丰满，检查有明确边界的淋巴结肿大、压痛。化脓性下颌下淋巴结炎向结外扩散形成蜂窝织炎。下颌下间隙蜂窝织炎临床表现为下颌下三角区肿胀，下颌骨下缘轮廓消失，皮肤紧张、压痛，按压有凹陷性水肿。脓肿形成后，中心区皮肤充血，可触及明显波动。下颌下间隙因与舌下间隙相续，感染极易向舌下间隙扩散（图 7-15），此时可伴有口底后份肿胀、舌运动疼痛、吞咽不适等症状。下颌下间隙感染应注意与化脓性淋巴结炎和因导管阻塞引起的潴留性下颌下腺炎相鉴别。

微课：下颌下间隙感染的诊断与治疗

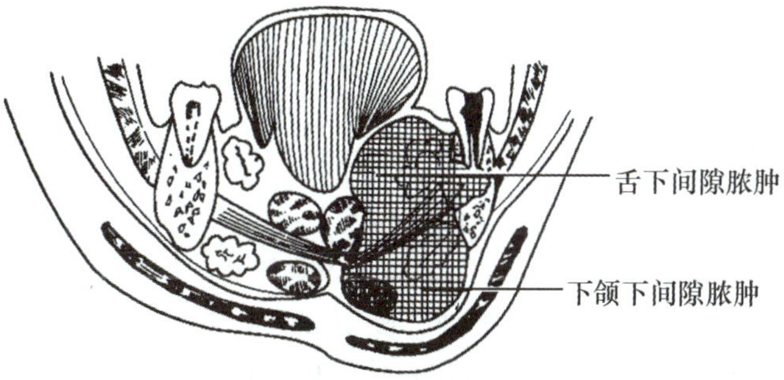

图 7-15 下颌下间隙脓肿引起舌下间隙脓肿的解剖关系示意图

4. 治疗 下颌下间隙形成脓肿时范围较广，脓腔较大，但若为淋巴结炎引起的蜂窝织炎，脓肿可局限于一个或数个淋巴结内，则切开引流时必须分开形成脓肿的淋巴结包膜始能达到引流的目的。下颌下间隙切开引流的切口部位、长度应参照脓肿部位、皮肤变薄的区域决定。一般在下颌骨体部下缘以下 2cm 作与下颌骨下缘平行切口；切开皮肤、颈阔肌后，用血管钳钝性分离进入脓腔。如系淋巴结内脓肿应分开淋巴结包膜，同时注意多个淋巴结脓肿的可能，术中应仔细检查，予以分别引流。

十、颏下间隙感染

1. 解剖标志 颏下间隙（submental space）位于舌骨上区，为以颏下三角为界的单一间隙。间隙内有少量脂肪组织及淋巴结，此间隙借下颌舌骨肌、颏舌骨肌与舌下间隙相隔。两侧与下颌下间隙相连，感染易相互扩散。下唇、颊部、舌尖、口底舌下肉阜、下颌前牙及牙周组织的淋巴回流可直接汇于颏下淋巴结（图 7-16）。

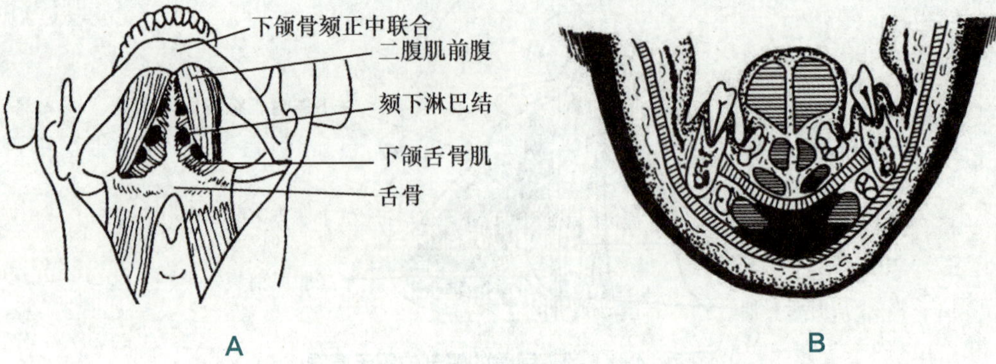

图 7-16　颏下间隙解剖位置及脓肿形成示意图

A. 解剖位置；B. 示脓肿形成区。

2. 感染来源　多来自淋巴结炎症，故以上区域的各种炎症、溃疡、损伤等均可引起颏下淋巴结炎，然后继发颏下间隙蜂窝织炎。

3. 临床特点　由于颏下间隙感染多为淋巴结炎扩散引起，故病情一般进展缓慢，早期仅局限于淋巴结的肿大，临床症状不明显。当淋巴结炎症扩散至结外后，才引起间隙蜂窝织炎，此时肿胀范围扩展至整个颏下三角区，皮肤充血、发红，有压痛，脓肿形成后局部皮肤呈紫红，扪压有凹陷性水肿及波动感。感染向后波及下颌下间隙时，可表现出相应的症状。

4. 治疗　脓肿形成后，可在颏下肿胀最突出处做横行皮肤切口，分开颈阔肌达颏下间隙，建立引流。

十一、口底多间隙感染

口底多间隙感染，即口底蜂窝织炎（cellulitis of the floor of the mouth），是指同时累及双侧舌下、颌下、颏下等口底多间隙的广泛急性感染。该区域内有众多附着于下颌骨、舌骨及舌的肌肉，走行纵行交错，其间充满着疏松结缔组织和淋巴结，从而使口底诸多间隙彼此互相沟通。一旦发生感染，极易向周围扩散，导致口底蜂窝织炎的发生。感染可以是化脓性的，也可以是厌氧菌和腐败坏死菌引起的腐败坏死性的。后者又称卢德维咽峡炎（Ludwig' s angina），是口腔颌面部最严重且治疗最困难的感染之一。当口底多间隙感染没有得到及时控制时，可沿颈深筋膜间隙向下扩散至颈部，甚至到达纵隔形成更为严重的颈部多间隙感染或纵隔脓肿，近年来，对急性下行性纵隔脓肿多有报道，其是一种发展迅速的致死性疾病，应引起临床的重视。

1. 感染来源　感染多来自下颌牙的根尖周炎、第三磨牙冠周炎、口腔及颌骨的感染，也可继发于颌下、颏下化脓性淋巴结炎及扁桃体炎，或是远处感染经血液循环扩散。化脓性感染的病原菌以金黄色葡萄球菌和链球菌为主，腐败坏死性感染则常是厌氧性、腐败坏死性细菌的混合感染。

2. 临床特点　化脓性病原菌引起的口底蜂窝织炎，早期常起于一侧舌下或颌下区，继而很快波及口底诸间隙，至颌下、颏下、舌下区及咽喉部出现弥漫性肿胀。肿胀范围可达颈部及上胸部。皮肤表面广泛性红肿，坚硬而有压痛，有时可出现凹陷性水肿。舌下肉阜处黏膜出血，有青紫色瘀斑。口底肿胀使舌体抬高，并前伸于上下前牙之间，呈半张口和“二重舌”状态，且伴流涎。常有吞咽及语言障碍，严重者可因舌根水肿压迫会厌而出现呼吸困难的症状。全身中毒症状也十分明显。多伴有发热、寒战，体温可达 39℃以上，白细胞总数增多，中性粒细胞比例升高。

腐败坏死性病原菌引起的口底蜂窝织炎，病情发展更为迅速、广泛。表现为软组织的广泛水肿，范围可上至面颊部，下及颈部锁骨水平，严重者甚至可达胸上部。病变部位皮肤苍白，炎症区组织僵硬如木板。若肌坏死，皮下组织软化溶解，液体积聚而有波动感。在有气体存在时，可出现捻发音。口底黏膜水肿明显，可呈蓝紫色，上覆灰白色假膜。由于全身中毒反应明显，机体防御能力下降，体温反而不高，白细胞总数也不高，呼吸短促，脉快而弱，血压下降。如不及时处理，可发生窒息，或因并发败血症、感染性休克、心肌炎、纵隔脓肿等而危及生命。

微课：口底多间隙感染的诊断与治疗

3. 治疗　口底多间隙感染的主要危险是窒息和全身中毒，因此必须进行及时而全面的抢救。一方面要应用大剂量的广谱抗菌药物，并根据细菌培养及药物敏感试验及时调整用药，同时给予补液、输血等全身支持疗法；另一方面要及时做广泛的切开引流，以减轻组织的压力，排除毒素。若有呼吸困难症状，应尽早切开气管，防止发生窒息。

早期行广泛地切开引流。切开引流时，可沿下颌骨下缘下 2 ～ 3cm 处做与下颌骨下缘平行切口达两侧颌下区，再沿中线由颏下到舌骨做纵切口，使切口形成“⊥”形。切开皮肤、皮下组织及颈阔肌，钝分离至脓腔。有时可切断部分口底肌，以保持引流通畅。

腐败坏死性感染，肌组织呈灰黑色，恶臭，脓液呈稀水状。对此，应用 3% 过氧化氢液或 1∶5000 高锰酸钾溶液反复冲洗，每日 4 ～ 6 次，以改变厌氧环境和充分引流为目的。创口内置橡皮管或盐水纱条填塞引流，松松包扎，每日换药直至新生肉芽组织形成，才可撤去引流。

化脓性感染与腐败坏死性感染的鉴别，见表 7-1。

表 7-1　化脓性感染与腐败坏死性感染的鉴别

	化脓性感染	腐败坏死性感染
细菌	以葡萄球菌及链球菌为主	常是以厌氧菌为主的混合感染
主要病变	以化脓为主要病变	以腐败坏死为主要病变
炎症	炎症可浅可深，多在组织间隙	炎症多在深层，且破坏肌肉组织
全身表现	全身炎症反应明显，高热、白细胞增多	全身中毒反应明显，脉快而弱，有时白细胞增多不明显，血压下降
局部表现	局部皮肤红、肿、热、痛明显	局部皮肤红肿不明显，但有广泛性水肿
触诊	触痛明显，有时可出现波动	触诊常有凹陷性水肿，可有捻发音
切开	切开有较多而黏稠脓液，有时混有血液	切开如有脓，少而稀薄，可见腐败的坏死组织，有恶臭

▶知识拓展

纵隔脓肿

纵隔脓肿是腐败坏死性口底蜂窝织炎较严重的并发症之一，口腔医生对其要作出正确的诊断并及时进行会诊治疗，以挽救患者生命。纵隔脓肿患者会出现寒战、高热、咽喉痛、胸骨后剧烈疼痛，深呼吸或咳嗽时疼痛加重，甚至麻醉镇痛药也无法缓解的症状。疼痛可以辐射到颈部、耳朵、整个胸部和两侧的肩胛骨之间，有些可能会出现神经根疼痛、呼吸困难，甚至中毒性休克。胸部X线检查可发现纵隔内局限性阴影或纵隔增宽；胸部CT检查更有助于诊断。脓肿形成后，可破入胸膜腔形成脓胸，严重者可并发心包积液、胸腔积液、上腹壁脓肿。此时可在B超或CT辅助下行脓肿穿刺、脓液细菌培养、药敏试验，对于抗菌药物的选用有一定意义。

第四节　颌骨骨髓炎

颌骨骨髓炎（osteomyelitis of the jaws）是指由细菌感染或物理、化学性因素导致的包括骨膜、骨密质、骨髓，以及骨髓腔中的血管、神经在内的颌骨组织发生炎性病变的总称。祖国医学称“骨槽风”或“穿腮”。根据颌骨骨髓炎的临床病理特点和致病因素的不同，颌骨骨髓炎可分为化脓性颌骨骨髓炎、特异性颌骨骨髓炎，以及物理（放射）和化学因素引起的颌骨骨坏死而继发感染的骨髓炎。

临床上以化脓性颌骨骨髓炎最为常见，特异性骨髓炎较少见。随着恶性肿瘤放射治疗的广泛应用，因放射性骨坏死引起的颌骨骨髓炎也相应增多。化学性因素引起的骨坏死并继发骨髓炎症者，以前多见为牙髓失活剂三氧化二砷应用不当造成。近10年来，由于双膦酸盐被应用于治疗多发性骨髓瘤、转移性骨肿瘤、Paget病及治疗成人骨质疏松症（osteoporosis），致发生化学性骨坏死并发骨髓炎者，呈现增多趋势。应引起口腔颌面外科临床的高度重视。本节重点介绍常见的化脓性颌骨骨髓炎。

一、化脓性颌骨骨髓炎

化脓性颌骨骨髓炎（pyogenic osteomyelitis of the jaws）多发生于青壮年，男性多于女性，为2：1，以16～30岁发生率最高。化脓性颌骨骨髓炎占各类型颌骨骨髓炎的90%以上。由于解剖学的特点，下颌骨骨髓炎较上颌骨骨髓炎多见，病情也比上颌骨严重。这主要是由于下颌骨骨质较致密，且周围有强大的咀嚼肌附着，一旦发生化脓性感染，不易穿破骨壁引流，致使感染沿下颌管扩散。此外由于下牙槽动脉无吻合分支，若血管栓塞，则易形成大片死骨。而上颌骨骨壁较薄、骨质疏松、营养孔较多，且附着较薄的表情肌，若发生炎症易于引流。同时上颌骨血运丰富，动脉分支多而又有侧支吻合，颌骨营养障碍及坏死的机会较少。上颌骨最为多见的是婴幼儿化脓性颌骨骨髓炎。

（一）病因

1. 致病菌　主要为金黄色葡萄球菌，其次是溶血性链球菌，以及肺炎链球菌、大肠埃希菌、变形杆菌等，临床以混合菌感染多见。

2. 感染途径

（1）牙源性感染：为最常见的感染途径，占化脓性颌骨骨髓炎的 90% 左右，可由急性根尖周炎、牙周炎、智齿冠周炎等牙源性感染扩散所致。

（2）损伤性感染：开放性颌骨骨折，口腔颌面部皮肤黏膜损伤，细菌可侵入颌骨，引起损伤性颌骨骨髓炎。

（3）血源性感染：临床上多见于婴幼儿，感染经血行扩散所致，且多伴有颌面部或机体其他部位化脓性病变及败血症等，但有时也可无明显全身病灶史。

（二）临床表现

根据颌骨骨髓炎的临床发展过程和病因、病理特点，将颌骨骨髓炎分为中央性颌骨骨髓炎和边缘性颌骨骨髓炎两种类型。

1. 中央性颌骨骨髓炎　中央性颌骨骨髓炎多在急性化脓性根尖周炎及根尖脓肿的基础上发生，向骨髓腔内发展。炎症病变始发于颌骨中央的骨松质和骨髓，再由颌骨中央向外扩散而累及骨密质及骨膜，称为中央性颌骨骨髓炎，绝大多数发生在下颌骨。根据临床发展过程，中央性颌骨骨髓炎常分急性期和慢性期。

（1）急性期：由于细菌的毒性、全身状态、炎症发展的严重程度与病变的范围不同，其临床表现也有明显差异。

本病起病急剧，多以患病部位剧烈的疼痛为主诉，同时伴有明显的全身中毒症状，体温可达 39 ～ 40℃，白细胞总数在 $20×10^9$/L 以上，中性粒细胞增多，并伴有头痛、食欲缺乏、便秘、嗜睡等症状。炎症进入化脓期后，患者全身抵抗力下降，常出现中毒症状及局部症状加重如经血行播散，可引起败血症。

颌骨骨髓炎发病的初期，炎症常局限于牙槽突或颌骨体部的骨髓腔内，是真正的骨髓内的骨髓炎。因为炎症被致密骨板包围，不易向外扩散，患者自觉病变区牙有剧烈疼痛，疼痛可向半侧颌骨或三叉神经分支区放射。下颌骨急性骨髓炎早期有四个特点：①深部剧烈疼痛；②间歇性高热；③颏神经分布区感觉异常或麻木；④病因明显。此时病变部位的牙齿松动及软组织肿胀不明显，皮肤无瘘管形成。在此阶段采取积极有效的抗菌药物治疗可防止炎症扩散至骨膜。

中央性颌骨骨髓炎在急性期如不能及时控制，病变继续发展，受累区牙松动，有伸长感，不能咀嚼，牙根明显丰满、充血，有脓液从松动牙的龈袋溢出。此时如能及时拔除患牙，骨髓腔内的脓液从牙槽窝引出，疼痛可得以缓解，炎症局限。如炎症仍未控制，继续发展，破坏骨板，溶解骨膜，扩散波及整个颌骨，形成弥漫性颌骨骨髓炎，并继发颌周间隙蜂窝织炎，伴有不同程度的开口受限。

下颌中央性颌骨骨髓炎可沿下牙槽神经管扩散，波及一侧下颌骨，甚至越过中线累及对侧下颌骨；下牙槽神经受到损害时，可出现下唇麻木症状。如果病变波及下颌支、髁突及冠突时，翼内肌、咬肌等受到炎症激惹而出现不同程度的张口受限。少数患者，炎症还可能向颅底或中耳蔓延。

上颌骨中央性颌骨骨髓炎罕见，很少形成广泛的骨质破坏。在炎症波及整个上颌骨体时，常伴有化脓性上颌窦炎致鼻腔也有脓液外溢。当炎症突破骨外板，可向眶下、颊、颧部、翼腭窝或颞下等部位扩散，或直接侵入眼眶，引起眶周及球后脓肿。

急性期持续 10 ～ 14 天，如炎症未能得到控制，可因颌骨内的血管栓塞，导致营养障碍与坏死，形成死骨并进入慢性期。

（2）慢性期：急性期治疗不彻底，治疗方法不得当，或因颌骨内血管栓塞导致营养障碍与坏死形成死骨，均可转为慢性颌骨骨髓炎。毒力弱的细菌在感染初期也常表现为慢性颌骨骨髓炎。慢性期病程长，可达数月乃至数年之久。患者体温正常或有低热，并可伴有贫血、消瘦。颌骨骨髓炎常在发病两周后，逐渐由急性期向慢性期过度，并逐步进入死骨形成及分离阶段。

慢性期的临床特点，局部症状缓解，口内或颌面部病变区软组织硬结、压痛。口腔内及颌面部皮肤形成多数瘘道，长期排脓，并可有碎骨片从瘘道排出。如有大块死骨或多数死骨形成，下颌骨可发生病理性骨折，出现咬合紊乱及面部畸形。一旦瘘管阻塞或全身抵抗力下降，炎症又可急性发作。

2. 边缘性颌骨骨髓炎 是继发于骨膜炎或骨膜下脓肿的密质骨外板的颌骨炎症，炎症首先侵犯骨膜，再损害骨密质，累及骨髓腔。多见于青年人，下颌骨为好发部位，其中又以下颌角及下颌支多见。常在颌周感染的基础上发生，其感染来源多为牙源性，且又以下颌智齿冠周炎最为常见，也偶见于中央性骨髓炎的感染扩散。其临床特点是颌周间隙感染，如咬肌、翼下颌间隙脓肿，脓液不能及时排出，侵犯下颌骨骨膜，发生骨膜炎并溶解骨膜。当骨膜溶解后，造成血管栓塞，引起骨密质营养中断，发生脱钙、疏松、软化，形成小块死骨，骨面粗糙，有脓性肉芽组织等。边缘性骨髓炎根据发病过程，也有急慢性之分。

边缘性骨髓炎的急性期特点，与颌周间隙感染症状相似，常被颌周间隙感染症状所掩盖，因此临床常见慢性期。慢性期主要表现为腮腺咬肌区呈弥漫性肿胀，局部组织坚硬且轻微压痛，病程迁延或反复发作等。由于炎症侵犯咬肌，可出现不同程度的张口受限，全身症状不明显。

根据骨质病理损害特点，边缘性骨髓炎又可分为骨质增生型与骨质溶解破坏型。

（1）骨质增生型：多发生于抵抗力较强的年轻人。由于患者抵抗力较强或致病菌毒力较弱，骨质破坏不明显，主要呈增生性病变。局部表现为患侧下颌支及腮腺咬肌区肿胀，压迫可有轻微疼痛不适。X 线检查骨质呈致密影像。

（2）骨质溶解破坏型：在急性化脓性颌周间隙感染之后，骨膜、骨密质已被溶解破坏，骨软化似蜡状，骨面粗糙，常在骨膜或黏膜下形成脓肿。自行溃破或切开引流后，常留下久治不愈的瘘道。治疗不当病变可逐渐向颌骨内蔓延，而波及骨髓腔，形成广泛骨坏死。X 线检查病变区可见骨质疏松。

（三）诊断与鉴别诊断

根据病史、病因、临床表现及 X 线摄片检查，一般不难作出诊断。急性颌骨骨髓炎的主要诊断依据是全身及局部症状明显，病源及相邻的多数牙出现叩痛、松动，甚至牙周溢脓。患侧下唇麻木是诊断的有力证据。上颌骨骨髓炎时，若波及上颌窦，可有上颌窦炎症状及患侧鼻腔溢脓。

慢性颌骨骨髓炎的主要诊断依据是瘘道形成和溢脓。死骨形成后，可从瘘道排出小块死骨，瘘道探诊，可感骨面粗糙不平。全身症状不明显。

X 线检查是颌骨骨髓炎诊断与鉴别诊断的重要辅助手段。中央型颌骨骨髓炎急性期（两周内）X 线检查常看不到骨质破坏（一般认为骨矿物质破坏达 30% ～ 60% 时，X 线检查才有诊断意义）。因此，X 线检查不适于急性颌骨骨髓炎。发病 2 ～ 4 周转入慢性期，颌骨才有明显破坏，X 线检查才有诊断意义。X 线片可显示病变区骨密度降低。2 ～ 3 个月后，可显示出骨破坏灶已局限，或死骨形成并与健康骨分离。依病程发展，颌骨骨髓炎 X 线摄片所见有四个阶段：弥散破坏期、病变开始局限期、新骨形成期、愈合期。增生型边缘性骨髓炎X线拍片，骨质呈致密影像。溶解破坏型边缘性骨髓炎，X线拍片呈骨质疏松影像，可有小片状死骨形成，但与周围正常骨质无明显界线。诊断颌骨骨髓炎时，还应注意增生型骨髓炎与骨化性纤维瘤及骨肉瘤的鉴别，下颌骨中央型骨髓炎与下颌骨中心型癌的鉴别，以及上颌骨骨髓炎与上颌窦癌的鉴别。

中央性颌骨骨髓炎与边缘性颌骨骨髓炎的鉴别见表7-2。

表7-2 中央性颌骨骨髓炎与边缘性颌骨骨髓炎的鉴别

	中央性颌骨骨髓炎	边缘性颌骨骨髓炎
感染来源	以根尖周炎、牙周炎为主	以下颌智齿冠周炎为主
感染途径	先破坏骨髓，后破坏骨密质，再形成骨膜下脓肿或蜂窝织炎，病变可累及松质骨破坏密质骨	先形成骨膜下脓肿或蜂窝织炎，主要破坏密质骨，很少破坏松质骨
病变范围	可以是局限的，但弥漫型较多	为局限的，弥漫型较少
病变区牙	骨髓炎累及的牙多数松动，牙周有明显的炎症	病源牙多无明显炎症或松动
病变部位	病变多在下颌体，也可波及下颌支	病变多发生在下颌角及下颌支，很少波及下颌体
X线表现	慢性期X线所见病变明显，可以有大块死骨形成，周围骨质分界清楚或伴有病理性骨折	慢性期X线所见皮质骨疏松脱钙或骨质增生硬化，或有小死骨块，与周围骨质无明显分界

（四）治疗

颌骨骨髓炎总的治疗原则：及时控制感染，增强机体抵抗力，并适时切开引流、清除死骨和拔除患牙。

1. 急性期 在炎症初期，即应采取积极有效的治疗，以控制感染的发展。如延误治疗，则常形成广泛的死骨，造成颌骨骨质缺损。

急性颌骨骨髓炎的治疗原则，与一般急性炎症相同。由于急性化脓性颌骨骨髓炎一般都来势迅猛，病情重，常有引起血行感染的可能。因此，在治疗过程中应首先注意全身支持及药物治疗，同时应配合必要的外科手术治疗。

（1）药物治疗：急性期应给与足量、有效的抗生素，以控制炎症的发展，同时注意全身必要的支持疗法。

（2）外科治疗：主要目的是引流排脓和去除病灶。应尽早拔除病灶牙及相邻的松动牙，使脓液从拔牙窝内排出，这样处理既可以防止脓液扩散，又可以减压及减轻剧烈的疼痛。若脓液自行穿破骨板形成间隙蜂窝织炎，可以从低位切开引流。

2. 慢性期 慢性期应以手术治疗为主，药物治疗为辅。手术的目的是及时清除死骨，消除感染病灶，促进病变愈合。

（1）手术指征：①急性炎症期后，仍遗留久治不愈的瘘管，长期溢脓；②从瘘道可探及粗糙骨面或有活动死骨；③经X线片证实有骨质破坏或死骨形成；④手术一般在病程2～4周后进行；⑤患者全身健康状况能够耐受手术。

（2）术前准备：①术前1～2天配合抗菌药物治疗，手术范围小，患者全身情况较好者，按一般手术常规处理；②术前已发生或术中可能发生骨折者，术前应做颌间固定准备；③颌骨破坏大，术后可能出现舌后坠者，应做气管切开的准备；④体弱贫血，手术范围较大者，要做好输液、输血准备。

（3）麻醉方法：一般手术范围较小者，采用局部麻醉。大范围手术者，可采用全身麻醉。可能发生窒息的患者应采用气管插管麻醉。

（4）上颌骨死骨摘除术：

1）手术切口：一般可从口内进行，切口可与病变牙槽突平行，也可做梯形黏骨膜瓣切口。若死骨或瘘管接近眶下缘，可顺皮纹在眶下缘下方做皮肤切口。

2）清除死骨：分离黏骨膜瓣或皮下骨膜，直达骨面，摘除游离死骨，刮除病理性肉芽组织，使骨面光滑。然后清洗创面，放置引流，缝合创口。如口内创口不能严密缝合，可填入碘仿纱条保护创面。

（5）下颌骨死骨摘除术

1）手术切口：小范围且距牙槽嵴较近者，可做口内切口，方法同上颌骨。下颌骨体部、下颌角或下颌支的死骨，应按口外切口的原则，从下颌支后缘绕过下颌角，在距下颌下缘1.5～2.0cm处，做与下颌下缘平行或弧形的皮肤切口，以避免损伤面神经下颌缘支。

2）摘除死骨：牙槽突附近的死骨，原则上与上颌口内手术方法相同。下颌骨体部及下颌支的死骨，在切开皮肤、皮下组织和颈阔肌之后，钝性分离暴露面前静脉和颌外动脉，并结扎切断。沿下颌角及下颌下缘切断咀嚼肌附着和骨膜，以骨膜剥离器剥离骨膜，充分暴露病灶，摘除死骨。

3）刮除碎骨屑及病理性肉芽组织后，修整锐利骨缘，清洗创面，并放置引流。

4）最后分层缝合、包扎。如外部创口与口内相通，应严密缝合口内创口，口外建立引流；口内创口不能严密缝合时，应严密缝合口外创口，口内应填塞碘仿纱条，保护创面，直到肉芽组织生长、创口愈合为止。

（6）边缘性骨髓炎的手术处理：边缘性骨髓炎多无明显死骨，病变特点是骨膜增厚或融解，骨质粗糙或变软，有时可呈小块片状或砂石状死骨。手术应彻底刮除死骨及病理性肉芽组织，直到骨面光滑坚硬为止，以防复发。

（7）牙源性颌骨骨髓炎的处理：引起牙源性颌骨骨髓炎的病源牙，应在清除死骨时应一并拔除，以彻底清除病源。

二、新生儿颌骨骨髓炎

新生儿颌骨骨髓炎一般指发生在出生后3个月以内的化脓性中央性颌骨骨髓炎。主要发生在上颌骨，下颌骨极为罕见，其病因、病变过程、治疗原则等均有别于以上化脓性骨髓炎。

（一）病因

1. 致病菌 致病菌多为金黄色葡萄球菌、链球菌，也可为肺炎链球菌。

2. 感染途径 感染途径多为血源性，可由脐带、皮肤等感染血行传播引起，也可因牙龈损伤或母亲患化脓性乳腺炎，哺乳时病原菌直接侵入引起。亦可在分娩时，母亲产道内的感染经患儿颜面皮肤或黏膜的微裂口直接侵入。此外，泪囊、鼻泪管及化脓性中耳炎均可引起新生儿上颌骨骨髓炎。

（二）临床表现

急性期患儿突然出现高热、寒战、啼哭、烦躁不安，甚至呕吐，重者常出现意识不清、昏睡及休克等症状。局部症状主要表现为面部、眶下及内眦部红肿，以后病变向眼睑扩散，引起眼睑水肿、睑裂狭窄甚至完全闭合、球结膜充血或眼球外突等症状。在口内可见上腭及前庭沟处红肿。脓肿形成后，常由牙槽突、硬腭或鼻腔、内眦、眶下部等处穿破流脓，形成瘘管而转为慢性，此时全身症状可趋缓解。

由于化脓性感染容易突破上颌骨骨壁向外发展，因此很少形成大块死骨。牙胚、眶下缘及颧骨等易受侵犯，小块死骨或坏死牙胚可自瘘管排出。恒牙和颌骨损害严重者，可影响颌面部发育而出现严重的牙颌畸形。

目前临床上很少能见到新生儿颌骨骨髓炎，因刚患病时多就诊于产科及小儿科，待转入慢性期后方到口腔科就诊，那时患儿多已度过新生儿期，故对这类患儿亦可称婴幼儿骨髓炎。

（三）诊断

根据患儿年龄、病史、症状特点，诊断多无困难。在发病 2～3 周 X 线拍片，可显示骨质疏松、骨纹理模糊及死骨形成。

（四）治疗

新生儿上颌骨骨髓炎发病急，病情重，全身症状变化快，在治疗上应采取积极有效措施，在尽快给予大量有效抗生素的同时，应注意对症处理及全身支持治疗。一旦眶周、牙槽突或腭部脓肿形成，应及早切开引流，并注意患儿口腔的清洁和护理，避免脓液吞咽或误吸引起并发症。

对新生儿颌骨骨髓炎，不必急于行死骨清除术。因为新生儿上颌骨骨壁很薄，骨质疏松，小块死骨可随脓液排出。若需手术，一般采用从口内或扩大瘘管后进行搔刮，注意尽可能保留未感染的牙胚，并避免过度刮除骨质，以防造成面颌畸形与咬合功能紊乱。对面部遗留瘢痕及塌陷畸形，可待适当时机进行整复。

三、放射性颌骨坏死（骨髓炎）

伴随头颈部恶性肿瘤采用放射治疗人数越来越多，由放射线导致的放射性颌骨坏死及其继发的放射性颌骨骨髓炎也日趋增多。电离辐射对人的损伤程度与照射时间、照射剂量有关，而人体不同组织对辐射的耐受剂量也有明显的差异。生长中的骨及软骨对辐射比成人相同组织更敏感。一般认为成人骨是相当耐辐射的组织。在现代所用高能量放疗中很少产生骨坏死。但照射后的骨再生能力低下，易受创伤和感染。因此在头颈部肿瘤患者选用放射治疗时，应充分考虑其发生的可能性并采取预防和减少其发生的相应措施。

（一）病因

放射线能对恶性肿瘤细胞的分裂起到抑制作用，但也能对正常组织产生损害作用。关于放射性骨坏死的原因多年来一直崇尚血管栓塞学说，骨组织经辐射后在实质组织受损的同时，血管因辐射也发生系列形态及功能上的变化。照射后早期的形态变化可见因血管内膜肿胀而发生血供减少，晚期则因管壁增厚和内皮细胞增生突向管腔造成血管狭窄和闭塞，导致血供锐减或终止，引起局部营养障碍。但近年有研究证实，颌骨放射性骨损害主要是射线对骨细胞的直接损伤，而不是由于局部血管闭锁导致血液循环障碍的继发症，从而对血管栓塞学说提出了异议。

现代对放射性颌骨坏死的病因及发病机制的认识，推崇低细胞活性、低血管密度和低氧含量的“三低”学说。应当说放射性骨损害与血管损害应是互为因果，互有关联的。颌骨尤其是下颌骨主要为密质骨，含钙量高，吸收射线量大，因此在头颈部恶性肿瘤给予根治性照射时，有发生无菌性坏死的可能。放射线引起的颌骨坏死与局部血供、个体耐受性、照射方式、局部防护，特别是与放射剂量或多次疗程等有一定关系。放射性剂量越大，次数越多，对骨的损害越大。6～8周内超过50～60Gy就有可能引起骨坏死。在此基础上，如口腔卫生不佳、牙源性感染及损伤或施行拔牙手术等，均可导致继发感染，形成放射性颌骨骨髓炎。

（二）临床表现

放射性颌骨骨坏死发病过程缓慢，往往在放射治疗后数月乃至数十年始出现症状。有的患者是在拔牙或局部损伤后因创口不愈或发现骨坏死方始就诊。发病初期颌骨有持续性针刺样剧痛，逐渐在皮肤或黏膜上形成瘘管，流脓不止。此后坏死骨质逐渐暴露，呈黑褐色。但死骨周界不清，与正常骨质不易分离。面部软组织常有放射性瘢痕，有时面颊软组织可因继发感染而引起组织坏死，造成洞穿性缺损畸形。患者常有口干、口臭及口腔溃疡的情况，也有发生猖獗龋者。因病程长患者呈慢性消耗性衰竭，常表现为消瘦及贫血。

（三）诊断

根据头颈部有放射性治疗的病史及局部表现，本病不难诊断。X线片主要显示为骨密度降低，骨小梁粗糙，病变区与正常骨界限不清。

（四）治疗

本病的治疗较为困难。放射性骨坏死或骨髓炎与化脓性骨髓炎不同，虽已形成死骨，却无明显界限，而且是慢性进行性发展。因此，治疗应考虑全身及局部两个方面。除用抗生素控制感染及全身支持疗法外，有条件时也可用高压氧和外科手术治疗。高压氧有时可以增加血管内的氧压，促进肉芽组织的生长，使死骨早日形成分离。由于死骨与健康骨质界限不清，因此在原发病灶得到控制后，应在健康骨质范围内尽早切除死骨。即使原发灶未完全得到控制，但有可能手术根治者，也可连同死骨一并进行根治性颌骨切除术，以中断病变的继续蔓延。口腔黏膜与皮肤被放射线累及的部分，在切除颌骨的同时应一并切除，以免术后创口不愈合。

（五）预防

根据本病发病因素，在放射治疗前、放射治疗中及放射治疗后，应注意以下事项。

1. 放疗前 放射治疗1～2周前，要消除口腔内一切感染病灶，全口洁治，用非金属材料充填龋病，拔除无法治愈的患牙，并拆除口内金属修复体。

2. 放疗中　选择合适的放射源和照射方式，正确掌握放射剂量，口腔组织的射线平均耐受量为6～8周内60～80Gy，并加强非放射区的防护措施。治疗过程中注意营养，提高患者的抵抗力。

3. 放疗后　治疗结束后，注意保持口腔清洁，一年内勿佩戴可摘义齿。定期复查，及早发现和治疗所出现的病变。尽可能避免拔牙或其他手术创伤。必须手术或拔牙时，应尽量减少手术创伤。术前术后给予有效抗生素，避免可能发生的继发感染。

▶知识拓展

为何双膦酸盐类药物可导致骨坏死?

双膦酸盐类药物是一种常用的骨代谢调节药物，主要用于治疗骨质疏松症、恶性肿瘤骨转移和其他与骨代谢异常相关的疾病。其主要作用机制是通过抑制破骨细胞的活性来防止骨的吸收，从而帮助增强骨骼强度和稳定性。其副作用如下。

1. 肌肉、关节疼痛　使用双膦酸盐类药物后，可能会出现肌肉、关节及骨质的疼痛，这种疼痛不同于骨性疾病急性发作期所产生的疼痛症状。

2. 胃肠道反应　包括上腹部疼痛、消化不良等。

3. 肾毒性　双膦酸盐类药物可能对肾功能造成损害，严重时可能导致肾衰竭。

4. 颌骨坏死　长期使用双膦酸盐类药物，在接受拔牙或颌面部手术后，有发生颌骨坏死的风险。如果静脉使用双膦酸盐产品，则颌骨坏死的风险更高，尤其是癌症患者。

5. 非典型骨折　虽罕见，但长期使用双膦酸盐类药物会增加发生非典型骨折的可能性。

双膦酸盐类药物的使用，需根据病情需要，在医生的指导下进行，并定期进行相关检查以监测药物的副作用。口腔医生需要多了解药物知识，对拔牙及颌骨手术的患者进行病史采集时，进行有关药物使用的询问，以避免造成颌骨坏死的风险。

第五节　面部疖痈

面部皮肤是人体毛囊及皮脂腺、汗腺最丰富的部位之一，又是人体暴露部分，接触外界尘土、污物、细菌机会多，易招致损伤，因此引起单一毛囊及其附件的急性化脓性炎症者称为疖，其病变局限于皮肤浅层组织；相邻多数毛囊及其附件同时发生急性化脓性炎症者称为痈，其病变波及皮肤深层毛囊间组织时，可顺筋膜浅面扩散波及皮下脂肪层，造成较大范围的炎性浸润或组织坏死。

一、病因

颜面部疖痈的病原菌主要是金黄色葡萄球菌。正常的毛囊及其附件内常有细菌存在，但只有在局部因素影响或全身抵抗力下降时，细菌才开始活跃引起炎症，皮肤不洁或剃须等原因引起皮肤的损伤均可成为局部诱因。全身衰竭、患消耗性疾病或糖尿病的患者，也易发生疖痈。

二、临床表现

疖初发时表现为皮肤上出现红肿、热痛的小硬结，呈锥形隆起。2～3天硬结顶部出现黄白色脓头，周围红肿，搏动性剧痛。继而硬疖中央部组织坏死软化，脓栓自行破溃脱落，疼痛缓解，炎症渐退，创口自行愈合。疖除引流区域淋巴结可轻微肿痛外，一般无明显全身自觉症状。

若处理不当，如随意搔抓或挤压排脓、热敷、药物烧灼腐蚀，以及不恰当地切开等，都可促使炎症扩散。如位于上下唇、鼻部的疖，可因此导致局部红、肿、痛范围增大，伴发蜂窝织炎或演变成痈。甚至并发海绵窦血栓性静脉炎、菌血症或脓毒症。

痈好发于唇部，上唇多于下唇，男性多于女性。感染的范围和组织坏死的深度均较疖严重且伴剧烈的疼痛。当多数毛囊、皮脂腺及其周围组织发生急性炎症与坏死时，可形成迅速增大的紫红色炎性浸润块。其后皮肤上出现多个黄白色脓头，破溃后溢出脓血样分泌物；继之脓头周围组织亦有坏死，坏死组织溶解排出后，可形成多个蜂窝状腔洞。感染可波及皮下筋膜层及肌组织，引起皮下组织坏死，致使整个痈的病变区组织呈酱紫色浸润块。痈周围和深部的组织则呈弥散性水肿。唇痈患者因唇部极度肿胀、疼痛、张口受限而致进食、言语困难。局部区域淋巴结肿大、压痛。全身中毒症状明显，畏寒、高热、头痛、食欲缺乏、白细胞计数及中性粒细胞比例升高。唇痈较疖更易伴发颅内海绵窦静脉炎、菌血症、脓毒症，以及中毒性休克和水电解质紊乱，从而导致较高的死亡率。

三、并发症

在口腔颌面部感染中，面部疖痈最易发生全身并发症。这是由于疖痈的病原菌毒力较强，上唇与鼻部“危险三角区”内的静脉常无瓣膜，以及颜面表情肌和唇部的生理性活动易使感染扩散等。当感染侵入面静脉发生静脉炎及血栓形成时，静脉回流受阻，可出现颜面广泛水肿、疼痛。感染沿无瓣膜面前静脉逆行引起海绵窦血栓性静脉炎。表现患侧眼睑水肿、眼球突出、眼压增高、运动受限、视力减退、畏光流泪及结膜下水肿或淤血，全身高热、头痛，至神志不清。若同时发生脑膜炎、脑脓肿，则出现剧烈头痛、恶心、呕吐、颈项强直、血压升高、呼吸深缓、惊厥、昏迷等脑膜激惹、颅内高压和颅内占位性病变等体征。细菌随血循环扩散，可引起菌血症或脓毒症，表现为全身高热（常在39℃以上）、患者烦躁、神情淡漠、反应迟钝、嗜睡，甚至昏迷，皮肤有出血点或小脓点，白细胞总数及中性粒细胞比例明显增高。但出现中毒性休克时，则有血压下降、脉搏细速，如未及时和正确治疗可导致死亡。在脓毒症时，尚可出现躯干、四肢及重要脏器（如肝、肺等）的转移性脓肿。

四、治疗

微课：面部痈的诊断与治疗

面部疖痈的治疗应局部与全身治疗相结合。在炎症早期，无显著全身症状时应以局部治疗为主，同时选择必要的药物治疗。局部治疗宜保守。避免损伤，严禁挤压、挑刺、热敷或用苯酚、硝酸银烧灼，以防止感染扩散。唇痈还应限制唇部活动，如言语及咀嚼等。进食可用管饲或鼻饲流质。疖初起时可用2%碘酊涂擦局部，每日1次，并保持局部清洁。痈的局部治疗宜用高渗盐水或含抗生素的盐水纱布局部持续湿敷，可促进早期痈的局限、软化和穿破。在急性炎症得到控制、局部肿胀局限、并已形成明显的皮下脓肿而又久不破溃时，才可考虑在脓肿表面中心、皮肤变薄的区域做保守性的切开引出脓液，切忌挤压脓腔。已破溃或切开引流后局部仍应以高渗盐水纱布持续湿敷，可收到良好的排脓效果，但已被脓液污染的盐水纱布应及时更换。

对面部疖伴有局部蜂窝织炎和面痈患者应结合全身抗菌药物治疗，最好从脓头处取脓做细菌培养及药敏试验，以供正确选用抗生素。疑有菌血症、脓毒症或海绵窦静脉炎等全身化脓性感染并发症患者应反复做血细菌培养，根据结果选择用药。如致病菌一时未能确定，可暂时选用对金黄色葡萄球菌敏感的药物，如青霉素、新型青霉素、头孢菌素族及红霉素等，或两种抗菌药物联合应用。以后根据治疗效果、病情演变及细菌培养结果，调整药物种类。

重症患者应加强全身支持疗法，包括：卧床休息、加强营养、输液或少量输血，补充电解质溶液纠正酸中毒。出现中毒性休克时，应积极采取综合措施，并尽快纠正循环衰竭所出现的低血压，表现出颅内高压时应给予正确脱水疗法。患者昏迷或伴严重肺部并发症时，呼吸道分泌物多，咳嗽反射差，宜行气管切开术以利分泌物的抽吸及改善缺氧状态。临床出现全身并发症时，应采取相应针对性措施。

第六节　面颈部淋巴结炎

面颈部淋巴结炎是指各种感染性疾病引起的面颈部淋巴结的炎症性病理改变。面颈部淋巴组织丰富，它能将口腔颌面部的淋巴回流，汇集到所属的区域淋巴结内，最后经过颈深淋巴结及颈淋巴干进入颈内静脉。淋巴结不仅能过滤与吞噬进入淋巴液中的微生物、有害颗粒物质与肿瘤细胞，而且还能破坏毒素，是机体防御感染和阻止肿瘤细胞扩散的重要屏障。因此，口腔颌面部许多疾病所并发的淋巴结炎和肿大，对相应的疾病诊断和治疗具有重要意义。

一、病因

1. 致病性微生物　非特异性化脓感染的致病菌主要为金黄色葡萄球菌和溶血性链球菌，特异性感染中以结核分枝杆菌最多见。

2. 感染来源

（1）上呼吸道感染：常继发于扁桃体炎、咽炎、鼻炎、上颌窦炎等，为婴幼儿急性淋巴结炎的主要感染途径。

（2）口腔颌面部感染：常继发于口腔感染、冠周炎、根尖周炎、颌面部间隙感染、颌骨骨髓炎、颌面外伤感染、疖痈等。

（3）结核病变：可继发于口腔、鼻咽部及肺结核，也可由肾、肠、骨等结核灶血行播散。

二、分类

根据致病性微生物的种类可分为化脓性淋巴结炎、结核性淋巴结炎。

1. 化脓性淋巴结炎　根据病情的缓急，分为急性和慢性化脓性淋巴结炎。

（1）急性化脓性淋巴结炎：临床以颌下淋巴结炎最为常见，由于幼儿淋巴结的屏障防御结构不完善、被膜薄、免疫力较低，所以急性化脓性淋巴结炎以婴幼儿较多见。其临床特征为发病急、进展快。

1）局部症状：早期淋巴结肿大、压痛，可触及大小不等、界限清楚的硬结。如感染未得到控制，波及被膜及周围组织，则局部组织发红、疼痛加剧。数个肿大淋巴结相互粘连，界限不清。继而淋巴结中心坏死、化脓，若穿破被膜，则导致蜂窝织炎发生。

2）全身症状：早期低热不适，幼儿哭闹不安。进入化脓期，疼痛加剧、高热寒战，白细胞总数可达（20～30）$\times 10^9$/L 以上，如不及时治疗可并发脓毒血症、败血症及中毒性休克、支气管肺炎等而危及生命。临床上儿童病情较成人更为严重，必须引起高度重视。

（2）慢性淋巴结炎：多继发于慢性牙源性感染，也可继发于慢性扁桃体炎、慢性鼻炎、慢性中耳炎等，此外，急性淋巴结炎治疗不彻底亦可转为慢性。其临床表现为病程进展慢，病变常表现为慢性增殖性改变。临床特征是淋巴结内结缔组织增生形成微痛硬结，淋巴结活动，有压痛。可反复急性发作，增生长大的淋巴结，即使原发感染病灶消除，也不可能完全消退。

2. 结核性淋巴结炎 常见于儿童及青年。轻者仅有淋巴结肿大而无全身症状，重者可伴体质虚弱、营养不良和贫血、低热、盗汗、疲倦等症状，并可同时有肺、肾、肠、骨等器官的结核病史。其临床表现：初起为单个或多个肿大而无压痛的淋巴结，孤立而无粘连。后因炎症浸润，逐渐融合并相互粘连，形成不能移动的结节性肿块。晚期淋巴组织干酪样变性、液化，触诊有波动感。表面皮肤无充血、发热与明显压痛，故称为冷脓肿。脓肿自行溃破或切开后，排出类似豆渣样干酪物质或稀米粥样脓液，此时皮肤逐渐转变呈暗红色，形成经久不愈的瘘管。

三、诊断与鉴别诊断

微课：化脓性淋巴结炎的诊断与治疗

根据病史、临床表现、发病部位及原发病灶的存在，可作出诊断。但应注意慢性化脓性淋巴结炎与结核性淋巴结炎的鉴别诊断，以及化脓性颌下腺炎与结核性淋巴结炎的鉴别诊断。

结核性淋巴结炎可根据身体其他部位结核病史、脓液性状及涂片抗酸杆菌染色检查，或结核菌培养检查，对上述两种病症加以鉴别。必要时可做淋巴结病理切片检查及结核菌素试验，协助诊断。

四、治疗

1. 急性淋巴结炎

（1）全身治疗：应用足量有效抗菌药物控制感染，防止扩散，并给予全身支持治疗及对症治疗。

（2）局部治疗：可用中药六合丹外敷治疗，已化脓者应及时切开引流，同时进行原发灶的治疗。

2. 慢性淋巴结炎 对慢性淋巴结炎一般不需治疗，但有反复发作者，应寻找病灶，予以清除。

3. 结核性淋巴结炎 结核性淋巴结炎应注意全身治疗，加强营养，提高机体免疫力，并给予抗结核药系统治疗。

（1）对于局限性、可移动的结核性淋巴结，或经药物治疗效果不佳者，可予以手术摘除。

（2）对已化脓的淋巴结结核或小的潜在性冷脓肿，以及皮肤未破溃者，可以穿刺抽脓后，随即注入异烟肼 50～100mg，隔日一次或每周 2 次。穿刺时应从脓肿周围的正常皮肤进针，以防造成脓肿溃破或感染扩散。

（3）对尚未形成冷脓肿的结核，可用异烟肼 50 ～ 100mg 加入 0.25% 普鲁卡因 5 ～ 10ml 中，做病灶周围环形封闭，隔日或每周一次。

第七节　口腔颌面部特异性感染

一、颌面骨结核

颌面骨结核是较少见的特异性感染病变，多由血行播散所致。好发于儿童与青少年，因骨发育旺盛时期骨内血供丰富，感染机会较多。病变多发生于颧骨及眶下缘部位及下颌骨的下颌支、下颌角部位。

（一）感染来源

开放性肺结核患者可随痰或唾液经口腔黏膜的创口感染，或牙龈及口腔黏膜结核侵入颌骨；也可因其他器官的结核病灶，由血行播散所致。

（二）临床特点

颌面骨结核发病一般较缓慢，呈渐进性、破坏性发展，早期无明显自觉症状。牙龈结核性溃疡病变可进而损害牙槽骨，发生干酪样变，被累及牙逐渐松动，甚至脱落。若病变继续发展，可使骨质膨隆或瘘管形成，经久不愈，并可继发化脓性感染。下颌角、颧骨及眶下缘等部位骨松质丰富，易发生血源性结核感染。

初期患部呈无痛性弥漫性肿胀，质硬，稍有压痛。随着病情的发展，局部肿块增大，出现放射性疼痛。若病变向颌骨外周扩展，可波及相应部位的口腔黏膜及皮肤，形成冷脓肿，穿破后遗留不易愈合的瘘管，常有较稀薄的脓液或小死骨排出。全身症状一般只有低热，如并发化脓性感染，可出现急性颌骨骨髓炎的临床症状，脓液也变成黄色黏稠状。

（三）诊断

根据病史、临床表现及身体其他部位有无结核病灶存在，再配合必要的辅助检查，如摄 X 线片、脓液涂片检查和结核菌培养，一般可作出诊断。必要时做活组织检查以确诊。

（四）治疗

颌面骨结核多为继发性病变，首先要重视原发灶的治疗。治疗包括全身用药和颌骨结核的病灶清除两个方面。

1. 全身治疗　增强饮食营养，提高机体抗病能力，应用异烟肼及利福平等抗结核药物，治疗过程一般需要 6 个月以上，为减少耐药菌株，一般采用两种药物联合用药的方案。

2. 局部治疗　在有效的全身抗结核治疗后，若颌骨病变已局限，可做病灶清除术，包括切除死骨、刮除结核肉芽肿等。术后应继续进行抗结核治疗3个月左右。

二、颌面部放线菌病

颌面部放线菌病主要是由布氏放线菌引起的慢性、肉芽肿性的特异感染性疾病。布氏放线菌是人口腔正常菌群中的腐败寄生菌，故本病绝大多数是内源性感染。

（一）感染来源

感染通过龋洞、牙周袋、阻生牙的龈袋、拔牙创、口腔溃疡、面部损伤等途径侵入颌面部。

（二）临床特点

放线菌病以20～40岁男性多见，病变多发生于颌面部软组织，尤以腮腺咬肌区为多，其次是下颌下、颈部及颊部。如侵犯颌骨，其常见部位是下颌角及下颌支。

发病初期无自觉症状，局部出现无痛性硬块，患区皮肤呈紫红色，与周围正常组织无明显界限。若感染侵入咬肌、翼内肌及口底肌时，则出现明显的张口困难及咀嚼、吞咽疼痛。感染继续发展，则皮肤变软，形成多个小脓肿，溃破或切开后，常见浅黄色黏稠脓液流出，可查见硫黄颗粒。排脓后的创口经久不愈，形成多数互相通连的瘘管。若伴有化脓性感染，可出现急性化脓性感染的症状。

放线菌不受正常组织分层限制，可直接向深层组织扩散。颌骨遭受感染时，表现为部分骨密质被溶解破坏或增生。若病变侵入颌骨中心可在颌骨内形成囊肿样膨胀，称为中央性颌骨放线菌病。

（三）诊断

根据临床特点及细菌学检查，一般可作出诊断。但需与恶性肿瘤、结核病等相鉴别。中央型放线病X线片显示的多囊性改变，需与颌骨成釉细胞瘤及黏液瘤相鉴别，必要时可做活体组织检查。

（四）治疗

1. 药物治疗 首选药为青霉素G，每日200万～500万U的大剂量肌内注射，持续6～12周。如合用磺胺等药物，有可能增强疗效。也可选用红霉素、林可霉素、克林霉素等。此外，口服10%碘化钾，皮内注射放线菌溶素的免疫疗法也有一定疗效。

2. 高压氧疗法 根据放线菌的厌氧特点，用高压氧及抗生素的综合治疗，可以提高疗效。

3. 手术疗法 已形成脓肿或留有瘘管，可分别做脓肿的切开引流及肉芽组织刮除术；若已侵入颌骨，则应做死骨刮除术。

经以上治疗无效，且反复发作化脓性感染者，可考虑病灶切除，但因局部血供丰富，应有血源准备。术前给予青霉素G 1000万～2000万U，术后每日200万～300万U，持续应用12周以上，以防复发。

三、颌面部梅毒

梅毒（syphilis）是由梅毒螺旋体引起的一种慢性感染性疾病。可侵犯皮肤、黏膜及全身各脏器，口腔及颌骨是易遭受损害的部位之一。

（一）感染来源

根据传染途径，梅毒可分先天性梅毒（胎传梅毒）和后天性梅毒。先天性梅毒由患梅毒的孕妇通过胎盘传染给胎儿。后天梅毒绝大多数是通过性行为感染，少数可通过接吻、共用饮食器皿、玩具、哺乳等途径传播。亦有因输血而感染者。

（二）临床特点

1. 先天性梅毒 早期先天性梅毒多在出生后第三周至第三月，甚至一年后出现症状。婴儿常早产，表现为营养障碍，貌似老人。鼻腔狭窄、呼吸不畅，有带血的脓性黏液状分泌物。口腔黏膜可发生与后天性梅毒相似的黏膜斑。

此外，梅毒性间质角膜炎出现的角膜混浊，损害第 8 对脑神经的神经性耳聋及哈钦森牙，被称为先天性梅毒的哈钦森三联征。

2. 后天性梅毒 一期梅毒，又称下疳。口腔下疳发生在舌和唇部，病损表面或渗出液中可分离出梅毒螺旋体，有高度传染性。二期梅毒，下疳发生后 3 ～ 8 周，在口腔可出现梅毒黏膜斑或形成溃疡，此期传染性也很强。三期梅毒为晚期病变，一般接触传染性不强。在口腔颌面部常侵犯鼻骨、硬腭及下颌骨。梅毒树胶样肿，为局限的炎性肉芽肿，可导致腭穿孔，也可使鼻骨破坏塌陷，形成鞍鼻。三期梅毒也可侵犯舌背，表现为舌乳头萎缩，过度角化而发生梅毒性白斑。

（三）诊断

根据详细而正确地询问病史、临床检查、病原微生物检查、X 线检查，以及必要时组织病理学检查，进行综合分析，正确判断，审慎地作出诊断。

血清试验是诊断的重要手段。目前常用的有非特异性血清试验，如未灭活血清反应素试验和快速血浆反应素实验可作为梅毒诊断的初筛试验。另有特异性梅毒血清试验，如荧光梅毒螺旋体吸收实验及梅毒螺旋体血球凝聚试验等可作为诊断依据。

（四）治疗

颌面部梅毒损害无论胎传或后天受染，均为全身性疾病的口腔颌面部表现，因此应行全身性驱梅治疗。

青霉素是驱梅治疗的首选药物。常用青霉素 G 及砷铋剂联合治疗。对青霉素过敏者，可改用红霉素、头孢菌素类药物等。治愈的主要指标是病损及症状消退、血清试验转为阴性。对缺损畸形的修复，必须在全身及局部的梅毒病变基本控制以后，才能进行。

四、艾滋病在口腔颌面部的表现、诊断与防治

（一）艾滋病简介

艾滋病又称获得性免疫缺陷综合征（acquired immunodeficiency syndrome，AIDS），是由人类

免疫缺陷病毒（human immunodeficiency virus，HIV）感染所致。自 1981 年发现以来，艾滋病已在全球广泛传播，其特点是免疫功能受损，病毒传播速度快，感染后易引发各种严重疾病。艾滋病的传播途径主要有血液传播、母婴垂直传播和性传播。

（二）艾滋病在口腔颌面部的表现

1. 口腔念珠菌病（白假丝酵母菌病） 常在艾滋病确诊前出现，可作为艾滋病的先兆症状，是艾滋病患者最常见的口腔感染。临床表现为口腔黏膜多处出现红斑或白斑，实际为红斑型念珠菌病（白假丝酵母菌病）或假膜性念珠菌病（白假丝酵母菌病），多发生在腭部及舌背部黏膜，表面有干酪样渗出物，自觉有疼痛及烧灼感，斑块可以擦去，留下红色区域并伴有出血。涂片及培养可发现白念珠菌（白假丝酵母菌），部分患者可出现念珠菌（白假丝酵母菌）感染的口角炎。

2. 口腔黏膜毛状白斑 是艾滋病感染者最常见的表征和病损，也是艾滋病病情进展性的最可靠的指征。毛状白斑只局限在口腔发病，临床表现为白色斑块，常发生在舌侧缘，大多为双侧发病，可扩展到整个舌背和舌腹部，病损表面不规则，表现为皱褶和突起，与毛发相似，还可以是小而细的皱褶，病损因过度增生有时呈毛绒状。

3. 艾滋病相关性牙周炎 是艾滋病病毒感染者中的一种特殊类型的牙周病。主要表现为牙龈乳头坏死、出血及疼痛，牙周组织破坏迅速，牙齿松动、缺失，但牙周袋并不深。有时可发展为坏死性口炎，出现广泛的软组织及骨组织坏死，甚至危及生命。原因可能是机体免疫功能缺陷，口腔内条件致病菌感染所引起。

4. 口腔疱疹 是口腔黏膜出现的小水疱样疼痛性病变。水疱破损后很快形成不规则溃疡，2 周后可以愈合，但有些患者可反复发作。

5. 口腔肿瘤 与艾滋病有关的口腔肿瘤有三种。

（1）卡波西肉瘤：最常见的艾滋病相关性肿瘤，腭部是最常见的部位，其次为牙龈、口咽部、颊部、唇等处。早期为扁平状不高出黏膜面、浅蓝色或浅红色的斑块病损。以后逐渐发展，颜色变深，成为高出黏膜隆起的肿块，并出现分叶甚至溃疡。在出现溃疡前没有触痛，临床表现类似血管瘤。

（2）非霍奇金淋巴瘤：EB 病毒可能为本病的病原。病损多始于牙槽突，进而波及整个颌骨，出现牙松动、移位、脱落。肿瘤常为多发，可波及内脏器官。

（3）鳞状细胞癌：艾滋病患者口腔鳞癌多位于舌部。此外，还可见口腔黏膜发生尖锐湿疣。

（三）艾滋病口腔颌面部表现的临床意义

在艾滋病和艾滋病相关综合征患者中，约 95% 有口腔颌面部表现，这些表现可能在发展到艾滋病期之前 4 年内可单独出现，并首先就诊于口腔科，因此口腔科医生应具备这方面的知识，以便早期诊断并避免误诊和造成院内感染。

（四）艾滋病口腔病变的诊断

艾滋病口腔内病变常为 HIV 感染的首发症状。对有口腔病变表现者，特别是有长期发热、乏力、消瘦的口腔病患者，应引起注意，并应进一步做相关实验室检查，作出明确诊断。

（五）艾滋病的防治

1. 预防措施 有以下三点。

（1）消除不卫生性生活。

（2）阻断血液传播途径，比如静脉注射毒品、不规范输血等行为，应进行相关宣传活动加以制止。

（3）医护人员在诊治艾滋病患者时，应遵循预防乙肝传播的处理措施，有效地防止和控制感染的发生。

2. 治疗现状 艾滋病的治疗在当前条件下非常困难。目前主要针对 HIV 病毒、艾滋病常见的机会性感染病原体激活免疫抑制剂及继发肿瘤的治疗。

▶知识拓展

先天性梅毒牙

先天性梅毒牙又称哈钦森牙，是在胚胎发育后期和出生后第 1 个月，牙胚受梅毒螺旋体侵犯所造成的牙釉质和牙本质发育不全。10% ~ 30% 的先天性梅毒患者，牙形态可发生改变，表现为切牙呈半月形，切缘狭窄，中央部凹陷有切迹，两切角圆钝，形如新月状，故称半月形切牙，又称哈钦森牙。恒磨牙表现牙冠表面粗糙，牙尖皱缩，呈一些发育不良的结节状压挤在一起，釉质小颗粒状如桑葚，故称桑葚牙。

—• 考试知识点总结 •—　　　　—• 本章小结 •—

—• 协和云课堂…… 拓展练习及参考答案 •—

（刘俊红　周　静）

第八章　口腔颌面部肿瘤

教学课件

学习目标

素质目标

（1）强化医患沟通能力和人文关怀意识，建立良好的医患关系。

（2）深刻认识到肿瘤疾病的复杂性和多样性，具备严谨认真的学习态度和对专业的敬畏之心。

知识目标

（1）掌握：口腔颌面部肿瘤的基本概念、病因、临床表现、诊断及治疗原则，良恶性肿瘤的鉴别。

（2）熟悉：软组织囊肿、颌骨囊肿、色素痣、牙龈瘤、血管瘤与脉管畸形的病因及分类、临床表现、诊断及治疗原则。

（3）了解：口腔颌面部恶性肿瘤的临床特点及治疗原则。

能力目标

能在带教老师的指导下利用肿瘤相关知识开展肿瘤疾病的三级预防工作。

案例导入

【案例】

患者，男，32岁。一侧脸颊近5年来逐渐肿大。检查：面部畸形，左侧下颌骨磨牙区、下颌角及升支部膨大，对颌有明显压痕，影响咬合，按之有乒乓球感。

【问题】

1. 该患者可能的初步诊断是什么？其诊断依据是什么？
2. 为明确诊断，该患者还可以做何种检查？
3. 该疾病的主要治疗手段是什么？如有恶变，其处理原则是什么？

·核心知识拆解·

第一节　概　论

微课：口腔颌面部肿瘤概论

肿瘤是一种严重危害人类健康的常见重大疾病，它是人体组织细胞长时间在内在和外界致病因素作用下，使细胞的遗传物质 DNA 产生突变，对细胞的生长和分裂失去控制，进而发生异常增生和功能失调所造成的一种疾病。口腔颌面部肿瘤对人们的健康和生活质量影响较大，与其他部位肿瘤一样，其形成也是一个多因素、多步骤、阶段演变的生物学过程。

口腔颌面部肿瘤是头颈肿瘤的重要组成部分。本章主要讨论发生于口腔颌面部的良、恶性肿瘤的特点。由于囊肿和瘤样病变在口腔颌面部也较多见，它们虽不是真性肿瘤，但常具有肿瘤的某些生物学特性和临床表现，故将一并讨论。

一、临床流行病学

（一）发病率和良恶性构成比

不同的国家、不同的肿瘤，发病率有很大的差别。来自我国国家癌症中心发布的全国癌症报告数据显示，2022 年口腔和咽的恶性肿瘤发病人数为 6.51 万人（男性 4.56 万人，女性 1.95 万人），标化发病率 3.87/10 万人（男）及 1.60/10 万人（女）。口腔颌面部与全身肿瘤的构成比，其排列在全身各部位中居第 10 位以后，不同地区存在差异。全国 26 个地区、36 个单位的病理统计显示，口腔颌面部肿瘤为全身肿瘤的 8.2%。

全身肿瘤的良恶性比例接近 1∶1。口腔颌面部肿瘤中，包括囊肿、瘤样病变在内，良性居多。据国内 2018 年多所口腔医学院统计资料分析，恶性肿瘤占 36.2%，良性肿瘤占 45.1%，囊肿占 4.7%，瘤样病变占 14.0%。

（二）性别和年龄

口腔颌面部恶性肿瘤多发于男性。据国内统计男女比例约为 2∶1。口腔颌面部恶性肿瘤发生的年龄，国内统计资料均以 40～60 岁为最高峰，国外则多发生于 60 岁以上。目前，国内外口腔颌面恶性肿瘤在患病年龄上均有逐渐增长的趋势，其主要原因可能与整体人群平均寿命的延长有关。

近年来女性口腔颌面部恶性肿瘤的发病有明显增加的趋势。可能与女性抽烟和饮酒人数增多，以及女性更多参与或从事了原本为男性所从事的高危职业有关。

（三）组织来源

口腔颌面部良性肿瘤以牙源性及上皮源性肿瘤为多见，如成釉细胞瘤、多形性腺瘤等；其次为间叶组织肿瘤如纤维瘤、血管瘤等。

口腔颌面部恶性肿瘤以上皮组织来源为最多，尤其是鳞状上皮细胞癌最为常见，约占口腔颌面部恶性肿瘤 80% 以上；其次为腺源性上皮癌及未分化癌；来源于间叶组织的肉瘤，较少发生于口腔颌面部，主要为纤维肉瘤、骨肉瘤等。淋巴和造血组织来源的恶性肿瘤，如恶性淋巴瘤、白血病等亦可首发于口腔颌面部。

（四）好发部位

口腔颌面部良性肿瘤多见于牙龈、口腔黏膜、颌骨与颜面部。恶性肿瘤在我国以舌癌、颊黏膜癌、牙龈癌、腭癌、上颌窦癌等较常见；唇癌，特别是颜面部皮肤癌较少见。癌瘤的好发部位与地区、气候、种族、生活习惯等均有一定关系。

二、病因与发病条件

口腔颌面部肿瘤和全身肿瘤一样，其致病因素与发病条件至今被认为是一个较复杂的问题，是多种病因与发病条件相互作用而形成的。

（一）外在因素

1. 物理因素 热、损伤、紫外线、X 线及其他放射性物质，以及长期慢性刺激等都可成为致癌的因素。例如，舌及颊黏膜癌，可发生于残根、锐利的牙尖、不良修复体等长期刺激的部位，唇癌多发生于长期吸雪茄烟和烟斗的人，唇癌及皮肤癌多发生于接受过量紫外线辐射的户外工作者，X 线及放射性物质可诱发皮肤癌及骨肉瘤。近年来因放射治疗而引起的继发性放射性癌也日益增多。

2. 化学因素 是肿瘤病因最早受到重视并被证实的因素。例如，煤焦油等可引起皮肤癌；口腔癌与吸烟有关，研究证实，烟油中含苯并芘、亚硝基哌啶等致癌物质，其含量与烟草种类也有一定的关系。咀嚼烟叶比吸烟导致口腔癌的危害更大。乙醇也是致癌的重要因素，且与烟草致癌有协同作用。

3. 生物因素 实验证明某些恶性肿瘤可由病毒引起，如鼻咽癌、恶性淋巴瘤与 EB 病毒有关，口腔黏膜鳞癌与人乳头瘤病毒（HPV）有关。

4. 营养因素 营养与肿瘤的关系是近年来肿瘤学研究领域里的一个热门课题。人们注意到营养不良或营养过度，包括食谱和某些维生素及微量元素的变化均与癌瘤的发生有一定的关系。如维生素 A 和 B 族维生素、维生素 E 的缺乏与口腔癌的发生有关。

（二）内在因素

1. 精神心理因素 临床研究发现，精神过度紧张，心理平衡遭到破坏，造成人体功能失调，可能是肿瘤发生发展的诱发因素。

2. 内分泌因素 内分泌功能紊乱可引起某些肿瘤。如患乳腺癌及宫颈癌后，发生口腔及口咽癌的机会均显著增加。有研究报道，女性唾液腺癌患者再发生乳腺癌的风险为正常人的 8 倍，说明内分泌失调与肿瘤的发生和发展有一定关系。

3. 机体免疫状态 人体与动物实验性肿瘤中已经证实存在着抗原免疫反应。机体的抗原免疫反应是通过免疫监视作用来实现的，当机体的免疫监视作用下降，癌变细胞可能逃逸免疫监视，从而形成肿瘤。口腔颌面部恶性肿瘤患者常存在不同程度的免疫功能下降，晚期病例尤为显著。

4. 遗传因素 癌症患者可有家族史。癌症的遗传规律颇为特殊，绝大多数癌症的遗传规律是以“易感性”的方式表达出来；亲代遗传的并不是癌症本身，而是一种容易患癌的个体素质，还需要一定的致病因素影响才能成为其发病条件。

5. 基因突变 随着分子水平研究的进展，现已证实人类染色体中存在着癌基因，如在口腔颌面部肿瘤中有 *C-Ha-ras*，*C-Ki-ras*，*C-myc*，以及 *C-erbB* 等癌基因的表达。与癌基因相对应的是人体抗癌基因，或称抑癌基因。在正常情况下，癌基因与抗癌基因是一对互相依存、互相制约的因子，人体也不会发生肿瘤；只有在各种外来因素的作用下，癌基因被激活或抗癌基因被抑制，人体才会出现肿瘤。

此外，年龄、地区、民族、环境、风俗、生活习惯等内外因素与肿瘤的发生也有一定的关系。

三、临床表现

口腔颌面部肿瘤按其生物学特性和对人体的危害可分为良性和恶性两大类。良恶性肿瘤的区别是相对的，有的肿瘤病程虽然长，但有局部浸润性，其生物学特性介于良性与恶性之间，称为“临界瘤”，如唾液腺多形性腺瘤、成釉细胞瘤等。在一定条件下，这些肿瘤可转变成恶性。因此，良性肿瘤特别是临界瘤也不能忽视，应尽早治疗。

（一）良性肿瘤

良性肿瘤一般生长缓慢，能够存在几十年，重量可达数千克，如唾液腺多形性腺瘤。其生长方式多为膨胀性生长，体积不断增大，对邻近组织造成挤压。外表形态多为球形，如邻近有坚实组织时，肿瘤可因受压而呈扁圆或椭圆形；肿瘤生长部位的表面如受纤维条束的阻止，肿瘤可呈分叶状。因良性肿瘤有包膜，与周围正常组织分界清楚，故一般多能移动。除骨肿瘤质地较硬外，一般质地中等。如有坏死、液化则质地较软。

良性肿瘤一般无自觉症状，但如压迫邻近神经、发生继发感染或恶变时，则发生疼痛或感觉异常。一般不发生转移，对人体的危害较小。但如果肿瘤生长在一些重要部位，如舌根、软腭等，不及时治疗，也可发生呼吸、吞咽困难，威胁生命。

（二）恶性肿瘤

恶性肿瘤大多生长较快。肿瘤初起局限于黏膜内或表层之中，称为原位癌；继之肿瘤穿过基底膜侵入周围组织，成一小硬块。恶性肿瘤一般无包膜，边界不清，肿块固定，与周围组织粘连而不能移动。口腔癌在临床上可表现为浸润型、外生型（乳头状型或疣状型）及溃疡型三种。溃疡型肿瘤多发生于皮肤或黏膜浅部，表面坏死脱落并向周围扩展，形成中央凹陷边缘隆起的火山口状溃疡；外生型肿瘤是肿瘤迅速向表面增生，形成菜花样，常合并感染、坏死；浸润型肿瘤发展较快，早期向深部与周围组织生长，侵入黏膜下层和肌组织，表面稍隆起而粗糙不平，深部可扪及不易移动的硬块。

肉瘤多起自深部组织。早期即呈边界不清、质地较硬、不能移动的肿块。黏膜或皮肤完整，可伴以皮下或黏膜下血管扩张；皮肤或黏膜充血，生长迅速。长大后因局部营养缺乏或继发感染而发生溃破。

恶性肿瘤由于生长快，并带有较大的破坏性，常发生表面坏死，溃烂出血，并有恶臭、疼痛。当其向周围浸润生长时，可以破坏邻近组织器官而发生功能障碍。例如，侵害面神经造成面瘫；感觉神经受损时，可引起疼痛，感觉迟钝、麻木或消失；波及骨组织时，可造成牙松动或病理性颌骨骨折。侵犯翼腭窝、颞下颌关节及咀嚼肌群时，可引起开口困难。

口腔颌面部癌肿由于语言、咀嚼、吞咽等活动，常促使癌细胞早期向下颌下、颏下及颈深淋巴结转移，继而向远处转移。口腔颌面部恶性肿瘤除晚期病例外，一般发生远处转移的机会不多，要取决于肿瘤的病理性质，如腺样囊性癌、未分化癌、恶性黑色素瘤、骨肉瘤等可向肺、肝、骨等处转移。

由于肿瘤迅速生长破坏而产生的毒性物质，可引起机体代谢紊乱，加以出血、感染、疼痛、饥饿等使机体不断消耗，因此恶性肿瘤发展到晚期，患者多出现消瘦、贫血、机体衰竭等症状，称为"恶病质"。

良恶性肿瘤的结构、生长方式、临床表现、治疗原则及预后均有很大差异，因此在临床上鉴别良恶性肿瘤非常重要（表 8-1）。

表 8-1　良性肿瘤和恶性肿瘤的鉴别

	良性肿瘤	恶性肿瘤
发病年龄	可发生于任何年龄	癌多见于老年；肉瘤多见于青壮年
生长速度	一般缓慢	一般迅速
生长方式	膨胀性生长	浸润性生长
与周围组织的关系	有包膜，不侵犯周围组织，界限清，可移动	无包膜，侵犯、破坏周围组织，界限不清，活动受限
症状	一般无症状	常有局部疼痛、麻木、头痛、张口受限、面瘫、出血等症状
转移	无	常发生转移
对机体的影响	一般对机体无影响，如生长在要害部位或发生并发症时，可危及生命	对机体影响大，常因迅速发展、转移、侵及重要脏器及发生恶病质而死亡
组织学结构	细胞分化良好，细胞结构和形态与正常组织相似	细胞分化差，细胞结构和形态呈异型性，有异常核分裂

四、诊断

早期发现、正确诊断是根治恶性肿瘤的关键。口腔颌面部肿瘤多发生于表面，只要正确掌握诊断要点，早期诊断是不太困难的。不过，对于早期原发于深部的肿瘤，如上颌窦、翼腭窝、颞下窝、颌骨内等部位肿瘤的早期诊断，存在一定的困难，应引起高度的重视。通过将症状、体征和各种检查资料综合分析，是可以作出早期诊断的。但是，目前临床上早期误诊者仍可见到，口腔颌面部恶性肿瘤易误诊为牙龈炎、损伤性溃疡、颌骨骨髓炎、结核等，从而延误患者的病情。因此，在对肿瘤进行诊断时，首先，要区别肿瘤和非肿瘤疾病（如炎症、寄生虫、畸形或组织增生所引起的肿块）；其次，要鉴别良性和恶性，以免因治疗方法不当，导致更严重的后果。

（一）病史采集

在采集病史时，应询问最初出现症状的时间、确切的部位、生长速度及最近是否突然加速生长，这对临床上区分良性肿瘤与恶性肿瘤，以及确定晚期恶性肿瘤的原发部位很有帮助。询问患者的年龄、职业和生活习惯，过去有无损伤史、炎症史、家族史及接受过何种治疗等。

（二）临床检查

应详细检查患者全身及口腔颌面部的情况，一般可通过视诊和触诊来进行检查。了解肿瘤的形态、生长部位、体积大小及有无功能障碍，如开口大小、舌及眼球活动度等；了解肿瘤的边界、质地、活动度及与邻近组织的关系。尤其对头颈部淋巴结进行认真检查，以判断有无淋巴结转移。

全身检查方面应包括患者的精神和营养状态，有无远处转移、恶病质及其他器质性疾病，特别是肝、肾、心、肺等重要器官的功能状况。

（三）影像学检查

包括 X 线、CT、超声、磁共振及放射性核素显像检查等。

1. X 线检查 主要用于了解骨组织肿瘤的性质及侵犯范围。某些肿瘤在 X 线片上的特征可协助诊断，如成釉细胞瘤多表现为大小不等的多房性病损等。

对恶性肿瘤还应常规行胸部 X 线摄片检查肺部有无转移。

2. CT 检查 除具有图像清晰，层面连续，便于判断病损的部位、范围、破坏性质等优势外，还可借助注射造影剂拍摄增强片以显现某些软组织结构（肌、血管等）所出现的不同密度的变化，以判断病变累及范围、大小和性质，对临床诊断和治疗都有重要参考价值。

3. MRI 检查 是一种超导磁体装置，能进行解剖学的剖面成像。其优点是对软组织或血管的病变显示特别好，能充分显示病变的全貌及立体定位。与 CT 比较，其不用造影剂增强即能显示肌、血管及肿瘤的浸润范围，并且无电离辐射，对人体基本无害。

4. 超声体层（UT）检查 通常采用 B 型超声探测仪。对口腔颌面部囊性肿瘤和软组织肿瘤，如原发于腮腺、下颌下腺、颈部肿瘤的诊断有帮助。它能较准确地提示有无肿块存在及其大小。此外，其声像图的周界清晰度和肿瘤内光点分布的均匀程度，提供了判断肿块良恶性的证据。

5. 放射性核素检查 核素的分布可因肿瘤细胞与正常细胞的代谢差异而不同。目前常用半衰期短和低能量的核素，如 ^{99m}Tc、^{131}I 等。诊断颌骨恶性肿瘤主要用 ^{99m}Tc，诊断甲状腺癌及口腔内异位甲状腺可用 ^{131}I。

（四）穿刺及细胞学检查

对触诊有波动感或非实质性含有液体的肿瘤，可用注射针做穿刺检查。如为囊肿，穿刺可抽出液体，涂片检查常发现胆固醇结晶体；深部血管畸形可抽出血液；囊性淋巴管畸形可抽出淋巴液。对唾液腺或某些深部肿瘤也可用6号针头行穿刺细胞学检查，称“细针吸取活检”。此法区别良、恶性肿瘤的正确率可达95%。但有时难以对肿瘤的组织学类型进行确定。

（五）活组织检查

活组织检查简称“活检”，是从病变部位取一小块组织制成切片，在显微镜下观察细胞的形态和结构，以确定病变的性质、肿瘤的类型及分化程度等。这是目前比较准确可靠的，也是结论性诊断方法。活组织检查必须正确掌握，不恰当的活组织检查不但增加患者痛苦，而且可以促使肿瘤转移，影响治疗效果。

（六）肿瘤标志物检查

恶性肿瘤患者的血液、尿或其他体液中可发现一些特殊的化学物质，这类物质通常以抗原、激素、受体、酶蛋白及各种癌基因等的形式出现，由于这些产物多由肿瘤细胞产生、分泌和释放，故被称为“肿瘤标志物”。它不仅可用于了解患者全身状况，还可以辅助诊断肿瘤。例如，患恶性肿瘤的患者常有血沉加速，黏蛋白增高；晚期骨肉瘤患者的血清碱性磷酸酶可增高；多发性浆细胞肉瘤血浆球蛋白增高，尿内可发现凝溶蛋白（又称本－周蛋白）；恶性黑色素瘤全身转移时，尿中黑色素试验可呈阳性等。

五、治疗

对肿瘤的治疗，应持综合治疗和多学科治疗的观点。确诊后的首次治疗常是治愈的关键。应根据肿瘤的性质和临床表现，结合患者的全身情况，制订个性化治疗方案。

（一）治疗原则

1. 良性肿瘤 良性肿瘤一般以外科手术治疗为主。切除后应常规送病理检查，若有恶变，应按恶性肿瘤进一步处理。

2. 恶性肿瘤 应根据肿瘤的组织来源、生长部位、分化程度、发展速度、临床分期、患者机体状况等全面研究后再选择适当的治疗方法，目前主要采用以手术为主的综合治疗。

淋巴造血组织来源的肿瘤对放射线和化学药物具有高度的敏感性，且常为多发性并有广泛性转移，故宜采用以放射线、化学药物和中草药治疗为主的综合治疗。骨肉瘤、纤维肉瘤、肌肉瘤（胚胎性横纹肌瘤除外）、恶性黑色素瘤、神经系统肿瘤等一般对放射线治疗不敏感，应以手术治疗为主，手术前后可给予化学药物作为辅助治疗。对放射线有中度敏感的鳞状细胞癌及基底细胞癌，则应结合患者的全身情况、肿瘤生长部位和侵犯范围，决定采用手术、放疗、化疗抑或综合治疗。

肿瘤的临床分期对治疗方法的选择及预后估计有重要价值。根据癌瘤侵犯的范围，国际抗癌协会（UICC）设计了TNM分类法。T是指原发肿瘤，N是指区域性淋巴结，M是指远处转移。

（二）治疗方法

1. 手术治疗 手术目前仍是治疗口腔颌面部肿瘤的主要和有效的方法，适用于良性肿瘤或用放射线及化疗不能治愈的恶性肿瘤。手术时必须遵循肿瘤外科原则，对恶性肿瘤必须完全、彻底切除。对可能有淋巴转移的恶性肿瘤，还应施行全颈淋巴或肩胛舌骨上颈淋巴结清扫术，以将其所属区域的淋巴组织彻底清除。

口腔颌面部恶性肿瘤手术失败的主要原因为局部复发或远处转移。因此，在手术中应严格遵循“无瘤”操作的原则：保证切除手术在正常组织内进行；避免切破肿瘤，污染手术野；防止挤压瘤体，以免播散；应行整体切除不宜分块挖出；对肿瘤外露部分应以纱布覆盖、缝包；创口缝合时必须更换手套及器械。此外，对可疑肿瘤残存组织或未能切除的肿瘤，可辅以电灼、冷冻、激光、局部注射抗癌药物或放射等治疗。

凡肿瘤过于广泛或已有多处远处转移者一般不宜行手术治疗；对年老体弱或伴有严重全身器质性疾病的患者，手术治疗须慎重。

2. 放射治疗　运用放射线照射组织，可引起一系列的细胞电离作用，使肿瘤组织细胞受到破坏，特别是分化较差的细胞，更容易受到放射线的影响。正常组织细胞虽也受到一定程度的损害，但仍可恢复生长和繁殖的能力。

得益于核医学的迅速发展，目前各种放射性核素逐渐被广泛地应用到临床治疗中，极大提高了放疗的水平。治疗方式主要有外照射及腔内照射两类。口腔颌面部肿瘤的放疗以 ^{60}Co 及 5MeV 的直线加速器为最常用。

临床上对放射线敏感的肿瘤主要有未分化癌、淋巴上皮癌、浆细胞肉瘤、恶性淋巴瘤、尤因肉瘤等。对放射线中度敏感的肿瘤主要有基底细胞癌和鳞状细胞癌。对放射线不敏感的主要是骨肉瘤、纤维肉瘤、肌肉瘤（胚胎性横纹肌瘤除外）、恶性黑色素瘤、神经系统肿瘤等。良性肿瘤由于与正常细胞放射敏感性比较接近，一般都不适用于放射治疗。

虽然放射线可以杀死肿瘤，但同时也可以损伤正常组织和器官。近年来，“精准放疗”的概念受到更多的重视。精准放疗即肿瘤区接受的照射剂量最大，正常组织接受的照射剂量最小，肿瘤区的定位和照射区最准确和剂量分布最均匀。因此，精准放疗具有高精度、高剂量、高疗效和低损伤的特点。

3. 化学药物治疗　自 20 世纪 40 年代开始用氮芥治疗肿瘤以来，经过半个多世纪的发展，化学药物治疗现已成为恶性肿瘤重要的辅助治疗之一。

（1）药物分类

1）根据化学性质及作用分为：①烷化剂，如氮芥、环磷酰胺等；②抗代谢类，如氨甲蝶呤、氟尿嘧啶等；③抗生素类，如博来霉素、平阳霉素、表柔比星、放线菌素 D 等；④激素类，如肾上腺皮质激素、雌激素等；⑤植物类，如长春新碱、长春地辛、秋水仙碱等；⑥其他类，如丙卡巴肼、羟基脲、顺铂等。

2）根据药物对细胞周期的作用分为：①细胞周期非特异性药物，如氮芥、环磷酰胺、丙卡巴肼、表柔比星、顺铂等；② M 期特异性药物，如长春新碱、秋水仙碱等；③ S 期特异性药物，如氨甲蝶呤、羟基脲等；④周期特异性药物，如氟尿嘧啶、放线菌素 D 等。

（2）治疗方案：化学药物治疗过程中，应注意其毒性的影响。根据肿瘤细胞动力学理论、药物的性质及肿瘤的病理特点来制订不同的治疗方案，可以发挥最大的疗效和减低毒性。目前，临床上常用的治疗方案有以下两种。

1）单纯化学药物治疗：原则上应用选择性比较强的药物，如鳞状细胞癌应用平阳霉素、腺癌类应用氟尿嘧啶治疗。

2）化疗联合其他疗法：晚期口腔颌面部恶性肿瘤，可先用化学药物治疗，使肿瘤缩小后再手术，以期增加治愈机会。术中应用化学药物还能控制及防止肿瘤细胞的转移。术后应用化疗药物可能提高治愈率。化疗与放疗联合还能提高放疗效果，因为某些药物能提高肿瘤的放射敏感性，如氟尿嘧啶、顺铂等。此外，化疗还可以联合其他治疗方法，如免疫、低温、高温、激光、中药等，对肿瘤的治疗都有一定的效果。

4. 综合序列治疗 为了提高肿瘤的治疗效果，对晚期肿瘤目前多倾向于综合治疗，或多学科治疗，以取长补短，获得最好的效果。如手术可切除原发病灶，但对特别大的肿瘤则可先通过化学药物治疗或放射治疗使肿瘤缩小，为手术创造条件。手术、放疗和化疗还可配合中药治疗，提高机体免疫功能，增强疗效。其他如低温治疗、高温治疗、激光治疗、营养治疗等也可协同上述治疗，提高治疗效果，延长患者的生存周期。

目前对口腔颌面部恶性肿瘤强调以手术为主的综合治疗，特别是三联疗法，即“化疗＋手术＋放疗”。口腔颌面外科医生应与肿瘤相关专业人员协作，根据患者全身情况，针对不同性质、不同发展阶段的肿瘤，制订排列有序的个体化治疗方案。

六、预防

目前，肿瘤的发病率呈逐年上升趋势，某些地区肿瘤甚至成为死亡的主要原因。且口腔颌面部恶性肿瘤的治疗多属“癌后治疗”，患者的5年生存率仅约60%，因此，肿瘤治疗工作必须贯彻“预防为主”的方针，即三级预防：一级预防为病因学预防，是降低发病率的最根本措施；二级预防主要是贯彻三早，“早发现、早诊断、早治疗”，以提高治愈率；三级预防系指以处理和治疗患者为主，其目标是根治肿瘤、延长寿命、减轻病痛及防止复发等。根据三级预防的概念，对口腔颌面部癌瘤的预防包括如下几个方面。

（一）消除或减少致癌因素

去除病因是最好的预防方法。消除外来的慢性刺激因素，如及时处理残根、残冠、错位牙，磨平锐利的牙尖，去除不良修复体，避免口腔黏膜经常损伤和刺激。注意口腔卫生，不吃过烫和刺激性强的食物，戒除烟、酒。在户外暴晒或在有害工业物质接触下工作时，应加强防护措施。避免精神过度紧张和抑郁，保持乐观主义精神，加强体育锻炼，对预防肿瘤的发生均具有一定的意义。

（二）及时处理癌前病损

按照世界卫生组织的建议，癌前病损的定义是指“一种已有形态学上改变的组织，它较其外观相应正常的组织具有更大的发癌可能”。癌前状态的定义是指“一种显著增加发癌危险的一般状态”。从临床角度而言，两者都应受到重视，它们都能发生癌变，只是在发生率及时间上存在差别。因此，及时处理癌前病损是预防和阻断发生口腔颌面癌瘤的重要环节。口腔颌面部最常见的癌前病损有白斑和红斑；最常见的癌前状态有口腔扁平苔藓、口腔黏膜下纤维性变、盘状红斑狼疮、上皮过角化、先天性角化不良及梅毒、着色性干皮病等。

（三）加强防癌宣传

各级防治机构要加强口腔癌瘤的宣传和普及防癌知识，使群众了解癌瘤的危害性及防癌常识，提高对癌瘤的警惕性，如认识癌前病损及早期症状的特点，有怀疑时应进行检查，及时发现肿瘤，早期治疗。

（四）开展防癌普查或易感人群的监测

早期恶性肿瘤是可以治愈的，但晚期治疗效果较差。恶性肿瘤早期可因症状不明显或与其他疾病症状相类似而漏诊或误诊。定期进行防癌普查，是当前防癌工作的重要方面。及时确诊，早期治疗，也是提高治愈率的最有效措施。防癌检查应在高发人群和易感人群中进行普查，对具有明显家庭史或遗传因素肿瘤患者的子女进行监护随访。防癌检查对预防和治疗口腔颌面部肿瘤具有重要意义。

第二节　口腔颌面部囊肿

口腔颌面部囊肿较多见，根据发生的部位分为软组织囊肿和颌骨囊肿。

一、软组织囊肿

（一）皮脂腺囊肿

微课：软组织囊肿

皮脂腺囊肿中医称“粉瘤”，主要是由于皮脂腺排泄管阻塞，皮脂腺囊状上皮被逐渐增多的内容物膨胀而形成的潴留性囊肿。囊内为白色凝乳状皮脂腺分泌物。

1. 临床表现　常见于面部，大小不一，囊肿位于皮内，并向皮肤表面突出。囊壁与皮肤紧密粘连，中央可有一小黑色素点。皮脂腺囊肿呈圆形，与周围组织界限明显，质地软，无压痛，可以活动。一般无自觉症状，如继发感染时可有疼痛、化脓。少数囊肿可以恶变为皮脂腺癌。

2. 治疗　可局麻下行手术切除。沿颜面部皮纹方向做梭形切口，应切除包括与囊壁粘连的皮肤。切开皮肤后，锐性分离囊壁，将囊肿与粘连的皮肤一并切除。冲洗创口后缝合。如囊肿继发感染，应切开排出脓液和豆渣样物质，并用中药（七三丹或八二丹）或苯酚等腐蚀剂烧灼囊腔，囊壁腐蚀脱落后多可愈合。

（二）皮样或表皮样囊肿

皮样或表皮样囊肿为胚胎发育时期遗留于组织中的上皮细胞发展而形成的囊肿，后者也可由于损伤或手术使上皮细胞植入而形成。皮样囊肿囊壁较厚，由皮肤和皮肤附件所构成，中医称为“发瘤”。囊腔内无皮肤附件者，则为表皮样囊肿。

1. 临床表现　多见于儿童及青年。皮样囊肿好发于口底或颏下，表皮样囊肿好发于眼睑、额、鼻、眶外侧、耳下等部位。囊肿生长缓慢，呈圆形，位于黏膜或皮下较深部位或口底肌肉之间。囊肿表面光滑，与周围组织无粘连。触诊时质地坚韧而有弹性，似面团状。穿刺检查可抽出乳白色豆渣样分泌物。

皮样或表皮样囊肿一般无自觉症状，但位于口底部、下颌舌骨肌、颏舌骨肌、颏舌肌之上的囊肿，多向口内突出。囊肿增大时可将舌推向后上方，使舌体抬高，影响言语，甚至发生吞咽和呼吸困难；位于下颌舌骨肌、颏舌骨肌、颏舌肌以下的囊肿多向颏部突出（图 8-1）。

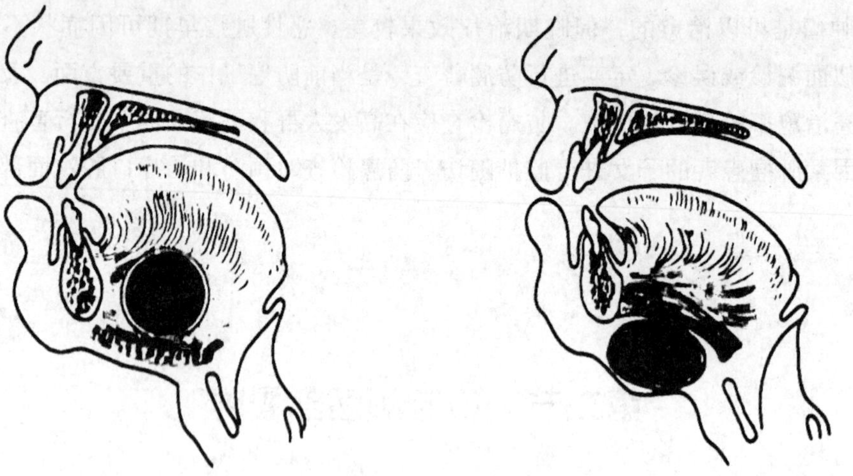

A　　　　B

图 8-1　口底皮样囊肿的位置示意图

A. 口底肌之上；B. 口底肌之下。

2. 治疗　手术摘除。位于口底肌肉之上的囊肿，应在口底黏膜上做弧形切口；位于口底肌肉之下的，则在颏部皮肤上做弧形切口。

颜面部皮样或表皮样囊肿，应沿皮纹方向在囊肿表面皮肤上做切口，切开皮肤及皮下组织，显露囊壁，然后将囊肿与周围组织分离，完整摘除，分层缝合。

（三）甲状舌管囊肿

胚胎发育第 4 周，第一对咽囊之间，咽腔腹侧壁的内胚层向下方陷入，形成一个憩室状结构，即甲状腺始基；以后逐渐向下面的间质内伸展，借甲状舌管和咽表面的上皮粘连。第 6 周时，甲状舌管自行消失，在起始点处仅留一浅凹即舌盲孔。如甲状舌管退化不完全，由残存上皮分泌物聚积，可在颈前正中舌根至甲状腺的行程内形成先天性甲状舌管囊肿。

1. 临床表现　多见于 1 ～ 10 岁的儿童，亦可见于成年人。囊肿可发生于颈正中线，自舌盲孔至胸骨切迹间的任何部位，但以舌骨上下部为最常见（图 8-2）。囊肿生长缓慢，多呈圆形，质软，周围界限清楚，与表面皮肤和周围组织无粘连，穿刺检查可抽出透明、微混浊的黄色稀薄或黏稠性液体。位于舌骨下方的囊肿，在囊肿和舌骨体之间有时可扪及坚韧的条索与舌骨体粘连，可随吞咽动作上下移动。患者多无自觉症状。若囊肿位于舌盲孔附近，可使舌根部抬高，发生吞咽、言语和呼吸功能障碍。囊肿可经过舌盲孔与口腔相通而继发感染，出现疼痛。囊肿感染自行破溃或因误诊为脓肿行切开引流，则形成甲状舌管瘘，亦可见出生后即存在的原发瘘。甲状舌管瘘如长期不治，可发生癌变。

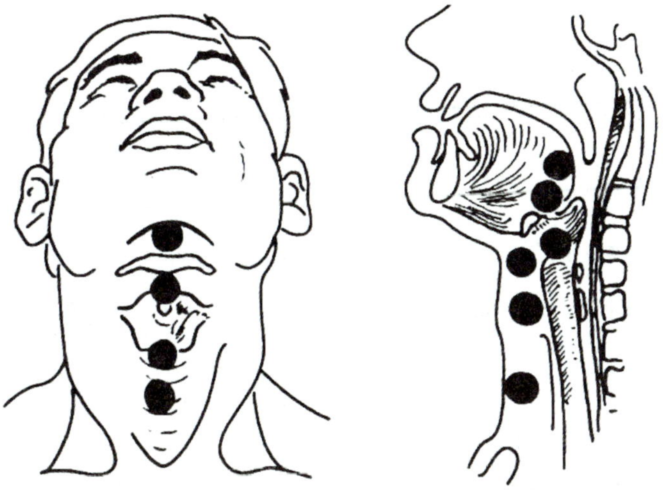

图 8-2 甲状舌管囊肿可能发生的部位示意图

A. 正面；B. 侧面。

甲状舌管囊肿应与舌异位甲状腺的鉴别：舌异位甲状腺常位于舌根部或舌盲孔的咽部，呈瘤状突起，表面紫蓝色，质地柔软，周界清楚。较大时可出现吞咽困难和不同程度的入睡后呼吸困难等症状。用核素 ^{131}I 扫描时，可见异位甲状腺部位有核素聚集，有助于鉴别诊断。

2. 治疗 应手术彻底摘除囊肿或瘘管。手术的关键是将囊肿或瘘管及舌骨中份一并切除，以防止复发。

（四）鳃裂囊肿

鳃裂囊肿属于鳃裂畸形的一种。胚胎发育第 3 周时，头部两侧各有 5 对斜形突起、平行的鳃弓。鳃弓之间，外侧为凹进的沟形鳃裂，内侧为凸出的咽囊。多数学者认为鳃裂囊肿是胚胎鳃裂残余组织所形成。

1. 临床表现 可发生于任何年龄，但常见于 20 ～ 50 岁，来源于第一鳃裂者，年龄则常更小些。鳃裂囊肿位于面颈部侧方，根据鳃裂的来源不同，囊肿发生于面颈侧方的部位不同。发生于下颌角以上及腮腺区者常来源于第一鳃裂；发生于肩甲舌骨肌水平上者，多来源于第二鳃裂；发生于颈根区者多来源于第三、第四鳃裂。临床上最多见的是第二鳃裂来源的鳃裂囊肿；其次为第一鳃裂来源；第三、第四鳃裂来源较少见。第二鳃裂囊肿常位于颈上部，大多在舌骨水平，胸锁乳突肌上前 1/3 前缘附近。囊肿大小不定，生长缓慢，表面光滑，有时呈分叶状。患者无自觉症状，如发生上呼吸道感染后可骤然增大，则感觉不适。触诊囊肿质地软，有波动感，但无搏动。囊肿穿破后可长期不愈，形成鳃裂瘘；先天未闭合者，则称原发性鳃裂瘘。

鳃裂囊肿可根据病史、临床表现及穿刺检查作出诊断。穿刺时可见黄色或棕黄色、清亮、含或不含胆固醇的液体。鳃裂瘘常有黏液样分泌物溢出，行造影检查可明确其瘘管走向，协助诊断。鳃裂囊肿可发生恶变，而原发性鳃裂癌极为罕见。

2. 治疗 手术彻底切除可根治，如遗留残存组织，可导致复发。术中注意保护颈部重要血管及神经。

二、颌骨囊肿

颌骨囊肿根据组织来源和发病部位分为牙源性、发育性、血外渗性囊肿三大类。

微课：
颌骨囊肿

（一）牙源性颌骨囊肿

牙源性颌骨囊肿是由成牙组织或牙的上皮或上皮剩余演变而来的。

1. 分类 根据产生原因可分为炎症性和发育性两大类。前者常见的是根端囊肿；后者有含牙囊肿、牙源性角化囊肿等。

（1）根端囊肿：是由于根尖肉芽肿、慢性炎症的刺激，引起牙周膜内的上皮残余增生。增生的上皮团中央发生变性和液化，周围组织液不断渗出，逐渐形成囊肿，亦可称根尖周囊肿。如果根尖肉芽肿在拔牙后未作适当处理仍残留在颌骨内而发生的囊肿，则称为残余囊肿。

（2）含牙囊肿：又称滤泡囊肿，发生于牙冠或牙根形成之后，在缩余釉上皮与牙冠面之间出现液体渗出而形成含牙囊肿。可来自一个牙胚或多个牙胚。

（3）牙源性角化囊肿：来源于原始的牙胚或牙板残余。牙源性角化囊肿可以癌变，特点是年龄多在 40 岁以上；有反复感染史；均为多囊性；病理呈典型鳞癌，以及增殖细胞核抗原表达显著增强。

2. 临床表现 多发生于青壮年，可发生于颌骨任何部位。根端囊肿多发生于前牙；含牙囊肿好发于下颌第三磨牙区及上颌尖牙区。角化囊肿则好发于下颌第三磨牙区及下颌支部。

牙源性颌骨囊肿生长缓慢，初期无自觉症状。若继续生长，骨质逐渐向周围膨胀，表面骨质被压迫吸收而变为极薄的骨板，扪诊时可有乒乓球样感觉，并发出所谓羊皮纸样脆裂声，最后，此层极薄的骨板也被完全吸收时，则可有波动感。

囊肿多向唇颊侧膨隆，造成面部畸形。当囊肿发展到很大，邻近牙受压，根周骨质吸收，可使牙发生移位、松动与倾斜。当下颌骨囊肿发展过大，骨质损坏过多时，可能引起病理性骨折。上颌骨囊肿可侵入鼻腔及上颌窦，将眶下缘上推，使眼球受到压迫，影响视力，甚或产生复视。

根端囊肿可在口内发现深龋、残根或死髓牙。含牙囊肿和角化囊肿则可伴缺牙或有多余牙。如因拔牙、损伤使囊肿破裂时，可见囊内有草黄色或草绿色液体流出。囊肿如有感染，则出现炎症表现，患者感觉胀痛、发热、全身不适等。

3. 诊断 根据病史、临床表现和 X 线检查进行初步诊断。穿刺是一种比较可靠的诊断方法。穿刺可抽出草黄色囊液，在显微镜下可见到胆固醇晶体。

4. 治疗 采用外科手术摘除。如伴有感染须先用抗生素或其他抗菌药物控制炎症后，再行手术治疗。术前应摄 X 线片，以明确囊肿与邻近组织的关系。

囊肿较为局限时，手术一般在局麻下进行。切口的大小，根据囊肿的部位及波及范围而定。切口以能充分暴露手术野、便于彻底清除囊壁为原则。一般囊肿，做弧形切口。黏骨膜瓣底部应较宽些，以保证有充分的血液供应，并注意缝合处要有骨壁支持。口内切口在口腔前庭处切开黏膜和骨膜，翻转组织瓣，用骨凿在骨壁最薄处开一小洞，用骨钳去除囊肿表面的骨质。如骨壁已破坏，囊膜与骨膜粘连时，应仔细分离或将粘连的骨膜一并切除，以免残留复发。用骨膜分离器或刮匙将囊壁自骨壁剥离，将囊肿全部摘除；冲洗创口，止血后缝合。如囊腔内有牙根暴露，但该牙仍能保留，则应行根管治疗及根尖切除，以保存患牙。如囊肿位于下颌体、下颌角或下颌支，累及范围较广，应在全身麻醉下从口外做切口。可在平行于患侧下颌下缘 1.5 ～ 2.0cm 处切开皮肤、皮下组织、肌组织，结扎面动脉、面前静脉，翻起骨膜；将波及的牙拔除，去骨后将囊肿摘除；然后分层缝合，放置引流物，加压包扎。术中避免损伤下牙槽神经血管及面神经的下颌缘支。对于囊肿范围较大，骨质缺损较多，可能发生病理性骨折者，术后需做颌间结扎暂时固定。

上颌囊肿如范围较广波及上颌窦，或手术时与上颌窦穿通，或上颌窦有炎症时，均应进行上颌窦根治术。将囊壁与上颌窦整个黏膜同时刮除，严密缝合口内创口，同时在下鼻道开窗，骨腔内填塞碘仿纱条，并从下鼻道开口处引出，3 ～ 5 日后逐步由此抽出纱条。

颌骨囊肿摘除后所遗留的无效腔，常常是手术创口延期愈合的主要原因，因此须处理好无效腔。消灭无效腔的方法有碟形手术、血块充填法、囊腔植骨术、生物材料植入及囊肿减压成形术等。碟形手术就是将遗留的骨腔边缘尽量去除，使近圆形的骨腔变为浅碟状的骨腔，从而外覆的软组织可以压向腔底消灭无效腔。血块充填法即让遗留的骨腔内充满血液，待其自行机化，适用于小的囊肿术后。囊腔植骨术是在遗留的骨腔内植骨促使骨化，适用于较大的囊肿术后。生物材料置入是指在遗留的骨腔内植入生物材料，以达到消灭无效腔和促进愈合的作用，目前多选用羟基磷灰石颗粒。囊肿减压成形术是指在囊肿表面开窗，去除部分骨质及囊壁，引流出囊液，并缝合黏骨膜瓣与囊壁以保持引流通畅，消除囊内压力，促进囊肿外周骨新生，颌骨形态改建，囊腔逐渐缩小，外形得以恢复。是一种创伤较小的颌骨囊肿治疗方法，但治疗周期较长。通常开窗术后的减压时间为 6 ～ 18 个月，减压后囊肿未完全消失者可行Ⅱ期手术刮除剩余囊壁。

（二）非牙源性颌骨囊肿

非牙源性囊肿是由胚胎发育过程中残留的上皮发展而来，与牙齿发育无关。

1. 临床表现 多见于青少年，可发生于面部不同部位。其症状与牙源性囊肿大致相似，即主要表现为颌骨骨质的膨胀。根据不同胚裂的部位可出现相应的局部症状。

（1）球上颌囊肿：发生于上颌侧切牙与尖牙之间，牙常被排挤而移位。X 线片显示囊肿阴影在牙根之间，而不在根尖部位。

（2）鼻腭囊肿：位于切牙管内或附近（来自切牙管残余上皮）。X 线片可见切牙管扩大的囊肿阴影。

（3）正中囊肿：位于切牙孔之后，腭中缝的任何部位，亦可发生于下颌正中线处。X 线片可见缝间有圆形囊性阴影。

（4）鼻唇囊肿：位于上唇底和鼻前庭内。囊肿在骨质表面，X 线片示骨质无破坏现象。在鼻底口腔前庭可扪及囊肿存在。

2. 治疗 一旦确诊，应及时行手术治疗，以免引起邻近牙的移位和造成咬合紊乱。手术方法与牙源性囊肿相同，但一般选口内切口。

（三）假性颌骨囊肿

假性颌骨囊肿囊壁无上皮衬里，仅为一层纤维组织。常见的假性颌骨囊肿包括单纯性（外伤性）骨囊肿、静止性骨囊肿、动脉瘤性骨囊肿及特殊原因引起的血友病假瘤等。

1. 单纯性骨囊肿 常见的有损伤性骨囊肿、孤立性囊肿和出血性骨囊肿等。囊壁无上皮衬里，仅为一层纤维组织，故为非真性囊肿。

（1）临床表现：单纯性骨囊肿多发生于青壮年，10 ～ 20 岁患者占 75%。下颌多见，多数为单发。患者可有损伤史，而且不为患者所注意的咬合创伤也可引起。牙数目正常，无移位现象。囊肿无明显上皮衬里，仅为一层纤维组织，故X线片显示边缘常不清楚，牙根吸收和牙移位少见，病变区牙周膜和骨硬板完整。

（2）治疗：单纯性囊肿一般不采用手术治疗。如临床上有症状，则与牙源性囊肿相同；手术途径则应视囊肿位置、大小而定。

2. 静止性骨囊肿 好发于下颌骨后份舌侧的解剖切迹，常位于下牙槽神经下方。它是由于发育过程中，唾液腺和其他软组织的增殖或迷入而引起的下颌骨局限性缺损。

（1）临床表现：一般无症状，多为单发，有时可双侧同时发生。多在X线检查时偶然发现。文献报道多为40岁以上男性。发生部位多位于下颌磨牙及下颌角区、下牙槽神经管的下方。通常情况下缺损大小不变，保持静止，但少数可随时间推移而增大。缺损内常见下颌下腺组织，也可无内容物或见血管、神经和肌肉等组织。X线片上可表现为边缘致密的卵圆形囊肿样透射区。

（2）治疗：可以观察为主，如果影响颌骨强度或引起病理性骨折再行外科处理，与单纯性骨囊肿治疗原则一致。

3. 动脉瘤性骨囊肿 动脉瘤性骨囊肿是一种膨胀性溶骨性病损，一般认为它是一种反应性病变。有时在囊性病变的周围可见骨纤维异常增殖症、骨化性纤维瘤或巨细胞肉芽肿等病变，这些病变可能是引起动脉瘤性骨囊肿发生的原发病损。

（1）临床表现：一般发生于30岁以下，高峰年龄10～19岁，性别差异不大。主要发生于长骨（50%），颌骨的动脉瘤性骨囊肿只占全身的1.9%。临床上表现为颌骨膨隆，以下颌骨多见，多累及颌骨后份（如下颌角、下颌支、磨牙区等），上颌骨病变易扩展至上颌窦内。病变发展较快，可有数周或数月内增大的历史，引起面部不对称，但病损并不伴有搏动感，穿刺可抽出深色静脉血。X线表现为囊性透射区，大多呈蜂窝状或肥皂泡样改变。

（2）治疗：手术是主要治疗手段，病损较局限可采用刮治术，术中出血较多，应做好准备，但病损刮除后出血即会停止。也可行局部囊腔栓塞后再行刮治，可以减少术中出血。较大范围病损刮治不易彻底，据报道有25%～53%的病例复发。病损广泛的也可采用局部切除病损同期植骨的方案。

第三节 良性肿瘤及瘤样病变

微课：良性肿瘤

一、色素痣

色素痣来源于表皮基底层能产生黑色素的色素细胞。

（一）分类

微课：色素痣与牙龈瘤

根据组织病理学特点，色素痣可分为交界痣、皮内痣和复合痣三种。

1. 皮内痣 为大痣细胞分化而来，是更成熟的小痣细胞，进入真皮及其周围结缔组织中；原在交界处的痣细胞发展为小痣细胞进入真皮中。

2. 交界痣　痣细胞在表皮和真皮交界处，呈多个巢团状，边界清楚，分布距离均匀；每个巢团的一半在表皮的底层内，另一半在真皮的浅层内。

3. 复合痣　在痣细胞进入真皮的过程中，常同时有皮内痣和残留的交界痣。

（二）临床表现

交界痣为淡棕色或深棕色斑疹、丘疹或结节，一般较小，表面光滑、无毛，平坦或稍高于皮表。一般不出现自觉症状。高于皮肤表面的交界痣易受刺激后出现恶变，如迅速增大、色泽加深、局部微痒或灼痛，表面出现感染、破溃、出血，或痣周围皮肤出现卫星小点、放射黑线、黑色素环，以及痣所在部位的区域淋巴结肿大等。恶性黑色素瘤多来自交界痣。毛痣、雀斑样色素痣均为皮内痣或复合痣，这类痣极少恶变，如有恶变亦来自交界痣部分。

（三）治疗

一般色素痣不需要治疗，面部较大的痣无恶变证据者，可分期部分切除，容貌、功能保存均较好。也可全部切除，邻近皮瓣转移或游离皮肤移植。怀疑有恶变者，应一次全部切除活检。较小的痣切除后，可以潜行游离皮肤创缘后拉拢缝合。

二、牙龈瘤

牙龈瘤是来源于牙周膜及颌骨牙槽突的结缔组织的炎性增生物或类肿瘤性病变。因其无肿瘤特有的结构，故不属于真性肿瘤，但又具有肿瘤的外形及生物学行为，如切除后易复发等。根据组织病理学表现，分为纤维性、血管性（或肉芽肿性）和巨细胞性三种。

（一）临床表现

以青年及中年人为常见，女性多于男性。好发生于前磨牙区牙龈乳头部，唇颊侧多见。肿块较局限，呈圆球或椭圆形，有时呈分叶状。大小不一，直径可由几毫米至数厘米。一般有蒂，如息肉状；无蒂者基底宽广。一般生长较慢，随着肿块的增长，可以破坏牙槽骨壁。X 线摄片可见骨质吸收牙周膜增宽的阴影，如牙槽骨有吸收，牙可松动、移位。

（二）治疗

多采用局麻下手术切除。一般应将所波及的牙一并拔除，否则容易复发。

三、纤维瘤

颌面部和口腔内的纤维瘤起源于面部皮下、口腔黏膜下或骨膜的纤维结缔组织。主要由纤维组织构成，细胞及血管很少。

（一）临床表现

生长缓慢，为无痛肿块、质地较硬、大小不等、表面光滑、边缘清楚，与周围组织无粘连，活动度好，呈圆球形或结节状，可有蒂或无蒂，表面覆盖正常黏膜，切面呈灰白色。口腔内纤维瘤发生于牙槽突、颊、腭等部位。发生在牙槽突者可使波及的牙松动移位。若瘤体被咬伤，可继发感染引起疼痛或功能障碍。

（二）治疗

主要采用手术完整切除。牙槽突的纤维瘤，除须拔除有关牙外，还应将肿瘤侵犯的骨膜一并切除。口腔颌面部纤维瘤如处理不当，极易复发；多次复发后易恶变。临床诊断为纤维瘤，术中须做冰冻切片，如证实为恶性时，应按恶性肿瘤治疗原则处理。

四、牙源性肿瘤

牙源性肿瘤是由成牙组织，即牙源性上皮及牙源性间叶组织发生而来的一类肿瘤。

（一）牙瘤

生长于颌骨内，由一个或多数牙胚组织异常发育而形成。其中可含不同发育阶段的各种牙胚组织，直至成形的牙；数目不等，可能有数个或数十个；形态不规则，可能近似正常牙，也可以没有牙的形态而只是一个钙化的团块。

1. 临床表现 多见于青年人，生长缓慢，早期无自觉症状，增大后牙瘤所在部位膨胀，或压迫神经引起疼痛，或穿破黏骨膜继发感染时，才被发现。牙瘤患者常有缺牙现象。

X 线片可见病变组织密度似牙组织的一团影像。在影像与正常组织之间有一条清晰的阴影，此为牙瘤的被膜。牙瘤与囊肿同时存在者，称为囊性牙瘤。

2. 治疗 手术摘除。通常将肿瘤表面骨质凿去后，取出牙瘤并将其被膜刮除，缝合创口。

（二）牙骨质瘤

来源于牙胚的牙囊或牙周膜。肿瘤由呈片状的牙骨质或呈圆形的牙骨质小体所组成。

1. 临床表现 多发生于青年人，女性多见。肿瘤生长缓慢，一般无自觉症状。当肿瘤增大时，牙槽突可膨胀，或在发生神经症状、继发感染、拔牙时才被发现。X 线片显示牙根尖周围呈现致密影像，肿瘤常紧贴于牙根部，可单发或多发。牙髓活力测试正常，常作为与根尖同囊肿或根尖肉芽肿的鉴别点。

2. 治疗 手术摘除。如肿瘤较小，又无症状，可无须治疗。

（三）成釉细胞瘤

为颌骨中心性上皮肿瘤，在牙源性肿瘤中较为常见。

1. 临床表现 多发生见于青壮年，男女发病无明显差别。下颌骨比上颌骨多见，以下颌骨体及下颌角部为常见。生长缓慢，初期无自觉症状，逐渐发展可使颌骨膨大，造成面部畸形。如肿瘤侵犯牙槽突时，可使牙松动、移位或脱落；肿瘤继续增大时，使颌骨外板变薄，甚至吸收，这时肿瘤可侵入软组织内，影响下颌骨的运动度，甚至发生咀嚼、吞咽和呼吸障碍。肿瘤向口内突出者常见对颌牙的压痕，如果咀嚼时发生溃疡，可能造成继发感染而化脓、溃烂、疼痛。肿瘤压迫下牙槽神经可有下唇麻木，颌骨破坏较多时，可发生病理性骨折。

上颌骨的成釉细胞瘤可波及鼻腔、上颌窦、眼眶及鼻泪管，出现鼻阻塞，眼球移位、复视及流泪的状况。

2. 诊断 根据病史、临床表现、X 线特点，可作初步诊断。典型成釉细胞瘤的 X 线表现为早期呈蜂房状，以后形成多房性囊肿样阴影，单房比较少。成釉细胞瘤因为多房性及有一定程度的局部浸润性，故周围囊壁边缘常不整齐，呈半月形切迹。在囊内的牙根尖可有不规则吸收现象。

成釉细胞瘤大多为实质性，如囊性成分较多时，穿刺检查抽出的黄褐色液体，可与颌骨囊肿液多为淡黄色相区别。

3. 治疗 主要行外科手术治疗，一般不行刮除术。应将肿瘤周围的骨质至少在 0.5cm 外切除，否则易复发。成釉细胞瘤是临界瘤，术中应做冰冻病理检查，如有恶变，按恶性肿瘤手术原则处理。

（四）牙源性黏液瘤

可发生于软组织和颌骨。临床上多发生于颌骨，软组织极为少见。

1. 临床表现 多见于青年人，无明显性别差异。前磨牙区和磨牙区为好发部位，下颌较上颌多见。肿瘤生长缓慢，呈局部浸润性生长。早期无明显症状，逐渐增大可引起颌骨膨胀。X 线片显示骨质膨胀，骨质破坏呈蜂房状透光阴影，房隔较细，边缘不整齐。

2. 治疗 主要采取手术完整切除。由于肿瘤无包膜，手术不彻底时易复发，应行方块切除。如肿瘤较大时，须行半侧下颌骨或上颌骨切除，以防止复发。

五、脉管性疾病

脉管性疾病是来源于血管或淋巴管的肿瘤或发育畸形，包括血管瘤和脉管畸形两大类。脉管畸形包括微静脉畸形、静脉畸形、动静脉畸形、淋巴管畸形和混合畸形；淋巴管畸形又分为微囊性和大囊性；混合畸形分为静脉－淋巴管畸形和静脉－微静脉畸形等。

微课：
血管瘤与
脉管畸形

（一）血管瘤

是婴幼儿最常见的血管源性良性肿瘤，其来源及发病机制尚不清楚。

1. 临床表现 女性多见。大多数发生在面颈部皮肤、皮下组织，少数见于口腔黏膜。血管瘤的生物学行为特性是可以自发性消退。其病程可分为增殖期、消退期、消退完成期。增殖期最初表现为苍白色斑，随后出现毛细血管扩张，周围绕以晕状白色区域；迅速变红并高出皮肤，高低不平似杨梅状。随着婴儿的生长发育期，分别在约 4 周以后和婴儿 4 ～ 5 个月时，瘤体出现快速增大。如生长在头颈部，不但可引起畸形，还可影响功能，如吸吮、呼吸、视力等。一般 1 岁以后进入消退期。消退过程缓慢，瘤体色泽由鲜红变向暗紫、棕色，皮肤可呈花斑状。但据统计其完全消退率仅为 40%，多数为不完全消退，并且大面积血管瘤消退后常遗留局部色素沉着、瘢痕、纤维脂肪块、皮肤萎缩下垂等。

2. 诊断 根据病史、年龄、性别及病变形态，表浅血管瘤的诊断不难。位置较深的血管瘤，可用体位移动试验和穿刺检查予以确定。还可通过超声、动脉造影、病变腔造影及 MRI 等协助诊断，为治疗和疗效评价提供依据。

3. 治疗 常用的治疗方法有药物治疗、激光治疗、手术治疗，对于复杂病例，主张采用综合治疗。婴幼儿血管瘤由于有明显自然消退趋势，绝大多数病例仅需定期随访观察等待，当血管瘤累及重要组织危及生命或有活动性出血时，应积极治疗。

激素治疗仅适用于婴幼儿增殖早期血管瘤，因血管瘤内皮细胞处于胚胎状态，对激素治疗较敏感，过去首选口服大剂量泼尼松进行治疗，但激素治疗的不良作用很明显。现在临床上多采用口服普萘洛尔（心得安）治疗增殖期血管瘤，其优点是不良作用少且轻微，对消退期血管瘤也有治疗作用。

（二）脉管畸形

1. 微静脉畸形 俗称葡萄酒色斑。多发于颜面部皮肤，口腔黏膜少见。病变与皮肤表面平，边界清，呈鲜红或紫红色。常沿三叉神经分布区域分布，外形不规则，大小不一，从小的斑点到数厘米，大的可以扩展到一侧面部或越过中线到对侧。手指按压病变表面颜色可褪去，去除压力后，血液立即充满病变区，恢复原来大小和色泽。

2. 静脉畸形 过去称海绵状血管瘤，是由衬有内皮细胞的无数血窦组成。血窦大小形态不一，如海绵结构。窦腔内血液凝固形成血栓，并可钙化为静脉石。好发于颊、颈、眼睑、唇、舌及口底、位置深浅不一，表浅病损皮肤或黏膜呈蓝色或紫色；如深部病变皮肤黏膜色泽正常，边界不清，扪之柔软，压之体积可缩小，压力去除后可恢复正常，有时可扪到静脉石。当头低位时，肿瘤充血膨大；恢复正常位置后，肿胀随之缩小，恢复原状，此为体位移动试验阳性。一般无自觉症状，如病变不断发展变大，可引起颜面、唇、舌等畸形和功能障碍。若继发感染，可引起疼痛、肿胀，表面皮肤或黏膜溃疡，并有出血危险。

3. 动静脉畸形 过去称蔓状血管瘤。主要由血管壁显著扩张的动脉与静脉直接吻合而成。多见于成年人，好发于颞浅动脉所在的颞部或头皮下组织中。病损高起呈念珠状，表面皮温较正常皮温高。患者自己可感觉到搏动，扪诊有震颤感，听诊有吹风样杂音。若将供血动脉全部压闭，则病损区的搏动和杂音消失。病变可侵入基底的骨质，也可突入皮肤，使其变薄，甚至坏死、出血。

4. 淋巴管畸形 过去称淋巴管瘤，系淋巴管先天发育异常形成。多见于儿童及青少年。好发于舌、唇、颊及颈部。根据其结构可分为微囊型和大囊型两类。

（1）微囊型：过去称毛细管型及海绵型淋巴管瘤。由淋巴管扩张形成，淋巴管极度扩张弯曲构成多房性囊腔，颇似海绵状。淋巴管内充满淋巴液，在皮肤或黏膜上呈现孤立或多发的散在小囊性结节状或点状病损，无色、质软，一般无压缩性，边界不清。口腔黏膜的淋巴管畸形有时与微静脉畸形同时存在，出现黄、红色小疱状突起，称为淋巴管－微静脉畸形。发生于面部、唇及下颌下区的皮下组织者，常使患处显著肥大畸形；发生于舌部者常合并毛细管型，舌黏膜表面粗糙，有成群透明滤泡或血泡，呈现巨舌症，引起颌骨畸形、开颌、反颌、牙移位、咬合紊乱等情况。如长期发生慢性炎症，舌体可变硬。

（2）大囊型：又称囊性水瘤。多见于颈部、锁骨上区、下颌下区。一般为多房性囊腔，彼此间隔，内有透明、淡黄色水样液体。病损大小不一，表面皮肤色泽正常，扪诊柔软，有波动感。体位移动试验阴性。

5. 混合型脉管畸形 存在一种类型以上的脉管畸形时都可称为混合型脉管畸形，如微静脉畸形与静脉畸形、血管瘤与脉管畸形并存等。

（1）诊断：根据病史及临床表现，诊断表浅脉管畸形不难。位置较深的脉管畸形可采用体位移动试验、穿刺检查、超声、病变腔造影、CT 血管成像（CTA）、磁共振血管成像（MRI 或 MRA）等协助诊断。

（2）治疗：由于脉管畸形不会自行消退，其治疗应根据类型、位置及年龄的不同而选择适宜的治疗。常用治疗方法有外科手术切除、放射治疗、硬化剂注射等，一般采用综合疗法。

微静脉畸形主要采用脉冲染料激光治疗，国内主要使用铜蒸气或氪激光治疗。静脉畸形可采用激光治疗、硬化剂注射治疗和手术治疗，以硬化剂注射治疗为主要治疗手段，常用硬化剂为 5% 鱼肝油酸钠、平阳霉素、无水乙醇。动静脉畸形主要采用外科手术切除治疗，随着介入治疗的发展，术前应用经导管动脉栓塞术，可减少术中出血，继而手术切除病损，修整外形。淋巴管畸形主要以硬化剂注射治疗为主，可配合手术治疗，以改善美观和功能，提高患者的生存质量。

虽然目前治疗脉管畸形的方法很多，但对大的脉管畸形的治疗问题还未完全解决。

六、神经源性肿瘤

（一）神经鞘瘤

又称施万瘤，来源于神经鞘膜。头颈部的神经鞘瘤主要发生于脑神经，如听神经、面神经、舌下神经、迷走神经；其次是周围神经，以头部、面部、舌部最为常见；交感神经发生者较为少见。

1. 临床表现　多见于中年人，生长缓慢、包膜完整、周界清楚，属良性瘤，但也有恶性者。常为圆形或卵圆形，质地坚韧，来自感觉神经者常有压痛，或放射样痛。肿瘤可沿神经轴侧向左右移动，但不能沿神经长轴活动。肿瘤越大越容易黏液变性，而后肿瘤质软如囊肿，穿刺可抽出褐色不凝结的血样液体。来自面神经的神经鞘瘤可表现为腮腺肿块，易被诊断为多形性腺瘤。手术中如果发现肿块与面神经不能分离，应警惕有面神经鞘瘤的可能。

2. 治疗　手术摘除。当肿瘤位于重要神经干时，应注意不要损伤神经，沿神经膜轴向切开，小心剥开神经，然后切除肿瘤。

（二）神经纤维瘤

是由神经鞘细胞及成纤维细胞两种主要成分组成的良性肿瘤。

1. 临床表现　多见于青年，生长缓慢。可单发，也可多发。口腔内较少见。颌面部神经纤维瘤的主要表现是皮肤呈大小不一的棕色斑，或呈灰黑色小点状或片状病损。皮肤内有多发性瘤结节，质较硬，如来自感觉神经，可有明显触痛，多发性瘤结节可沿皮下神经分布，呈念珠状，也可呈丛状。沿神经分布的区域内，有时有结缔组织呈异样增生，皮肤松弛或折叠下垂，遮盖眼部，发生功能障碍，面部畸形。肿瘤质地柔软，虽瘤内血运丰富，但一般不能压缩。其有遗传倾向，为常染色体显性遗传。

2. 治疗　手术切除。因肿瘤血运十分丰富含有血窦，手术时出血较多，且不易用一般方法止血，故应做好充分的备血及选择低温麻醉。

七、嗜酸性粒细胞增生性淋巴肉芽肿

又称“嗜伊红淋巴肉芽肿”，病因尚不清楚，主要特点为淋巴结肿大、淋巴细胞增生及嗜酸性粒细胞浸润。

1. 临床表现 常发生于 20 ～ 40 岁的成年人，绝大多数为男性患者。发病缓慢，病程较长。主要表现为软组织肿块，有时为多发，好发于腮腺区、眶部、颧颊部、下颌下、上臂等部位。肿块区皮肤瘙痒，可有皮肤粗厚及色素沉着；肿块大多可以推动，有区域性及广泛性表浅淋巴结肿大，中度硬韧，无压痛。实验室检查常见血液中白细胞轻度增多，嗜酸性粒细胞明显增多，可高达 60% ～ 70%（绝对计数也明显增加），淋巴细胞亦相应增多。

2. 治疗 对放射治疗敏感，每个照射野给总量 10 ～ 20Gy 即可使其消退，部分复发病例若再照射，反应仍然良好。对多发性者以化疗及肾上腺皮质激素治疗为主，也可考虑部分手术切除。

八、骨源性肿瘤

（一）骨化性纤维瘤

为颌面骨比较常见的良性肿瘤。骨化性纤维瘤为大量的、排列成束和漩涡状的纤维组织所构成，其中含有一些大小不等、排列不规则的骨小梁和钙化团块，骨小梁周围有少数成骨细胞，并含有骨样组织，此瘤多为实质性，囊性较少见。

1. 临床表现 多见于青少年，女性多见。常为单发性，可发生于上、下颌骨，以下颌骨较为多见。生长缓慢，早期无自觉症状，不易被发现；肿瘤逐渐增大后，可造成颌骨膨胀肿大，引起面部畸形及牙移位。发生于下颌者，除可引起面部畸形外，还可导致咬合错乱，有时可继发感染，出现骨髓炎症状；发生于上颌者，常可波及颧部、上颌窦及腭部，使眼眶畸形，眼球突出或移位，甚或产生复视。

2. 诊断 临床上骨化性纤维瘤与骨纤维异样增殖症很难鉴别，后者一般被认为不是真性肿瘤。骨化性纤维瘤是一种良性肿瘤，在 X 线片上表现为颌骨局限性膨胀，界限清楚，圆形或卵圆形，密度降低，病变内可见不等量的和不规则的钙化阴影。骨纤维异样增殖症则为发育畸形，发病年龄较早，病期较长，以上颌骨为多见，常为多发性。在 X 线片上表现为颌面骨广泛性或局限性沿骨长轴方向发展。呈不同程度的弥散性膨胀，病变与正常骨之间无明显界限。有的呈毛玻璃状，少数表现为多房性囊状阴影。

3. 治疗 手术切除。小的或局限的骨化性纤维瘤，应手术彻底切除。但较大的骨化性纤维瘤或多发性的骨纤维异样增殖症，一般在青春期后施行手术，切除部分病变，改善功能障碍及面部畸形。有时也可全部切除。下颌骨切除后如骨质缺损过多，可立即行自体骨移植；上颌骨切除后可用赝复体或自体骨移植修复缺损，恢复形态及功能。

（二）骨巨细胞瘤

骨巨细胞瘤又名破骨细胞瘤，主要由多核巨细胞和较小的梭形或圆形的间质细胞所组成。虽属良性，但具有局部侵袭性。

1. 临床表现　多发生于 20 ～ 40 岁的成年人，男女无显著差别，常发生在颌骨的中央部，故又称为中央性巨细胞瘤。一般生长缓慢，如生长较快，则可能有恶性变。早期一般无自觉症状，但有时可能引起局部间歇性隐痛。逐渐膨胀而致颌骨变形。X 线片示典型巨细胞瘤呈肥皂泡沫样或蜂房状囊性阴影，伴骨质膨胀。在囊性阴影区无钙化点或新生骨质，肿瘤周围骨壁界限清楚。

2. 诊断　根据病史、临床表现及 X 线片表现综合分析进行诊断，其准确诊断依据是病理检查。

3. 治疗　手术切除。术中做冰冻切片病理检查，病理属一级，可采用彻底刮除并在基底部烧灼；病理属二、三级者视病变范围大小，可行方块切除或颌骨部分切除。

第四节　恶性肿瘤

在我国，口腔颌面部的恶性肿瘤中，来源于上皮组织的癌最为常见，来源于间叶组织的肉瘤较少。在癌瘤中，又以鳞状细胞癌最多，一般占 80% 以上；其次是腺性上皮癌及未分化癌。本节重点讨论口腔颌面部鳞癌。

一、癌

口腔颌面部鳞状细胞癌（鳞癌）多发生于 40 ～ 60 岁的成年人，男性多于女性。好发部位为舌、颊、牙龈、腭、上颌窦。鳞癌常向区域淋巴结转移，晚期可发生远处转移。根据病理分化程度，鳞癌一般可分为三级：Ⅰ级分化较好，Ⅲ级分化最差；未分化的癌恶性程度最高。由于鳞癌的发病部位、分化程度不同，其临床表现也不同；临床上应根据其组织结构、生长部位、恶性程度、转移情况及患者的全身情况等选择合适的治疗方法。

微课：鳞状细胞癌

（一）舌癌

1. 临床表现　舌癌是最常见的口腔癌，舌前 2/3 癌属口腔癌，舌后 1/3 癌属口咽癌。男性多于女性。多为鳞癌，舌根部有时亦可发生淋巴上皮癌及未分化癌。舌癌多发生于舌缘，其次为舌尖、舌背及舌根等处，常为溃疡型或浸润型。一般恶性程度较高，生长快，浸润性较强，常波及舌肌，导致舌运动受限。

因舌体具有丰富的淋巴管和血液循环，且舌的机械运动频繁，舌癌常发生早期颈淋巴结转移，且转移率较高。舌尖部的癌多向颏下淋巴结转移或直接转移至颈深中淋巴结；舌侧缘的癌多向下颌下及颈深中、上群淋巴结转移；舌根部癌多转移至下颌下或颈深淋巴结；发生于舌背或越过舌体中线的舌癌可向对侧颈淋巴结转移；舌癌远处转移多至肺部。

2. 治疗　应行综合治疗，包括放疗和化疗，但以手术为主。对于早期舌癌，由于颈淋巴结转移率较高，一般主张做选择性肩胛舌骨上或功能性颈淋巴清扫术。晚期病例则应采取综合治疗，可先行化疗，再手术，术后放疗。为恢复舌的功能，超过 1/2 的舌体缺损均应行一期舌再造术。

（二）牙龈癌

1. 临床表现 下牙龈癌较上牙龈癌多见。男性多于女性。牙龈癌多为分化度较高的鳞状细胞癌，生长较慢，以溃疡型为最多见。早期向牙槽突及颌骨浸润，使骨质破坏，引起牙松动和疼痛。如肿瘤波及周围组织，则有相应的临床表现，如下牙龈癌发展到磨牙后区及咽部可引起张口困难。牙龈癌可循淋巴转移至患侧下颌下及颈深淋巴结，且下牙龈癌比上牙龈癌淋巴结转移早，远处转移比较少见。

2. 治疗 以外科手术为主。因大多数牙龈癌为高分化鳞癌，对放射治疗不敏感。应根据肿瘤大小及侵犯情况，行肿瘤与周围正常组织切除术，颌骨方块切除或部分切除或一侧切除，下牙龈癌同期行选择性颈淋巴清扫术，上牙龈癌必要时可行根治性淋巴结清扫术。

（三）颊黏膜癌

颊黏膜癌在口腔癌中居第二或第三位。多为分化中等的鳞状细胞癌，少数为腺癌及恶性多形性腺瘤。

1. 临床表现 常发生于磨牙区附近，呈现溃疡型或外生型，生长较快，向深层浸润。如向后发展可波及软腭及翼下颌韧带，引起张口困难。

颊黏膜鳞癌常转移至下颌下、颈深上淋巴结，有时也可转移至腮腺淋巴结，远处转移较少见。

2. 治疗 小的颊黏膜鳞癌可先行放疗、化疗，较大的肿瘤应手术切除，如切除范围较大，应采用组织瓣整复，以免瘢痕挛缩影响张口。有淋巴结转移时，可行颊、颌、颈联合根治术。

（四）腭癌

1. 临床表现 按 UICC 分类腭癌指位于硬腭的原发性癌肿；软腭癌则被列入口咽癌范围。硬腭癌以来自唾液腺者为多，发生于硬腭的鳞癌，细胞多高度分化，发展一般比较缓慢，常侵犯腭部骨质，引起腭穿孔。向上蔓延可至鼻腔及上颌窦，向两侧发展可侵蚀牙龈。硬腭癌的转移主要是向颈深上淋巴结转移，有时双侧颈淋巴结均可累及。

2. 治疗 硬腭鳞癌的细胞分化较好，适宜于手术切除或低温治疗，组织缺损可用赝复体整复。有转移时行同期颈淋巴结清扫术。

（五）口底癌

1. 临床表现 在我国较少见。口底癌是指原发于口底黏膜的癌。早期常发生于舌系带的一侧或中线两侧，多为中度分化的鳞状细胞癌。早期鳞癌常为溃疡型，以后向深层组织浸润，发生疼痛、唾液增多、舌运动受限，并有吞咽困难及语言障碍。口底癌早期常可发生双侧颈淋巴结转移。

2. 治疗 早期病例，采用手术扩大切除原发灶。较晚期的病例，如肿瘤侵及下颌骨，或有颈部淋巴转移时，应施行口底部、下颌骨、颈淋巴联合根治术。对双侧颈淋巴结转移的患者，可同时或分期行颈淋巴结清扫术。

（六）唇癌

唇癌为发生于唇红缘黏膜的癌。主要为鳞癌，腺癌很少见。

1. 临床表现 多发生于下唇。早期为疱疹状结痂的肿块，或局部黏膜增厚，随后出现火山口状溃疡或菜花状肿块。唇癌生长缓慢，早期无疼痛，以后肿瘤可向周围组织扩散，并向下颌下、颈部淋巴结转移。上唇癌的转移较下唇早，并多见，但唇癌的转移较其他口腔癌少见，且转移较迟。

2. 治疗　早期病例可采用手术治疗、放射治疗、激光治疗或低温治疗，均有良好的疗效；但对晚期病例及有淋巴结转移者则应用外科治疗。原发灶切除后，可用邻近组织瓣立即整复。

（七）皮肤癌

颜面部皮肤癌主要有鳞状细胞癌及基底细胞癌，以基底细胞癌较为多见。多发生于鼻部、鼻唇皱褶、眼睑、上下唇、颊、耳及额部皮肤。

1. 临床表现　基底细胞癌较鳞状细胞癌生长缓慢，长时期内无自觉症状。初起时皮肤出现灰黑色或棕黄色斑，伴有毛细血管扩张。以后在病变的中央部分发生潮湿、糜烂、表面结痂或出血。痂皮剥脱形成溃疡，边缘高起外翻，表面凹凸不平，略呈水珠状。有的边缘向周围匍匐性扩散，并可破坏骨和软骨。基底细胞癌较鳞状细胞癌恶性程度为低，一般不发生淋巴结转移。

鳞状细胞癌初起时为一疣状浸润区域，表面有完整的正常上皮覆盖，生长速度较基底细胞癌快，常向深层及邻近组织浸润。如表面皮肤组织破溃，则形成如火山口样的溃疡，溃疡的基底常覆盖有坏死组织，表面呈菜花样，边缘及底部都较硬，经久不愈合，常流出有特殊臭味的液体或出血。鳞状细胞癌一般向耳前、下颌下或颈部淋巴结转移，但转移率较低。

2. 治疗　早期病例可用手术、放疗、药物治疗、激光治疗或低温治疗，效果都很好，多数可治愈，临床上应根据肿瘤的范围及组织来源选择合适的治疗方法。放疗常用于鳞状细胞癌，基底细胞癌对放疗敏感性较差。

鳞状细胞癌手术治疗需作广泛切除，切除边缘距肿瘤边缘应 1cm 以上，基底细胞癌则可稍保守。术后组织缺损可进行植皮或皮瓣转移。对颜面部皮肤癌淋巴结转移的处理，同样应行颈淋巴结清扫术。

（八）上颌窦癌

上颌窦癌以鳞状细胞癌为最常见，偶为腺源性上皮癌。

1. 临床表现　因位于上颌窦内，早期无症状，不易发觉，当肿瘤发展到一定程度，出现较明显的症状时才被注意，如肿瘤发生自上颌窦内壁时，常先出现鼻阻塞、鼻出血、一侧鼻腔分泌物增多，鼻泪管阻塞有流泪现象；肿瘤发生自上颌窦上壁时，常先使眼球突出、向上移位，可能引起复视；当肿瘤发生自上颌窦外壁时，则表现为面部及颊沟肿胀，以后皮肤破溃、肿瘤外露，眶下神经受累可发生面颊部感觉迟钝或麻木；肿瘤发生自上颌窦后壁时，可侵入翼腭窝而引起张口困难；当肿瘤发生自上颌窦下壁时，则先引起牙松动、疼痛、颊沟肿胀，应注意与牙周炎鉴别。晚期可扩散到颅底，引起相应的颅脑并发症。

上颌窦癌常转移至下颌下及颈部淋巴结，有时可转移至耳前及咽后淋巴结。远处转移少见。

2. 诊断　上颌窦癌的早期诊断常常是治疗能否成功的关键。可借助 X 线、CT 等检查方法明确诊断。

3. 治疗　最好采用综合疗法，而以手术治疗为主。早期肿瘤局限于上颌窦内无骨质破坏者，可施行上颌骨全切除术。如肿瘤波及周围骨质，可根据病情性扩大切除或颅面联合切除术等，有淋巴结转移时同期行淋巴结清扫术；术前术后可选择放疗、化疗或低温治疗。

（九）中央性颌骨癌

主要发生自牙胚成釉上皮的剩余细胞。在组织类型上可以是鳞癌也可以是腺性上皮癌。

1. 临床表现 好发于下颌骨，特别是下颌磨牙区。早期无自觉症状，随病情发展可出现牙痛、局部疼痛及下唇麻木。肿瘤穿破骨密质侧向颊舌侧膨胀，侵犯牙槽突可引起多数牙松动、脱落。肿瘤可向区域性淋巴结（下颌下、颈深上群）及血循转移，预后较差。

2. 诊断 下唇麻木常是中央性颌骨癌的首要症状。X线片早期表现为病损局限于根尖区骨密质之内，呈不规则虫蚀状破坏；以后才破坏并浸润骨密质。为明确诊断，也可行活组织病理检查。

3. 治疗 以手术切除为主，需要根据病变情况决定手术切除范围。一般应行选择性颈淋巴结清扫术。为防止远处转移，应配合化疗。

二、肉瘤

（一）软组织肉瘤

软组织肉瘤是一组起源于间叶组织的恶性肿瘤。好发于年轻人或儿童，壮年次之，老年人比较少见。

从病理类型看，软组织肉瘤有以下几种类型：纤维肉瘤、恶性纤维组织细胞瘤、脂肪肉瘤、神经纤维肉瘤、嗅神经母细胞瘤、血管肉瘤、卡波西肉瘤、平滑肌肉瘤、横纹肌肉瘤、滑膜肉瘤、腺泡状软组织肉瘤。

口腔颌面部以纤维肉瘤、恶性纤维组织细胞瘤为最常见，其次为横纹肌肉瘤，其他软组织肉瘤较为少见。

1. 临床表现 发病年龄较癌为轻，病程发展较快；多呈现为实质性（或有分叶）肿块，表皮或黏膜血管扩张充血，晚期开始出现溃疡或有溢液、出血；肿瘤浸润正常组织后可引起相应一系列功能障碍症状，诸如呼吸不畅、张口受限及牙关紧闭等；淋巴结转移一般较少见，但常发生血循环转移，晚期肿瘤可呈现巨大肿块，全身多见恶病质。

2. 诊断 软组织肉瘤的诊断一般不难，借助病理检查大多可以明确组织类型。对于难以区分低分化或未分化的组织类型，可用免疫组化、特殊染色协助诊断。

3. 治疗 局部根治性广泛性切除，术后可辅以放射治疗及化学治疗。由于软组织肉瘤淋巴转移率较低，一般进行治疗性颈淋巴清扫术。对于远处转移的肿瘤，应根据原发灶和转移灶的情况，选择手术治疗或姑息治疗。

（二）骨源性肉瘤

骨源性肉瘤是起源于骨间质的恶性肿瘤。按病理组织学表现，骨源性肉瘤有以下类型：骨纤维肉瘤；骨肉瘤，亦称成骨肉瘤；周围性或近密质骨肉瘤；放射后骨肉瘤；软骨肉瘤；间叶软骨肉瘤；尤因肉瘤；骨恶性纤维组织细胞瘤。在口腔颌面部以骨肉瘤为最常见，其次是软骨肉瘤及恶性纤维组织细胞瘤。

1. 临床表现 可发生于任何颌面骨，以上、下颌骨为最常见。发病年龄较轻，多见于青年和儿童；病程较快，呈进行性的颌面骨膨胀性生长，皮肤表面常有血管扩张及充血；颌面骨在影像学检查中均有不同程度、不同性质的骨质破坏，且呈中央（心）性，由内向外发展；后期肿块破溃，可伴发溢液或出血；颌骨破坏可导致牙松动甚至自行脱落，巨型肿块可导致患者咀嚼、呼吸、语言等功能障碍。

骨源性肉瘤可发生远处转移，骨肉瘤最常见，转移部位以肺、脑为多。骨恶性纤维组织细胞瘤则常发生区域性淋巴结转移。

2. 诊断　骨源性肉瘤的诊断主要靠 X 线、CT。

骨源性肉瘤 X 线的基本特征：软组织样阴影伴骨破坏，呈不规则透射阴影；有时有骨质反应性增生及钙化斑、块；牙在肿瘤中多呈漂浮状。

成骨性骨肉瘤的骨质增殖，密度较高，新生细小的骨刺由骨密质伸向外围，呈典型的日光放射状排列。软骨肉瘤有时也可表现如骨肉瘤的日光放射状。尤因肉瘤的 X 线典型表现为由于密质层的膨胀和破坏而产生的“洋葱皮样”变化，但这种变化多见于长骨，而罕见于颌骨。

3. 治疗　以手术为主的综合治疗。骨源性肉瘤采用综合治疗预后虽然可有明显提高，但仍比鳞癌、腺源性上皮癌差。

三、其他

（一）恶性淋巴瘤

起源于淋巴系统的恶性肿瘤。根据病理分为霍奇金淋巴瘤（HL）和非霍奇金淋巴瘤（NHL）。

1. 临床表现　可发生于任何年龄，但以儿童与青壮年多见。肿瘤可发生于任何淋巴组织，但是颈部淋巴结多见。发生于淋巴结者呈结内型；发生于淋巴结外者称结外型。我国的 NHL 多为结外型。结内型以颈部淋巴结发病最常见，同时伴有其他部位淋巴结肿大，如腋下、腹股沟等处；早期，肿大的淋巴结大小不等，表面光滑，质地坚韧，无压痛，可以移动；后期，肿大的淋巴结增大并融合成团，与周围组织粘连，固定。结外型以牙龈、腭部、舌根、颊、颌骨等部位常见，早期常为某部位单发，表现为炎症、坏死和肿块等；后期肿瘤生长迅速，可引起相应的症状，如牙龈出血、疼痛、鼻阻塞、咀嚼困难等。恶性淋巴瘤常沿淋巴管扩散，瘤细胞进入血液循环，可成为淋巴性白血病。

2. 诊断　主要依靠活组织病理检查确诊。

3. 治疗　恶性淋巴瘤对放射治疗和化学药物治疗都比较敏感。

（二）浆细胞肉瘤

又称骨髓瘤，来源于骨髓内的浆细胞，分为单发性和多发性，临床以多发性为多见。

1. 临床表现　多见于 40 ～ 70 岁的中老年人，30 岁以内者少见。男女比例 3∶1。好发于胸骨、椎骨、肋骨、盆骨及颅骨，亦可单发于颌骨或口腔、口咽部等软组织。单发性多出现在早期，晚期病变呈多发性。本病的主要症状为局部剧烈疼痛，初为间歇性，继为持续性，休息时可缓解，劳动后加剧。位于肋骨、颅骨等表浅部位的肿瘤可使骨质膨胀，形成肿块，质硬，有压痛。随病情发展可穿破密质骨甚至并发病理性骨折。

2. 诊断 以病史及临床表现作为主要诊断依据，X线和实验室检查可协助诊断。X线检查可见受累骨中多个大小不等的圆形溶骨性凿孔状缺损，边缘清晰，周围无骨膜反应，较大缺损者可穿破密质骨，或伴病理性骨折。实验室检查多有进行性贫血、红细胞减少、血浆蛋白增加、白蛋白与球蛋白的比例倒置、血清钙增高、总蛋白量增加。多发性者尿中可有特殊的凝溶蛋白。晚期并发肾病。骨髓穿刺涂片发现肿瘤性浆细胞可证实诊断。

3. 治疗 多发性浆细胞肉瘤采用以化疗为主的综合治疗。单发性浆细胞肉瘤的恶性程度较低，可采用放射治疗，或手切除后辅以放疗或化疗。

（三）恶性黑色素瘤

来源于成黑色素细胞，好发于皮肤，但在我国发生于口腔黏膜者反比面部皮肤为多，约占80%以上。发病年龄多在40岁左右，男女无大差别，但预后以女性较好。

1. 临床表现 恶性黑色素瘤的早期表现大多数为皮肤痣及黏膜黑斑；发生恶变时，则迅速长大，色素增多，为黑色或深褐色，呈放射状扩展；在肿瘤周围及基底有色素沉着加剧的增生浸润现象，病变内或周围出现结节（卫星结节），表面发生溃疡，易出血和疼痛，并有所属区域的淋巴结突然增大。

口腔内恶性黑色素瘤恶性程度较高，多发生于牙龈、腭及颊部的黏膜。肿瘤呈现蓝黑色，为扁平结节状或乳突状的肿块，生长迅速，常向四周扩散，浸润至黏膜下及骨组织内，引起牙槽突及颌骨破坏，使牙发生松动。常发生广泛转移，约70%早期转移至区域性淋巴结。肿瘤又可经血流转移至肺、肝、骨、脑等器官，其远处转移率可高达40%。

2. 诊断 主要根据色素表现及临床症状，不宜行活组织检查，即使是转移性淋巴结亦不应做吸取组织检查，因活检可促使其加速生长，并使肿瘤播散发生远处转移。可行病灶冷冻活检，并争取一期完成治疗。

3. 治疗 应以综合序列治疗为主。对放射治疗不敏感。手术原则必须做广泛彻底切除，切除范围要比其他恶性肿瘤更广、更深。恶性黑色素瘤的综合序列治疗可采用：原发灶首选冷冻治疗→化学治疗→颈部选择性或治疗性清扫术→免疫治疗。

▶知识拓展

中国口腔颌面外科的开创者与抗癌斗士——邱蔚六

邱蔚六，1932年出生，中国工程院院士，被誉为中国口腔颌面外科、头颈肿瘤外科及口腔颌面修复重建外科的创建者和开拓者之一。他在从事口腔颌面外科学五十余年的生涯中，不仅参与了该学科的创立和发展，还在抗癌领域取得了显著成就。

1978年，邱蔚六成功地为晚期颌面部恶性肿瘤患者实施了颅颌面联合切除术，为这类患者开辟了一条有希望治愈的途径，并因此获得了1980年卫生部重大科技成果奖。他不仅在国内外首次提出并成功实施了全额隧道皮瓣一次转移术，还将显微外科技术引入口腔颌面外科领域，推动了该学科的迅速发展。

邱蔚六院士本人也多次亲身经历手术，包括慢性中耳炎手术和坏死性胰腺炎手术等。他用自己的身体作为“实验品”和“活教材”，验证了针刺麻醉的镇痛效果，并总结出一套针刺麻醉手术操作常规，为口腔颌面针刺麻醉手术的发展作出了重要贡献。

考试知识点总结

本章小结

协和云课堂……　拓展练习及参考答案

（罗　锴）

教学课件

第九章　唾液腺疾病

学习目标

素质目标

（1）珍视生命、关爱患者，具备维护人民健康利益的职业责任，理解唾液腺疾病给患者带来生理和心理的双重负担，主动给予患者心理支持和人文关怀。

（2）具备科学的态度、创新和分析批判的精神，具有终身学习的观念，在学习中养成严谨的治学态度，面对复杂病情时保持冷静思考和精准判断。

知识目标

（1）掌握：唾液腺炎症、舌下腺囊肿、黏液囊肿的病因、临床表现、诊断及治疗原则。

（2）熟悉：唾液腺结石病、下颌下腺炎、舍格伦综合征、唾液腺良性肿瘤的病因、临床表现、诊断及治疗原则。

（3）了解：唾液腺瘘、唾液腺损伤、唾液腺良性肥大、腮腺囊肿的临床表现、诊断及治疗原则，了解唾液腺内镜及内镜辅助技术。

能力目标

能在带教老师的指导下正确进行唾液腺疾病的病史采集、专科检查，独立完成病史记录，协助上级医生诊疗唾液腺疾病。

案例导入

【案例】

患者，男，35 岁。近期出现左侧舌头下有一肿物，自行服用了消炎药，但症状并未缓解。后来，患者发现左侧舌下肿物会变小，过几天又变大，反复发生，于是前往医院就诊。经过检查，诊断为左侧舌下腺囊肿。

【问题】

1. 舌下腺囊肿主要临床表现有哪些？接诊医生应进行哪些临床检查？
2. 舌下腺囊肿属于唾液腺疾病的哪一类？
3. 唾液腺瘤样病变的治疗方法有哪些？预后如何？

·核心知识拆解·

第一节　唾液腺炎症

根据感染性质，唾液腺炎症（sialadenitis）分为化脓性、病毒性和特异性感染三类。此外，尚可有放射性、过敏性及退行性唾液腺炎。

微课：唾液腺炎症

化脓性唾液腺炎以腮腺为最常见，其次为下颌下腺，而舌下腺和小唾液腺极少见。病毒性唾液腺感染主要是指流行性腮腺炎，由流行性腮腺炎病毒引起的急性传染病。特异性唾液腺感染常见的有唾液腺结核、HIV 相关唾液腺疾病。近年来才被认识的 IgG_4 相关唾液腺炎，属于自身免疫性疾病。

一、急性化脓性腮腺炎

急性化脓性腮腺炎（acute suppurative parotitis）之前多见于严重的全身性疾病，如胃肠道大手术等原因造成大量体液丧失、脓毒血症、长期高热、脱水等，称为术后腮腺炎（postoperative parotitis）。随着医疗水平的不断提升，术前术后的口腔处理的加强，以及对症的抗菌药物的有效应用，手术后并发的腮腺炎已很少见。目前临床上常见的大多是慢性腮腺炎基础上的急性发作或系邻近组织急性炎症的扩散。

（一）病因病理

1. 病因

（1）感染：急性化脓性腮腺炎的病原菌是葡萄球菌，主要是金黄色葡萄球菌，少数是链球菌，而肺炎链球菌、奋森螺旋体少见。在一些长期住院或免疫力低下的患者，也可由革兰阴性的肠道菌和厌氧菌感染所致。

严重的全身疾病，如脓毒血症、急性传染病等，患者机体抵抗力及口腔生物学免疫力降低；且因高热、脱水、进食减少及咀嚼功能下降，唾液分泌也相应减少，机械性冲洗作用降低，口腔内致病菌逆行侵入导管。

（2）严重代谢紊乱：腹部大手术后，由于禁食，反射性唾液腺功能降低或停止，唾液分泌明显减少，易发生逆行性感染。口腔内范围广泛的肿瘤，即使肿瘤有严重继发感染，患者也不发生腮腺炎。而胃肠外科手术后，即使采用了大剂量抗生素治疗，仍可出现严重腮腺炎。这表明手术后腮腺炎并非单纯细菌感染，唾液流量减少在发病中起重要作用。

手术后的急性下颌下腺炎远较腮腺炎少见，这可能是因为下颌下腺分泌物中黏蛋白含量高，黏蛋白具有较强的聚集并杀灭细菌的能力。

（3）局部损伤：腮腺区损伤及邻近组织急性炎症的扩散也可引起急性化脓性腮腺炎。腮腺淋巴结的急性化脓性炎症，破溃扩散后波及腺实质，引起继发性急性化脓性腮腺炎，但其病情及转归与上述原发性急性化脓性腮腺炎有明显区别。

2. 病理 组织病理学检查显示急性化脓性腮腺炎以急性导管炎开始，表现为导管上皮肿胀，管腔狭窄，分泌物内的细菌、脓细胞及脱落的上皮细胞形成黏液栓子阻塞腺管，导管周围炎性肿胀。炎症后期，导管周围被白细胞浸润，导管上皮破坏。炎症过程中，常伴腺泡的丧失及微小脓肿形成，几个小脓灶可合成一个较大脓灶。

（二）临床表现

1. 疾病特点

（1）早期：常为单侧受累，双侧同时发生者少见。炎症早期，症状轻微或不明显，腮腺区轻微疼痛、肿大、压痛。特别是并发于全身疾病或腹部大型手术后者，常被全身的严重病情掩盖而被忽视。

（2）中期：随着病情发展，腮腺区肿痛明显方引起患者注意。导管口出现轻度红肿、疼痛。若处理及时，可使炎症消散。若未能及时控制，炎症进一步发展，则可使腺组织化脓、坏死。此时疼痛加剧，呈持续性疼痛或跳痛，腮腺区表现为以耳垂为中心的明显肿胀，耳垂被上抬。

（3）晚期：进一步发展，炎症扩散到腮腺周围组织，伴发蜂窝织炎。皮肤发红、水肿，呈硬性浸润，触痛明显。炎症波及咬肌，可出现轻度张口受限。腮腺导管口明显红肿，轻轻按摩腺体，可见脓液自导管口溢出，有时甚至可见脓栓堵塞于导管口。患者全身中毒症状明显，体温可高达40℃以上，脉搏、呼吸加快。

2. 实验室检查 白细胞总数增加，中性粒细胞比例明显上升，核左移，可出现中毒颗粒。

3. 扩散途径 纤维结缔组织将腮腺分割为很多小叶，腮腺炎形成的脓肿多为散在多发性脓肿，分散在小叶内。腮腺浅面的腮腺咬肌筋膜非常致密，脓肿未穿破以前不易扪及波动感而呈硬性浸润块。穿破腮腺包膜后，脓液进入邻近组织或间隙，引起其他间隙的蜂窝织炎或脓肿。

（1）外耳道：脓肿经外耳道的软骨与骨交角处，即Santorini裂，进入外耳道。

（2）颅内：向上经翼上颌裂可进入翼腭窝，甚至可通颅底扩散至颅内。

（3）咽部及纵隔：腮腺深面的包膜薄弱，脓肿穿破后可进入咽旁或咽后间隙，或沿着颈部间隙向下扩散到纵隔危及生命。

（4）全身其他部位：脓液吸入气管还可引起吸入性肺炎，感染有时通过颈静脉向全身扩散，引起血栓性静脉炎和脓毒血症。

（三）诊断

急性化脓性腮腺炎依靠病史及临床检查，诊断并不困难，特别是全身情况衰弱或腹部外科手术后发生者。急性化脓性腮腺炎不宜做腮腺造影，因造影剂可通过薄弱的导管壁，进入导管周围组织，使炎症扩散。

（四）鉴别诊断

一般情况下发生的急性化脓性腮腺炎需与流行腮腺炎、咬肌间隙感染以及腮腺淋巴结炎（假性腮腺炎）相鉴别。

1. 流行性腮腺炎 大多发生于5～15岁的儿童，有传染接触史，常双侧腮腺同时或先后发生，一般一次感染后可终身免疫。腮腺肿大、充血、疼痛，但腮腺导管口无红肿，唾液分泌清亮无脓液。血液中白细胞计数大多正常或稍增加，分类中淋巴细胞比例增高。90%患者的血清淀粉酶有轻至中度增高，尿中淀粉酶也上升。

2. 咬肌间隙感染 主要系牙源性感染，如下颌阻生第三磨牙冠周炎，有牙痛史。部分病例一开始即表现为咬肌间隙感染而无牙痛，与急性化脓性腮腺炎非常相似，但其肿胀中心及压痛点位于下颌角部，张口受限明显，腮腺导管口无红肿，分泌清亮。

3. 腮腺淋巴结炎（假性腮腺炎） 主要是由于腮腺导管阻塞导致的非炎症性腮腺肿胀。表现为腮腺区域的反复发作性肿胀，通常伴有轻微疼痛，张嘴或咀嚼时疼痛可能加剧。腮腺导管口无红肿，唾液分泌清亮，无脓性分泌物。

（五）预防

本病主要系脱水及逆行感染所致。故对接受腹部大手术及患严重全身性疾病的患者，应加强护理，保持体液平衡，加强营养支持及抗感染治疗，同时应加强口腔卫生，进食后漱口、刷牙，并可用过氧化氢液或氯己定溶液清洗。

（六）治疗

1. 对症治疗 针对发病原因，纠正机体脱水及电解质紊乱，维持体液平衡。必要时输入复方氨基酸等以提高肌体抵抗力。选用有效抗生素，应用大剂量青霉素或适量头孢菌素等抗革兰阳性球菌的抗生素，并从腮腺导管口取脓性分泌物做细菌培养及药敏试验，选用最敏感的抗生素。

2. 保守治疗 炎症早期可用热敷、理疗、外敷如意金黄散，饮用酸性饮料或口含维生素C片或口服1%毛果芸香碱3～5滴（2～3mg），每天2～3次，可增加唾液分泌。温热的硼酸、碳酸氢钠溶液等消毒漱口剂也有助于炎症的控制。

3. 手术治疗 急性化脓性腮腺炎已发展至化脓时，必须切开引流。腮腺的包膜致密，脓肿形成后不易扪得波动感，因此不能以扪得波动感作为脓肿切开引流的指征。

（1）切开引流的指征：①局部有明显的凹陷性水肿；②局部有跳痛并有局限性压痛点，穿刺抽出脓液；③腮腺导管口有脓液排出，全身感染中毒症状明显。

（2）切开引流的方法：①局部浸润麻醉。②切开：在耳前及下颌支后缘处从耳屏往下至下颌角作切口，切开皮肤、皮下组织及腮腺咬肌筋膜。③引流：脓液积聚于筋膜下者，即可得到引流；如无脓液溢出，可用血管钳插入腮腺实质的脓腔中引流脓液；多发性脓肿应向不同方向分离，分开各个腺小叶的脓腔，达到彻底引流；脓液已穿破腮腺咬肌筋膜达皮下时，可在波动明显处切开；如果脓肿扩散至其他间隙，应补作附加切口引流；冲洗后放置橡皮引流条，每日用生理盐水冲洗，交换引流条。

二、慢性复发性腮腺炎

慢性复发性腮腺炎（chronic recurrent parotitis）以前统称为慢性化脓性腮腺炎，包括慢性阻塞性腮腺炎。儿童和成人均可发生，但其转归很不相同。成人复发性腮腺炎一般为儿童复发性腮腺炎迁延未愈而来。

（一）病因病理

1. 病因 儿童复发性腮腺炎的病因较复杂，发病机制尚不十分清楚，可能是多方面因素综合作用的结果，一般认为与以下因素有关。

（1）先天性发育异常：部分患者的腮腺先天性结构异常，如导管系统发育不良、狭窄或弯曲等，导致唾液排出不畅，容易引发炎症。

（2）遗传因素：研究表明该病有遗传倾向，部分患者有典型家族史。

（3）免疫功能异常：儿童期免疫系统发育不成熟，免疫功能低下，易发生逆行性感染。此外，部分患者的免疫系统可能存在异常，如自身免疫性疾病，也可导致慢性复发性腮腺炎的发生。

（4）细菌逆行感染：上呼吸道感染及口腔内炎性病灶可能导致细菌通过腮腺导管逆行进入腮腺，引发炎症。

2. 病理

（1）早期：主要为导管系统病变，闰管、纹管及小叶间导管轻度扩张，管腔内含浓缩的黏液分泌物及脱落的导管上皮，炎症细胞少见。

（2）中期：导管周围炎症反应明显，结缔组织纤维化，淋巴细胞、组织细胞及巨细胞浸润。近腺体段导管明显扩张，导管上皮出现退行性变。

（3）晚期：腺小叶结构逐渐被破坏，被增殖的间质脂肪及结缔组织所代替。终末导管增生，严重者萎缩的腺小叶完全由增生的导管、结缔组织及脂肪组织所替代。

（二）临床表现

1. 疾病特点 儿童复发性腮腺炎发病年龄自婴幼儿至15岁均可发生，以5岁左右最为常见。男性稍多，可突发也可逐渐发生。病员一般无全身症状，常不明确发病时间，多因腮腺反复肿胀疼痛而就诊，但不如流行性腮腺炎明显，仅有轻度水肿，或伴皮肤潮红。个别患儿仅表现为腮腺肿块。

2. 典型症状 腮腺反复肿胀疼痛，挤压腺体可见导管口脓液或胶冻状液体溢出，少数有脓肿形成。静止期多无不适，检查腮腺分泌液偶有混浊。病程大多数持续1周左右，数周或数月发作一次，年龄越小间隔时间越短，随着年龄增长，间歇时间延长，持续时间缩短。

（三）影像学检查

腮腺造影显示末梢导管呈点状、球状扩张，排空迟缓，主导管及腺内导管无明显异常。

（四）诊断

慢性复发性腮腺炎的诊断通常依据病史、临床表现、腮腺造影等。患儿双侧或单侧腮腺反复肿胀，导管口有脓液或胶冻样分泌物。随年龄增长，发作次数减少，症状减轻，大多在青春期后痊愈。腮腺造影显示末梢导管呈点状、球状扩张，排空迟缓，主导管及腺内导管无明显异常。

（五）鉴别诊断

1. 流行性腮腺炎 流行性腮腺炎是由流行性腮腺炎病毒引起的急性传染病。以腮腺肿大、副性水肿明显、全身乏力、头痛发热为特点。有明显的接触史及春秋季节性流行。临床症状持续 1 ～ 2 周，然后自行消退，消退后血中可查到流行性腮腺炎病毒抗体，一般感染一次即可获终身免疫，最多可发生两次。

2. 舍格伦综合征继发感染 成人复发性腮腺炎需与舍格伦综合征继发感染相鉴别。后者多见于中年女性，无自幼发病史。常有口干、眼干的症状及自身免疫病。腮腺造影显示主导管扩张不整，边缘毛糙，呈葱皮样或花边样改变。

（六）治疗

复发性腮腺炎具有自愈性，因此，以增强抵抗力、防止继发感染，减少发作为原则，嘱患者多饮水，每天按摩腺体帮助排空唾液，用淡盐水漱口，保持口腔卫生。咀嚼无糖口香糖，刺激唾液分泌。若有急性炎症表现，可用抗生素。腮腺造影本身对复发性腮腺炎也有一定的治疗作用。复发频繁者可肌内注射胸腺素，调节免疫功能。

三、慢性阻塞性腮腺炎

慢性阻塞性腮腺炎（chronic obstructive parotitis）又称腮腺管炎，是由各种原因如结石、狭窄、异物等引起腮腺唾液流出受阻引起腮腺反复肿胀，腮腺造影主要表现为主导管及分支导管系统炎性改变为主的病变。

（一）病因病理

1. 病因 慢性阻塞性腮腺炎多由局部因素引起，如导管口黏膜损伤，愈合后瘢痕引起导管口狭窄比较常见；少数由导管结石或异物引起；导管系统长、较窄，易于唾液淤滞也是原因之一。好发人群是有腮腺区域外伤史者，或是不良义齿长期磨损腮腺导管口形成瘢痕者。年轻的患者多见于智齿萌出时，有导管口黏膜咬伤，瘢痕愈合后引起导管狭窄。年老患者则多见于不良义齿致导管口处颊黏膜损伤，形成瘢痕而狭窄。其他病因有导管内异物、外伤及导管弥漫性炎症等。

2. 病理 导管扩张、腺泡萎缩、导管腔内分泌物潴留是慢性阻塞性腮腺炎的主要病理特征。导管明显扩张，导管上皮化生，导管周围被致密的淋巴细胞浸润，并有淋巴滤泡形成。管腔内可见大量浓缩的分泌物，伴有絮状分泌物及微小结石。炎症晚期，由于局部免疫反应，偶尔可见肌上皮岛。

（二）临床表现

1. 典型症状 慢性阻塞性腮腺炎临床主要表现为阻塞症状和腮腺反复肿胀，常在进食时发作或加重。患者起初自觉唾液分泌量减少而口干、口臭，晨起时腮腺区胀痛，稍加按摩后即有“咸味”液体自导管口流出，随之胀痛减轻。进食时唾液量增加、腮腺区胀痛加重，停食后减轻，如此形成腮腺反复肿胀。

2. 临床检查 腮腺导管口出现轻度红肿，挤压腮腺可见导管口流出混浊的“雪花样”或黏稠的“蛋清样”唾液，有时可见黏液栓子。病程久者，可在颊黏膜下扪及粗硬、呈条索状的腮腺导管。

（三）影像学检查

腮腺造影显示主导管、叶间、小叶间导管部分狭窄扩张，呈腊肠样改变。部分伴有点状扩张，但均先有主导管扩张，延及叶间、小叶间导管后，才出现点状扩张。

（四）诊断

慢性阻塞性腮腺炎的诊断通常依据病史、临床表现、腮腺造影、实验室检查等。患者有腮腺反复肿胀史，多为单侧，进食时肿胀明显，有时伴有轻微疼痛。导管口轻度红肿，挤压腮腺可见导管口流出混浊的“雪花样”或黏稠的“蛋清样”唾液。唾液流出量减少。腮腺造影显示主导管、叶间、小叶间导管部分狭窄，部分扩张，呈腊肠样改变。血常规检查可能显示白细胞计数升高，提示炎症。

（五）鉴别诊断

慢性阻塞性腮腺炎需与成人慢性复发性腮腺炎、舍格伦综合征继发感染相鉴别。

1. 成人慢性复发性腮腺炎 有幼儿发病史，造影片上两者明显不同。成人复发性腮腺炎除有逆行性感染而使主导管稍扩张不规整外，叶间、小叶间导管均无变化，只是末梢导管呈散在点、球状扩张。而阻塞性腮腺炎以主导管呈腊肠状扩张为特征。

2. 舍格伦综合征继发感染 舍格伦综合征如继发感染也可有反复肿胀流脓史，其不同点在于舍格伦综合征多见于中年女性，常有口干、眼干的症状及结缔组织疾病。腮腺造影显示主导管扩张不整，边缘毛糙，呈葱皮样或花边样改变。

（六）治疗

慢性阻塞性腮腺炎治疗以去除病因为主，有导管结石者宜先去除结石；导管口瘢痕狭窄者用钝头探针扩张导管口，手术治疗则采用腮腺导管结扎。

1. 一般治疗 局部治疗按摩腺体，咀嚼无糖口香糖或有含果味维生素 C，促进唾液腺分泌排出。从导管口注入抗生素，既可机械冲洗导管，又有抑菌作用。用碘化油注入导管内亦可达到同样目的。可以采用唾液腺内镜，不仅可以直视观察导管病变，而且可以冲洗及扩张导管、灌注药物等，效果良好。

2. 手术治疗 一般治疗无效时可以通过结扎导管，使受损腮腺组织萎缩，从而控制唾液淤积导致炎症。在保守治疗无效、导管结扎失败而患者有手术要求的情况下，行保留面神经的腮腺腺叶切除术。经过规范治疗，慢性阻塞性腮腺炎的预后较好。

四、唾液腺结石病和下颌下腺炎

唾液腺结石病（sialolithiasis）指发生在腮腺、下颌下腺、舌下腺及小唾液腺导管及腺体内的钙化性团块，并引起唾液分泌受阻，继发炎症改变的一系列病症。唾液腺结石症好发生于下颌下腺，约占整个唾液腺结石症 85% 以上，其次是腮腺，偶见于上唇及颊部的小唾液腺，舌下腺很少见。

（一）病因

唾液腺结石病的病因目前尚未完全明确，一般认为与某些局部因素有关，如异物、炎症、唾液腺导管异常或唾液成分改变造成的唾液滞留等，也可能与机体钙磷代谢异常及全身性疾病有关。

唾液腺结石多发于下颌下腺，与下列因素有关：①下颌下腺为混合性腺体，分泌的唾液富含黏蛋白，较腮腺分泌液黏滞，钙的含量也高出 2 倍，钙盐容易沉积；②下颌下腺导管自下向上走行，腺体分泌液逆重力方向流动，导管长，在口底后部有一弯曲部，导管全程较曲折，这些解剖结构均使唾液易于淤滞，导致唾液腺结石形成。

（二）临床表现

1. 疾病特点　唾液腺结石病患者性别无明显差异，可见于任何年龄，但以 20 ～ 40 岁的中青年为多见。病期短者数日，长者数年甚至数十年。小的唾液腺结石一般不造成唾液腺导管阻塞，无任何症状。较大时可出现一系列阻塞症状及体征。

2. 典型症状　进食时，由于唾液分泌增加但排出受阻，患者可能会感到腺体肿大并伴有胀感及疼痛。这种疼痛有时较为剧烈，呈针刺样，疼痛可能放射至同侧的舌尖，甚至耳颞部或颈部，称为“涎绞痛”。停止进食后，腺体通常会自行复原，疼痛也会随之消失。

3. 临床检查　导管口黏膜可能出现红肿，挤压腺体时可见少许脓性分泌物自导管口溢出。导管内的唾液腺结石，双手触诊常可触及硬块，并有压痛。压痛部的口腔黏膜下有炎性浸润。长期反复发作后，下颌下腺可能变小，质地变硬。唾液腺结石阻塞引起腺体继发感染，并可能反复发作。下颌下腺因包膜不完整且组织疏松，炎症扩散到邻近组织时，可引起下颌下间隙感染，甚至口底蜂窝织炎。

4. 慢性下颌下腺炎　慢性下颌下腺炎患者的临床症状较轻，促使患者就医的主要原因是进食时反复肿胀，但疼痛症状并不重。检查腺体呈硬结性肿块，导管口可有脓性或黏液脓性唾液流出。

（三）影像学检查

唾液腺结石病的影像学检查包括 X 线平片、超声、CT 和唾液腺造影等。临床上最常用的是 X 线平片检查，包括下颌横断片及下颌下腺侧位片，前者适用于下颌下腺导管较前部的唾液腺结石，后者适用于下颌下腺导管后部及腺体内的唾液腺结石。钙化程度低的唾液腺结石，即所谓阴性唾液腺结石，在 X 线平片上难以显示。超声、CT 超声和 MR 造影对结石均有较高的诊断率。

（四）诊断

根据进食时唾液腺反复肿胀及伴发疼痛的症状特点，导管口溢脓并扪及导管内结石等表现，以及 X 线片显示结石，即可作出唾液腺结石并发慢性唾液腺炎的诊断。

（五）鉴别诊断

1. 舌下腺肿瘤　由于其位于口底前部，易与下颌下腺结石混淆。绝大多数舌下腺肿瘤无导管阻塞症状，无进食性肿胀，极少数患者可因肿瘤压迫下颌下腺导管出现不全阻塞症状。双合诊包块靠近下颌骨内缘，X 线检查无阳性结石，造影检查可能有相应部位主导管受压移位。

2. 下颌下腺肿瘤 呈进行性肿大。无进食肿胀或下颌下腺炎症发作史。

3. 下颌下淋巴结炎 局部感染病史明确，反复肿大，但与进食无关，下颌下腺分泌正常，下颌下淋巴结触痛明显。

4. 下颌下间隙感染 常有牙痛史并可查及病灶牙，下颌下区肿胀呈硬性浸润，皮肤潮红并可出现凹陷性水肿。下颌下腺导管分泌量可能减少，但唾液正常，无导管阻塞症状。

5. 口底静脉畸形伴静脉石 发生于口底区伴有静脉石的静脉畸形，单纯从影像学检查诊断有可能与下颌下腺导管结石相混淆，但口腔检查发现口底区静脉畸形伴有口底黏膜下独立或散在的质软紫蓝色肿物，并且影像学检查观察的高密度影多为不规则分布，与下颌下腺导管多发结石沿导管排列不一致。

（六）治疗

下颌下腺唾液腺结石病的治疗原则是去除结石、消除阻塞因素，尽最大可能地保留下颌下腺这一功能器官。但当腺体功能丧失或腺体功能不可能逆转时，则应手术将病灶清除。

1. 保守治疗 适用于很小的结石。嘱患者口含柠檬酸的棉签或维生素C片，进酸性食物，促进唾液分泌，同时用手自后向前沿主导管走行方向按摩，促进唾液腺结石排出。排出后可能感到小沙粒样结石。

2. 取石术 适用于无下颌下腺反复感染史，腺体尚未纤维化，腺体功能存在者。对于体积较大的下颌下腺导管结石，宜行导管再通术，使唾液从正常导管口排出，有利于术后下颌下腺功能的恢复。术后可采用催唾剂，促进唾液分泌及导管系统的通畅，避免导管的再次阻塞。

（1）唾液腺导管切开取石术：适用于可扪及，相当于下颌第二磨牙以前部位的唾液腺结石。

（2）唾液腺内镜取石术：适用于位于下颌下腺导管、腺门及部分腺内导管、体积不很大及多发性结石。

（3）唾液腺内镜辅助下切开取石术：适用于导管后段及腺门部的大结石。唾液腺内镜可以同期诊断和治疗，是一种微创的手术方法。

3. 碎石术 近年来，一些学者根据碎石机粉碎泌尿系结石的原理，采用体外冲击波碎石术治疗唾液腺结石，利用体外冲击波聚焦后击碎导管内的结石，使其能自行或经刺激后随唾液排出体外。

4. 下颌下腺腺体切除术 适用于以上方法无法取出的唾液腺结石，以及下颌下腺反复感染或继发慢性硬化性下颌下腺炎、腺体萎缩，已失去摄取及分泌功能者。

第二节 唾液腺损伤和唾液腺瘘

微课：唾液腺损伤和唾液腺瘘

唾液腺损伤及唾液腺瘘通常发生在腮腺，外伤是最主要的原因。

一、病因

腮腺及其导管位于面颊部皮下，表浅而易受到创伤。下颌下腺、舌下腺由于有下颌骨的保护，受到创伤的机会较少。腮腺损伤的主要原因是面部裂伤。

唾液腺瘘（salivary fistula）又称涎瘘，是指唾液不经导管系统排入口腔而流向面颊皮肤表面。除外伤原因，手术损伤腮腺或其导管也可导致唾液腺瘘的发生。化脓性感染或其他疾病也可能破坏腺体或导管而产生唾液腺瘘，但少见。唾液由创口外流，影响其愈合，上皮细胞沿瘘道生长，覆盖整个创面形成永久性瘘管。

二、临床表现

腮腺瘘根据瘘口所在的位置，可分为腺体瘘及导管瘘。

1. 腺体瘘　腺体区皮肤有小的点状瘘孔，其周围有瘢痕，瘘管的腺端通向一个或多个腺小叶的分泌管。从瘘口经常有少量的清亮唾液流出，很少是混浊的。进食、咀嚼、嗅到或想到美味食品时，唾液的流出量显著增加。口腔内由导管口流出的唾液尚正常。

2. 导管瘘　发生于腮腺导管段的唾液腺瘘。根据导管断裂的情况，可分为完全瘘及不完全瘘。前者指唾液经瘘口全部流向面部，口腔内导管口无唾液分泌；后者指导管虽破裂，但未完全断离，仍有部分唾液流入口腔内。由瘘口流出的唾液清亮，并发感染者为混浊液体。完全瘘每日流出的唾液量可多达2000ml以上，瘘口周围皮肤被唾液激惹而表现为潮红、糜烂或伴发湿疹。

三、诊断

腮腺瘘主要根据病史和临床表现进行诊断。进食咀嚼时唾液流出量增多，且含有淀粉酶。腮腺造影可见腺体某处有造影剂外溢，而导管系统显示良好，则为腺体瘘。导管瘘则可见主导管上瘘口处有造影剂外溢，在其后方可见导管扩张。

四、治疗

1. 腺体瘘的治疗

（1）加压包扎：腺体瘘唾液分泌量少者，新鲜创口直接加压包扎。

（2）凝固烧灼：陈旧腺体瘘用电凝固器烧灼瘘管及瘘口，破坏上皮，加压包扎，同时用副交感神经抑制剂阿托品，限制唾液分泌，避免进食酸性或刺激性食物，大多可以愈合。

（3）瘘管封闭术：陈旧腺体瘘灼烧后如无法愈合，则需行瘘管封闭术。

2. 导管瘘的治疗

（1）导管端－端吻合术：新鲜的腮腺导管断裂伤，有条件时可作导管端－端吻合术。

（2）导管改道术：如断裂处接近口腔，则可行导管改道术。

（3）瘘管封闭术：如瘘口靠近腺门且为不完全瘘者，可做瘘管封闭术。

（4）导管再造术：如腮腺导管完全瘘且缺损较多，残留导管较短，既不能作导管吻合，又不能作导管改道者，可利用口腔黏膜行导管再造术。

（5）腮腺切除术：如同时伴有局部广泛而深的瘢痕组织，可在控制炎症后做腮腺导管结扎，使腺体自行萎缩。若腺体有慢性炎症，且其他手术方法失败，则可考虑行腮腺切除术。

第三节　舍格伦综合征

微课：舍格伦综合征

舍格伦综合征（Sjögren syndrome）又称干燥综合征，是一种以外分泌腺高度淋巴细胞浸润及破坏为特征的系统性自身免疫病。最常见的临床表现为进行性口干、眼干，同时可累及多个器官，出现各种自身免疫性病症等表现。本病分为原发性和继发性两类，不合并其他自身免疫性疾病者称为原发性舍格伦综合征，继发于类风湿关节炎、系统性红斑狼疮等者为继发性舍格伦综合征。

一、病因病理

1. 病因　舍格伦综合征的确切病因及发病机制尚不十分明确，其发病可能与病毒感染、遗传和性激素异常等多种因素有关。

2. 病理　组织病理学表现有三个特点：腺实质萎缩；间质淋巴细胞浸润；肌上皮岛形成。根据炎症的严重程度，可将病变分为三期。

（1）早期为导管周围淋巴细胞浸润，局灶性腺泡萎缩。

（2）中期淋巴细胞浸润及腺实质萎缩更为明显，导管系统出现上皮化生及肌上皮细胞增殖。

（3）肌上皮岛形成：开始时上皮岛内遗留导管腔，随着淋巴细胞浸润增加，残留的导管腔消失，上皮岛出现玻璃样变，外层的基底膜逐渐破坏，即为末期病变。除大唾液腺以外，小唾液腺也出现导管扩张、淋巴细胞浸润，腺泡萎缩、腺小叶破坏、腺体明显硬化的症状。

二、临床表现

本病起病多隐匿，多见于中年以上女性，出现症状至就诊时间长短不一。主要症状表现为进行性眼干、口干、唾液腺及泪腺肿大，或伴有类风湿关节炎等。

1. 眼干燥症　因泪腺分泌的黏蛋白减少而出现眼干涩、异物感、泪少等症状，严重者痛哭无泪。部分患者有眼睑缘反复化脓性感染、结膜炎、角膜炎等。

2. 口干燥症　口腔检查可见口腔黏膜干燥，口镜与口腔黏膜黏着而不能滑动。口底唾液池消失。唇舌黏膜发红，舌表面干燥并出现裂纹，舌背丝状乳头萎缩，舌表面光滑潮红呈“镜面舌”。易罹患白念珠菌感染。由于失去唾液的清洁、稀释及缓冲作用，龋病的发生率明显增加，且常为猖獗龋。

3. 唾液腺肿大　以腮腺为最常见，累及单侧或双侧，少数有下颌下腺肿大，舌下腺肿大较少。腮腺呈弥漫性肿大，边界不明显，表面光滑，与周围组织无粘连。无继发感染时，触诊韧实感而无压痛，挤压腺体，导管口唾液分泌很少或无分泌。由于唾液减少，可引起继发性逆行感染。腮腺反复肿胀，微有压痛。挤压腺体，有混浊的雪花样唾液或脓液流出。腮腺造影显示末梢导管点、球状扩张，主导管壁变粗糙。

4. 其他外分泌腺受累的表现　除唾液腺和泪腺外，鼻、硬腭、气管及其分支、消化道黏膜、阴道黏膜的外分泌腺体均可受累，使其分泌较少而出现相应症状。鼻腔黏膜干燥、结痂，甚至出现鼻中隔穿孔。喉及支气管干燥，出现声音嘶哑及慢性干咳。汗腺及皮脂腺受累则出现皮肤干燥或萎缩的症状。

5. 结缔组织疾病 大多数患者均伴有类风湿关节炎，还有少数患者伴有系统性红斑狼疮、硬皮病、多发性肌炎等。

三、诊断

舍格伦综合征的诊断除询问病史及体格检查外，还可以做泪腺及唾液腺分泌功能检查、唾液腺造影、放射性核素检查、活组织检查等帮助判断。其中唇腺活检对本病的诊断更具临床意义。根据舍格伦综合征国际分类标准也可作出初步诊断。

1. 口腔症状 3 项中有一项或一项以上。

（1）持续性口干 3 个月以上。

（2）成人后腮腺反复或持续肿大。

（3）吞咽干性食物时需用水帮助。

2. 眼部症状 3 项中有一项或一项以上。

（1）每日感到不能忍受的眼干持续 3 个月以上。

（2）感到反复的沙子进眼或沙砾感。

（3）每日需用人工泪液 3 次或 3 次以上。

3. 眼部体征 下述任何 1 项或 1 项以上阳性。

（1）施墨试验（＜ 5mm/5min）。

（2）角膜荧光染色（+）（＞ 4van Bijsterveld 记分法）

4. 组织学检查 唇腺淋巴细胞浸润灶＞ 1。

5. 唾液腺受损 下述任何 1 项或 1 项以上阳性。

（1）未刺激唾液流率（＜ 1.5ml/5min）。

（2）腮腺造影阳性。

（3）放射性核素检查阳性。

6. 抗 SSA、SSB 抗体阳性（双扩散法） 舍格伦综合征在无任何潜在疾病的情况下，有下述 2 条即可诊断。

（1）符合上述分类标准项目中的 4 条或 4 条以上，但必须含有第 4 条（组织学检查）和 / 或第 6 条（自身抗体）。

（2）第 3 ～ 6 项中任 3 项阳性，继发性舍格伦综合征患者有潜在的疾病（如任何一种结缔组织病），而符合上述分类标准项目中第 1、2 项中的任何 1 条，同时符合第 3、4、5 项中的任 2 项。

四、治疗

舍格伦综合征是一种慢性自身免疫性疾病，临床表现各异，大部分患者预后良好。目前尚无肯定的药物改变其病程，主要以对症治疗为主。

1. 局部治疗

（1）眼干：可用人工泪液（5% 甲基纤维素）滴眼，戴眼防护镜，避光避风。也可以采用硅酮栓进行泪点封闭，以缓解眼干症状。

（2）口干：可用人工唾液，乙基纤维素和黏液素可起到增加口腔表面湿润和润滑的作用，缓解不适感。亦可用催唾剂，刺激唾液分泌。西维美林是 M_3 受体激动药，对口干、眼干都有作用。注意口腔卫生，减少逆行性感染的机会。伴发急性炎症时用抗生素治疗。积极预防和治疗龋病。

2. 全身免疫治疗 应用免疫制剂，包括免疫抑制剂和免疫调节剂。免疫调节剂，如胸腺素，可调节细胞免疫功能，使其与体液免疫相平衡。免疫抑制剂如羟氯喹、泼尼松、雷公藤总苷等。免疫制剂的不良反应大，应在用药期间定期监测肝肾功能等。

第四节 唾液腺瘤样病变

一、唾液腺黏液囊肿

微课：唾液腺瘤样病变

广义的唾液腺黏液囊肿包括小唾液腺黏液囊肿及舌下腺囊肿，是较为常见的唾液腺瘤样病变。

（一）病因病理

唾液腺黏液囊肿根据其病因及病理表现的不同，可分为外渗性黏液囊肿及潴留性黏液囊肿。

1. 外渗性黏液囊肿 占黏液囊肿的 80% 以上。研究表明，外渗性黏液囊肿的发生是由局部创伤引起的导管破裂、黏液外渗入组织间隙所致。

2. 潴留性黏液囊肿 潴留性黏液囊肿的发病原因主要是导管系统的部分阻塞，可由微小唾液腺石、分泌物浓缩或导管系统弯曲等原因所致。组织学表现有三个特点：有上皮衬里、潴留的黏液团块及结缔组织被膜。

（二）临床表现

1. 黏液囊肿 是最常见的小唾液腺瘤样病变，好发于下唇及舌尖腹侧，这是因为舌体运动常受下前牙摩擦及自觉或不自觉地咬下唇动作使黏膜下腺体受伤。

（1）典型症状：囊肿位于黏膜下，表面仅覆盖一薄层黏膜，呈半透明、浅蓝色的小泡，状似水泡。大多为黄豆至樱桃大小、质地软而有弹性。

（2）临床特点：囊肿很容易被咬伤而破裂，流出蛋清样透明黏稠液体，囊肿消失。破裂处愈合后，又被黏液充满，再次形成囊肿。反复破损后不再有囊肿形成，而表现为较厚的白色瘢痕状突起，囊肿透明度降低。

2. 舌下腺囊肿 最常见于青少年，临床上可分为三种类型。

（1）单纯型：为典型的舌下腺囊肿表现，占舌下腺囊肿的大多数。囊肿位于下颌舌骨肌以上的舌下区，囊壁菲薄并紧贴口底黏膜，囊肿呈浅紫蓝色，扪之柔软有波动感。囊肿常位于口底的一侧，有时可扩展至对侧，较大的囊肿可将舌抬起，状似“重舌”。囊肿因创伤而破裂后，流出黏稠而略带黄色或蛋清样液体，囊肿暂时消失。数日后创口愈合，囊肿又长大如前。囊肿发展很大时，可引起吞咽、语言及呼吸困难。

（2）口外型：又称潜突型。囊肿主要表现为下颌下区肿物，而口底囊肿表现不明显。触诊柔软，与皮肤无粘连，不可压缩，低头时因重力关系，肿物稍有增大。穿刺可抽出蛋清样黏稠液体。

（3）哑铃型：为上述两种类型的混合，即在口内舌下区及口外下颌下区均可见囊性肿物。

（三）诊断

唾液腺对称性肿大而无痛，唾液腺造影显示形态多正常，但体积明显增大，排空功能稍迟缓。B 超检查腺体弥漫性增大，无局限性回声异常。

（四）鉴别诊断

1. 口底皮样囊肿 位于口底正中，呈圆形或卵圆形，边界清楚，表面黏膜及囊壁厚，囊腔内含半固体状皮脂性分泌物，因此扪诊有面团样柔韧感，无波动感，可有压迫性凹陷。肿物表面颜色与口底黏膜相似而非浅紫蓝色。

2. 下颌下区囊性水瘤 常见于婴幼儿，穿刺检查见囊腔内容物稀薄，无黏液，淡黄清亮，涂片镜检可见淋巴细胞。

（五）治疗

1. 小唾液腺黏液囊肿 可在抽尽囊液后，向囊腔内注入 2% 碘酊 0.2 ～ 0.5ml，停留 2 ～ 3 分钟，再将碘酊抽出。目的是破坏上皮细胞，使其失去分泌功能而不再形成囊肿。也可注射 20% 氯化钠。但最常用的治疗方法仍为手术切除。

黏液囊肿切除术：①局部浸润麻醉下，纵向切开黏膜。②在黏膜下囊壁外面分离囊壁，取出囊肿。周围腺组织应尽量减少损伤，和囊肿相连的腺体应与囊肿一并切除，以防复发。③反复损伤的黏液囊肿可形成瘢痕并与囊壁粘连，不易分离。此类病例可在囊肿两侧作梭形切口，将瘢痕、囊肿及其邻近组织一并切除，直接缝合创口。

2. 舌下腺囊肿 根治舌下腺囊肿的方法是切除舌下腺，残留部分囊壁不致造成复发。对于口外型舌下腺囊肿，可全部切除舌下腺后，将囊腔内的囊液吸净，在下颌下区加压包扎，而不必在下颌下区做切口摘除囊肿。具体方法如下。

（1）患者取仰卧位。成人用局麻，儿童用全麻，经鼻腔或口腔插管。

（2）切口：用开口器维持开口状态，用口镜或压舌板将舌压向对侧，显露患侧口底，确认下颌下腺导管开口及舌下皱襞位置，在舌下皱裂外侧作弧形切口。切口与牙龈缘平行，后方达第二磨牙近中。为避免下颌下腺导管损伤，可从导管口插入银质探针或塑料管导向。

（3）切除腺体：自舌下腺表面分离周围组织，提起舌下腺前端，继续分离舌下腺的深面及内侧面。同时分离靠近腺体的舌下腺囊肿的囊壁，分离切断后继续分离舌下腺后份，在其与下颌下腺前内相接处将其全部游离。

分离舌下腺内侧时，应注意下颌下腺导管及舌神经，舌神经由后向前先位于舌下腺与下颌下腺导管之间，绕过下颌下腺导管深面后，再位于其内侧，最后进入舌体。在分离舌下腺后内方深面时，应注意舌下动静脉到舌下腺的分支，予以钳夹结扎，否则易引起出血或术后血肿。

（4）创面处理：冲洗创口，仔细检查创口有无出血点，特别是舌下腺后部，须彻底止血。黏膜复位后缝合 3 ～ 5 针即可，不宜过紧过密，切勿将下颌下腺导管缝扎。为预防血肿，创口内置入橡皮引流条，应将其缝合固定，以免引流条进入创口内。

（5）术后处理：术后 1 ～ 2 天抽去引流条，7 天拆线。术中如误将下颌下腺导管结扎或缝扎，唾液排出受阻，术后数小时即可发生急性下颌下腺肿胀，应将可疑缝线拆除，松解被结扎的导管。

二、唾液腺良性肥大

腮腺良性肥大常发生在腮腺，又称唾液腺肿大症或唾液腺退行性肿大，是一种非肿瘤、非炎症性、慢性、复发性、无痛性肿大的唾液腺疾病。

（一）病因病理

1. 病因 唾液腺良性肥大的确切病因尚不清楚，其可能与内分泌紊乱、营养不良、自主神经功能失调有关。

2. 病理 组织病理学表现为腺泡增大，其直径为正常腺泡的 2 ～ 3 倍，胞核被推挤至细胞的基底侧，细胞明显肿胀，胞浆内可见 PAS 阳性的酶原颗粒。

（二）临床表现

多为双侧腮腺肿大，偶见单侧。多见于中老年。腮腺逐渐肿大，可持续多年，肿胀反复发作而无痛，有时大时小的病史，但肿胀不会完全消除。腺体呈弥漫性肿大，触诊柔软并均匀一致。病程较久者则稍硬韧，但无肿块，亦无压痛，导管口无红肿，挤压被罹患腺体仍有清亮液体分泌。有时分泌减少，但患者无明显口干。

（三）诊断

唾液腺对称性肿大而无痛，唾液腺造影显示形态多正常，但体积明显增大，排空功能稍迟缓。B 超检查腺体弥漫性增大，无局限性回声异常。

（四）鉴别诊断

舍格伦综合征也可有腮腺肿大，但唾液腺造影片上，末梢导管扩张，排空功能迟缓情况远比腮腺良性肥大者明显，免疫学检查多有异常。

（五）治疗

唾液腺良性肥大目前尚无特殊治疗。有肿胀症状者，可请患者自行按摩腺体，促使腺体排空唾液，咀嚼无糖口香糖或用毛果芸香碱等催唾剂，刺激唾液分泌。

三、腮腺囊肿

腮腺囊肿分潴留性和先天性两大类，较少见。

（一）病因

腮腺囊肿可能是先天发育异常、炎症、异物存留等多种因素引起的。腮腺潴留性囊肿是由于导管弯曲或其他原因造成部分阻塞，分泌物在局部潴留，导管呈囊状扩张，随着病程延长，囊肿体积不断增大。

（二）临床表现

1. 潴留性囊肿

（1）症状：早期腮腺囊肿通常没有明显症状，表现为腮腺区无痛性肿块，生长缓慢，无功能障碍，生长到相当体积后才被发现。后期可能会出现腮腺肿块、颊部肿胀、感染等症状。患者还可能出现发热、疼痛、红肿等症状。

（2）临床检查：扪诊检查肿块柔软，可扪及波动感，边界不十分清楚，与浅表组织无粘连，但基底部活动度较差。穿刺为无色透明液体。囊液成分为唾液，故可检测出淀粉酶。B超检查可见病变为无回声区，后壁及后方回声明显增强。

2. 先天性囊肿 先天性囊肿分皮样囊肿、鳃裂囊肿和先天性腮腺导管囊状扩张三类。

（1）皮样囊肿：可位于深部或浅表部位。位于浅表者可扪及如一般皮样囊肿的柔韧感。位于深部者和一般良性肿瘤难以区别。B超检查为囊性影像。细针吸细胞学检查可见分化良好的表皮样细胞。

（2）鳃裂囊肿：腮腺部位的鳃裂囊肿来自第一鳃弓发育异常。鳃裂囊肿易继发感染，自发破溃或切开后形成经久不愈的瘘。瘘管外口可在耳垂到下颌角之间的任何部位，即胚胎第一鳃裂所在的位置，经常从瘘口溢出黄白色豆渣样物，有时伴有外耳、下颌骨畸形及咀嚼肌群发育不足等，称第一鳃弓综合征。

（3）先天性腮腺导管囊状扩张：表现为无痛性颊部肿胀，可扪及沿腮腺导管走行的囊性肿块。常继发感染。挤压腺体可见导管口喷射状唾液流出。B超和CT显示囊状扩张的导管。

（三）诊断

根据囊肿部位、临床表现及穿刺抽出液体的性状，可以作出诊断。

（四）治疗

主要为手术切除。潴留囊肿与周围腺体常有粘连，应切除部分腮腺组织。第一鳃裂囊肿常伴发外耳道软骨发育畸形，面神经的位置亦可有变异，应注意保护面神经。先天性腮腺导管囊状扩张早期病变可保守治疗。有症状者行腮腺浅叶切除，同时切除腮腺导管全长。

第五节 唾液腺肿瘤

肿瘤是唾液腺组织中最常见的疾病，其中绝大多数系上皮性肿瘤，间叶组织来源的肿瘤较少见。唾液腺上皮性肿瘤（salivary tumors of epithelial origin）的病理类型十分复杂，不同类型的肿瘤在临床表现、治疗和预后等方面均不相同。在唾液腺的不同解剖部位中，腮腺肿瘤的发生率最高，约占80%。下颌下腺肿瘤占10%，舌下腺肿瘤占1%，小唾液腺肿瘤占9%。在小唾液腺肿瘤中，最常见

微课：唾液腺肿瘤

于腭腺，约占 50%。

不同部位的唾液腺肿瘤有其共同的临床特点。良性肿瘤多为生长缓慢的无痛性肿块，常系无意中发现，活动，无粘连，无功能障碍，表面光滑或呈结节状。恶性肿瘤多有疼痛症状，生长较快，呈浸润性生长，与周围组织有粘连，甚至浸润神经组织，并导致神经功能障碍。

唾液腺肿瘤的治疗以手术为主，多数肿瘤，即使是良性肿瘤，包膜也不完整，采用单纯沿包膜剥离的方法，常有复发，故手术原则应从包膜外正常组织进行，同时切除部分或整个腺体。唾液腺癌患者治疗后的近期生存率较高，但远期生存率持续下降，3 年、5 年、10 年及 15 年生存率呈明显递减。

一、多形性腺瘤

多形性腺瘤（pleomorphic adenoma），是最常见的唾液腺上皮性肿瘤。基于肿瘤由上皮和黏液软骨样组织两种不同胚层组织混合构成的特点，又称混合瘤。

（一）临床表现

1. 疾病特点 多形性腺瘤 80% ～ 90% 发生于腮腺，其次为下颌下腺，舌下腺罕见。小唾液腺以腭腺最多见。肿瘤可发生于任何年龄，以 30 ～ 60 岁最多见，女性稍多于男性。多形性腺瘤也可发生在口腔邻近部位如鼻腔、鼻窦、咽部和皮肤，也可发生在发育过程中易位的唾液腺组织，如副腺体、颈淋巴结、下颌骨中的易位腺体组织。

2. 典型症状 肿瘤生长缓慢，无任何自觉症状。原发瘤多位于腮腺浅叶，表现为以耳垂为中心或少数位于耳屏前方的肿物，多呈结节状生长。小肿物可呈圆形，触之软硬不等，从囊性感至软骨样硬度，可活动，与周围组织无粘连。

多形性腺瘤可突然生长加快，但并不表示一定有癌变，当生长加快伴有疼痛时应考虑有恶性改变。

（二）诊断

多形性腺瘤依据病理结果诊断。肉眼观察多形性腺瘤多数为圆形或椭圆形，肿瘤大小不一，个别肿瘤可巨大。较小的肿瘤多位于腺体组织内，界限清楚，可见完整包膜。较大的肿瘤多呈不规则结节状，肿瘤剖面多呈灰白色或灰黄色，多呈实性，部分可有白色致密索条。肿瘤周围有厚薄不一的包膜，分离时易与瘤体剥离。主要由上皮成分、黏液样组织和软骨样组织构成。

（三）治疗

多形性腺瘤的治疗为手术切除，不能做单纯肿瘤摘除即剜除术，而应作肿瘤包膜外正常组织处切除。腮腺浅叶肿瘤体积较小者，可做保留神经的部分腮腺切除术。下颌下腺肿瘤应将下颌下腺一并切除。

二、沃辛瘤

沃辛瘤（Warthin tumor）又名腺淋巴瘤或乳头状淋巴囊腺瘤。沃辛瘤的组织发生与淋巴结有关。

在胚胎发育时期，腮腺和腮腺内的淋巴组织同时发育，此时淋巴组织只是聚集成团的淋巴细胞，尚未形成淋巴结的包膜，因此，腺体组织可以迷走到淋巴组织中。形成淋巴结包膜以后，腺体组织被包裹在淋巴结中。组织学观察，在腮腺淋巴结中常可见到腺体组织。这种迷走的腺体组织发生肿瘤变，即为沃辛瘤。

（一）临床表现

1. 疾病特点 沃辛瘤多发生于老年人，以 50 ～ 70 岁为发病高峰，最小者见于 2 ～ 5 岁的儿童。另外，沃辛瘤常见于吸烟患者，其他的发病因素包括辐射、病毒感染、激素、自身免疫病、慢性炎症等。沃辛瘤绝大部分发生在腮腺或腮腺周围淋巴结，且以腮腺后下极多见，占腮腺上皮性肿瘤的 15% ～ 25%，仅次于多形性腺瘤，是唾液腺第二多见的良性肿瘤。

2. 典型症状 肿瘤生长缓慢，病期较长。肿物呈圆形或椭圆形，有时为结节状，界清可活动，与皮肤无粘连，触之柔软，可有囊性感。有些患者叙述肿物有消长史。影像学检查显示沃辛瘤凝聚 ^{99m}Tc，表现为热结节。

（二）诊断

沃辛瘤的诊断依据病理结果。沃辛瘤一般较小，圆形或卵圆形，直径一般不超过 3cm，质地较软，有薄层包膜，与周围组织之间有清楚界限。剖面灰红色或暗红色，常有大小不等的裂隙和囊腔，少数为实性。囊腔内可有乳头状突起，囊内容物可为透明、淡黄、黏液样、乳白色或褐色液体，或胶冻样物，有的似干酪样坏死。典型的沃辛瘤光镜下由上皮和淋巴样组织两种成分构成，其间有基底膜相隔，上皮成分形成腺管或囊腔。

（三）治疗

沃辛瘤的治疗为手术切除。由于肿瘤常位于腮腺后下极，可做连同肿瘤及周围 0.5cm 以上正常腮腺切除的部分腮腺切除术。这种手术方式不同于剜除术，不会造成复发，且可保留腮腺导管及大部分腮腺的功能。术中应切除腮腺后下部及其周围淋巴结，以免出现新的肿瘤。

三、黏液表皮样癌

黏液表皮样癌（mucoepidermoid carcinoma）是唾液腺恶性肿瘤中最常见者，根据黏液细胞的比例、细胞的分化、有丝分裂象的多少，以及肿瘤的生长方式，分为高分化和低分化两类。分化程度不同，肿瘤的生物学行为及预后大不相同。

（一）临床表现

黏液表皮样癌的临床表现与肿瘤的分化程度密切相关。

1. 高分化黏液表皮样癌 高分化者（低级别）与多形性腺瘤表现相似，为无痛性肿块，生长缓慢，病程从数月至数十年。肿物较小，直径多为 2 ～ 4cm，肿瘤形态不规则，活动度较差。肿物较硬，部分区域有囊性感，很少出现面瘫。

2. 低分化黏液表皮样癌 低分化者（高级别）为恶性肿瘤的表现，肿瘤生长迅速，病期短。瘤体较大，平均直径 3.5cm，活动度差，与周围组织之间缺乏清楚界限，常出现疼痛及面瘫。X 线表现为颌骨低密度透射性影像。

（二）诊断

黏液表皮样癌的诊断依据病理结果。肉眼见低度恶性者与多形性腺瘤相似，但常无包膜，或见假性包膜，肿瘤一般较小，直径不超过 5cm。剖面为灰白色或浅粉红色，有散在的小囊腔，腔内有淡黄色黏液，偶见血液，还可见半透明区。高度恶性者与癌相似，肿瘤无包膜，与周围组织之间无清楚界限，剖面灰白色，实性，囊腔极少。光镜下黏液表皮样癌主要由三种细胞即黏液样细胞、表皮样细胞和中间型细胞以不同比例构成。

（三）治疗

以手术治疗为主。高分化者应尽量保留面神经，除非神经穿入肿瘤。分离后的神经可加用术中液氮冷冻及术后放疗，以杀灭可能残留的肿瘤细胞。高分化者如手术切除彻底，可不加术后放疗，也不必做选择性颈淋巴清扫术。低分化者宜加用术后放疗，考虑选择性颈淋巴清扫术。

四、腺样囊性癌

腺样囊性癌（adenoid cystic carcinoma）曾称“圆柱瘤”，也是最常见的唾液腺恶性肿瘤之一。腺样囊性癌为唾液腺较常见的恶性肿瘤，其发病率居唾液腺癌的第二位。

（一）临床表现

1. 疾病特点 腺样囊性癌可发生于任何年龄，多见于中年或中年以上，女性稍多见。最常见于腭部小唾液腺及腮腺，其次为下颌下腺。发生在舌下腺的恶性肿瘤，首先考虑腺样囊性癌。

2. 典型症状 肿瘤生长缓慢，病期较长，呈圆形或结节状，较硬。肿瘤在组织间浸润，因此临床上可见的肿物往往较小，但实际上肿瘤累及的范围很广。常见有疼痛和麻木感。肿瘤侵犯部位不同可引起相应的不同症状，舌部肿瘤可引起舌运动障碍，腮腺肿瘤可出现面瘫，下颌下腺肿瘤常侵犯舌神经和舌下神经，出现舌麻木及舌下神经麻痹等症状。

3. 影像学检查 唾液腺造影可显示导管中断及碘油外溢等恶性肿瘤表现，也可显示导管移位、占位性病变等良性肿瘤表现。肿瘤侵犯颌骨时 X 线片可有三种表现：①骨组织无任何变化，颌骨切片见骨髓腔内充满肿瘤组织，但骨小梁无改变；②溶骨性破坏；③颌骨膨胀，呈多囊性破坏，牙根吸收。

（二）诊断

腺样囊性癌的诊断依据病理结果。肉眼见肿瘤呈圆形或结节状，平均直径约 3cm，剖面为灰白色，多为实性，其间有不等的白色条纹间隔。肿瘤无包膜，常侵犯周围组织。肿瘤有时表现为不明显的瘢痕样病变。肿瘤有沿神经扩展倾向，远离主肿瘤部位相当远的距离可见跳跃式病变。

（三）治疗

以手术治疗为主，配合放疗，有远位转移辅助化疗。因肿瘤易沿神经扩散，术中不保留神经。

第六节 唾液腺内镜技术

唾液腺内镜技术分全内镜手术和内镜辅助唾液腺腺体手术，前者是针对唾液腺导管疾病的诊治，后者是内镜辅助下颌下腺摘除术和腮腺良性肿瘤切除术。

微课：
唾液腺
内镜技术

一、唾液腺内镜的临床应用

（一）诊断性唾液腺内镜

诊断性唾液腺内镜能诊断导管内多种病变，尤其是能明确导管内的各种不同的阻塞原因，特别是对常规检查无法明确的阻塞原因，如管壁增生、黏液栓子、阴性结石等。

（二）治疗性唾液腺内镜外科

1. 适应证

（1）唾液腺结石：对于腮腺，主要用于导管弯曲后的结石病例。对于下颌下腺导管结石，主要适用于结石位于下颌第二磨牙及以后者，采用唾液腺内镜外科的方法有希望能保存下颌下腺。对于多发性结石和有结石复发史的病例，也可行唾液腺内镜取石及探查清扫术。

（2）非结石性阻塞唾液腺结石：临床不明原因的下颌下腺或腮腺肿胀，以及造影显示有狭窄的病例，也可行唾液腺内镜探查、导管扩张、支架植入等手段，从而达到解除梗阻、引流唾液及缓解症状等目的。

2. 禁忌适应证

（1）绝对禁忌证：急性期唾液腺炎。

（2）相对禁忌证：唾液腺导管腔太狭小、腺体内结石，以及结石直径大于10mm，以致难以击碎去除者。

3. 术式

（1）灌洗术：可用抗生素冲洗出导管内的炎症介质、细小碎屑，最后可加碘油，以延长抗生素的作用时间。

（2）唾液腺结石清除术：探针扩大导管口或切开导管中段，导入唾液腺内镜到达结石位置，估计结石直径后，通过以下方法取石：①直接使用钳子、套石篮或抽吸法；②钳碎结石后抽吸；③震波碎石机碎石后，用套石篮结合抽吸方法取石。一般而言，对于直径＜4mm的结石，采用前两种方法。而对于直径＞4mm的结石，采用第三种方法。

（3）导管内震波碎石术：从内镜工作管插入碎石探头，使用液电、激光或气爆等设备发出震波进行碎石。

（4）球囊扩张加内支架植入术：适用于导管狭窄或扭曲，导管狭窄常由小唾液腺结石嵌入管壁或管腔炎症的增生或粘连引起，导管扭曲多由解剖结构异常所致。

（5）导管内清理术：用于导管炎引起的管腔粘连及黏液栓子的清理。

4. 并发症

（1）术后肿胀：严重者术后可用数日激素。

（2）出血和导管壁穿孔：多为操作不当引起，也可以是管壁炎症和狭窄。手术治疗失败的原因主要为导管局部狭窄阻碍器械通过；结石嵌入增生的导管壁无法被取出。

二、内镜辅助的唾液腺腺体手术

（一）内镜辅助腮腺良性肿瘤切除术

内镜辅助下的腮腺区良性肿瘤切除术主要采用较常规切口更小及隐蔽的切口，应用分离、提吊、扩撑的方法先建可操作空间，通过内镜引导，再用高频超声刀或其他器械沿面神经走向分离后切除肿块。该手术创伤小，术后瘢痕不明显。由于唾液腺肿瘤的病理特点及生长方式的多样性，微创治疗受到一定的限制，手术适应证相对较窄，目前仅尝试应用于腮腺小型良性肿瘤切除术。

（二）内镜辅助下颌下腺摘除术

该手术多采用口内切口，内镜辅助，使口底深部的解剖结构可在屏幕上显示，便于操作，唯一的困难是腺体后1/3的血管束的处理。该方法适用于下颌下腺良性肿瘤、下颌下腺炎和腺体结石等手术。

考试知识点总结

本章小结

协和云课堂…… 拓展练习及参考答案

（严思晨）

第十章　颞下颌关节疾病

教学课件

学习目标

素质目标

（1）具备严谨科学的思维习惯，精准分析判断不同类型的颞下颌关节疾病，避免主观臆断。

（2）树立以患者为中心的理念，理解颞下颌关节疾病对患者日常生活如咀嚼、言语、吞咽等功能造成的严重影响，帮助患者树立战胜疾病的信心 。

知识目标

（1）熟悉：颞下颌关节疾病的病因、临床表现、诊断和治疗原则。

（2）了解：颞下颌关节脱位的复位方法。

能力目标

能对颞下颌关节疾病患者进行病史采集、临床检查，能协助上级医生为颞下颌关节疾病患者制订合理的治疗方案。

案例导入

【案例】

患者，男，20 岁，农民。

主诉：进行性开口困难 14 年。

现病史：患者 6 岁玩耍时摔伤颏部，于当地诊所行颏部缝合术，当时右侧面部肿痛，1 周后肿痛逐渐消退，未在意。后其父母发现患者逐渐出现张口困难，仅能进食流质和小块软食。现就诊诊治张口困难。

既往史：否认全身系统性疾病及传染性疾病和药物过敏史。

检查：面部两侧不对称，右侧面部丰满，左侧扁平狭长，颏部偏向右侧，下颌后缩，下颌磨牙倾向舌侧，下前牙倾向唇侧呈扇形，牙齿 46 变黑龋坏，口腔多牙垢，卫生状况差；张口度约 5mm；外耳道触诊示双侧关节活动度均仅有极小动度。

X 线检查结果：右侧颞下颌关节间隙消失，出现致密的骨性团块波及乙状切迹；左侧颞下颌关节结构尚可。

【问题】

1. 主诉疾病的诊断和诊断依据是什么？
2. 非主诉疾病的诊断和诊断依据是什么？
3. 主诉疾病的治疗原则是什么？请为该患者提供最佳的治疗方案。

·核心知识拆解·

颞下颌关节是人体关节中结构最复杂、生理功能最多的双侧联动关节，其主要功能是参与咀嚼、言语、吞咽和表情等。在咀嚼运动时，关节要承受压力；在语言、歌唱、表情时，关节运动又需要非常灵活，因此，颞下颌关节的解剖结构是既稳定又灵活。

本章主要叙述颞下颌关节疾病中较为常见的疾病——颞下颌关节紊乱病、颞下颌关节脱位和颞下颌关节强直。以上这些疾病均会影响颞下颌关节的正常功能及颌面部的正常发育，从而造成口腔颌面部畸形等。

第一节　颞下颌关节紊乱病

微课：颞下颌关节紊乱病

颞下颌关节紊乱病，又称颞下颌关节紊乱综合征（temporomandibular disorders，TMD），是指包括咀嚼肌紊乱疾病、颞下颌关节结构紊乱疾病、炎性疾病及骨关节病等病因尚未完全明确而有颞下颌关节弹响或杂音、关节和/或咀嚼肌疼痛、下颌运动异常等相同或相似症状的一组疾病的总称。

颞下颌关节紊乱病的发病率较高，在 17.2% ～ 21.6%。除了龋病、牙周病、错䶮畸形外，颞下颌关节紊乱病在口腔门诊常见疾病中排第四位。因此本病不仅是口腔颌面外科的常见疾病之一，也是口腔门诊的常见病之一。

颞下颌关节紊乱病可发病于任何年龄，发病率男女无明显差异。主要以 20 ～ 30 岁青壮年女性居多。一般多数患者经恰当治疗和管理，症状能有效缓解，功能得到不同程度改善，但也有部分患者可能预后不佳。

一、病因

颞下颌关节紊乱病的发病原因目前尚未完全阐明。病因学说较多，目前一致认为是多因素导致发病，主要与下列因素有关。

（一）心理因素

颞下颌关节紊乱病是一种身心疾病，心理因素与颞下颌关节紊乱病的发生、发展和治疗效果有着密切的关系，其中患者主要的心理问题是抑郁和焦虑。

（二）解剖学因素

解剖学因素包括遗传性、发育性及医源性原因所造成的咀嚼系统生物力学特性的破坏。其中由于咬合与颞下颌关节在解剖及功能上的密切关系，咬合异常一直被认为是颞下颌关节紊乱病的重要致病因素。

（三）创伤因素

创伤是某些类型颞下颌关节紊乱病的发病因素，但事实上关节的创伤及异常功能造成的咀嚼系统的不良负荷，常常成为颞下颌关节紊乱病的直接原因。常见的创伤因素如下：①头、面、颌骨的撞击伤；②进食、打哈欠、唱歌或长时间的牙科治疗等所致长时间的过度张口；③拔牙、不良固定修复及全麻插管等医源性因素；④身体姿势的不平衡，如头前伸或偏向一侧，可造成肌肉及关节疲劳而导致疼痛；⑤口腔不良习惯，如紧咬牙、咬唇、单侧咀嚼、夜磨牙、经常吃硬食物、异常的下颌位置等。

（四）全身因素

颞下颌关节作为人体的一个器官，同样受到全身因素，包括内分泌疾病、感染、代谢异常、血管性疾病等的影响。

总之，引起颞下颌关节紊乱病的因素是多方面的。有主因和诱因，有始发因素和持续因素，有易感因素和加剧因素。在疾病发生的漫长过程中，各因素之间互相作用，互为因果，反复发作，甚至有的症状难以消除。

二、临床表现

颞下颌关节紊乱病临床表现的症状极为复杂，主要有以下四个症状。

（一）下颌运动异常

正常人开口型垂直向下，不偏斜，自然开口度平均约为 3.7cm。下颌运动异常表现为：①开口型异常：开口时下颌下降偏斜或曲折或出现其他歪曲口型。②开口度异常：表现为开口过小呈开口受限或开口困难，一般小于 3cm 即为开口度异常，也可相反表现为开口过大，一般大于 4.5cm，开口过大者常伴有半脱位。③开口运动中出现停顿：表现为开口过程中突然出现障碍而停顿，有时患者作一个特殊动作，或手压迫关节区又可顺利开口，即出现关节绞锁症状，此时可明显地观察到患者开口困难和开口运动的时间延长。

（二）关节和周围肌肉疼痛

疼痛是本病就诊的第一主诉。主要表现为开口和咀嚼时关节区和 / 或关节周围肌群的疼痛。疼痛的性质以持久性钝痛最为多见，一般无自发痛。

（三）关节弹响和杂音

正常颞下颌关节在运动时无明显弹响和杂音。流行病学调查显示，普通人群中弹响的发生率为

8.9% ~ 9.3%，颞下颌关节紊乱病的第一症状是在颞下颌关节运动时出现弹响和杂音，其发生率可达 74.8%。最常见的异常杂音如下。①弹响音：开口运动中有“咔、咔”的声音，多为单音，有时为双音，可复性关节盘前移位时可出现这类弹响音。②破碎音：开口运动中有“咔吧、咔吧”的破碎声音，多为双音或多声，关节盘穿孔、破裂或移位时可出现这类杂音。③摩擦音：在开口运动中有连续的似揉玻璃纸样的摩擦音，骨关节疾病、软骨面粗糙时可出现这类杂音。

（四）头痛

除上述症状外，头痛也是本病常出现的症状。颞下颌关节紊乱病患者经适当治疗后，头痛症状得到了显著减轻。

此外，本病还常伴有许多其他症状，如各种耳部症状、眼部症状、吞咽困难、言语困难及慢性全身疲劳等。

三、诊断

通过病史询问及临床检查，一般即可获得初步的临床诊断。但鉴于本病病因及临床表现的复杂性，为了进一步了解病情，明确诊断并制订有效的治疗方法，常需要进行一些必要的辅助检查，其中影像学检查是本病较常见的辅助检查方法。

（一）X 线平片

关节许勒位片和髁突经咽侧位片，可发现有关节间隙改变和骨质改变，如硬化、骨破坏和增生、囊样变等。

（二）关节造影

将造影剂注射入关节腔内，从而显示关节重要结构的方法，对诊断关节盘穿孔及关节盘移位有重要的意义。

（三）关节内镜检查

通过内窥镜可以看到关节上、下腔情况，关节盘情况，关节软骨、骨情况，关节盘附着情况，滑膜组织情况及关节盘和髁突运动情况。同其他影像学检查方法比较，可以更直观地观察和判断关节内病变，由于关节内镜为有创性检查，近年来作为单纯性诊断检查已很少使用，多数结合治疗时使用。

（四）CT 扫描

CT 检查最大的优点是，可同时显示双侧颞下颌关节的软硬组织影像，对于诊断骨性关节强直、喙突发育异常及髁突骨质改变具有很大帮助。

（五）磁共振成像

磁共振成像具有无创伤性、无辐射性、无须介入、软组织分辨率高等优势，通过其多序列、多方位成像能够清楚显示关节软硬组织结构。磁共振成像是诊断颞下颌关节紊乱病中关节盘移位和变形的最有效的手段之一，诊断关节盘移位准确率达 80% ～ 100%，故现已广泛应用于关节软组织病变检查。但由于费用昂贵，一般不作为常规检查。

四、鉴别诊断

由于颞下颌关节紊乱病的发生率高，而颞下颌关节的其他疾病，尤其是恶性肿瘤的临床表现也常出现上述四个主要症状，因此应特别重视其鉴别诊断。

（一）肿瘤

颌面深部肿瘤可引起开口受限甚至牙关紧闭，也常伴有关节区疼痛，因为肿瘤在深部不易被查出而误诊为颞下颌关节紊乱病。因此，当有开口困难，关节区痛，尤其出现自发痛、夜间痛，特别是同时伴有脑神经症状或其他相关症状者，应考虑是否有以下部位的肿瘤：①颞下颌关节良性或恶性肿瘤，特别是髁突软骨肉瘤；②颞下窝肿瘤；③翼腭窝肿瘤；④上颌窦后壁癌；⑤腮腺恶性肿瘤；⑥鼻咽癌等。

（二）颞下颌关节炎

1. 急性化脓性颞下颌关节炎 关节区可见红肿，压痛明显，常有自发性跳痛，伴有全身症状，关节腔有渗出时，后牙不能上下对殆，稍用力即可引起关节区剧痛。

2. 类风湿颞下颌关节炎 常伴有全身游走性、多发性关节炎，尤以四肢小关节最常受累，晚期可发生关节强直。

（三）耳源性疾病

外耳道疖、中耳炎，也常放射到关节区并影响开口和咀嚼，仔细进行耳科常规检查应当不难鉴别。

（四）颈椎病

其可引起颈、肩、背、耳后区及面侧部疼痛，容易误诊。但疼痛与开口、咀嚼运动无关，而常常与颈部活动和头部姿势有关。

（五）茎突过长症

除了吞咽时咽部疼痛和感觉异常外，常在开口、咀嚼时可引起髁突后区疼痛及关节后区、耳后区和颈部牵涉痛，影像学检查可以确诊。

（六）第一颈椎横突过长

可引起下颌后区疼痛，并有开口及咀嚼运动时不适感，触之局部有突起和压痛，影像学检查可以确诊。

（七）破伤风牙关紧闭

由破伤风梭菌引起的一种以肌阵发性痉挛和紧张性收缩为特征的急性特异性感染。由于初期症状可表现为开口困难或牙关紧闭，而来口腔科就诊。破伤风牙关紧闭一般有外伤史，痉挛通常从咀嚼肌开始，初期患者感到开口困难，继而出现强直性痉挛，呈牙关紧闭，同时还因表情肌的紧缩使面部表情特殊，形成“苦笑”面容，并可伴有面肌抽搐。应与颞下颌关节紊乱病鉴别，以便及时进行早期治疗，抢救生命的宝贵时机。

（八）癔病性牙关紧闭

此病多发于女青年，既往有癔病史，有独特的性格特征，一般在发病前有精神因素，然后突然出现开口困难或牙关紧闭，此病用语言暗示或间接暗示常能奏效，应嘱患者去精神科诊治。

五、治疗

（一）治疗原则

1. 以保守治疗为主，采用对症治疗和消除或减弱致病因素相结合的综合治疗法。

2. 对患者的健康教育及积极的心理支持和治疗同等重要。

3. 应对患者进行医疗知识教育，使患者能理解本病的性质、相关的发病因素以及有关的下颌运动的知识，以便患者进行自我治疗，自我保护关节，改变不良生活习惯。

4. 遵循一个合理的、合乎逻辑的治疗程序。

5. 治疗程序应先用可逆性保守治疗，如药物治疗、物理疗法、神经阻滞治疗和殆板等；然后用不可逆性保守治疗，如调殆、正畸治疗等；最后用关节镜外科和各种手术治疗。

（二）治疗方法

1. 健康教育 颞下颌关节紊乱病预后良好，可通过开展健康教育使患者对该疾病有深入的了解和认识，消除患者的不良情绪，使其树立信心，并遵循医嘱，积极配合治疗，从而早日康复。

2. 物理疗法 应用电、光、声、磁、冷、热、水、力等进行疾病康复治疗的方法，包括物理因子疗法和运动疗法。

3. 咬合治疗 咬合板是置于上下颌牙之间、但不改变殆的形态的一种可逆性殆治疗装置。用于改正下颌对上颌的不正常位置，阻断牙周膜对异常咬合的传入冲动，重新建立符合肌肉生理状态的闭合型，消除殆干扰的激惹因素。

4. 药物治疗 药物治疗能有效地减轻患者的症状，目前常用的口服类药物有布洛芬、双氯芬酸钠等抗炎镇痛药。也可通过在关节腔内注射糖皮质激素类药物，如醋酸氢化可的松、醋酸泼尼松龙、醋酸甲泼尼龙，复方倍他米松等，来控制关节囊滑膜层的炎症，以缓解肌肉骨骼系统疾病。

5. 神经阻滞疗法 阻滞神经传导不仅可明确疼痛的来源，特别是怀疑牵涉痛或继发痛时，还对于颞下颌关节的治疗具有重要价值，其主要用于咀嚼肌神经阻滞。

（1）直接肌肉阻滞：用 0.25% ～ 0.50% 的普鲁卡因或利多卡因 1 ～ 1.5ml 浸润式注入触压痛的区域，总量不超过 10ml。注意回抽无血再注射，每周 1 ～ 2 次。

（2）颞下阻滞：从颧弓与下颌切迹的间隙中点垂直进针，相当于在 3.5 ～ 4.0cm 平面及 1.5 ～ 2.0cm 平面分别注射 1% ～ 2% 普鲁卡因或利多卡因 1.5 ～ 2.0ml。注意回抽无血再注射，每周

1～2次。

6. 外科手术治疗

（1）外科手术治疗原则：患者通常符合以下所有标准才能纳入治疗：①临床表现疼痛及功能障碍，经非手术治疗无效，甚至加重者；②影像学检查存在明确的关节结构紊乱或器质性病变，并伴有疼痛等症状者；③结构改变与患者症状有明显的因果关系；④无相应的手术禁忌证。

（2）常用的手术方法及适应证：①关节腔冲洗术：主要适应于不可复性盘前移位伴锁结的患者，特别是早期病例。②颞下颌关节内镜术：关节内镜术作为保守治疗和手术治疗之间的一种过渡方法，其治疗范围包含了大部分以往需开放手术才能进行的治疗如关节腔的冲洗、松解粘连、组织活检、关节盘的修补以及骨组织的修整等，与开放手术相比其治疗具有创伤小、不破坏关节的正常结构、术后恢复快等优点。③颞下颌关节开放手术：常用的手术有关节盘复位术、关节盘切除术、囊内髁突高位切除术、保留穿孔关节盘的功能性手术、下颌支垂直骨切开术、颞下颌关节置换术等。

▶知识拓展

颞下颌关节治疗新方法——干细胞治疗

随着再生医学的发展，干细胞治疗为颞下颌关节紊乱病的治疗带来了新的希望。干细胞治疗是利用干细胞的多向分化潜能和免疫调节特性，促进受损关节软骨和组织的修复与再生。研究发现，将间充质干细胞注射到颞下颌关节内，能改善关节软骨的代谢，减轻炎症反应，缓解颞下颌关节紊乱病症状。此外，生长因子治疗也备受关注，如胰岛素样生长因子、转化生长因子等，它们可以刺激细胞增殖和基质合成，有助于关节组织的修复。

第二节　颞下颌关节脱位

颞下颌关节脱位是指髁突滑出关节窝以外，超越了关节运动的正常限度，以致不能自行复回原位者。颞下颌关节脱位：①按部位分有单侧脱位和双侧脱位；②按性质分有急性脱位，复发性脱位和陈旧性脱位；③按脱位方向分有前方脱位、后方脱位、上方脱位和侧方脱位，后三者主要见于外力创伤时。临床上以急性和复发性前脱位较常见，常因各种原因所致的过大开口引起。

微课：颞下颌关节脱位

一、急性前脱位

急性前脱位是临床上最常见的颞下颌关节脱位，是指在张口时突然发生的关节髁突向前方脱位。

（一）病因

引起关节脱位的因素很多：①外伤，尤其是张口状态下受到外力打击；②突然大张口，如打哈欠、唱歌、咬大块食物或其他疾病如癫痫发作、帕金森病等；③口腔及咽喉治疗时长时间开口过度或滥用暴力，如开口器、气管镜、食管镜、直接喉镜等使用不当；④关节囊松弛；⑤药物引起的肌功能紊乱。

如急性前脱位后治疗不当，比如复位后未制动或制动时间不够，被撕裂的韧带、关节囊未修复，导致关节韧带、关节囊松弛，则可造成复发性脱位。

（二）临床表现

急性前脱位可为单侧，亦可为双侧。

1. 双侧急性前脱位的症状 ①下颌运动失常，患者呈开口状，不能闭口，唾液外流，语言不清，咀嚼和吞咽均有困难，检查时可见前牙呈开𬌗、反𬌗，仅在磨牙区有部分接触；②下颌前伸，两颊变平，因此脸形也相应变长；③因髁突脱位，耳屏前方触诊有凹陷，在颧弓下可触到脱位的髁突。

2. 单侧急性前脱位的症状 只是以上症状显示在患侧，患者开闭口困难，颏部中线及下前切牙中线偏向健侧，健侧后牙呈反𬌗。

（三）治疗

颞下颌关节急性脱位后，应及时复位，常用口内复位法。复位后，为了使被牵拉过度受损的韧带、关节盘附着和关节囊得到修复，必须在复位后，固定下颌 2 ～ 3 周，限制开颌运动，开口不宜超过 1cm。

二、复发性脱位

关节脱位反复发作称为复发性脱位，又称习惯性脱位。复发性脱位对患者的日常生活造成很大影响，患者对脱位有恐惧感，不敢张口甚至需要频繁到医院进行关节复位。

（一）病因

1. 颞下颌关节的解剖结构异常 如关节结节的上下径不足，关节窝平坦；长期翼外肌功能亢进，髁突过度运动，使关节囊、关节附着及韧带过于松弛。

2. 急性前脱位后未予以适当治疗 如复位后未制动或制动时间不够，被撕裂的韧带、关节囊等未得到修复，关节韧带、关节囊松脱，则可造成复发性脱位。

3. 老年人、慢性长期消耗性疾病、肌张力失常、韧带松弛也常发生顽固性、复发性脱位。

（二）临床表现

复发性脱位通常在患者大开口时发生，在进食、打哈欠及治疗牙齿时，突然感到下颌运动失常，不能闭口，临床表现与急性前脱位相同。有些患者自行按摩关节区后即可复位。严重者 1 天可发作数次。

（三）治疗

1. 硬化剂注射 注射硬化剂使关节囊纤维化，从而限制髁突过度运动。因硬化剂应注入髁突周围的关节囊内，而不是直接注入关节腔。若使用不当，则可引起较严重的并发症，如面神经瘫痪等，应慎用。

2. 手术治疗　复发性关节脱位手术治疗原则：①限制髁突转动；②去除阻碍髁突滑动的解剖结构。手术方法如下。

（1）关节囊紧缩术：切除多余的关节囊以限制髁突运动，同时手术造成的关节囊瘢痕化也可拉紧松弛的关节囊及关节韧带。

（2）关节镜外科：关节镜手术可在关节镜直视下，在关节囊后内隐窝斜隆突部位注射硬化剂，使盘后附着组织纤维化。也可用激光烧灼，使盘后附着及关节囊产生瘢痕。术后使用颌间结扎或颅颌绷带限制下颌运动至少 4 周。

（3）翼外肌切开术：分离翼外肌上头在关节盘及髁突翼肌窝的附着及附着于此的翼外肌下头上份的肌纤维。这样可以去除翼外肌拉下颌向前的力量，从而将颞下颌关节限制于铰链运动，防止髁突过度向前滑动。

（4）颞下颌关节盘手术：包括关节盘摘除术和置换术。如关节盘出现广泛且严重的穿孔、破裂，无法通过修复手术恢复其正常形态与功能；不可复性移位伴严重变形；关节盘感染，此时可能需要摘除关节盘或置换关节盘。

（5）关节结节加高术：通过手术增高关节结节，使关节结节的坡度和高度增加，从而限制下颌髁突过度向前滑动，防止脱位。

（6）关节结节凿平术：通过去除部分关节结节的骨质，改变其高度与坡度，优化髁突在关节窝内的运动轨迹，以消除因关节结构异常引发的功能障碍与缓解疼痛。

三、陈旧性脱位

颞下颌关节急性前脱位或复发性脱位后，如数周仍未能复位者，称为陈旧性脱位。

脱位如未及时复位，咀嚼肌痉挛及严重的纤维化、关节窝及髁突的改建，使单纯手法复位难以奏效。可采取下列方法：①牵引复位。②手术复位：暴露关节，反复撬动，由于关节后部结缔组织增生，以及咀嚼肌群张力失调，一般不能完全退回到原关节窝内，只需将髁突退过关节结节顶点到关节结节后斜面即可（两侧脱位者应两侧同时撬动）。如果脱位时间过长，发生纤维粘连，确实不能撬动移位的髁突，则可切除粘连的髁突。复位后下颌应制动 20 天左右。

第三节　颞下颌关节强直

由于损伤、炎症或外科手术等而引起颞下颌关节发生了器质性病变，从而导致长期开口困难或完全不能开口，称为颞下颌关节强直。临床上可分为三类。第一类是关节内强直，简称关节强直，是由于一侧或两侧关节内发生病变，最后造成关节内的纤维性或骨性粘连；第二类是关节外强直，亦称为颌间挛缩，是病变发生在关节外上下颌间皮肤、黏膜或深层组织；两者同时存在者，称为混

微课：
颞下颌
关节强直

合性强直，为第三类。

一、关节内强直

（一）病因

关节内强直多数发生在15岁以前的儿童。常见的原因如下。

1. 炎症 多由于邻近器官的化脓性炎症扩散而来，其中以化脓性中耳炎最常见。

2. 关节创伤 是目前最多见的病因。多数是在儿童期由于下颌骨损伤，尤其是颏部的对冲性损伤造成。

（二）病理

关节内强直的病理变化有两种情况：纤维性强直和骨性强直。

1. 纤维性强直 是指关节窝、关节结节和髁突面的纤维软骨的正常结构逐渐破损，被富含血管的纤维组织代替，纤维组织长入骨髓腔，形成关节内纤维粘连。

2. 骨性强直 纤维性强直进一步骨化所致，关节窝、关节结节和髁突之间发生骨性粘连与骨质增生，髁突变得粗大，以至关节窝、关节结节、髁突的原有外形完全消失，融合成一致密骨球，这是一种异常骨愈合。

（三）临床表现

1. 开口受限 关节内强直的主要症状是进行性开口受限或完全不能开口，病史从几个月到几年，甚至十几年不等。开口受限程度因强直性质而不同。纤维性强直的开口度一般为10～25mm；骨性强直的开口度一般为0～15mm。

2. 面下部发育畸形 面下部发育畸形多继发于儿童时期的关节强直患者，由于咀嚼功能的减弱和下颌的主要生长区髁突被破坏所致。下颌发育性畸形一般随年龄的增长而日益明显。表现为面部两侧不对称，颏部偏向患侧。

（1）单侧强直者：患侧下颌体、下颌升支短小，相应面部反而丰满；健侧下颌由于生长发育正常，相应面部反而扁平、狭长，因而常常容易误诊健侧为强直。

（2）双侧强直者：由于整个下颌发育障碍，下颌内缩、后退，而正常的上颌却显前突，形成特殊的小下颌面容，又称“鸟嘴”畸形。发病年龄愈小，发育障碍畸形愈严重，形成小颌畸形和下颌后缩，使下颌骨及其相应的软硬组织，特别是舌和舌骨均处于后缩位置，即与咽后壁间距离缩小，造成上呼吸道狭窄，容易引起阻塞性睡眠呼吸暂停。

3. 殆关系错乱 下颌骨发育障碍造成面下部垂直距离变短，牙弓变小而狭窄。因此牙的排列和垂直方向生长均受阻碍，造成殆关系错乱。

4. 髁突活动减小或消失 用两手小指末端放在两侧外耳道内，拇指放在颧骨部做固定，让患者作开闭口运动和侧方运动，此时通过外耳道前壁，不仅能感受髁突有无动度，还可对比两侧髁突运动的差别，以便确定诊断。

5. 影像学检查 在影像学图片可见三种表现：①正常关节解剖形态消失，关节间隙模糊，关节及髁突骨密质有不规则破坏，临床上可有轻度开口运动，此种类型多属纤维性强直；②关节间隙消失，髁突和关节窝融合成很大的致密团块，呈骨球状；③致密的骨性团块可波及乙状切迹，使正常喙突、颧弓、乙状切迹影像消失。

（四）治疗

关节内强直的治疗一般都需采用外科手术。其主要目的是恢复张口，同时重建升支高度，保证术后有良好的咬合功能及矫正可能存在的继发性牙颌面畸形。

治疗关节内强直的手术有髁突切除术及颞下颌关节成形术。髁突切除术适用于纤维性强直的病例；颞下颌关节成形术又称假关节形成术，适用于骨性强直病例。

1. 颞下颌关节成形术

（1）截骨部位和范围：截开的部位即假关节形成的位置，应尽可能在下颌支的高位形成。越接近原来关节活动的部位，手术后关节功能恢复越好。因为颞下颌关节是一个左右联动关节，当一侧升颌肌群功能丧失后，下颌即向患侧移位，以至影响健康咀嚼功能。所以，在一般情况下不选用过低位截开。

根据骨性愈合的位置和范围，目前常选择截开的部位有两个地方：①在髁突颈部截开形成假关节，这种手术适用于骨粘连范围小，且局限于髁突，乙状切迹尚存在的患者；②在乙状切迹以下、下颌孔以上的部位截开，这种手术适用于骨粘连范围较大，乙状切迹变得狭小或已消失的患者。

截骨后，即刻检查张口度，术中至少应到达 35mm 以上的张口度。如有困难，需切除过长的冠突。

（2）截骨间隙的处理：截骨间隙是指骨球截除后颅底关节凹与下颌支截骨断端的距离。截骨区要形成至少 10mm 以上的间隙，以防止截骨断面重新愈合造成强直复发。骨粘连区截开后，是两个面积较大的骨平面，接触面较宽，手术后运动很不灵活。因此，对截开的下颌支，特别是在下颌孔以上截开的骨断面，应作适当的修整，使之形成一个体积较小的圆形骨突，形成点与面的接触，不但有利于下颌运动，也可减少再次骨性愈合的机会。

切除强直骨球后需探查关节盘的存在，并予以复位。复位的关节盘是最好的关节间充物，可以有效防止强直复发。如果关节盘不存在或不能复位，可以在截骨间隙内插入其他组织或者代用品，以消除去骨后的无效腔，间隔分离骨断面防止重新愈合。插入的组织常用的有：带蒂颞筋膜脂肪瓣、游离大腿阔筋膜、游离真皮脂肪等。

（3）关节重建：全关节切除明显缩短了下颌支的高度，可能导致偏颌（单侧手术）或开𬌗（双侧手术），因此需要重建髁突，以维持咬合。

（4）手术年龄问题：儿童期患病的关节内强直，多主张早期手术，以便尽早恢复咀嚼功能，利于下颌及面部的发育；也有人主张在 12 ～ 15 岁以后手术，因为儿童成骨旺盛，手术后又难以坚持开口练习，术后容易复发。对于关节强直伴有阻塞性睡眠呼吸暂停的儿童则应及早手术。

（5）关节内强直伴小颌畸形的处理：关节强直患者，由于下颌骨生长发育障碍，均有不同程度的下颌后移，形成小颌畸形，尤其双侧强直更为明显。小颌畸形患者多伴咽腔缩小，致睡眠后舌后坠，发生明显鼾声，严重者常伴有阻塞性睡眠呼吸暂停。在行关节成形术的同时矫正小颌畸形，不但有利于扩大咽腔，改善呼吸，而且可以在一定程度上矫正下颌后移的面容畸形，也有利于改善因长期慢性缺氧造成的心肺功能障碍和儿童全身发育不良。

2. 髁突切除术 髁突切除术是治疗颞下颌关节真性强直（关节内骨性或纤维性粘连）的核心手术方法。其核心目的在于彻底切除造成关节强直的病变骨性组织（骨球或骨融合块），解除下颌骨运动受限，恢复张口度及下颌功能，并防止复发。

二、关节外强直

（一）病因

常见病因是创伤，如上颌结节部下颌支部位的开放性骨折或火器伤，均可在上下颌间形成挛缩的瘢痕；颜面部各种物理、化学烧伤后，造成面颊部组织广泛瘢痕。此外，临床上还可见因其他口腔内手术时创面处理不当而后遗关节外瘢痕挛缩；鼻咽部、颞下窝肿瘤放射治疗后，颌面软组织广泛地纤维性变，也可造成颌间瘢痕挛缩。

（二）病理

关节外强直的病理变化，主要是上下颌间组织坏死脱落，在愈合过程中，有大量结缔组织增生，最后形成挛缩的瘢痕。

（三）临床表现

1. 开口受限 关节外强直的主要症状也是开口受限或完全不能开口。在询问病史时，常有因坏疽性口炎引起的口腔溃烂史，或上下颌骨损伤史，或放射治疗等病史。开口受限的程度因关节外瘢痕粘连的程度而有所不同。

2. 口腔或颌面部瘢痕挛缩或缺损畸形 颌间挛缩常使患侧口腔龈颊沟变浅或消失，可触到范围不等的条索状瘢痕区。

3. 髁突活动减小或消失 与关节内强直比较，多数挛缩的瘢痕较关节内强直的骨性粘连有伸缩性，所以开颌运动时，患侧髁突尚有轻微动度，尤其在侧方运动时，活动更为明显；但如颌间瘢痕已骨化呈骨性强直时，则髁突的活动也可以消失。

4. 影像学检查 在关节侧位 X 线片，髁突、关节窝和关节间隙清楚可见。在下颌骨或骨后前位上，有些病例可见到上颌与下颌升支之间的颌间间隙变窄，阻射密度增高。有时可见大小不等的骨化灶，甚至上、下颌骨之间或下颌与颧骨、颧弓之间形成骨性粘连，这时可称为骨性颌间挛缩。

（四）治疗

关节外强直的治疗一般都需要采用外科手术。关节外强直手术的基本方法是切断和切除颌间挛缩的瘢痕；凿开颌间粘连的骨质，恢复开口度。如颌间挛缩的瘢痕范围较小，可用断层游离皮片移植消灭瘢痕切除、松解后遗留的创面。如果挛缩的瘢痕范围较大或并有唇颊组织缺损畸形，则应采用游离皮瓣移植修复。

根据颌间瘢痕的范围不同，一般采用以下两种手术方式。

1. 颌间瘢痕区局限于颊侧黏膜或上下颌牙槽突间 可采取口腔内切开和切除瘢痕，同时用开口器使之开口到最大限度，根据创面大小可选择局部黏膜瓣或取中厚皮片游离移植消灭创面；术后应维持在开口位，直到拆线，甚至还要延长 1 ～ 2 周。

2. 颌间瘢痕已波及上颌结节和冠突区或整个上下颌之间　宜从下颌下切口入路，行口内外贯通手术，显露下颌支和冠突外侧面，切除冠突和下颌支前缘部分骨质；由此进入上颌与下颌之间的瘢痕粘连区，切除深部瘢痕；同时用开口器使开口达到最大限度；然后用带血管蒂的皮瓣移植，消灭因切开和切除瘢痕遗留的创面。对伴有轻度唇颊缺损面者，可用邻近组织瓣整复；而对大面积颊部缺损者，主要用游离皮瓣移植或额瓣转移等修复。

（五）预后

无论何种类型的颞下颌关节强直，术后复发的问题一直是大众所关注的，且尚未能完全解决。根据国内外资料来看，术后复发率在 10% ～ 55%。导致复发的因素很多，一般认为与以下因素有关。

1. 年龄因素　一般资料表明儿童期手术者比成人期的复发率高。原因是儿童成骨能力强，手术后难以依从医嘱坚持开口练习。因此有人认为 15 岁之后再行手术为宜。但是多数学者主张，早期手术能及早恢复咀嚼功能，也有利于面下部的生长发育。只要注意手术操作，消除复发的有关因素，可以减少复发。

2. 切骨的多少　切骨愈多，则两骨断端接触机会愈小，复发的可能性也小；但切骨过多会缩短下颌支，使支点前移到磨牙，形成开㿻。一般认为切除的上下范围应在 1cm 以上，两个断端应修整成点面接触；切骨时还应使下颌支从浅面到深面保持一样宽度，避免外宽内窄呈楔状。

3. 插入物的放置　截骨后的关节间隙内需填入各种自体组织或代用品，实践证明这是降低复发率的有效手段之一。

4. 手术操作原因　手术中尽量减少创伤、有效止血，减少无效腔、术后良好的包扎和预防感染等对减少复发也很重要。

5. 术后开口练习　术后开口练习有助于防止复发。一般术后 7 ～ 10 天即可开始练习（行植骨、骨牵引或下颌前移术者应延至 2 周以后）。一般术后 1 ～ 2 个月内每日晨起和睡觉前至少两次使用开口器练习，开口练习至少应持续在 6 个月以上，如能同时配合关节区理疗，效果会更好。

必须提出的是，术后开口锻炼的效果只有建立在正确和成功的手术基础上才能有效。当患者晨起时不再感觉关节区发紧，主动开口度可以达到术中效果，且 CT 证实关节截骨断面已经皮质化时，可以认为手术结果已经稳定。

第四节　颞下颌关节微创技术

一、颞下颌关节镜外科手术治疗

微课：颞下颌关节微创技术

颞下颌关节镜外科手术作为颞下颌关节紊乱病非手术治疗和开放外科手术治疗之间一种微创外科手术治疗方法，在颞下颌紊乱病的治疗中有其特殊意义。

（一）颞下颌关节镜下的正常解剖

为了便于观察、记录和研究，可将关节上、下腔分成数个解剖区域。每个区域有各自的解剖特征。由于下腔手术甚少，故仅介绍上腔的解剖分区。

1. 上后滑膜隐窝 位于关节上腔的后份，由上方穹隆状关节窝与下方呈凹陷的滑膜面之间的腔隙组成。关节窝表面光滑、色灰白、无血管分布。滑膜与关节盘后带相延续，向后反折至关节窝；表面柔软，可见大量半透明的血管网。闭口时可见许多滑膜皱褶，当关节盘向前滑动时皱褶渐渐消失。关节盘前移时该隐窝变窄、滑膜皱褶变浅，下颌稍运动时滑膜即有过度紧张。是滑膜炎的最好发部位。

2. 上前滑膜隐窝 位于关节上腔的前份，由上方关节结节前斜面与下方的关节盘前带和前上附着的滑膜面之间的腔隙组成，通常贴合较紧密，关节盘前移位时前隐窝加深。是囊内纤维粘连的最好发部位。

3. 关节上腔的中间腔 位于关节上腔的中央，由上方的关节结节横嵴和部分前后斜面与下方的关节盘之间的狭窄间隙构成。关节镜下表现为色白、圆润、光滑、无血管分布，上下二个面互相紧密贴合；关节结节呈灰白，关节盘呈乳白；内侧沟宽大，外侧沟窄小。最常见的病理改变是软骨软化、软骨下淤血、软骨和骨吸收，甚至骨质裸露的骨关节病表现。

（二）颞下颌关节病变的关节镜诊断

颞下颌关节镜下可直接观察到关节面和关节腔的病损状态以协助正确诊断。

1. 关节盘移位 覆盖是判断关节盘静态位置的主要图像。覆盖率是指当髁突静止时，关节盘相对于髁突的覆盖面，用 0 ～ 100% 表示。正常的理想关节盘状况为：100% 覆盖、良好的透明度、表面光滑及无盘变性。当盘移位时，覆盖率下降，盘后附着被拉长，同时可伴有透明度下降、表面粗糙、原纤维形成、穿孔、粘连和滑膜炎等。关节盘移位种类多，与临床症状密切相关的是前移位和旋转移位。

2. 骨关节炎 关节镜的特殊性在于除证实放射性影像学诊断的较严重的骨关节炎（osteoarthritis，OA）外，还能检出影像学漏诊的 OA，尤其是那些仅有关节腔表面改变的轻度 OA，临床上一些不明原因的顽固性疼痛可能就是早期 OA。关节镜下的 OA 表现：①滑膜充血、增生、糜烂；②关节软骨面透明度改变、水肿、血管化、增生、糜烂、裂纹、骨面裸露和侵蚀；③可伴发粘连；④多见于慢性不可复性盘前移位和旋转移位的病例。

3. 粘连 两相对关节面之间由增生或变性的纤维组织相连接的情况被称为粘连。与滑膜炎相似，多继发于 ID，也见于 OA 或损伤性、化脓性及风湿性关节炎等病症中；部分可被 MRI 检出，在关节镜问世以前，人们对囊内粘连知之不多。目前已证实囊内粘连的种类很多，如细丝状、条带状、薄膜状、假囊壁等。

4. 滑膜炎 滑膜炎是关节内紊乱疼痛的主要原因，也可能是一些顽固性疼痛的原因之一。滑膜的多血管分布、增生及退变是滑膜炎的基本病理特征。滑膜多血管分布和充血可导致渗出增加，致使关节液增多（MRI T_2 加权像可清晰显示），这时的关节液中含有大量的炎性介质，从而导致疼痛，这就是关节盘移位出现疼痛最常见的原因。此时下颌运动度被动减小，急性滑膜炎渐渐缓解（渗出减少和关节液吸收），疼痛减轻乃至消失，张口度改善；这一过程可反复，即急、慢性滑膜炎的转变，仿佛是该疾病有“自限性”。

关节镜观察可判断滑膜炎的病程，即急性期、亚急性期和慢性期。急性期主要表现为滑膜充血、出血及关节腔内瘀血；亚急性期可观察到滑膜增生、肥厚、充血和微细出血点，毛细血管网可延伸至关节盘表面；慢性期为滑膜肿胀、肥厚和不同程度的变性、坏死。

5. 增生　当滑膜肥厚或向关节腔内突出时，称为“增生”，其表现形式多样。当其表现为张力大、皱褶消失、无弹性、基底呈灰白色、不透亮、折光差、表面有较粗大的毛细血管分布、质地类似于关节盘时，就是所谓的盘后区类盘样组织，也被称为假关节盘形成或关节盘后区改建。这种改变是移位的关节盘后区为了能承载应力的一种积极的反应，但同时也增加了复位的难度和降低了复位的稳定性。

6. 关节盘穿孔　上、下关节腔交通，即关节盘穿孔，多为继发于关节盘移位的盘后附着近盘后带交界处的中外 1/3 穿孔，少为关节盘中央穿孔（即软骨本体穿孔），偶见大面积穿孔，常伴 OA。

关节镜除可证实放射性影像学所诊断的穿孔外，还能提供有关穿孔类型和病变程度的信息，如穿孔边缘参差不齐、充血、相应的关节面存在变性者为活动期；边缘光滑、无血管分布、相对关节面光滑无变性者，提示是静止期。

7. 运动过度　包括脱位和半脱位，多伴有关节盘移位和囊扩张，可伴有滑膜炎，少伴有 OA。

除上述外，尚需观察的指标还有：关节盘表面性质和功能，即盘退行性变、透明度改变、表面曲度改变和盘运动障碍，以此判断关节盘性质的优劣。关节上腔的内、外侧沟，以及关节腔的大小和腔内游离体等情况。

（三）颞下颌关节病变的关节镜手术

1. 适应证　颞下颌关节镜手术的适应证相当广泛，最常用于：①结构紊乱（伴张口受限的或伴疼痛性弹响的 ID）；②骨关节病；③关节过度运动（关节脱位或疼痛性的半脱位）；④纤维强直（囊内纤维粘连）；⑤顽固性疼痛。此外，化脓性关节炎、外伤性囊内粘连、滑膜软骨瘤病等也属关节镜外科的治疗范畴。

2. 颞下颌关节镜手术术前准备　MRI 检查能提供最全面的骨、关节盘、软组织及关节腔内的信息，如：关节盘移位，及其形态和长度；盘后附着厚度及类盘样变；关节腔内囊内粘连和游离体；骨组织增生、吸收和退变等。当怀疑有骨组织改变时，如为明确颞下颌关节病与颌骨畸形的关系等，还可进行关节片、全景片和 CT 检查。

3. 术式　仅介绍以下最常用的五种。

（1）粘连松解和灌洗术：只需单套管穿刺即可，对持续性锁结患者可用一钝性探针或套管填塞器剥离关节上腔以解除关节盘对关节窝的吸盘效应和松解粘连；然后用乳酸林格液彻底灌洗，如尚有炎症、充血，可用糖皮质激素类药物滑膜下注射治疗。

（2）盘前松解加关节盘复位固定术：采用类似水平褥式缝合的方法，进行自外向内的 2 ～ 3 针缝合，并使缝合牵引的方向与移位的关节盘前后向长轴完全一致。为了有利于缝合操作能顺利进行和防止术后盘移位复发，多应进行关节盘前松解，用射频消融切割，出血少、视野清。适用于关节盘疼痛性可复性移位和有临床症状的不可复性移位的患者。

（3）囊内清理修整术：指清除囊内粘连物、关节腔内游离体及关节腔表面程度有限的骨组织，以恢复光滑的关节面及合乎运动要求的骨轮廓。细小和菲薄的粘连只要拨断即可，粗大和厚硕的粘连用手动器械和 / 或射频消融清除。尽量避免做大范围的骨面修整，因为骨质裸露不但容易发生粘连，而且不能形成新的健康关节软骨面。适用于部分骨关节病和囊内粘连的治疗。

（4）盘后硬化疗术：经关节镜导向，用 5% 鱼肝油酸钠注射于盘后区或上腔后壁滑膜下。为了弥补瘢痕化需一定的时间后方能形成的缺陷，可采用硬化疗法与牵引缝合相结合的方法。适用于运动过度（关节脱位或疼痛性半脱位）的治疗。

（5）射频消融术：可进行如滑膜和韧带切开、粘连组织消融清除、关节软骨面修整、滑膜和韧带紧缩等多种手术。由于射频消融技术具有操作精确、残留物少、热损伤小、平整性好和同步止血等特点，故较电外科更有优势。

4. 并发症及其防治

（1）出血：分囊内与囊外两种，囊内较严重的出血是由于盘前松解切开过深伤及翼外肌内血管所致，经高压灌洗后即可缓解，多不影响手术过程。囊外出血往往由于套管穿刺时损伤颞浅静脉，一般经压迫后即可缓解；如不奏效，改用经皮缝扎止血。

（2）暂时性面瘫：灌洗液渗透至关节周围组织产生肿胀，有可能使面神经分支中颞支及颧支持续性受压而出现相应的面瘫症状，即额纹消失或闭眼不全。一般均在术后数小时至 3 天内自行缓解。

（3）耳部并发症：外耳道穿孔，系穿刺时穿破外耳道软骨前壁所致，如未及时发现，继续向深部进针，有可能造成鼓膜穿孔及术后的中耳感染，并导致永久性听力减退或丧失。

（4）器械折断：包括活检钳、剪、射频刀头、缝合针和缝合套圈等，系操作不当和器械老化所致。关节腔内的异物可用关节镜手术取出，关节外的异物可用小切口和 / 或透视机监控引导下取出。

二、内镜辅助手术

内镜辅助手术主要有内镜辅助髁突下骨折复位固定术、内镜辅助肋骨软骨植骨术等。

1. 内镜辅助髁突下骨折复位固定术 是颞下颌关节微创外科的核心术式之一，通过内窥镜辅助，经小切口入路实现髁突颈部及基部骨折的精确复位与坚固内固定。常适用于中低位髁突骨折（高位骨折禁忌）、移位＞ 30°或短缩＞ 5mm 者。手术操作的关键在于维持操作腔隙稳定，三维空间下的器械协调操作，避免热光源对邻近组织的损伤。

2. 内镜辅助肋骨软骨植骨术 应用于髁突切除后所有需肋骨软骨植骨的病例，常见的有髁突骨关节炎、强直、髁突自溶性吸收和良性髁突肿瘤等。传统的方法需耳颞前和下颌后两切口完成该手术，内镜辅助手术只要耳颞前一个切口。具体方法：通过耳颞前隐蔽切口，切除髁突或进行关节强直间隙手术；自该切口剥离咬肌附着，形成植骨空间；先在直视下固定 1 ～ 2 枚螺钉后，再安放穿颊拉钩，在内镜的监控下，经穿颊拉钩钻孔、螺丝固定。该植骨过程不但省时，且无须下颌后切口。不足之处是植骨的方向不易控制，解决的办法是介入导航技术。

三、导航及导航内镜结合手术

（一）手术导航系统

1. 原理 术前借助 CT、MRI 等影像学检查获取颞下颌关节详细数据，利用计算机软件构建关节三维模型。术中通过红外线、电磁等追踪设备，实时确定手术器械与患者关节的空间位置关系，并与术前模型匹配，为术者提供精准导航。

2. 优势 帮助术者精确规划手术路径，实时掌握器械位置，有效避开重要神经、血管，显著提高手术安全性与精准度。

（二）内镜技术

1. 原理 将带有微型摄像头与光源的内镜，经微小切口或自然腔道导入颞下颌关节腔，把内部图像实时传输至外部显示器，为术者提供清晰、放大的视野。

2. 优势 实现微创操作，减少对关节周围组织的损伤，降低术后感染风险。同时，可深入观察关节内部细微结构，辅助术者准确判断病变。

（三）二者结合的优势

1. 精准定位与精细操作 导航系统引导术者快速、准确抵达手术区域，内镜则提供清晰视野，方便术者进行精细操作，如在处理关节盘病变时，能精准修复或切除病变组织。

2. 降低手术风险 借助导航与内镜，术者可更好地了解病变与周围组织关系，降低损伤重要结构的风险，提高手术成功率。

3. 术后恢复快 微创手术创伤小，患者术后疼痛轻、肿胀不明显，恢复时间缩短，能更快恢复正常生活与工作。

（四）手术过程

1. 术前准备 患者接受 CT、MRI 检查，数据导入导航系统进行三维重建与手术规划。同时，准备好内镜及配套器械，确保性能良好。

2. 术中操作 患者麻醉后，固定导航定位装置，进行注册以匹配实际解剖位置与虚拟模型。在导航引导下，经微小切口插入内镜，观察关节病变，利用导航信息引导手术器械操作，如进行关节盘复位、清理病变组织等。

3. 术后处理 术后对切口简单包扎，根据情况使用抗生素预防感染。患者需遵循医嘱进行康复训练，促进关节功能恢复。

（五）适应证

1. 关节盘移位 精准定位关节盘，辅助进行复位与固定，恢复关节正常结构与功能。

2. 关节内粘连 清晰观察粘连部位，在导航引导下准确松解粘连，改善关节活动度。

3. 关节肿瘤 帮助术者明确肿瘤边界，精确切除肿瘤，最大限度保留正常组织。

（六）局限性

1. 设备与技术要求高 需要专业的导航与内镜设备，术者需经过严格培训，熟练掌握两种技术的操作与配合。

2. 手术时间可能延长 系统注册、导航操作及内镜观察等环节，可能使手术时间较传统手术有所延长。

3. 费用较高 先进设备与技术导致手术费用相对较高，给患者带来一定经济压力。

—• 考试知识点总结 •—

—• 本章小结 •—

—• 协和云课堂…… 拓展练习及参考答案 •—

（张婉莹）

第十一章　口腔颌面部神经疾病

教学课件

学习目标

素质目标

（1）培育人文关怀素养，深刻理解口腔颌面部神经疾病给患者带来的身心痛苦，主动关心患者情绪，给予心理疏导与人文关怀，构建和谐医患关系。

（2）激发科研创新意识，培养关注前沿研究的意识及创新思维，为攻克疑难病症贡献力量。

知识目标

（1）熟悉：三叉神经痛的病因、临床表现、诊断要点、治疗原则及贝尔麻痹的病因、临床表现、诊断要点。

（2）了解：贝尔麻痹的治疗原则及面肌痉挛、舌咽神经痛的病因、临床表现、诊断要点及治疗原则。

能力目标

能对患有口腔颌面部神经疾病的患者进行病史采集；能对常见的口腔颌面部神经疾病作出正确诊断及提出合理的治疗方案。

案例导入

【案例】

患者，男，50 岁。

主诉：右上颌后牙区剧痛，反复发作 3 年。

现病史：3 年前，患者刷牙时突然感觉右上颌后牙区针扎样疼痛，持续时间很短，几秒钟疼痛消失了，未在意。以后患者刷牙触碰到右上颌后牙就反复出现针扎样疼痛。1 年前曾到当地医院口腔科就诊，检查右上颌后牙，有一龋洞，医生给予去神经治疗。治疗之后，疼痛仍时有发生，再次就医拔除患牙。但触碰右上颌后牙区仍然有短暂的针扎样疼痛发生。

有高血压病史，无药物过敏史。

检查：患者面部表情自然。口腔内右侧上颌第一磨牙缺如，其余牙齿完好，未见龋洞。用镊子轻轻触碰缺牙区，患者突然面部抽搐，痛苦表情。持续时间大约 20 秒。行上牙槽后神经阻滞麻醉后，疼痛消失。

X 线检查：右上颌牙齿与颌骨未见异常。

【问题】

1．患者疾病诊断与诊断依据是什么？

2．该病的鉴别诊断有哪些？

3．该病的治疗原则是什么？

·核心知识拆解·

第一节　三叉神经痛

微课：原发性三叉神经痛

三叉神经痛（trigeminal neuralgia，TN）为三叉神经分布区域内一种原因不明的，反复突然发作的阵发性、剧痛性，并无其他感觉障碍及器质性改变的疾病。以中老年人多见，多数为单侧性。临床上通常将三叉神经痛分为原发性（真性或特发性）和继发性（症状性）两种。原发性三叉神经痛系指无神经系统体征，如三叉神经分布区的感觉、运动正常，角膜反射无异常，而且应用各种检查并未发现明显和发病有关的器质性病变者。而继发性者则是指由于机体的其他病变如炎症、肿瘤、多发性硬化等疾病侵犯三叉神经所致。此型有明确病因可查，三叉神经痛只是某种疾病引起的一种临床症状表现。其特点是除表现疼痛症状外，一般尚有神经系统体征，如在三叉神经分布区内存在感觉减退、麻木、角膜反射迟钝或消失、疼痛呈持续性等，并常合并其他脑神经麻痹。

一、病因病理

（一）病因

目前三叉神经痛的病因及发病机制尚未完全明确，其病因是多方面的，临床病变也是一个十分复杂的病理过程，有待于进一步探索和研究。关于三叉神经痛病因，目前主要集中于中枢性病变学说与周围性病变学说。

1. 中枢性病变学说　该学说认为三叉神经痛为中枢性病变引起。理由是在此病患者的三叉神经周围支没有发现特有的病理形态学改变。从临床症状看，三叉神经痛发病情况类似癫痫：来去突然、时间短暂、用抗癫痫药物有效等。因此推测三叉神经痛是由于三叉神经的传出机制失控，导致神经中枢的癫痫样放电的结果。中枢病变学说并不能解释临床上的某些现象，如三叉神经痛的表现往往仅限于某一分支，而其他分支所分布的区域并不受累等。

2. 周围性病变学说　目前多数学者偏重于这一学说。此学说认为三叉神经与某些周围性病变相关。常被疑为引起三叉神经痛的周围性疾病有如下几种。

（1）机械压迫：有专家推断硬脑膜增厚、岩骨嵴过高、颅底骨孔相对狭小等压迫三叉神经半月节或感觉根，可能是三叉神经痛的病因。临床上根据这种推论，应用各种减压手术治疗三叉神经痛，收到了较好的疗效。

电镜观察发现，三叉神经感觉根有明显髓鞘脱失的病理改变。此改变可能成为三叉神经痛的病理基础，并进一步推测颅内脱髓鞘后的三叉神经触觉纤维和痛觉纤维之间发生“短路”，致使轻微的触摸“扳机点”（trigger zone）便可引起剧烈的疼痛。各种形式的机械压迫，都有可能导致三叉神经的损害而发生脱髓鞘性变。

（2）炎症：炎症感染灶与三叉神经痛有关的观点提出已久。早期研究认为牙痛可能是三叉神经痛的病因，但拔除病牙并不能治愈三叉神经痛的结果不支持此说法。临床观察，三叉神经痛患者发病之后，常在相应的三叉神经分支区域内出现疱疹，因此，认为三叉神经痛可能是由于病毒感染引起，但这种说法却无法解释，反复出现口周单纯疱疹的患者多不出现三叉神经痛的临床表现；近年研究发现“扳机点”处的颌骨内存在着区域性的炎性病变，手术清除病变的骨腔可使疼痛消失，故推论局部性的颌骨病变可能为三叉神经痛的病因。

（3）三叉神经中枢及周围的动脉硬化狭窄：本病多见于老年人，且患者常伴有高血压，临床上使用降压或血管扩张药有一定的疗效。由此推测三叉神经中枢及周围的动脉可能有硬化狭窄，或者在老年病的基础上，神经节动脉发生痉挛，致使三叉神经中枢及周围的血供缺乏，进一步诱发三叉神经痛。

继发性三叉神经痛的病因，可能为颅中窝和颅后窝的颅内病变，如多发性硬化、原发性或转移性颅底肿瘤、鼻源性和耳源性的颅底蛛网膜炎、脑血管动脉瘤等。在颅内肿瘤中，特别是位于脑桥小脑三角部、三叉神经根部及半月节的肿瘤，均可引起三叉神经分布区的疼痛。常见的脑桥小脑三角部的肿瘤有胆脂瘤、听神经瘤、脑膜瘤、血管瘤等。三叉神经半月节肿瘤如神经节细胞瘤、脊索瘤等。

（二）病理

有关三叉神经痛组织形态学的改变意见不统一。有的认为并无神经组织的明显病理性改变，而多数倾向于在半月神经节及感觉根内有明显的变化。

近年来的研究证明：在电子显微镜下，半月神经节和感觉根内可观察到节细胞的消失，有炎症性浸润、动脉粥样硬化改变及脱髓鞘改变等。主要变化为节段性脱髓鞘的病变，表现为节细胞的轴突上常有不规则的球状茎块，是由于髓鞘的不正常染色所形成。这种变化常沿着神经束分布，并发生于相邻的几束上。受损的髓鞘明显增厚，失去原有的层次结构。有的髓鞘破碎形成椭圆形颗粒，甚至呈粉末状。其内的轴突显得不规则并有节段性的断裂改变，有的发生退行性变，有的轴突只剩残余物或完全消失。目前已公认脱髓鞘改变是引起三叉神经痛的主要病理变化。

二、临床表现

三叉神经痛以中老年人多见。三叉神经痛的临床表现以疼痛为主，疼痛剧烈，往往久治不愈，在极大程度上影响患者的生活与工作，甚至丧失劳动能力及生存的欲望。典型特点如下。

1. 疼痛性质 三叉神经痛为突发突停的阵发性剧烈疼痛，发作时间多在白天。疼痛常被描述为刀割样、电击样或撕裂样痛。发作时，患者试图用各种动作来减轻疼痛，如咬牙、叩齿、摇头、咬舌、伸舌、咂嘴等。

2. 疼痛持续时间 患者初期疼痛时间极短，约几秒、几十秒或1～2分钟，反复发作后可延长，发作停止后无任何症状。每天发作次数不等。每两次发作之间时间间隔称为间歇期。随着疾病的加重，发作持续时间越来越长，间歇期越来越短。有的患者疼痛发作呈周期性，即在一段时间内疼痛频繁发作，而之后有一段时间疼痛缓解或消失。部分病例的发作期与气候有关，一般在春季及冬季容易发病。

3. 疼痛位置 单侧发病为三叉神经痛的特点，很少超过中线。疼痛区域与受累的三叉神经分布范围相同。临床上以三叉神经第Ⅱ、第Ⅲ支单独受累最常见，也有上述两支同时发病。第Ⅰ支或第Ⅰ、Ⅱ、Ⅲ支同时受累极为少见。患者感觉受累区的皮肤、黏膜及牙齿等剧烈疼痛。由于疼痛难忍，使得患者用力揉搓患区皮肤，久而久之，导致皮肤粗糙、增厚或色素沉着，也可造成皮肤损伤或感染。患者多有拔牙史并可见多个牙缺失，或因牙痛强烈要求拔牙或被误诊为牙疾而将牙拔除，但拔牙后疼痛仍然不能缓解。患者还可因难以忍受疼痛或惧怕疼痛发作而产生轻生的想法。

4. 诱因及扳机点 自发疼痛很少，故疼痛多在白天，晚上安静状态下极少发作。疼痛可由口、舌运动或外来的刺激诱发，如洗脸、刷牙、吃饭、说话、打哈欠、风吹、声音震动，甚至一个轻微的表情等。上述刺激可以激惹颌骨面部的某一点使疼痛发作，且疼痛由此点开始，立即扩散到整个病患区域，这个激发疼痛的敏感点称为“扳机点”。患者由于惧怕诱发疼痛而不敢说话、洗脸、刷牙、吃饭等，因此患者看上去表情木讷、呆滞，受累支面部皮肤不洁，口腔内牙面沉积大量软垢、结石，甚至因不敢进食而消瘦。就诊时会下意识地用手推开医生检查，保护自己面部。作为医护人员对患者要有同理心，态度和蔼，让患者放下戒备心理，检查时动作要轻柔，不能粗暴，避免引发患者剧烈疼痛。

“扳机点”往往是固定的，可有一个或多个。各分支的常见“扳机点”的部位如下。

（1）眼支：眶上孔、上眼睑、眉、前额及眼部等部位。

（2）上颌支：眶下孔、下眼睑、鼻唇沟、鼻翼、上唇、鼻孔下方或口角区、上颌结节或腭大孔等部位。

（3）下颌支颊孔、下唇、口角区、耳屏部、颊黏膜、颊脂垫尖、舌颌沟等。

5. 其他 不少患者疼痛发作时伴有自主神经症状，如面部潮红、眼结膜出血、流泪、出汗、流涎等。少数患者出现面部表情肌的痉挛性抽搐，又称痛性抽搐。

三、诊断与鉴别诊断

（一）诊断

根据病史、症状及体征，原发性三叉神经痛的诊断不难作出，但应该进一步了解疼痛的分支及疼痛涉及的范围。根据主诉的疼痛区域及查体发现的特征和扳机点所在位置，可初步了解三叉神经的哪一支受累，再用阻滞麻醉的方法进一步确定受累支。具体方法：由痛区三叉神经末梢开始，逐段向中枢注射，如果麻醉某支或某段后疼痛消失，所麻醉的区域即为病变所在。

第一支痛时，应阻滞眶上孔及其周围。第二支痛时，可根据疼痛部位将麻药选择性地注入眶下孔，切牙孔、腭大孔、上颌结节部或圆孔。第三支痛时则应作颏孔、下牙槽神经孔或卵圆孔的阻滞麻醉。当“扳机点”位于颊神经或舌神经分布区域时，还应做此两神经的阻滞麻醉。

（二）鉴别诊断

诊断三叉神经痛，首先要区分原发性与继发性三叉神经痛。

继发性三叉神经痛其疼痛可不典型，常呈持续性，一般发病年龄较小，病程短，故对 50 岁以下患者应着重怀疑肿瘤的可能性，肿瘤引起的疼痛是由于颅内肿瘤压迫三叉神经半月神经节或鼻咽癌、上颌窦癌等向颅内扩散累及三叉神经所致。由于原因明确，治疗方法也较为确定，将其称为“继发性三叉神经痛”。其除了三叉神经受累之外，还累及其他脑神经，并伴有相应肿瘤的阳性体征，如颅内高压、面部浅感觉减退、鼻塞、鼻出血、角膜反射消失、眼球突出及复视等。X 线拍片可见颅内占位及骨质破坏，CT 或核磁共振检查对于早期病变的发现及肿瘤部位的确定意义重大。对年轻患者的不典型三叉神经痛，特别是双侧性应怀疑多发性硬化症。检查时，在三叉神经分布区域内出现病理症状，如角膜反射的减低或丧失。角膜反射的变化是有意义的体征，常提示为症状性或器质性三叉神经痛。此外，也常伴有三叉神经分布区的痛觉、温度觉与触觉障碍，还可出现咀嚼肌力减弱与肌萎缩的情况。

怀疑为继发性三叉神经痛时，应进一步做详细的临床检查，按需要拍摄颅骨 X 线片（特别是颅底和岩骨），并做腰椎穿刺及脑超声检查，常须做特殊造影、CT、MRI 检查等以明确诊断。

原发性三叉神经痛还需要与下列疾病相鉴别。

1. 牙源性疾病　包括急性牙髓炎、牙周膜炎、牙髓结石等，其主要症状就是牙痛，三叉神经痛初期与上述疾病症状相似，容易误诊而给予不当治疗甚至拔牙。有时甚至连拔数颗均无效才开始怀疑三叉神经痛。牙病引起的疼痛多为短期内的阵发性或持续性疼痛，可在冷热刺激或夜间躺卧后加重，而说话、洗脸等肌肉活动或触摸刺激并不引发或加重疼痛；在口内可查到病牙及相关体征，面部无“扳机点”存在。牙髓结石一般需通过 X 线牙片进行鉴别；此外牙病引起的疼痛在开髓或相应的治疗后迅速缓解或消失。而三叉神经痛采取开髓或治疗牙病的方法无效。

2. 非典型面痛　非典型面痛的主要特点是疼痛不局限于某一感觉神经支配区内，不易定位，疼痛范围广泛、深在或弥散。无“扳机点”存在。疼痛发作时常伴有明显的自主神经症状。常见非典型面痛有蝶腭神经痛、耳颞神经痛、中间神经痛等。蝶腭神经痛是由蝶腭神经节受刺激而引起的一种阵发性、剧烈疼痛，多见于女性。常有周期性、每日定时发作的特点。疼痛的部位主要分布在鼻根、内眦、上颌，并向颞、枕及耳部放射，其位置比较深在。发作时病痛持续时间较长，可几分钟至几小时。多伴有鼻塞、流泪、流涕、耳鸣、畏光等症状。蝶腭神经痛无明显的“扳机点”，但饮酒或服用血管扩张药物常可诱发此病。用局麻药物阻滞蝶腭神经节可使阵痛缓解。

3. 舌咽神经痛　也为突发和突然停止的发作性剧烈疼痛，性质与三叉神经痛极为相似，易与三叉神经痛第Ⅲ支的舌神经痛混淆。三叉神经痛引起的舌痛部位在舌尖和舌体；而舌咽神经痛引起的舌痛部位在舌根。舌咽神经分布区组织（如扁桃体、软腭、舌根部）的活动，比如说话、咳嗽、吞咽等可诱发舌咽神经痛。鉴别方法：用表面麻醉剂喷涂咽与舌根部，疼痛消失的为舌咽神经痛；而局麻药物阻滞下颌神经后疼痛消失者，则证实为三叉神经痛。同时患有两种疾病者极为少见。

4. 鼻窦炎 多继发于上感鼻炎之后，常有流脓涕的病史，为常见病。原因是分泌物潴留及窦内黏膜肿胀压迫神经末梢。疼痛为持续性、局限性钝痛，体位改变时头痛加重，常伴有鼻塞、流脓涕、发热及嗅觉减退，鼻窦区可有压痛。第Ⅱ支三叉神经痛易与上颌窦炎混淆，后者可有眶下区压痛、中鼻道有脓性分泌物、久坐头痛加重等，抗感染治疗有效。鼻窦X线检查有助于鉴别。

5. 颞下颌关节疾病 颞下颌关节紊乱病、颞下颌关节炎症等疾病引起的疼痛，部位多限于颞下颌关节区域，呈持续性，并在颞下颌关节活动时加重，但多数患者能够忍受。颞下颌关节疾病患者在关节区常有肿胀、压痛、关节弹响或杂音及下颌运动障碍。必要时行X线及专科检查以协助诊断。

四、治疗

三叉神经痛如属继发性者，应针对病因治疗；如为肿瘤应做肿瘤切除。由于原发性三叉神经痛的病因尚不清楚，此病目前还缺乏理想的治疗方法。临床上，对于初患或轻症患者，采用非手术治疗，治疗无效时再行手术治疗。

应根据患者病情、治疗效果及医疗技术和条件来选择、调整和联合应用不同的治疗方法，以取得最佳疗效。

（一）药物治疗

1. 卡马西平 或称酰胺咪嗪、痛痉宁等，为一种抗癫痫药物。镇痛效果较好，是目前治疗三叉神经痛的首选药物。用药方法是从小剂量开始，并逐渐增加至理想剂量，达到既能控制疼痛又不引起不良反应的效果。具体用法：轻症或早期患者，每次100mg，每日1～3次，无效可增至每次200mg，一般为600～800mg/d。副作用可有眼震、眩晕、嗜睡、复视、共济失调或恶心、呕吐、粒细胞减少、心脏传导障碍等；严重的有再生障碍性贫血和剥脱性皮炎及致畸作用。患者初次服药后，嘱减少活动以防摔倒或发生意外。治疗满意后1～2周，可试探减至维持量至停药。长期服药者，应定期检查血、尿常规及肝、肾功能。

2. 苯妥英钠 亦称大仑丁，为一种抗癫痫药物，也是一种常用的药物。用法：每次100mg，每日3次；疗效差者可增量为200mg，每日3次，极限量为600mg/d。该药的缺点是小剂量效果差，而大剂量应用副作用明显，如眼震、眩晕、疲倦、共济失调以及牙龈增生、痤疮较为常见，偶见周围神经病、剥脱性皮炎、再生障碍性贫血等。此药对三叉神经痛的效果不如卡马西平，但当卡马西平疗效降低时与其合用，能提高疗效，出现明显的牙龈增生时改用其他药物治疗。

3. 其他药物 镇静药、中草药等，可酌情使用。

（二）针刺治疗

按中医的穴位进行针刺，常用手针或电针治疗。一般每天1次，每次选一组穴位，针刺后留针20～30分钟，可配合电针和穴位红外线照射，近来也有用激光照射穴位，亦可强刺激后不留针。可在“扳机点”进行阿是穴针疗，也可直接针刺神经干，如眶下神经、颏神经、上颌神经、下颌神经等。常用的针刺穴位见表11-1。

表 11-1　三叉神经痛针刺治疗选用穴位

神经分支	主穴	配穴
第Ⅰ支	下关、阳白、鱼腰	合谷、太阳、攒竹
第Ⅱ支	下关、四白、迎香	合谷、太阳、攒竹
第Ⅲ支	下关、承浆、颊车	合谷、地仓、风池

（三）局部注射治疗

1. 神经阻滞疗法　常用 1% ～ 2% 普鲁卡因或者 1% ～ 2% 利多卡因。方法与相应的阻滞麻醉相同。每次 2 ～ 4ml，隔日一次。情况好转后改为 1 ～ 2 次 / 周。如加入维生素 B_1、维生素 B_{12}，可提高疗效。多用于疼痛重、药物治疗无效的初发患者的短期治疗。但应注意无菌操作，防止感染。

2. 乙醇局部注射疗法　常用 95% 的乙醇或无水乙醇。方法同相应区域神经干的阻滞麻醉相同，将乙醇注射于受累支的神经干处，用量 0.5ml 左右。因注入乙醇时疼痛较重，应先注射局麻药物。乙醇主要是破坏神经组织，阻断其传导作用而达到镇痛目的。此法安全、方便，止疼效果好，疗效一般为 6 ～ 12 个月，复发后仍可再用。但缺点是：注射后，在神经分支相关区域痛感消失的同时，其感觉也消失且恢复较慢。故乙醇局部注射适用于药物治疗效果不佳而又不愿手术治疗或年老体弱不宜手术者。对于第Ⅰ支三叉神经痛的患者，尽量不用，以免引起眼神经的损害导致失明。

（四）射频温控热凝治疗

原理是通过高频电流有选择地使感觉神经组织产热，神经细胞的蛋白质凝固、变性，从而阻断神经传导而镇痛。常用的方法为在放射影像引导下，将尖端能导电的绝缘针经卵圆孔刺入半月节后通电热凝。此法较开颅手术简便、安全，但由于需要较昂贵的医疗设备和娴熟的操作技术，使其应用受到限制。也可进行周围支的治疗，相对比较安全，疗效也不错。

（五）手术治疗

非手术治疗无效时，可考虑手术治疗，主要方法如下。

1. 颌骨病变骨腔清除术　根据“扳机点”的位置和经 X 线检查发现的颌骨病变，确定手术的部位。手术的方法是：①采用适当的切口，暴露骨腔所在的骨皮质；②用骨凿去除骨皮质，找到病变骨腔；③刮除病变骨质；④冲洗止血，缝合创口。1 周左右拆线。

2. 周围神经撕脱术　将三叉神经痛病变所在部位的三叉神经周围支离断并将远心段撕脱的手术方法称周围神经撕脱术，如第Ⅰ支（眶上神经）撕脱术、第Ⅱ支（眶下神经）撕脱术、第Ⅲ支（下牙槽神经、颏神经）撕脱术等。这些方法简单、安全、止疼效果可靠，但术后复发率较高。其平均镇痛时间约为 1 年。

（1）眶下神经撕脱术：①行眶下神经阻滞麻醉及唇颊沟局部浸润麻醉；②术侧上中切牙至第二双尖牙唇颊沟黏膜移行皱襞处作弧形切口或眶下皮肤作弧形切口；③分离黏骨膜及皮下组织，暴露眶下孔及眶下神经；④仔细分离眶下神经及周围的血管，用止血钳在眶下孔处夹住眶下神经，轻轻旋转同时向外牵拉，尽量靠近心端切断眶下神经，以血管钳缠绕撕脱眶下神经远心端各分支尽量达皮下；⑤冲洗止血，眶下孔出血明显者可用骨蜡止血；⑥缝合创口，面部加压包扎。术后1周左右拆线。

（2）颏神经撕脱术（口内法）：①行下牙槽神经阻滞麻醉及唇颊沟局部浸润麻醉；②术侧下颌侧切牙至第二双尖牙唇颊沟黏膜移行皱襞处作弧形切口；③分离黏骨膜，暴露颏孔及颏神经；④分离、撕脱、止血及缝合等同眶下神经撕脱术。

3. 颅内手术 属脑外科手术范畴。有三叉神经感觉根切除术、减压术等。其他治疗方法无效时可施行此类手术治疗三叉神经痛。

对三叉神经痛选择治疗方法时，应本着循序渐进的原则。应首选对机体无损害性或损害性最小的治疗方法。一般应先从药物治疗、神经阻滞治疗等开始，如无效时再依次选择半月神经节温控热凝、注射疗法、神经撕脱等。只有当这些方法均无效时才考虑做颅内手术。

▶知识拓展

三叉神经痛微血管减压术

微血管减压术是国内外绝大多数学者十分推崇并且广泛应用的治疗三叉神经痛的方法，因为它是一种针对“病因”治疗三叉神经痛的方法。全麻下，于患侧耳后、发际内纵行4cm的直切口，颅骨开孔，直径约2cm，在显微镜或内镜的辅助下，进入桥小脑角区，对三叉神经走行区进行探查，将所有可能产生压迫的血管、蛛网膜条索都“松懈”开，并将这些血管以Tefflon垫片与神经根隔离，一旦责任血管被隔离，产生刺激的根源就消失了，三叉神经核的高兴奋性就会随之消失，恢复正常。绝大多数患者术后疼痛立即消失，并保留正常的面部感觉和功能，不影响生活质量。该手术创伤小，预后良好。部分患者还能消除血管压迫脑干所致的高血压状态，达到根治高血压的目的。由于微血管减压术具有镇痛效果明显、非破坏性、副作用少、复发率极低等优点，因此是目前国际公认的治疗三叉神经痛最安全、最有效的方法。

第二节　面神经麻痹

面神经麻痹（facial paralysis）是指以面部表情肌运动障碍为主要特征的一种疾病，又称面瘫。

一、分类

根据临床的病损部位，分为中枢型面神经麻痹和周围性面神经麻痹两类。

1. 中枢型（即核上型）面神经麻痹　病变部位在面神经核以上至大脑皮质之间所造成的面瘫称中枢性面神经麻痹。由于面神经核上部的细胞接受两侧皮质脑干束的纤维，故当一侧的皮质脑干束受损时，仅表现为对侧面下2/3（睑裂以下）的表情肌麻痹，如鼻唇沟消失，不能上提口角，食物易存留于口腔前庭等，而面上1/3的表情肌由于其同侧的皮质脑干束的传导仍可到达面神经核上的细胞，并不出现麻痹现象，即不影响闭眼、皱额（图11-1）。中枢型面神经麻痹的临床表现还有与面瘫同侧的肢体瘫痪和舌肌麻痹，但不伴有味觉和唾液腺分泌障碍，应注意与周围型神经麻痹相鉴别。

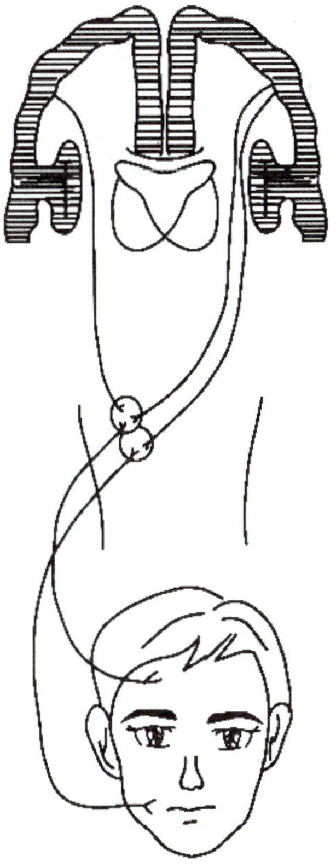

图11-1　面神经核支配面部肌肉运动示意图

2. 周围型（又称核型或核下型）面神经麻痹　病损在面神经核以下的部位所造成的面瘫称周围性面神经麻痹。面神经支配面部表情肌的运动，并在不同的部位与支配泪腺及唾液腺的分泌纤维及味觉纤维和听神经并行。所以周围性面神经麻痹表现为病变侧整个半侧面部全部表情肌的麻痹，伴有或不伴有味觉、听觉异常及唾液腺、泪腺的分泌障碍。

周围性面神经麻痹的发病原因多种多样，有化脓性感染（化脓性中耳炎、腮腺炎等）引起的面神经功能障碍；也有恶性肿瘤破坏面神经或外伤引起面神经断离导致面神经功能的丧失；还有在下牙槽神经阻滞麻醉时，麻药流注至面神经引起的暂时性面瘫等。然而在周围性面神经麻痹中，最多见的是由于周围面神经急性非化脓性炎症引起的面部表情肌面瘫——贝尔麻痹（Bell palsy）。贝尔麻痹系指临床上不能肯定病因且不伴有其他体征或症状的单纯型周围面神经麻痹。

二、贝尔麻痹

（一）病因病理

1. 病因　确切的病因至今未明。中医学认为本病是因人体气血亏损，面部、耳部遭受风寒侵袭，致使局部经络淤滞，经脉失养所致。可能的原因如下。

微课：贝尔麻痹

（1）病毒感染：患者发病前往往有感冒史，少数患者同时伴有鼻塞、肌痛、咽痛等病毒感染症状。有的患者实验室检查发现血清中含有单纯疱疹病毒抗体。当感染发生在面神经管内，会导致神经水肿、循环功能障碍。

（2）风湿性疾病：风湿性疾病为一全身性疾病，可累及不同的组织系统。当疾病侵犯面神经或茎乳孔的骨膜时，便会产生炎性疾病。

（3）遗传因素：此病在临床上有家族聚集性，又难以发现其他诱因，故认为可能与遗传有关。

（4）其他：一部分患者因局部受风吹或着凉而起病。也有的患者发病前有悲哀、忧伤等精神创伤的经历。

从发病机制来看，贝尔麻痹或是局部营养神经的血管先发生痉挛，导致该神经组织缺血、水肿，或是先有面神经肿胀、受压而导致其营养血管的血循环障碍。二者互为因果，形成恶性循环。由于面神经狭小且又细长。使得面神经受压愈来愈重，最终局面是面神经功能障碍而出现面肌瘫痪。

2. 病理 本病的病理变化主要是面神经水肿，髓鞘或轴突有不同程度的变性，以在茎乳孔和面神经管内的部分尤为显著。部分患者乳突和面神经管的骨细胞也有变性。

（二）临床表现

本病多见于20～40岁的中青年。男性多于女性。绝大多数为一侧性。患者发病前多无任何自觉症状。少数患者起病前几天可有同侧耳内、耳后、乳突区和面部有轻度疼痛。该病通常呈急性起病，往往是在清晨洗漱时，感觉面颊部活动不灵活或口内液体在闭口状态下自动外溢，进一步照镜才发现口角歪斜。症状较轻者往往被他人先发现。有的患者病情停留在初发状态不进展，而有的患者面肌瘫痪可在数小时内达到高峰。

检查可见面部表情肌瘫痪，表现为患侧额纹消失、睑裂增大、鼻唇沟变浅、口角下垂等，以及由于面部表情肌瘫痪，患侧不能作抬眉、龇牙、鼓腮和噘嘴等动作；由于眼轮匝肌瘫痪后，失去了受动眼神经支配的上睑提肌保持平衡协调的缘故，当患者用力闭目时，患侧眼睑不能闭合，眼球则转向上方而露出角膜下方的巩膜，此现象称为“贝尔征”（Bell sign）；患者在进行正常说笑时，由于面肌运动不均衡使口角偏向健侧；如果病程较长，可见患者眼结膜由于缺乏泪液润滑而呈现无光泽、充血或因泪点随下睑外翻导致泪液不能按正常引流而外溢；面神经麻痹的患者有时可发生患侧面肌不自主的抽动即“面肌痉挛”。

除上述症状和体征外，如果病变侵犯面神经管，还可出现下列表现：影响鼓索神经时，可出现患侧舌前2/3味觉障碍；波及支配镫骨肌神经分支时出现听觉过敏；膝状神经节受累时，病侧乳突部、外耳道、耳郭部感觉迟钝，并可伴有外耳道疱疹；膝状神经节以上损害时岩浅大神经受侵，可出现患侧的泪腺分泌减少和面部的出汗障碍等。上述表现为随着病变部位由面神经周围向中枢方向推进而逐渐累加的。

（三）诊断与鉴别诊断

根据有突然发病的病史及典型的周围性面神经麻痹的体征，诊断并不困难；依据味觉、听觉及泪腺检查结果，还可明确面神经损害部位，从而作出相应的损害定位诊断。但应与其他原因引起的面神经麻痹相鉴别。

1. 中枢性面神经麻痹 即核上型面神经麻痹。病变部位在面神经核以上，引起的疾病主要有脑出血、脑肿瘤、脑外伤等。鉴别要点：中枢性面神经麻痹的患者其面部上1/3正常，面肌麻痹仅限于面部下2/3；伴有同侧肢体面瘫及由舌肌麻痹所致的语言不清，伸舌时舌尖偏向健侧；重症者可出现昏迷等症。

2. 肿瘤 多为面神经干周围的恶性肿瘤或面神经鞘瘤，表现为缓慢而逐渐进展的面肌瘫痪，常伴有相应的症状及体征，X线检查可见占位性改变或破坏征象。

3. 损伤 包括各种能导致面神经断离的损伤。此类患者有外伤或手术史，如颞骨骨折或腮腺区、乳突、中耳、内耳手术等，特点是损伤时立即发生面肌瘫痪。

4. 化脓性感染 常见为化脓性中耳炎、腮腺炎。临床上有中耳或腮腺区疼痛史。检查时化脓性中耳炎引起者可见中耳积脓、鼓膜充血或穿孔和外耳道溢脓等；腮腺炎引起者有腮腺区红肿、挤压腮腺可见导管溢脓。

（四）治疗与预防

贝尔麻痹起病较急，如治疗及时得当，多数患者的面神经功能可逐渐恢复，预后较好；但如果治疗不及时，面神经功能在近期内不能恢复，日后治疗效果较差，甚至留下程度不等的后遗症。贝尔麻痹的治疗可分为急性期、恢复期、后遗症期三个阶段来考虑。

1. 治疗　根据病期选择合适的治疗方法。急性期以改善局部血液循环，消除炎性水肿，促进神经功能的恢复为主，同时要注意保护患侧角膜免受损伤并预防感染；恢复期应尽快促进神经功能恢复和表情肌收缩训练；2 年之后无恢复迹象，则应进行手术治疗。

（1）药物治疗：可选用的药物有激素、血管扩张剂、抗风湿药、脱水剂、肌兴奋剂、维生素等。①急性期可静脉滴注地塞米松，5 ～ 10mg/d，或口服泼尼松 30 ～ 60mg/d，3 天后减量，一般用 10 天即应停药；②烟酸每次 50 ～ 100mg，每日 3 次，服药后面颈部潮红似醉酒貌最好；水杨酸钠 0.3 ～ 0.6g，每日 3 次；③可用适量高渗葡萄糖静脉滴注，通过脱水作用减轻面神经的水肿和神经鞘的变性；④恢复期可用加兰他敏 2.5mg 肌内注射，每日 1 次；⑤维生素 B_1 100mg、维生素 B_{12} 500mg，肌内注射或穴位局部注射，每日 1 次。

（2）针刺治疗：常用穴位有翳风、颊车、地仓、太阳、四白、耳门等。每日 1 次或隔日 1 次，交替取穴。

（3）物理治疗：急性期要注意耳周围的保暖，并可热敷，每次 15 分钟左右，或用红外线、超短波治疗，以改善血液循环，促进炎症吸收。恢复期，可给予音频治疗，以加快神经功能的恢复。

（4）中药治疗：以活血、祛风、通筋络为主。基本方：赤芍 9g、红花 9g、桃仁 9g、僵蚕 9g、蜈蚣 6g、全虫 9g、川芎 6g、钩藤 12g、薄荷 6g，根据辨证适当加减。

（5）局部肌肉锻炼：发病初期，患者应常用手按摩瘫痪的面肌，并对镜练习各表情肌的运动，以促进面部血液循环，维持肌张力，并可减轻瘫痪的面肌受健侧表情肌活动的过度牵引。

（6）手术治疗：上述各种方法治疗无效，病程超过 2 个月或发现面神经有开始变性迹象者，应进行手术治疗，而且手术施行愈早，效果愈好。常采用的手术有面神经减压术和面神经修补术，对病程长者应施行神经移植术。

此外，对患眼的保护常用佩戴眼罩的方法，嘱患者要经常滴眼药水、涂眼药膏，预防眼部感染。

2. 预防　应避免面部及耳周长时间感受风寒，及时治疗风湿性疾病和病毒感染性疾病。平时坚持冷水洗脸，加强锻炼身体，可以增强面部的耐寒能力及对疾病的抵抗力。

第三节　面肌痉挛

面肌痉挛（facial spasm）又称面肌抽搐症，是指面部表情不自主地阵发性、不规则抽搐或痉挛，通常发生于一侧面部，以口角处和眼角处多见。

一、病因

此病的原因目前尚不明确。在三叉神经痛的患者中，可出现表情肌的抽搐，有学者认为此类患者是由于面神经核或核上部分受刺激而引起的神经冲击下传引起表情肌抽搐；对面肌痉挛的患者做探查手术，发现有患者的面神经受压变形，推断可能是受压的神经髓鞘脱失，使传入和传出的神经发生短路，引起的面肌痉挛；也有的是面神经麻痹的后遗症，当面神经麻痹未能完全恢复时，常可产生瘫痪肌的痉挛或连带运动。

二、临床表现

此病多见于中、老年，女性多于男性。主要表现为面部表情肌不自主地抽搐，常常先发生于眼角部位的表情肌，抽搐轻微，可为数秒或数分钟，无其他不适的感觉。随着病情的加重，抽搐的范围扩大，可累及口角或中下面部的表情肌（其中以口角肌的抽搐最为明显），抽搐的幅度增大，发作的时间延长，且常见于精神紧张和劳累时，睡眠时发作停止。患者可常伴有头痛、患侧耳鸣，随着病情的加重，可出现患侧面瘫和舌前 2/3 部位味觉降低。神经系统检查无其他阳性体征。晚期病例可伴有面肌轻度瘫痪。本病为缓慢进展的一种疾病，一般不会自愈。

三、诊断与鉴别诊断

根据阵发性面肌痉挛，临床检查无其他神经系统的阳性体征，脑电图正常，肌电图出现肌纤维震颤和肌束震颤波时，此病即可诊断。临床上应注意鉴别的疾病如下。

1. 癔症性眼睑痉挛　常见于女性，可有癔症史及独特的精神、性格特征，只发生于眼睑且为双侧发病，此病与面肌痉挛多发于单侧不同。此病无任何阳性特征，脑电图和肌电图均正常，易受暗示。

2. 三叉神经痛　三叉神经痛的患者常常伴有面肌痉挛，但其主要症状为面部三叉神经分布区的剧烈疼痛，疼痛发作时可伴有面肌抽搐；面肌痉挛的患者是先发生面肌抽搐，很少有疼痛，只是面肌抽搐严重时才可有轻微的疼痛，但都能忍受，查体也无“扳机点”。

3. 舞蹈症及手足徐动症　是一种主要表现为四肢、躯干不自主运动的疾病，可同时伴有面肌痉挛，但面肌痉挛是双侧的，注意观察全身的表现，易于鉴别。

4. 其他　颅内某些病变可引起面部痉挛，但可有颅神经异常症状和体征，脑电图、颅脑影像学检查等可发现异常。

四、治疗

因面肌痉挛对人的社会交往及心理影响较大，患者治疗要求迫切。由于病因尚不清楚，目前还无理想的治疗方法，可选用对症治疗。由于均为非根治的有效方法，经一定的时间后有再次复发的可能性，可重复进行治疗。

1. 药物治疗　应用的药物为抗癫痫类药物和镇静类药物，主要用于症状较轻的面肌痉挛。常用的有苯妥英钠、卡马西平、地西泮等。

2. 针刺治疗　目的是祛风活络、平肝解痉。常用穴位有合谷、太冲、迎香、四白、百会、风池、风府等。

3. 局部注射治疗

（1）轻症患者可用局麻药物加维生素 B_1、维生素 B_{12}，于面神经总干或分支周围进行局部注射，以阻断异常的刺激冲动，配合药物有时能收到疗效。

（2）A 型肉毒毒素注射于局部可以干扰神经末梢释放乙酰胆碱，使面肌痉挛缓解，且缓解时间较麻药长得多，可用于稍重的患者，复发者可反复使用。

（3）对于严重影响患者生活、上述治疗又无效的，可用无水乙醇注射于神经分支上。此法解痉效果好，因破坏神经功能，必然伴有面瘫，对面容和功能也有一定的影响。故治疗前，需将治疗后的情况向患者交代清楚。

4. 射频温控热凝治疗　适用于痉挛较重者。可根据面肌痉挛的程度掌握热凝的温度和范围。射频温控热凝治疗较局部注射治疗易破坏面神经而造成面瘫。应事前向患者交代面瘫的风险，以便患者权衡利弊，决定是否治疗。

5. 手术治疗　实施显微外科面神经分束术，机制是通过将神经分束，破坏面神经的完整性，从而既保持面神经的基本功能，又缓解面肌痉挛。

五、预后及预防

面肌痉挛如不给予治疗，一般不会自然好转，会逐渐频繁发作，持续时间延长，严重影响患者的身心健康。部分患者数年后可出现患侧面肌麻痹。因此患者应积极配合治疗，保持良好情绪，避免过度疲劳、精神紧张、焦虑，应生活有规律，劳逸结合。医护人员应富有同情心与责任心，对患者做好心理疏导，鼓励其保持积极乐观心态，树立治病信心，同时积极寻找病因，确定手术或药物的治疗方案。

▶知识拓展

面肌抽搐的内镜辅助微血管减压术

面肌抽搐的内镜辅助微血管减压术是指在耳后做个 4cm 的切口，在颅骨上钻个孔，在内镜辅助下，找到脑干的部位，分辨出压迫面神经的责任血管，把血管分开减压的一种手术。微血管减压术术中应用内镜，可伸入颅内近距离观察神经和血管之间的关系，辨别血管与神经是否存在接触，提高了责任血管的识别率，可以克服显微镜直视的缺点，避免遗漏责任血管，确定减压效果。内镜作为微血管减压术的一种辅助，有助于减少手术并发症。

第四节　舌咽神经痛

舌咽神经痛（glossopharyngeal neuralgia）是指发生在舌咽神经分布区域的阵发性剧烈疼痛。疼痛多发生在一侧舌根、咽喉、扁桃体、耳根部及下颌后部，有时以耳根部疼痛为主要表现。疼痛性质与三叉神经痛相似，但患病率较低。

一、病因

原发性舌咽神经痛的病因目前尚不明了，可能为舌咽神经及神经发生脱髓鞘性变，引起的舌咽神经的传入冲动与迷走神经之间发生“短路”的结果。在继发性病因中，包括脑桥小脑角的血管异常和肿瘤、蛛网膜炎、椎动脉病，以及发生于颈动脉、咽、喉和扁桃体等处的颅外肿瘤等；也有人认为颅外血管疾患，如颈内动脉闭塞和颈外动脉狭窄等，都可能成为本病的病因。

二、临床表现

1. 原发性舌咽神经痛 本病好发于35～50岁，男性多于女性，精神刺激、过度疲劳、生活习惯不规律、过度吸烟、饮酒、面部动作（大笑、吞咽、打呵欠等）均可诱发疼痛。

（1）疼痛性质：阵发性剧痛可呈刀割样、针刺样、撕裂样、烧灼样、电击样，也可表现为痛性抽搐。由于发作时患者咽喉部有梗塞感或异物感，故常出现频频咳嗽的现象，严重疼痛发作后可出现声音嘶哑。

（2）疼痛部位：可位于一侧扁桃体区、咽部、舌根部、颈深部、耳道深部及颌后区等处，并可放射到耳颞部、外耳、颈枕部。虽然每个患者的疼痛部位不尽相同，但一般不超出上述范围。

（3）发作情况：疼痛呈间歇性发作，每昼夜的阵痛次数通常是上午频繁，下午或傍晚逐渐减少。但也可在睡眠时发作，此点与三叉神经痛不同。每次发作持续数秒至1～2分钟，多次发作后，间歇期缩短，发作频繁增加。

（4）扳机点：舌咽神经痛也和三叉神经痛一样，有疼痛触发点存在“扳机点”，此点常位于扁桃体部、外耳道及舌根等处，触之即可引起疼痛发作。吞咽、咀嚼、打呵欠、咳嗽均可诱发疼痛。在两次发作之间并无疼痛，但患者由于惧怕发作减少进食，故有时表现为脱水或消瘦。

舌咽神经痛发作时，除神经痛外，有时可伴有神经心律失常，甚或心脏停搏；并可引起昏厥、抽搐和癫痫发作；有时还出现喉部痉挛感及唾液分泌过多等症状。

2. 继发性舌咽神经痛 疼痛发作持续时间长或具有持续性，诱发因素及扳机点不明显，夜间加重，有神经系统异常体征，软腭及咽部感觉减退或消失，舌后1/3的味觉与一般感觉障碍，咽反射减弱或消失，腮腺分泌功能异常等。

三、诊断与鉴别诊断

根据原发性舌咽神经痛的临床特点、疼痛部位、性质、神经系统检查无阳性体征，一般诊断并无困难。如将表面麻醉剂10%利多卡因喷雾局部麻醉患侧的扁桃体、咽部等处，可暂时阻止疼痛发作。此病须与三叉神经痛、茎突过长、鼻咽癌侵及咽部及颅底而引起的神经痛相鉴别，特别是当疼痛呈持续性时，更应加以注意。

由颅内外肿瘤等引起的继发性舌咽神经痛，常伴有其他脑神经障碍或其他的神经系统局限性体征，应做详细的辅助检查如头颅CT、MRI等，以寻找病因。

四、治疗

1. 药物治疗　治疗原发性三叉神经痛的药物，均可用于本病的治疗。以浸有 4% 可卡因或 1% 丁卡因的小棉片涂抹咽部、舌根部“扳机点”处，或用表面喷雾麻醉，可获得短时的镇痛效果。发作时伴有心动过缓、心脏停搏、昏厥、抽搐者，可给予阿托品 0.5 ～ 1.0mg 静脉注射，或以颠茄酊 0.5ml 口服以预防之。

2. 神经阻滞疗法　可用 1% ～ 2% 的普鲁卡因 5 ～ 10ml（可加维生素 B_{12}、维生素 B_1 或适量激素）注射于患侧舌根部、扁桃体窝或咽壁的“扳机点”周围或舌咽神经干，而通常不作舌咽神经干乙醇注射。

舌咽神经干阻滞方法：患者取仰卧位，头偏向健侧。在相当于下颌角与乳突尖端连线的中点处，用眼科球后针头自该点垂直方向刺入，深度达 1.5cm 左右时可触及茎突，然后使针尖沿茎突前滑过 0.5cm，回抽无血即可注入 1% ～ 2% 普鲁卡因 5 ～ 10ml（或加适量激素）。若交感神经、副神经及舌下神经被麻醉，可能会出现 Horner 综合征、斜方肌及舌肌麻痹。

3. 手术治疗　对保守治疗无效者可行手术治疗，包括颅外舌咽神经干切断术或颅内舌咽神经根切断术，但应严格掌握适应证。当“扳机点”位于扁桃体窝者，可尝试施行患侧扁桃体切除术。

4. 病因治疗　如属继发性舌咽神经痛，应查明原因进行治疗。注意有无扁桃体、鼻咽、喉及颅底肿瘤等，是否有茎突过长和茎突舌骨韧带骨化的存在。

—• 考试知识点总结 •—

—• 本章小结 •—

—• 协和云课堂……　拓展练习及参考答案 •—

（刘俊红　周　静）

教学课件

第十二章　口腔颌面部畸形

学习目标

素质目标

（1）始终树立人文关怀精神，关爱与尊重口腔颌面部畸形患者。

（2）具备团队协作精神，能够在团队中有效沟通、协作，共同为口腔颌面部畸形患者提供最佳的综合治疗方案。

知识目标

（1）掌握：唇裂与腭裂的临床表现和治疗原则。

（2）熟悉：唇裂与腭裂的病因和分类。

（3）了解：牙颌面畸形的病因、分类、检查与诊断及治疗设计。

能力目标

能协助上级医生诊断唇裂与腭裂，初步理解治疗原则和治疗方法，为患者提供诊疗建议。

案例导入

【案例】

患儿，男，3 个月。因先天性上唇裂开来诊。经检查发现，该患儿的左侧上唇裂开到达鼻底，口内检查发现腭部也裂开至中间，未到牙齿。

【问题】

1．该患儿唇裂程度属于哪一类？

2．该患儿腭裂程度属于哪一类？

3．现阶段患儿的治疗方案如何？后期患儿还需要做哪些治疗？何时进行治疗？

·核心知识拆解·

第一节　唇裂与腭裂

微课：唇裂与腭裂

先天性口腔颌面部发育畸形（congenital developmental deformities of oral and maxillofacial region）以唇裂、腭裂最常见；偶尔可见面横裂和正中裂；而面斜裂等则较罕见。

口腔颌面部的发育始于胚胎发育的第 3 周，此时胚胎长约 3mm，前脑的下端及腹面膨大，形成一个圆形的突起，称为额鼻突；同时由第一对鳃弓分叉发育而形成上下颌突。上颌突位于下颌突的上方，它们均是从两侧向中线生长发育。上述突起之间的空隙即为口凹，以后发育为原始口腔，有口咽膜将其与前肠相隔。

第 5 周时，额鼻突的下缘两侧各出现一个由外胚层增厚下陷而形成的嗅窝，嗅窝的内外侧缘高起，称为内侧鼻突和外侧鼻突，嗅窝即为原始鼻腔。第 7 周时，嗅窝底破裂而形成鼻孔。左右侧上颌突与外侧鼻突相连形成鼻孔底及上唇；两侧内侧鼻突相连形成鼻小柱、人中及前颌。同时，下颌突也向内侧生长并在中线相连而形成下颌。至此，由上下颌突围成的扁圆形口裂即告发育完成，口裂的腔隙也增大加深，形成了原始口腔，但仍与原始鼻腔相通。

胚胎发育至第 8 周时，胎儿的面部初步完成。同时，左右上颌突的内面（口裂面）生出一对板状突起称为继发腭突。两侧的继发腭突在中线融合而形成腭的大部，与形成前颌骨的原发腭突相结合处即为切牙孔。腭的形成使口腔和鼻腔分隔开。在已融合的组织内，其前端与鼻中隔相连部分骨化后形成硬腭；其后端不与鼻中隔相连部分无骨质发生，即为软腭，其中的中胚叶组织即发育成为软腭的肌肉组织。额鼻突在左右原始鼻孔外侧之间的部分增高后形成鼻梁和鼻尖，两原始鼻孔外侧之间的中胚层组织垂直向下生长成板状称鼻中隔，此隔下缘与腭前部愈合后将鼻腔分隔为左右两个鼻道，至此，胎儿的口和鼻即具备成人的形态结构，此时即胚胎发育的第 12 周左右。

胎儿在发育过程中，特别是胎儿发育成形的前 12 周，若受到某种因素的影响而使各胚突的正常发育及融合受到干扰时，就有可能使胎儿发生各种不同的相应畸形。

一、唇裂

唇裂（cleft lip）是口腔颌面部最常见的先天性畸形，常与腭裂伴发。根据流行病学调查，新生儿唇腭裂的患病率大约为 1∶1000。据统计，唇腭裂患者男女性别之比为 1.5∶1，男性多于女性。

（一）唇裂的形成

左右两侧下颌突未能在中线相互融合，则产生下唇正中裂或下颌裂；一侧上颌突未能在一侧与内侧鼻突融合，则在上唇一侧产生单侧唇裂，如在两侧发生，则形成双侧唇裂。上颌突与内侧鼻突有一部分或全部未融合，则发生各种不同程度的唇裂，以及不同程度的牙槽突裂，两个内侧鼻突未能正常融合则发生上唇正中裂。上颌突与下颌突未能融合则形成面横裂。若上颌突与外侧鼻突未能融合则形成面斜裂。

（二）致病因素

引起唇裂的确切原因和发病机制，目前尚未完全明了，可能为多种因素的影响而非单一因素所致。大量的研究结果表明，可能的因素如下。

1. 遗传因素 有些唇裂和腭裂的患者，在其直系或旁系亲属中可发现类似的畸形，因而认为唇腭裂畸形与遗传有一定的关系。遗传学研究还认为唇、面、腭裂属于多基因遗传性疾病。

2. 营养因素 各种原因造成妇女妊娠期间维生素的缺乏。动物实验发现小鼠缺乏维生素A、维生素B_2及泛酸、叶酸等时，可以发生包括腭裂在内的各种畸形，但人类是否也会因缺乏这类物质而导致先天性畸形，尚不十分明确。

3. 感染和损伤 临床发现，母体在妊娠初期如遇到某些损伤，特别是引起子宫及邻近部位的损伤，如不全人工流产或不科学的药物堕胎等均能影响胚胎的发育而导致畸形。母体在妊娠初期，罹患病毒感染性疾病如风疹等，也可能影响胚胎的发育而成为畸形发生的诱因。

4. 内分泌的影响 从小鼠的动物实验表明，给妊娠早期的小鼠注射一定量的激素，如肾上腺素或地塞米松，其所生产的幼鼠中可出现腭裂。因此认为，在妊娠期，如孕妇因生理性、精神性及损伤性等原因，可使体内肾上腺皮质激素分泌增加，从而诱发先天性畸形。

5. 药物因素 多数药物进入母体后都能通过胎盘进入胚胎。有些药物可能导致畸形的发生，如环磷酰胺、氨甲蝶呤、苯妥英钠、抗组胺药物、美克洛嗪（敏克静）、沙利度胺等均可能致胎儿的畸形。

6. 物理因素 胎儿发育时期，如孕妇频繁接触放射线或微波等有可能影响胎儿的生长发育而导致唇腭裂的发生。

7. 烟酒因素 流行病学调查资料表明，妇女妊娠早期大量吸烟（包括被动吸烟）及酗酒，其子女唇腭裂的发生率比无烟酒嗜好的妇女要高。

（三）分类

临床上，根据裂隙部位可将唇裂分为以下几类。

1. 国际常用的分类法

（1）单侧唇裂：单侧不完全唇裂（裂隙未裂至鼻底）、单侧完全性唇裂（整个上唇至鼻底完全裂开）。

（2）双侧唇裂：双侧不完全性唇裂（双侧裂隙均未裂至鼻底）、双侧完全性唇裂（双侧上唇至鼻底完全裂开）、双侧混合性唇裂（一侧完全裂，另一侧不完全裂）。

2. 国内常用的分类法

（1）单侧唇裂：①Ⅰ度唇裂，仅限于红唇部分的裂开；②Ⅱ度唇裂，上唇部分裂开，但鼻底尚完整；③Ⅲ度唇裂，整个上唇至鼻底完全裂开。

（2）双侧唇裂：按单侧唇裂分类的方法对两侧分别进行分类，如双侧Ⅲ度唇裂，双侧Ⅱ度唇裂，左侧Ⅲ度右侧Ⅱ度混合唇裂等。

此外，临床上还可见到隐性唇裂，即皮肤和黏膜无裂开，但其下方的肌层未能联合或错位联合，致裂侧出现浅沟状凹陷及唇峰分离等畸形。

（四）临床表现

1. 唇部裂开

（1）完全性单侧唇裂：裂隙从唇红缘延伸至鼻底，患侧鼻翼基底向外下移位，鼻小柱偏向健侧。

（2）不完全性单侧唇裂：裂隙未达鼻底，鼻畸形较轻，可能仅表现为唇红切迹或皮肤凹陷。

（3）双侧唇裂：双侧对称或不对称裂隙，前唇（中央组织）孤立，鼻小柱短缩，鼻尖扁平，鼻孔横位。

2. 鼻部畸形 鼻翼塌陷、鼻孔不对称、鼻中隔软骨偏曲（单侧裂更明显）；双侧裂常伴鼻底宽大、鼻尖支撑不足。

3. 牙槽突裂 裂隙延伸至牙槽嵴（完全性唇裂常合并），导致牙弓连续性中断，乳牙或恒牙异位萌出或缺失；前颌骨前突，双侧裂时明显。

4. 漏奶、呛咳 患儿吸吮时难以形成口腔负压，导致漏奶、呛咳，需特殊奶瓶或喂养辅助工具。

5. 言语发育障碍 合并腭裂时，因腭咽闭合不全（VPI）导致鼻音过重、辅音发音困难，如／p／、／b／音。

6. 听力障碍 腭裂患儿咽鼓管功能障碍，易发中耳炎，可导致传导性听力损失。

（五）治疗

1. 治疗原则

（1）个性化序列治疗：①新生儿期，应喂养指导，行术前正畸和听力筛查；②3～6月龄，行单侧唇裂修复术，同期鼻畸形矫正；③6～17月龄，行双侧唇裂修复术；④3～6岁学龄前期，行语音评估与训练和正畸干预；⑤8～12岁学龄期，行牙槽突裂植骨、正畸治疗；⑥青春期后，行鼻唇二期整复、正颌手术。

（2）多学科团队协作：治疗方法尚需正畸、修复、语音治疗以及心理治疗等其他治疗，故需口腔颌面外科、口腔正畸科、耳鼻喉科、语音治疗师、心理医生等组建多学科团队协作治疗。

（3）解剖复位原则：唇部应精确对齐唇红缘、重建唇弓连续性，恢复口轮匝肌功能；鼻部应同期矫正鼻翼塌陷、延长鼻小柱，改善鼻孔对称性。

（4）最小张力原则：利用旋转推进法减少切口张力，降低瘢痕增生风险；严重宽裂隙联合术前正畸（NAM），以缩小裂隙宽度。

（5）功能与美观并重原则：确保动态美学和静态对称，即恢复唇部自然表情与微笑弧度，并确保鼻翼基底高度、唇峰位置对称。

2. 手术方法

（1）单侧唇裂整复术：术式包括旋转推进法和改良式旋转推进法。

1）旋转推进法：由 Millard 首先提出，其特点是手术原理简单易懂，建立了以矫正组织移位为目标的手术原则，术中切除组织少，术后裂侧唇部中下份的瘢痕线模拟了裂侧人中嵴形态，唇弓形态恢复自然。适用于各种类型的单侧唇裂，但对于较严重的唇裂，在鼻部畸形矫正等方面可能存在一定局限性。

2）改良式旋转推进法：是在Millard旋转推进法的基础上，通过调整切口设计、优化组织瓣转移方式，以改善鼻唇对称性和瘢痕隐蔽性的进阶术式，尤其适用于单侧唇裂伴明显鼻畸形的患儿。

（2）双侧唇裂整复术：双侧唇裂的整复通常是围绕前唇的形态进行设计和手术。术式包括直线缝合法和唇弓重建法。

1）直线缝合法：在双侧裂隙边缘设计切口线，适当切除少量边缘不整齐组织，将裂隙两侧红唇的黏膜和肌层分层拉拢缝合，使唇部恢复连续性。适用于较轻程度的双侧唇裂，如双侧Ⅰ度唇裂，裂隙较窄、唇部组织缺损不严重的情况。

2）唇弓重建法：基于唇部解剖结构和生理功能，对唇部组织进行重新排列、缝合，利用局部组织的移动、旋转和对合，恢复唇弓的正常形态和轮廓，使修复后的唇部更接近正常生理状态，达到功能与美观的双重修复效果。适用于各种程度的双侧唇裂，尤其是唇裂伴有明显的唇弓形态异常、唇峰间距增宽。

（六）术后护理

1. 创口护理 术后7天拆线，硅酮凝胶或贴片持续抗瘢痕治疗6～12个月；避免阳光直射瘢痕区域，防止色素沉着。

2. 喂养与营养 术后2周内流质饮食，逐步过渡至软食，避免吸吮动作；监测体重增长，补充高蛋白饮食促进愈合。

3. 处理并发症 若切口裂开，可行局部清创及二期缝合；若感染，可用抗生素治疗，如阿莫西林克拉维酸；若瘢痕增生，可用激素注射或激光治疗。

4. 长期功能与心理干预 术后1年起语音训练，评估发音清晰度，纠正喉塞音等代偿性发音；混合牙列期正畸治疗，扩展上颌牙弓，恒牙列期调整咬合关系；提供心理支持，儿童期进行社交技能训练，青少年期可心理咨询应对容貌焦虑。

二、腭裂

腭裂（cleft palate）和唇裂是口腔颌面部常见的先天性畸形，它可单独发生，也可与唇裂同时伴发。

腭裂患者不仅有软组织畸形，部分腭裂患者还可伴有不同程度的骨组织缺损和畸形。尤其在吮吸、进食及言语等生理功能障碍方面远比唇裂严重。另一方面，由于腭裂患儿局部骨缺损从而引起颌骨生长发育障碍，导致患者面中部塌陷畸形，严重者呈碟形脸，咬合错乱（常呈反殆或开殆），裂隙侧侧切牙缺失或畸形牙等。

（一）腭裂的形成

腭裂的形成与唇裂相似，同样为胚突融合不全或完全不融合所致。如原发腭突未能在一侧或两侧与继发腭突融合，则形成了单侧或双侧腭裂；如在前颌部分未能融合，则形成牙槽突裂。由于腭突的融合过程是由前向后逐渐发生的，软腭裂与不完全腭裂都是在硬腭已经完全或部分融合后才发生的，因此，单纯的软腭裂只有正中裂而无单侧或双侧之分。

（二）致病因素

引起腭裂的致病因素与唇裂相似。

（三）分类

至今在国内外尚未见统一的腭裂分类方法，但根据硬腭和软腭部的骨质、黏膜、肌层的裂开程度和部位，多采用下列的临床分类方法。

1. 软腭裂 为软腭裂开，但有时只限于腭垂。不分左右，一般不伴唇裂，临床上以女性比较多见。这类患者腭部解剖畸形虽然不严重，但临床上较常见以综合征出现者较多，如下颌偏小、软腭肌肉发育不全或缺损等，因此在询问病史时应全面且仔细，在治疗上要特别慎重，治疗后不应忽视。

2. 不完全性腭裂 亦称部分腭裂。软腭完全裂开伴有部分硬腭裂；有时伴发单侧不完全唇裂，但牙槽突常完整。本型也无左右之分。出现综合征者也较常见，尤其裂隙呈U形者在治疗时应特别小心，术后出现腭咽闭合功能不全者在临床上较多见。

3. 单侧完全性腭裂 单侧完全性腭裂的裂隙自腭垂至切牙孔完全裂开，并斜向外侧直抵牙槽突，与牙槽裂相连；健侧裂隙缘与鼻中隔相连；牙槽突裂有时裂隙消失仅存裂缝，有时裂隙很宽；常伴发同侧唇裂。

4. 双侧完全性腭裂 在临床上常与双侧唇裂同时发生，裂隙在前颌骨部分，各向两侧斜裂，直达牙槽突；鼻中隔、前颌突及前唇部分孤立于中央。

（四）临床表现

1. 腭部裂隙 患儿腭部存在不同程度的裂隙，从软腭至硬腭可出现完全或不完全裂开。完全性腭裂表现为从悬雍垂到切牙孔的整个腭部裂开，裂隙较宽，可明显看到口腔与鼻腔相通；不完全性腭裂则裂隙未贯穿整个腭部，如软腭裂仅累及软腭部分，呈悬雍垂裂或软腭部分裂开，而硬腭完整。

2. 牙槽突裂 部分腭裂患儿伴有牙槽突裂，多发生在侧切牙与尖牙之间，表现为牙槽骨的连续性中断，出现裂隙，可导致牙齿萌出异常、牙列不齐等问题。

3. 吸吮障碍 因患儿腭部裂开，使口、鼻相通，口腔内不能或难以产生负压，患儿无力吸母乳，或在进食时乳汁容易从鼻孔溢出。

4. 腭裂语音 患儿在发元音时气流进入鼻腔，产生鼻腔共鸣，在发出的元音中带有浓重的鼻音（过度鼻音）。发辅音时，气流从鼻腔漏出，口腔内无法或难以形成一定强度的气压，使发出的辅音很不清晰而且微弱（鼻漏气）。

5. 听力障碍 腭裂造成的肌性损害，特别是腭帆张肌和腭帆提肌附着异常，其活动量降低，使咽鼓管开放能力改变，影响中耳气流平衡，易患分泌性中耳炎，导致不同程度的听力障碍。

6. 颌骨发育障碍 有相当数量的腭裂患者常有上颌骨发育不足，随年龄增长而越来越明显，导致反𬌗或开𬌗，以及面中部凹陷畸形。

（五）治疗

1. 治疗原则

（1）个性化序列治疗

1）新生儿期：可进行喂养管理，出生后3个月内完成听力评估，严重颌骨畸形时使用鼻牙槽塑形器。

2）9～18月龄：可行腭裂修复术，关闭裂隙，重建软腭肌肉连续性，形成足够长度的软腭以实现腭咽闭合。

3）2～6岁语言发育期：语音评估，每年1～2次鼻咽纤维镜检查腭咽闭合功能；语音训练，针对开放性鼻音、代偿性发音进行矫正；中耳管理，鼓膜置管术治疗反复中耳积液。

4）8～12岁混合牙列期：行牙槽突裂植骨术，为恒牙萌出提供骨支持；行正畸治疗，扩展上颌牙弓，矫正反殆或牙列拥挤。

5）12岁以上青春期及成年期：可行鼻唇二期整复、正颌手术，并提供心理支持，训练社交技能，应对自卑或焦虑情绪。

（2）多学科团队协作：治疗方法除外科手术外，还需正畸治疗、缺牙修复、语音治疗及心理治疗等非手术治疗，故需口腔颌面外科、口腔正畸科、耳鼻喉科、语音治疗师、心理医生等组建多学科团队协作治疗。

2. 手术方法 腭裂整复手术是综合序列治疗中的关键部分，其主要目的是恢复腭部的解剖形态，改善腭部的生理功能，重建良好的腭咽闭合功能，为患儿正常吸吮、吞咽、语音、听力等生理功能恢复创造必要条件。

（1）腭成形术

1）单瓣术：亦称后推或半后推术，适用于肌肉发育较好的软腭裂。

2）两瓣术：又称两瓣后推术，是多瓣法中最常用的手术方法，能达到关闭裂隙、后推延长软腭长度的目的。适用于各种类型的腭裂，特别适用于完全性腭裂及程度较严重的不完全性腭裂。

3）提肌重建手术：使移位的腭帆提肌纤维方向重新复位在正常位置，从而进一步发挥腭帆提肌对腭咽闭合的作用。

4）软腭逆向双Z形瓣转移术：适用于裂隙较狭小的各类腭裂和腭裂术后腭咽闭合不全者或先天性腭咽闭合不全者。

（2）咽成形术：咽后壁组织瓣转移术是最常用的咽成形术之一。利用咽后壁黏膜肌瓣翻转移置在软腭部，达到延长软腭长度，缩小腭咽腔，从而有效地增进腭咽闭合功能，达到改善发音条件的目的。该方法适用于软腭过短或软腭肌层发育不良者，软腭与咽后壁距长、软腭活动度差、咽侧壁移动度好的腭咽闭合不全者。

（六）术后护理

1. 短期护理 流质2周后，改半流质，2周后，可进软食，避免吸吮或使用吸管；创口保护，佩戴腭护板，生理盐水漱口保持口腔清洁；疼痛控制，可用对乙酰氨基酚或布洛芬口服。

2. 处理并发症 术后出血可局部压迫，必要时电凝或缝合止血；处理腭瘘，小瘘孔可能自愈，大瘘孔手术修补；腭咽闭合不全，语音训练无效时行咽成形术；上颌发育不足，正畸扩弓或青春期正颌手术。

3. 长期随访 术后6个月开始语音评估，每年1次鼻咽纤维镜评估腭咽闭合；定期听力监测，检查中耳功能，尤其合并腭裂者；牙颌管理，混合牙列期正畸干预，牙槽突裂植骨。

第二节 牙颌面畸形

牙颌面畸形（dento-maxillofacial deformities）是指因颌骨发育异常或外伤、疾病等因素导致的颌骨形态、大小、位置异常，以及由此引起的牙齿排列、咬合关系错乱和面部形态不协调等一系列口腔颌面系统的畸形，又称骨性错𬌗畸形。流行病学调查表明，人群中有40%的𬌗畸形，其中约5%为颌骨发育异常引起的牙颌面畸形。

微课：牙颌面畸形

正颌外科学（orthognathic surgery）是以研究和诊治牙颌面畸形为主要内容的学科。它集口腔颌面外科学、口腔正畸学、口腔解剖学、口腔生理学、美学、心理学、围手术学及麻醉学等相关学科为一体，特别是采用现代外科手术与口腔正畸治疗相结合的方式，通过颌骨专用手术器械，矫治单独正畸或手术治疗难达到满意效果的牙颌面畸形。

一、病因及临床分类

（一）病因

牙颌面畸形主要指个体出生以后，在其颌面生长发育过程中，受先天遗传性或后天获得性因素的影响，或由二者联合作用所致的一类颌骨生长发育畸形。

1. 遗传因素 颅面形态由遗传基因控制，具有显著的遗传特征，表现为种族和家族的颅面相似性，即个体的面型具有同一家族所共有的基本特征。因此，某些牙颌面畸形，如下颌发育过度和上颌垂直向发育过度等可由遗传因素引起。

2. 胚胎发育异常 口腔颌面部胚胎发育过程中，特别是胎儿发育期母体内环境异常，如母体妊娠期营养不良、内分泌紊乱、损伤、感染或某些致畸药物的影响，可导致各胚突的发育或连接融合发生障碍，引起颌面系统的相应畸形。

3. 代谢障碍和内分泌功能失调 婴幼儿期，由于慢性营养不良，维生素D缺乏，致使钙、磷代谢障碍，影响骨骼正常而协调的生长发育，导致佝偻病，引起以下颌骨为主的牙颌面畸形。

4. 不良习惯 儿童时期的不良习惯，如吮吸手指，咬笔杆等未能得到纠正，可引起上前牙前突、开𬌗，严重者尚可引起下颌后缩伴上颌前突畸形。

5. 损伤及感染 颅面发育期，尤其是少儿时期发生的颌面部损伤和感染性疾病，如颌骨骨折、颞下颌关节损伤，特别是由之引起的颞下颌关节强直，以及因颌骨骨髓炎引起的骨质破坏或因肿瘤切除等所致的颌骨缺损，均可导致颌面部的生长发育异常，引起牙颌面畸形。

（二）临床分类

目前，牙颌面畸形没有完全统一的临床分类。正颌外科更多地根据骨骼大小命名为发育过度或不足，并根据位置变化命名为前突或后缩。这种分类更便于临床医生明确畸形发生的部位和性质，有利于作出准确诊断和拟定治疗计划。

1. 上颌畸形 包括上颌前后向发育过度、上颌前后向发育不足、上颌垂直向发育过度、上颌垂直向发育不足、上颌横向发育不足。

2. 下颌畸形 包括下颌前后向发育过度、下颌前后向发育不足、下颌颏部畸形、下颌角肥大。

3. 双颌畸形 双颌畸形是指同时存在于上、下颌骨的复合性牙颌面畸形，常见有下颌前突伴上颌发育不足、上颌前突伴下颌发育不足、长面综合征、短面综合征。

4. 不对称牙颌面畸形 不对称牙颌面畸形一般指侧方偏离中线大于3mm者，大多伴发有咬合偏斜。常见有偏突颌畸形、半侧下颌肥大、单侧小下颌畸形、半侧颜面短小畸形、半侧颜面萎缩。

5. 继发性牙颌面畸形 继发性牙颌面畸形主要指在出生后的生长发育期，因各种疾病、外伤或治疗引起的获得性牙颌面发育畸形。

二、检查与诊断

牙颌面畸形的诊断，在于揭示牙颌面畸形的性质、特征、部位及类型。为此，必须全面收集病史，进行必要的检查，对汇集的资料进行分析，从而得出诊断。

（一）病史

询问患者的现在史、既往史及家族史，应着重了解其药物过敏史、哮喘史、手术外伤史、出血倾向及麻醉、输血史等。

对患者的主诉、治疗要求、年龄、职业、家庭及生活状况等应有所了解，通过医生和患者及其家属之间的谈话可以了解其心理状况，在此过程中应表现出良好的职业道德和素养，以取得患者的信任。

（二）全身检查

正颌外科手术通常在全身麻醉下进行，因此必须进行全身健康检查与生化检验，以排除手术与麻醉禁忌。

1. 常规检查 包括体重、体温、血压、脉搏等。

2. 心肺功能检查 包括心肺器官听诊、心电图及肺部X线检查等。

3. 实验室检查 包括血常规检查（包括血红蛋白、血小板及血型等），肝、肾功能及电解质检查，凝血机制及功能检查，血糖检查，乙肝病毒、HIV、梅毒、丙肝病毒和小便常规检查等。

（三）专科检查

1. 颌面部外形与功能检查 注意上、下颌骨，颌骨与颅底之间的关系，还需对口颌系统功能，包括咀嚼肌和面、唇肌的功能进行检查，以及颞下颌关节，下颌运动等方面的专科检查。

2. 口腔内检查 口腔内检查应注意牙齿咬合关系、牙体牙周健康、有无缺失牙及阻生齿等。记录前牙覆𬌗覆盖及后牙安氏分类，还要观察上下牙中线是否对齐等。

3. 影像学检查 检查X线摄影是确定诊断、治疗计划的重要步骤，通常包括全颌曲面断层片及头颅侧位片。

4. 颌面及牙𬌗摄影 对牙颌面畸形患者应该拍摄颜面部正位、侧位及斜侧位面像，以及口内正、侧位咬合像，用于资料的记录和治疗前后的对比。

（四）X线头影测量分析

X线头影测量分析用于正颌外科的目的在于协助诊断，弄清畸形的特征，并用测量分析所取得的资料进行治疗设计、疗效预测和评价。最常用来分析上下颌骨及其与颅底位置关系的三个测量项目为：SNA角、SNB和ANB角（图12-1）。

1. 测量标志点

（1）蝶鞍点：S，为颅底参考点，用于角度测量。

（2）鼻根点：N，为前颅底基准点。

（3）上牙槽座点：A，代表上颌骨矢状位置。

（4）下牙槽座点：B，代表下颌骨矢状位置。

2. 测量项目

（1）SNA角：S-N连线与N-A连线的交角，代表上颌骨位置。正常值为82°±2°，＞84°表明上颌前突，＜80°表明上颌后缩。

（2）SNB角：S-N连线与N-A连线的交角，代表下颌骨位置。正常值为78°±2°，＞81°表明下颌前突，＜77°表明下颌后缩。

（3）ANB角：SNA角减去SNB角的值，代表上下颌骨相对位置。正常值为4°±2°，＞5°表明存在Ⅱ类骨性错𬌗畸形，＜0°表明存在Ⅲ类骨性错𬌗畸形。

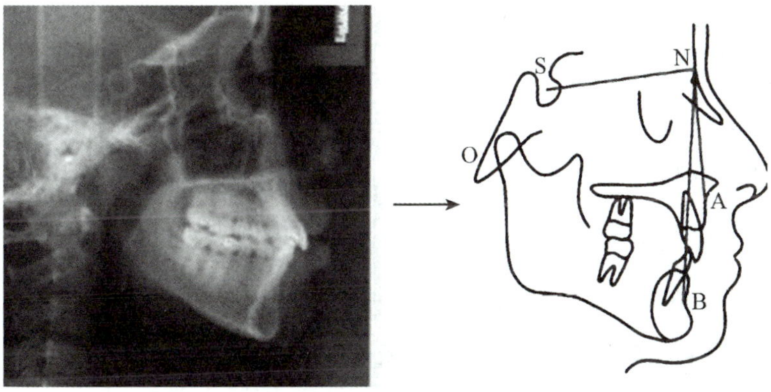

图12-1 头颅侧位片及常用测量标志点与项目

（五）诊断

根据专科检查结果及X线头影测量资料，将所得数据与相应正常值进行比较分析，从而了解颌骨是否存在异常及其程度，结合临床得出诊断。在临床上，对牙颌面畸形进行诊断与鉴别诊断的要素如下。

1. 分析畸形发生的原因 是先天性、发育性还是继发性。

2. 明确畸形的性质 是牙性或是骨性错牙。

3. 明确畸形部位 是上颌还是下颌，或者是双颌畸形。

4. 弄清畸形累及方向、范围与严重程度 是前后向发育异常还是垂直向不调，或两个方向均累及，是否存在不对称畸形等。

三、治疗设计

牙颌面畸形治疗的主要目标，是通过矫正牙颌面三维空间结构的异常，重建正常的牙颌面位置关系，从而恢复患者口颌系统的正常功能，并改变其异常容貌与𬌗关系，使之达到和谐匀称的面容。

（一）术前正畸治疗

牙颌面畸形的术前正畸治疗是正颌外科治疗的重要组成部分，旨在为正颌手术创造良好条件，提高手术效果和稳定性。其矫治原则与一般的正畸治疗不一样，主要体现在以下几个方面。

1．排齐牙列，去除牙代偿性倾斜与干扰，释放限制颌骨移动的因素。

2．拓展牙间间隙，分开牙根，便于骨切开术的顺利进行。

3．矫正异常𬌗曲线，协调上下牙弓宽度。

4．建立正常稳定的咬合关系，防止术后畸形复发。

如果不进行术前正畸治疗，术中颌骨移动阻力较大，移动量受限，特别是术后遗留的牙𬌗畸形仍不美观，即使术后再行补救性正畸治疗，治疗难度和时间也会相应增加，而且治疗效果常不满意。因此，对颌骨发育异常导致的牙颌面畸形，单纯的外科手术难以获取功能和形态均满意的治疗效果。

（二）正颌外科手术

术前正畸治疗结束后，颌面外科医生应与正畸医生共同对原定手术方案再次评估和预测。正确的术前设计和预定方案的顺利实施是保证手术成功的重要条件。外科医生应在术前对术后牙颌面结构的位置关系有清楚的预见，正颌外科和一般口腔颌面外科疾病的手术治疗不一样，无特殊情况不得在术中任意改变手术方式。

（三）术后正畸与康复治疗

术后正畸治疗的目的是进一步排齐牙列和整平牙弓，关闭牙列间隙。并做牙位及𬌗位的精细调整，最终建立起稳定良好的𬌗关系，避免或减少术后复发。术后正畸治疗在骨组织基本愈合、颌骨关系处于相对稳定的时期开始。目前，正颌外科手术多采用坚固内固定技术，术后 4 ～ 5 周即可开始正畸治疗，同时进行恢复颌周肌肉及颞下颌关节功能为目的的康复训练。

（四）随访观察

术后应定期随访检查牙颌关系出现的变化。手术后移动过的骨块在愈合过程中，通常会出现轻微的移位，导致轻度开𬌗，覆盖变浅或加深等，这些问题通过术后正畸进行矫正。如果出现明显的畸形复发，及时通知外科医生及时进行相应的处理。术后正畸治疗一般在 6 个月内完成。正畸治疗完成后还应仔细观察 4 ～ 6 周，若无复发倾向，再拆除固定矫正器，并制作保持器，稳定治疗效果。治疗结束后最好定期复查一段时间。

随着正颌外科的发展成熟，其技术已用于以往较难处理或效果欠佳的口腔颌面部畸形与疾病的有效治疗并成功处置，如创伤性牙颌面畸形、唇腭裂术后继发牙颌面畸形、颞下颌关节强直继发牙颌面畸形、阻塞性睡眠呼吸暂停等的治疗。

▶**知识拓展**

口腔颌面部畸形治疗的意义

口腔颌面部畸形是一种常见的先天性畸形疾病，对于患者及其家庭来说，治疗和康复的过程可能会面临许多困难和挑战。口腔颌面部畸形治疗具有多方面的重要意义，主要体现在改善口腔功能、提升美观度、预防口腔疾病、促进心理健康及保障长期健康等方面。要深刻理解口腔颌面部畸形对患者生活的影响，学会从患者的角度出发，提供更具人性化的医疗服务；同时关注弱势群体，培养社会责任感和同理心，这是每个医生的职业道德和职业素养。

考试知识点总结

本章小结

协和云课堂……　拓展练习及参考答案

（曾　佳）

第十三章　实　训

实训一　口腔颌面外科检查及病历书写

【实训目标】

能正确进行口腔颌面部各种检查，并规范书写病历。

【实训内容】

1. 口腔颌面外科检查　口腔检查、颌面部检查、颈部检查、颞下颌关节检查、唾液腺检查

2. 病历书写　简述门诊病史及病房病史书写的格式与要求。

【实训器材】

口腔检查器械及设备、直尺、检查手套、手电筒、额镜、鼻镜、听诊器等。

【实训准备】

1. 医生准备　医生应仪表端庄、仪态稳重、着装整洁。检查开始前应修剪指甲、穿白大衣、戴口罩、流动水下以六步洗手法洗手，洗手后戴检查手套。注意戴手套后避免交叉感染。

2. 患者准备　检查时患者口腔应清洁。如口内软垢或牙石过多，可用3%的过氧化氢溶液含漱或擦洗口腔，可要求患者刷牙或洁净后再行口腔检查。

3. 检查器械准备　所有器械均应经高温高压灭菌消毒。

4. 医生体位　医生位于牙科治疗椅的右前方或右后方，取坐位，脚底平放于地面，大腿下缘和双肩与地面平行，背部挺直，头略前倾，医生视线高于患者口腔平面20°～45°，肘关节高度与患者口腔高度在同一平面上。

5. 患者体位　调节治疗椅，患者取仰卧位，头部与医生肘部平行，检查上颌牙时，患者咬合平面与地面成45°～90°，检查下颌牙时，咬合平面尽量与地面平行。

6. 灯光调节　检查前调节好牙科治疗椅的椅位和灯光，保证光线充足和视野良好。调整灯光时

注意将灯光逐渐上移至口腔，应将光线集中照射口腔，避免直射患者眼部。

【实训方法】

1. 口腔检查

（1）口腔前庭检查：医患取正确体位，医生戴手套，用口镜依次检查唇颊黏膜、唇颊侧牙龈、唇颊沟及唇颊系带情况。注意有无颜色异常、瘘管、溃疡或新生物，腮腺导管口有无红肿、溢脓等。

（2）牙的检查：观察牙颜色、形态和质地变化，如龋损、着色、牙体缺损、畸形、隐裂及磨耗等；观察牙排列及数目是否正常、有无发育异常、牙列是否完整、有无悬突、有无缺失牙；观察口腔中修复体的情况，如充填体是否完整、边缘是否密合、有无悬突、有无继发龋坏等。

（3）𬌗关系检查：分别检查前牙、后牙、磨牙、尖牙关系等是否存在错位、拥挤、反𬌗、近中𬌗、远中𬌗、深覆盖、反覆盖、深覆𬌗、反覆𬌗等。

（4）张口度检查：用直尺或卡尺测量上、下中切牙切缘间的垂直张口度。

（5）𬌗平面检查：以口镜柄置于患者双侧第一磨牙间咬住，观察其与平面是否平行。

（6）固有口腔检查：借助口镜依次检查舌、腭、口咽、口底及舌腭侧牙龈等部位的颜色、质地、形态和大小，注意有无充血、肿胀、溃疡、新生物和缺损畸形；注意舌质和舌苔变化；观察舌、软腭、腭舌弓、腭咽弓的形态、运动，有无肌肉瘫痪，必要时检查舌的味觉功能。检查口底时应注意舌系带和颌下腺导管开口情况；用双合诊检查唇、舌、颊及口底舌下腺、下颌下腺是否存在异常肿块。

2. 颌面部检查

（1）体位：医生坐于患者正前方，或取站位。患者于医生正前方取端坐位。

（2）表情与意识神态检查：根据面部表情变化，判断是口腔颌面外科疾病表现，还是全身疾病反映。同时可了解患者的意识状态、体质和病情轻重。

（3）颌面部外形与色泽检查：观察与比较颌面部外形、左右是否对称，比例是否协调，有无突出和凹陷。皮肤的色泽、质地和弹性变化，有无异常的肿胀和肿块，左右面部表情是否对称协调等。

（4）面部器官检查：观察眼、耳和鼻等情况。用尺或目测瞳孔大小，用尺测量瞳孔是否位于同一平面，用电筒测对光反射是否存在等，观察眼球的上下左右运动、视力及有无复视等；分别用额镜及扩鼻镜检查耳、鼻是否有液体渗出，畸形及缺损等。

（5）病变的部位和性质：病变的部位、大小、范围、深度、形态及有无移动度、触痛、波动感搏动、捻发音等体征，另外，还需进行面部左右对称部位的棉丝拂诊试验及“扳机点”检查。

（6）语音及听诊检查：检查有无病理语音，舌根部肿块的含橄榄语音、蔓状血管瘤的吹风样杂音、颞下颌关节的弹响等。

3. 颈部检查

（1）一般检查：医生可站在患者的右前方或右后方，注意观察颈部的外形、色泽、轮廓、活动度，是否有肿胀、畸形、斜颈、溃疡及瘘管。

（2）淋巴结检查：①检查者手指紧贴检查部位，由浅入深按枕部→耳后→耳前→腮腺→颊部→下颌下→颏下，顺胸锁乳突肌前后缘、颈前后三角直至锁骨上窝滑动触诊，仔细检查颈深、浅淋巴结；②检查过程中注意使患者肌肉放松，如检查下颌下三角时嘱患者低头偏向患侧，以示指、中指轻扪下颌下区，如检查颈深淋巴结群时应请患者头偏转向患侧，以示指、中指及环指置于胸锁乳突肌前缘向后及深部触摸，自上而下仔细检查；③记录各区淋巴结的数目、大小、性质、硬度、活动度等情况。

4. 颞下颌关节检查 医生与患者体位同颌面部检查。以两手小指伸入外耳道内，向前方触诊，以两手拇指分别置于两侧耳屏前关节外侧，嘱患者作张闭口运动，检查髁状突的动度及有无弹响摩擦音等；各关节区及咀嚼肌群是否有压痛；张口度及侧向运动度；面部左右是否对称；下颌骨各部位是否有畸形；上、下颌中线及切牙中线是否居中；下颌运动是否偏斜及𬌗关系是否良好。

5. 唾液腺检查 医生与患者的体位同颌面部检查。腮腺触诊一般以示指、中指、环指3指平触为宜，忌用手指提拉触摸；下颌下腺及舌下腺的触诊则常用双合诊法检查。另外还需检查各腺体的大小、形态，有无肿块；口内的导管有无充血、肿块变硬，有无结石。以示指、中指、环指3指平触并由后向前检查腮腺及下颌下腺的分泌液情况等。

6. 简述门诊病史及住院病史书写的格式与要求

（1）门诊病史：初诊病史通常由主诉病史、检查、诊断、处理、建议和治疗计划、签名7部分构成。

（2）住院病史：通常由一般记录、主诉、现病史、既往史、个人史、生长发育史、月经史、生育史、家族史、体格检查（全身检查与专科检查）、记录实验室及影像学等检查结果、诊断、治疗计划和签名等部分构成。

【实训评价】

详见表13-1。

表13-1 口腔颌面外科检查及病历书写评价标准

评分内容				分值
评分标准（100分）	实训准备	体位、器械、椅位、灯光		10
	实训过程	口腔检查	操作规范，无遗漏项	10
		颌面部检查	操作规范，无遗漏项	20
		颈部检查	操作规范，无遗漏项	20
		颞下颌关节检查	操作规范，无遗漏项	10
		唾液腺检查	操作规范，无遗漏项	10
		病历书写	表述清晰，无遗漏项	10
	实训态度	无菌意识、爱伤意识、沟通意识、协作意识		10

（陈志红）

实训二　口腔颌面外科基本操作技术

【实训目标】

能正确识别及使用常用手术器械，能规范进行洗手、戴无菌手套、穿无菌手术衣、消毒、铺巾、切开、缝合、打结、包扎及拆线。

【实训内容】

1. 常用手术器械的辨识和使用。
2. 洗手、穿无菌手术衣、戴无菌手套。
3. 口腔颌面部消毒、铺巾、切开、缝合、打结、包扎及拆线技术。

【实训器材】

洗手液、无菌手套、无菌手术衣、11 和 15 号刀片、刀柄、组织剪、线剪、血管钳、持针器、皮钳、铺巾钳、三角针、圆针、缝线、海绵、卵圆钳、苯扎溴铵棉球、乙醇棉球、无菌巾、绷带。

【实训方法】

（一）常用手术器械的辨识与使用

1. 正确辨识常用的手术器械　各型号刀片、刀柄、组织剪、线剪、血管钳、持针器、皮钳、铺巾钳、三角针、圆针、缝线、海绵、卵圆钳、无菌巾、绷带等。

2. 正确使用常用的手术器械　注意手术刀片的拆、装及握法。

（二）洗手、穿无菌手术衣、戴无菌手套

1. 洗手　六部洗手法。

（1）掌心相对搓洗：双手掌心相对，手指并拢，相互搓擦至少 5 次。

（2）手指交叉搓洗手背：右手掌心覆盖左手背，手指交叉搓洗，交替进行，每侧各搓擦 5 次。

（3）手指交叉搓洗掌心：双手掌心相对，手指交叉，上下搓擦指缝，重复 5 次。

（4）弯曲指关节搓洗掌心：双手四指弯曲，指关节在另一手掌心旋转搓擦，交替进行，每侧 5 次。

（5）旋转搓洗拇指：一手握住另一手大拇指，旋转搓擦，交替进行，每侧 5 次。

（6）指尖搓洗掌心：五指并拢，指尖在另一手掌心旋转搓擦，交替进行，每侧 5 次。

2. 穿无菌手术衣 两人一组。

（1）准备工作：完成外科手消毒，保持双手干燥；检查无菌手术衣包是否在有效期内且包装无破损；选择大小合适的手术衣。

（2）打开无菌包：在无菌台面上打开手术衣包，避免触碰包内无菌区域。

（3）取衣与展开：用无菌持物钳或戴手套的手捏住手术衣内面（清洁面）边缘，轻轻提起；远离身体和周围物品，抖开手术衣，使内面朝向自己。

（4）穿入手术衣：将双手插入袖筒内，向前伸展双臂，不可高举超过肩部或下垂低于腰部；保持手部在袖筒内，避免触碰手术衣外侧（无菌面）。

（5）系带与调整：①前方系带，自行交叉腰部系带，保持手不接触手术衣外侧；②背部系带，由另一同学协助系紧，不可自行转身或触碰非无菌区域。

3. 戴无菌手套

（1）准备工作：完成外科手消毒并穿戴无菌手术衣，保持双手干燥且置于胸前无菌区域；检查手套包装是否完好、无破损且在有效期内，选择合适的型号。

（2）打开包装：用无菌持物钳或未污染的手（已穿手术衣）撕开手套外包装，暴露内层无菌包装；将内层包装平铺于无菌台面，避免触碰手套内面。

（3）穿戴第一只手套：①开放式戴法，捏住手套反折部（袖口边缘）的外侧（清洁面），轻轻提起，将手插入手套内，手指对准指尖，缓慢拉至覆盖手术衣袖口（确保袖口不外露）；②闭合式戴法，保持手术衣袖口包裹手部，隔着袖口捏住手套反折部内面，将手套拉至完全覆盖袖口。

（4）穿戴第二只手套：已戴手套的手插入第二只手套反折部内侧（无菌面），提起并展开手套；未戴手套的手对准指尖插入，调整至完全覆盖袖口。

（5）调整与检查：轻拉手套边缘，确保完全覆盖袖口且无皱褶；双手保持无菌姿势（置于胸前），检查手套是否破损或污染。

视频：口腔黏膜消毒

（三）口腔黏膜消毒

1. 暴露手术野 使用开口器或嘱患者自行张口，充分暴露消毒区域；用无菌纱布轻拭唾液，保持手术野干燥。

2. 消毒剂选择与蘸取 用无菌镊子夹取无菌棉球，蘸取消毒液至湿润但不滴液。

3. 消毒顺序与范围

（1）原则：由清洁区向污染区螺旋式擦拭消毒，避免重复污染，避免药液流入呼吸道、眼内及耳道内。

（2）第一遍：以术区为中心，由内向外环形扩展，消毒范围需超出术野至少 2 ～ 10cm。

（3）第二遍：更换新棉球，同法缩小范围至术区，确保全覆盖。牙龈沟、牙间隙、黏膜皱襞需重点擦拭。拔牙窝或创面周围需加强消毒。

（4）干燥与检查：消毒后等待 30 秒至 1 分钟，确保消毒剂充分作用。用无菌干棉球轻拭多余消毒液，检查术野是否清洁无遗漏。

（四）铺放无菌巾单

1. 包头法 患者主动或被动抬头，将两块重叠的无菌巾置于头颈下手术台上。头部放下后，将上层无菌巾分别自两侧耳前后向中央包绕，使头和面上部均包于无菌巾内并以巾钳固定。

2. 手术野铺巾法

（1）孔巾铺置法：①打开孔巾包：用无菌持物钳撕开外层包装，将孔巾内层无菌面朝上平铺于无菌台面。②抓取孔巾：双手捏住孔巾折叠边的两角（仅接触内面），轻轻提起并展开，避免触碰非无菌区域。③定位与覆盖：根据手术部位确定孔巾开口方向；将孔巾中心开口对准手术野，自上而下或由近及远铺展，确保无菌面朝向患者，污染面朝外。④分层展开：先铺操作者对侧，再铺近侧，最后覆盖患者头端或足端，保持孔巾平整无皱褶；若需多层铺巾，第二层孔巾方向可与第一层垂直，增强无菌屏障。⑤固定孔巾：使用巾钳或无菌胶带固定孔巾边缘，避免移位；固定时仅夹持孔巾外层（污染面），禁止穿透无菌区域。

（2）三角形手术野铺巾法：①第一块无菌巾（底边）：取大无菌巾横向折叠成三角形，底边朝向患者肩部，尖端朝向头顶，底边平铺于锁骨及胸前区，无菌面朝上，覆盖颈部及胸部非手术区域；用巾钳夹住底边两角，固定于手术床单（仅夹持污染面）。②第二块无菌巾（对侧覆盖）：取三角形无菌巾，底边朝向健侧面部，尖端指向手术野，覆盖健侧耳前、颧部及部分头顶，无菌面朝下，与第一块巾重叠约5cm，巾钳固定于头架或床单。③第三块无菌巾（患侧覆盖）：取三角形无菌巾，底边朝向患侧面部，尖端指向头顶；覆盖患侧耳后、枕部及部分头顶，无菌面朝下，与第一块巾重叠；巾钳固定于头架，确保手术野周围形成密闭三角形区域。④第四块无菌巾（口周暴露）：取长方形无菌巾，纵向折叠成条状，置于患者口周，上缘覆盖鼻部，下缘覆盖下颌，中间留出手术野开口；用无菌胶带或巾钳固定，避免遮挡术野或压迫气管插管。⑤加固与检查：检查所有无菌巾是否平整无皱褶，手术野充分暴露且周围覆盖严密；必要时加铺洞巾，进一步缩小暴露范围。

（3）四边形手术野铺巾法：①第一块无菌巾（胸部覆盖）：取大无菌巾横向展开，铺于患者胸部及锁骨区域，无菌面朝上，巾钳夹住两侧边缘，固定于手术床单（仅夹持污染面）。②第二块无菌巾（头部覆盖）：取无菌巾纵向折叠1/3，铺于患者头顶及枕部，无菌面朝下，下缘与第一块巾重叠5cm，覆盖前额及双耳，避免遮挡术野，巾钳固定于头架或床单。③第三块无菌巾（左侧覆盖）：取无菌巾纵向展开，覆盖左侧面部及肩部，无菌面朝下，与前两块巾重叠，巾钳固定于床单，确保边缘无缝隙。④第四块无菌巾（右侧覆盖）：同理覆盖右侧面部及肩部，形成左右双侧屏障，巾钳固定于床单。⑤第五块无菌巾（口周暴露）：取无菌巾纵向折叠成条状，铺于口周区域，中央剪裁椭圆形或矩形开口，暴露口腔或颌骨术野，用无菌胶带或巾钳固定，避免压迫气管插管。⑥加固与调整：检查所有无菌巾是否平整、重叠严密，术野暴露充分；必要时加铺洞巾，缩小暴露范围至精确术区。

（五）切开

切开的具体操作详见第二章。

（六）缝合

缝合的基本要求和方法详见第二章。

（七）打结

两人一组训练单手打结法、双手打结法和持针钳打结法，打结方法和注意事项详见第二章。

（八）包扎

两人一组训练十字交叉包扎法和单眼交叉包扎法。常用的绷带类型及基本包扎技术详见第二章。

（九）拆线

拆线的具体操作详见第二章。

【实训评价】

详见表 13-2。

表 13-2　口腔颌面外科基本操作评价标准

评分内容				分值
评分标准（100 分）	实训准备	器械无遗漏		5
	实训过程	手术器械的辨识和使用	辨识正确，握持规范	10
		洗手、穿无菌手术衣、戴无菌手套	操作规范无误	10
		消毒	消毒操作规范无误	5
			消毒范围无误	5
		铺巾	包头法铺巾操作规范无误	5
			手术野铺巾法操作规范无误	5
			四边形手术野铺巾法	5
		缝合	缝合操作规范无误	10
		打结	单手打结法操作规范无误	5
			双手打结法操作规范无误	5
			持针钳打结法操作规范无误	5
		包扎	十字交叉法操作规范无误	10
			单眼包扎法操作规范无误	10
		拆线	操作规范无误	5
	实训态度	无菌意识、爱伤意识、沟通意识、协作意识		10

（陈志红）

实训三 口腔颌面部局部麻醉

【实训目标】

能进行上牙槽后神经、下牙槽神经阻滞麻醉。

【实训内容】

1．进行常用局部麻醉模型操作练习。
2．互相操作上牙槽后神经、下牙槽神经阻滞麻醉。

【实训器材】

头颅标本、麻醉模型、口腔器械盘、一次性注射器、阿替卡因注射器、阿替卡因针头、利多卡因注射液、阿替卡因、镊子、镊子缸、棉花缸、棉花、聚维酮碘棉球、砂轮、氯己定漱口水。

【实训准备】

1．医生准备 医生应仪表端庄、仪态稳重、着装整洁。检查开始前应修剪指甲、穿白大衣、戴口罩、流动水下六步洗手法洗手，洗手后戴检查手套。注意：戴手套后避免交叉感染。查看病历，核对姓名、年龄和麻醉的牙位，核对有无全身禁忌证，有无过敏史。

2．患者准备 检查时患者口腔应清洁，氯己定漱口。

3．检查器械准备 所有器械均应经高温高压灭菌消毒。准备好麻醉药物及器械，将器械放在无菌托盘内。

4．医生体位 医生位于牙科治疗椅的右前方或右后方，取坐位，脚底平放于地面，大腿下缘和双肩与地面平行，背部挺直，头略前倾，医生视线高于患者口腔平面20°～45°，肘关节高度与患者口腔高度在同一平面上。

5．患者体位 调节治疗椅，患者取仰卧位，头部与医生肘部平行。

6．灯光调节 检查前调节好牙科治疗椅的椅位和灯光，保证光线充足和良好的视野。调整灯光时注意将灯光逐渐上移至口腔，应将光线集中照射口腔，避免直射患者眼部。

【实训方法】

1．调节灯光、医患体位。洗手戴手套、帽子、口罩。

2．请患者张口，再次核对需麻醉的牙位。

3．选择合适的麻醉药物，确定适合的麻醉方法，检查注射针头质量，观察麻醉药物是否含有杂质，是否变色。

4．用干棉球或纱布揩干注射部位，然后用聚维酮碘棉球消毒进针部位。

5．注射前应排除针筒内的气泡，注射器的刻度面向术者。进针后在回抽无血的情况下，边注射边观察患者面色，注射速度应缓慢，不宜太快。

6．注射完毕后，关掉灯光，并询问患者有无不适。等待麻醉显效，并随时注察患者有无晕厥等麻醉并发症，如出现不良反应立即放平位，松解衣领，并实施相应的抢救措施。

7．麻醉显效检查，刺激患者的牙龈无疼痛感或有麻木感；一侧下唇或舌麻木等。

【实训评价】

详见表 13-3。

表 13-3　口腔颌面部局部麻醉评价标准

<table>
<tr><th colspan="4">评分内容</th><th>分值</th></tr>
<tr><td rowspan="8">评分标准
（100 分）</td><td>实训准备</td><td colspan="2">体位、器械、椅位、灯光</td><td>10</td></tr>
<tr><td rowspan="6">实训过程</td><td>知情同意</td><td>表述清晰，无遗漏项</td><td>10</td></tr>
<tr><td>核对牙位</td><td>操作规范，无遗漏项</td><td>10</td></tr>
<tr><td>检查注射器及药物</td><td>操作规范，无遗漏项</td><td>10</td></tr>
<tr><td>消毒</td><td>操作规范，无遗漏项</td><td>10</td></tr>
<tr><td>注射</td><td>操作规范，无遗漏项</td><td>20</td></tr>
<tr><td>麻醉显效</td><td>操作规范，无遗漏项</td><td>20</td></tr>
<tr><td>实训态度</td><td colspan="2">无菌意识、爱伤意识、沟通意识、协作意识</td><td>10</td></tr>
</table>

（曾晓莉）

实训四　常用拔牙器械的识别与使用

【实训目标】

掌握临床常用拔牙器械的原理和使用方法。能正确辨认牙钳、牙挺等常用拔牙器械，并能正确使用。

【实训内容】

1．识别常用的拔牙器械。

2．掌握常用拔牙器械的握持方法。

3．仿头模上进行练习。

【实训器材】

各类牙钳、牙挺、龈分离器、手术刀、骨膜分离器、骨凿、骨锉、刮匙、止血钳、组织钳、仿头模、拔牙模型。

【实训方法】

1. 识别牙拔除术的器械

（1）在带教老师的指导下，从提供的器械盘内一一识别出牙拔除术的基本器械，如牙钳、牙挺；辅助器械，如牙龈分离器、刮匙、咬骨钳、骨锉、骨膜剥离器、手术刀及缝合器具（持针器、缝针、缝线、线剪）。

（2）观察牙钳的整体结构，识别出直钳、反角式钳及刺枪式钳。

（3）观察牙钳的形态类型，鉴别出上颌牙钳、下颌牙钳及特殊牙钳，总结出上、下颌牙钳的区别要点。通过仔细观察，应能自器械盘内分别识别出上前牙钳，上前磨牙钳（又称上万用钳），左、右上颌第一、二磨牙钳，上颌第三磨牙钳；下前牙钳，下前磨牙钳（又称下万用钳），下颌第一、二磨牙钳，下颌第三磨牙钳；上颌根钳，下颌根钳，上颌牛角钳，下颌牛角钳。

（4）观察牙挺的整体结构，识别出直挺、弯挺（分左、右）、横柄挺（又称三角挺），根尖挺。

（5）观察牙挺的形态类型，鉴别出牙挺、根挺、根尖挺。

（6）牙龈分离器：凹的一面向着牙齿，凸的一面向着牙龈，用以分离牙龈，无牙龈分离器，可用探针代替。

（7）刮匙：用以刮出牙槽窝内的碎骨片、碎牙片、根端肉芽组织及根尖囊肿的囊壁等。

（8）骨膜分离器：有两种，在口内多用小骨膜分离器分离骨膜。

（9）骨凿和骨锤：用以凿去骨质或劈开牙齿，在凿牙槽骨时，最好用窄骨凿；劈牙冠时最好用宽骨凿。骨锤一般不消毒，由护士使用。

（10）骨钳：两柄之间有弹簧，用以减去小块骨突起，如过高的牙槽中隔。

（11）骨锉：用以锉平细小的骨突起和锐利的骨缘。锉后遗留很多细小骨在创口内，应用生理盐水冲洗干净。

（12）手术刀：常用 15 号和 11 号刀片。

（13）缝针缝线：圆针、三角针及 1 号黑丝线。

2. 练习各类牙钳和牙挺的正确握持与使用

（1）根据带教老师示教，在仿头模上练习正确规范的握钳方式及使用操作要点。

（2）根据带教老师示教，在仿头模上练习正确规范的握持牙挺的方式及使用操作要点。

3. 牙挺使用的力学原理及使用注意点

（1）在带教老师的指导下，首先在牙颌模型上练习并体会牙挺使用中的三大力学原理，即楔力、杠杆和轮轴原理。

（2）带教老师在给临床患者拔牙实际操作时，示教牙挺三种力学原理的应用过程。

（3）通过讲解、示教和实习，要求掌握如下操作要点：①牙挺置入部位、方向要正确，支点着实可靠，挺刃用力合理；②挺刃在牙根与骨之间楔入，并与牙根长轴平行，勿以邻牙及舌侧牙槽嵴作支点；③可将两种或三种力学原理结合使用；④控制用力，以左手手指保护，以防牙挺滑脱。

【实训评价】

详见表13-4。

表13-4　常用拔牙器械的识别与使用评价标准

评分内容				分值
评分标准（100分）	实训过程	牙龈分离器的识别与用途	正确识别，使用规范	5
		刮匙的识别与用途	正确识别，使用规范	5
		各型牙挺的识别与用途	正确识别，使用规范	20
		牙挺使用的力学原理	正确识别，使用规范	5
		各型牙钳的识别与用途	正确识别，使用规范	30
		骨膜分离器的识别与用途	正确识别，使用规范	5
		骨凿的识别与用途	正确识别，使用规范	5
		骨锤的识别与用途	正确识别，使用规范	5
		咬骨钳的识别与用途	正确识别，使用规范	5
		持针器的识别与用途	正确识别，使用规范	5
	实训态度	无菌意识、爱伤意识、沟通意识、协作意识		10

（张慧敏）

实训五　牙拔除术的步骤和方法

【实训目标】

能按临床诊疗规程规范地接诊拔牙患者。

【实训内容】

1. 正确使用牙拔除术的手术器械。
2. 牙拔除术的步骤和方法。

【实训器材】

一次性口腔器械盘、口镜、镊子、探针、各种牙钳、牙挺、牙龈分离器、刮匙、咬骨钳、骨锉、骨膜剥离器、手术刀和柄、缝针、持针器、手术剪等。

【实训方法】

1. 正确使用有关牙拔除术及牙槽外科手术器械

（1）掌握牙钳、牙挺的正确握持方式与操作方法：①根据带教老师示教，正确掌握规范的握钳方式及操作要点；②根据带教老师示教，正确掌握规范的握挺方式及操作要点。

（2）牙挺使用的力学原理及使用注意点：①在带教老师的指导下，首先在牙颌模型上操练并掌握牙挺使用中的三大力学原理（即楔力、杠杆和轮轴原理）。②带教老师在临床为患者拔牙的实际操作时，示教牙挺三种力学的应用过程。③通过示教及讲解，要求掌握如下操作要点：牙挺置入部位、方向要正确，支点着实可靠，挺刃用力合理；挺刃在牙根与骨之间楔入，并与牙根长轴平行，切勿以邻牙及舌侧牙槽嵴作支点；多以两种或三种力学原理结合使用；控制用力，手指保护，以防牙挺滑脱。

（3）在老师的指导下，正确使用牙槽外科手术器械，主要包括咬骨钳、骨锉、骨膜剥离器、手术刀及缝合器具（持针器、缝线、缝针及线剪）。

2. 牙拔除术示教

（1）牙拔除术前准备工作：除增配牙龈分离器、牙挺、牙钳、刮匙和小纱布或干棉球外，还需准备局部麻醉所需物品。

（2）牙拔除术操作步骤和方法

1）局麻：详见第四章第二节。

2）麻药显效（3 ～ 5 分钟）后，即可用 1% 聚维酮碘消毒牙拔除术区。

3）用牙龈分离器分离牙龈。

4）根据具体情况，选用合适的拔牙器械，要求：①置入牙钳及牙挺之前再次核对牙位，放置好牙钳后务必请带教老师复核；②用牙挺时，找到正确的支点，并注意保护邻牙及周围软硬组织；③牙脱位时切忌使用暴力。

5）牙拔除后常规检查所拔牙齿是否完整，有无断根，同时检查拔牙创有无牙龈撕裂或牙槽嵴及牙槽中隔过高。

6）如所拔的是病灶牙，用刮匙搔刮牙槽窝，以清除炎性组织。

7）常规用示指和拇指垫一小块纱布挤压牙槽窝的颊舌侧的骨壁，缩小已被扩大的牙槽窝。

8）用小块纱布或棉卷放置在拔牙创上，嘱患者轻轻咬紧。

9）擦干净患者口周血迹。

10）嘱患者拔牙后注意事项，并根据患者具体情况开处方给予抗菌、消肿等药物。

11）写病卡，签名，交代复诊事宜。

【实训评价】

详见表13-5。

表13-5 牙拔除术的步骤和方法评价标准

<table>
<tr><th colspan="4">评分内容</th><th>分值</th></tr>
<tr><td rowspan="8">评分标准（100分）</td><td>实训准备</td><td colspan="2">体位、器械、椅位、灯光、麻醉</td><td>10</td></tr>
<tr><td rowspan="6">实训过程</td><td>分离牙龈</td><td>操作规范，无遗漏项</td><td>10</td></tr>
<tr><td>牙挺的安放和使用</td><td>操作规范，无遗漏项</td><td>20</td></tr>
<tr><td>牙钳的安放和使用</td><td>操作规范，无遗漏项</td><td>20</td></tr>
<tr><td>拔牙后检查</td><td>操作规范，无遗漏项</td><td>10</td></tr>
<tr><td>拔牙创的处理</td><td>操作规范，无遗漏项</td><td>10</td></tr>
<tr><td>嘱拔牙后注意事项</td><td>表述清晰，无遗漏项</td><td>10</td></tr>
<tr><td>实训态度</td><td colspan="2">无菌意识、爱伤意识、沟通意识、协作意识</td><td>10</td></tr>
</table>

（张慧敏）

实训六 各类牙拔除术

【实训目标】

能正确规范完成一般牙拔除术、拔牙创处理和术后医嘱。

【实训内容】

各种牙齿拔除的手术方法及操作要领。

【实训器材】

一次性口腔器械盘、各种牙钳、牙挺、牙龈分离器、刮匙、咬骨钳、骨锉、骨膜剥离器、手术刀和柄、缝针、缝线、持针器、手术剪、局麻药、注射器、消毒药品等。

【实训方法】

1. 术前检查 牙拔除前应简要询问有关病史：过去有无拔牙史及麻醉过敏史，有无拔牙后出血史。了解患者病情及局部软组织有无红肿、邻牙有无松动、有无龋坏及龋坏程度。

2. 手术野的准备及消毒 术者洗手后戴无菌手套，在准备手术野之前，应嘱患者取下眼镜及口内活动义齿。口内黏膜麻醉注射区和手术区应以1%碘酊消毒。

3. 麻醉剂的注射 普通患者用含有肾上腺素的2%普鲁卡因。对患有糖尿病、甲状腺功能亢进者，可用不含肾上腺素的2%利多卡因。麻醉显效后即可开始拔牙。

4. 各类牙拔除的基本步骤 见本教材第四章。

5. 拔牙的创口处理及术后护理

（1）创口处理：①检查脱位的牙是否完整，特别是牙槽窝如有断根，应按断根处理；②用刮匙深入牙槽窝内，刮除可能遗留的碎牙片、碎骨片、牙石及肉芽组织，以免引起感染，影响创口愈合；③检查有无过高的牙槽中隔、锐利的牙槽嵴缘，应同时做修正；④用示指和拇指按压牙槽边缘，使扩大的牙槽窝口复位；⑤对有出血倾向者、有龈撕裂和行翻瓣术后，均应缝合创口。感染创口做牙槽窝刮除术，经冲洗后，可在牙槽窝内放置碘仿纱条引流。

（2）术后护理：嘱患者在拔牙创处所咬的敷料应于30分钟至1小时后取出。拔牙当日不要漱口刷牙，术后2小时可进温热软食，不要用患侧咀嚼。术后不要用手触摸或舌舔、吸吮创口，或不断吐口涎，24小时之内唾液中带有淡红色血丝属正常，若有大量血液或吐血块应立即来医院复诊。术后1～2日内不要强烈运动或过于疲劳，如有缝合创口应5～7日后拆线。

【实训评价】

详见表13-6。

表13-6 各类牙拔除术评价标准

评分内容				分值
评分标准（100分）	实训过程	上颌切牙拔除术	操作规范	10
		上颌尖牙拔除术	操作规范	10
		上颌前磨牙拔除术	操作规范	20
		上颌第一、二磨牙拔除术	操作规范	20
		上颌第三磨牙拔除术	操作规范	10
		下颌切牙拔除术	操作规范	10
		下颌尖牙拔除术	操作规范	10
		下颌前磨牙拔除术	操作规范	10
		下颌第一、二磨牙拔除术	操作规范	10
	实训态度	无菌意识、爱伤意识、沟通意识、协作意识		10

（张慧敏）

实训七　牙根拔除术

【实训目标】

能正确进行牙根拔除术的规范操作。

【实训器材】

常用的拔牙器械、根尖挺、三角挺等。

【实训内容】

牙根拔除的基本原理及各种牙根拔除的手术方法。

【实训方法】

1. 单根牙断根拔除方法

（1）牙颈部的断根原则上应尽可能利用牙钳拔除。使用牙挺主要是为了将残根颊腭侧或唇腭侧的牙槽骨缘挺开，为安插牙钳创造条件。

（2）牙颈部以下的断根，包括单根牙及多根牙根分叉以上折断者，断端位于牙槽窝以内，只能使用牙挺或根尖挺将其拔除。

（3）根尖部的断根原则基本与牙颈部以上的断根相同。但因其位置更深一些，必须有很好的照明和聚光，光线才能射入牙槽窝。此外，还必须有良好的止血，可用肾上腺素小棉球，用根尖挺将小棉球塞入牙槽窝直达根的短端止血。

2. 多根牙断根拔除方法

（1）上颌牙颈部的断根：上颌多根牙断根于牙颈部，原则上必须将牙根分开，用骨凿或用钻针先将颊、腭侧根分开，以取腭根；再将颊侧近中及颊侧远中根分开，以取近中及远中颊根。

（2）下颌牙颈部的断根：下颌多根牙断根于牙颈部，原则上是与上颌相似。先用骨凿或用钻针将近、远中根分开，也可用根挺插于颊侧牙槽嵴根分叉处，左右转动后即可将根分开。

3. 下颌根分叉以下的断根　如两断根长短不一，取根比较简单。如两断根长短相齐，可先用三角挺挺出断根平面以上的牙槽中隔，再以直根挺插入断根平面下方的牙槽中隔内，为插三角挺制备插入位置。

4. 下颌根尖部的断根　比较松动的可用弯根尖挺分别将断根取出，较牢固的断根必须先将中隔去除。如仅一个根尖折断可用三角挺插入无断根的牙槽窝内；如两个断根同时折断时，则须将断根以上的中隔全部去除，再用弯根尖挺分别挺出。必要时，可借助 X 线定位。

5. 下颌远中舌根的断根　可用三角挺插入近中牙槽窝，将近远中颊根间的牙槽中隔去除。再将三角挺插于已去除的中隔位置上，以颊侧骨板为支点去除颊根之间牙槽中隔，连同远中舌根一起取出。

【实训评价】

详见表 13-7。

表 13-7　牙根拔除术评价标准

评分内容				分值
评分标准（100 分）	实训准备	体位、器械、椅位、灯光		10
评分标准（100 分）	实训过程	单根牙牙根拔除法	操作规范	40
		多根牙牙根拔除法	操作规范	40
	实训态度	无菌意识、爱伤意识、沟通意识、协作意识		10

（李　锐）

实训八　下颌阻生第三磨牙拔除术

【实训目标】

能正确描述下颌阻生第三磨牙术中和术后注意事项。

【实训内容】

近中斜位、水平及垂直阻生的阻生牙的拔牙方法。

【实训器材】

常规拔牙手术器械及口内外消毒铺巾用品，尖刀、刀柄、骨膜剥离器、单面骨凿和 / 或高速涡轮手机、双面凿、缝合器械、剪刀等。

【实训方法】

1. 牙拔除术前准备工作

（1）确定适应证后，常规应摄 X 线片，必要时拍下颌骨全景片。结合 X 线片，分析阻生牙的阻生类型，牙根数目、弯曲结构，与下颌骨的关系，邻牙状况及拔除阻力。

（2）根据分析结果，拟订手术方案（切口设计、方法、去骨量和估计牙脱位方向）。

（3）依据手术方案，准备一套拔除阻生牙的器械，重点选择合适的牙挺、骨凿和/或高速涡轮钻。

（4）除向患者做一般解释外，应根据病牙状况，重点交代手术时间、创伤程度、手术反应及术中、术后可能出现的并发症，以便取得患者的理解与配合。

（5）调节患者椅位。

（6）口腔消毒液含漱后，用苯扎溴铵（新洁尔灭）酊做口、内外局部消毒。

（7）铺无菌消毒巾，调节好灯光照明。

2. 拔除步骤及方法

（1）麻醉：采用一侧下牙槽神经、舌神经及颊神经阻滞麻醉法。

（2）切开翻瓣：用11号手术刀切开，并用骨膜剥离器掀起软组织瓣，显露手术野。

（3）去骨：通过骨凿和/或高速涡轮钻的应用，去除冠周足够骨质。根据阻生类型，选择劈开或分割方法。

（4）拔牙：挺出和/或拔除阻生牙或被分割开的牙片。拔除后应仔细检查牙根是否完整，避免残留牙根或牙片于牙槽窝内。

（5）处理拔牙创：刮扒牙槽窝，清除残留碎骨或炎性组织或残余囊肿；并缩小拔牙创。

（6）缝合切开的龈瓣并局部垫无菌纱布或棉卷压迫止血。

（7）交代术后注意事项，对创伤较大、时间较久的拔牙创，应在术后立即给予冷敷，并给予抗菌、消肿、镇痛等药物。

【实训评价】

详见表13-8。

表13-8 下颌阻生第三磨牙拔除术评价标准

评分内容				分值
评分标准（100分）	实训过程	下颌阻生智齿拔除的适应证	能够正确描述	10
		下颌阻生智齿拔除的术前检查	能够正确描述	10
		下颌阻生智齿的阻力分析	能够正确描述	20
		手术方案制订	能够正确描述	20
		下颌阻生智齿拔除的标准手术步骤	能够正确描述	10
		下颌阻生智齿阻力解除方法	能够正确描述	10
	实训态度	无菌意识、爱伤意识、沟通意识、协作意识		10

（李 锐）

实训九 牙槽外科手术

【实训目标】

能正确描述牙槽突修整术的手术原则和步骤。

【实训内容】

1. 复习牙槽突修整术的适应证。
2. 手术步骤。

【实训器材】

消毒盘、口镜、镊子、口内外消毒用品、消毒巾、麻药及注射用品、手术刀及柄、骨膜剥离器、咬骨钳、骨凿、骨锉、手术剪、止血钳、缝合器具、纱布若干。

【实训方法】

1. 术前准备

（1）复习牙槽突修整术的适应证。

（2）根据牙槽突隆突畸形的部位、大小及形态，准备相应的手术器械，重点选择合适的骨凿、骨锉及咬骨钳。

（3）当修整范围较大时，应向患者解释手术的创伤程度、术后可能的反应及并发症。

（4）多选择坐位，也可采用卧位。

（5）口腔消毒液含漱后，采用苯扎溴铵（新洁尔灭）酊做口内外局部消毒。

（6）铺无菌消毒巾及调节好灯光照明。

2. 手术步骤及方法

（1）麻醉：多采用局部黏膜下浸润麻醉，必要时可用阻滞麻醉法。

（2）切口：根据牙槽突畸形部位、大小及类型选择弧形、“L”形或梯形切口，蒂在牙槽底部。

（3）翻瓣：翻起黏骨膜瓣时应仔细、轻柔，显露骨尖或骨突及周围少许骨面即可，切勿越过唇颊沟，以免术后广泛肿胀。

（4）去骨：用咬骨钳或骨凿去骨。注意骨凿斜面应贴骨面，逐量去骨，避免去骨过多或造成新的骨尖畸形。

（5）修整缝合：锉平骨面，冲洗清除骨屑，黏膜瓣复位后用手指触摸检查，发现骨尖即可锉平。黏膜瓣过多时就近黏膜瓣切缘修剪，最后间断或连续缝合创口。

（6）置无菌纱布于手术区，轻咬加压止血。

（7）嘱术后注意事项，对术创广泛者宜立即给予冷敷，术后酌情给予抗菌、消肿及镇痛药物。

【实训评价】

详见表 13-9。

表 13-9　牙槽外科手术评价标准

<table>
<tr><th colspan="4">评分内容</th><th>分值</th></tr>
<tr><td rowspan="7">评分标准（100 分）</td><td rowspan="6">实训过程</td><td>牙槽突修整术的手术目的</td><td>正确描述</td><td>15</td></tr>
<tr><td>牙槽突修整术的手术时机</td><td>正确描述</td><td>15</td></tr>
<tr><td>牙槽突修整术的适应证</td><td>正确描述</td><td>15</td></tr>
<tr><td>牙槽突修整术的术前准备</td><td>正确描述</td><td>15</td></tr>
<tr><td>牙槽突修整术的手术步骤</td><td>正确描述</td><td>15</td></tr>
<tr><td>牙槽突修整术的切口设计</td><td>正确描述</td><td>15</td></tr>
<tr><td>实训态度</td><td colspan="2">无菌意识、爱伤意识、沟通意识、协作意识</td><td>10</td></tr>
</table>

（李　锐）

实训十　口腔种植体的植入

【实训目标】

能够精准地进行种植体植入手术，包括局部麻醉、消毒、预备牙槽窝、植入种植体和缝合等步骤；能够对患者进行术后护理指导，包括口腔卫生、饮食调整和定期复查等方面。

【实训内容】

在仿头模型上进行单颗种植体的植入。

【实训器材】

种植机（主机、马达和机头）、种植手术外科器械盒、一次性治疗盘、种植体模型、刀片、刀柄、骨膜分离器、仿头模型等。

【实训准备】

（一）口腔种植手术临床操作的准备

1. 医生准备 医生应仪表端庄、着装整洁。开始前应修剪指甲、穿白大衣、戴口罩、流动水下六步洗手法洗手，洗手后戴检查手套。注意：戴手套后避免交叉感染。

2. 患者准备 了解患者全身健康情况，有无手术的禁忌证。术前全身情况检查主要包括血常规、凝血功能、血糖、心血管系统、肝功能及传染性疾病筛查（乙肝、丙肝、艾滋病、梅毒等），术前用 1∶5000 呋喃西林漱口，告知患者此举可以降低手术后感染的可能性。

3. 检查器械准备 种植机（主机、马达和机头）、手术器械以及手术所需各项物品，所有器械均应经灭菌消毒。

4. 医生体位 医生位于患者头部后方或侧方，取坐位，脚底平放于地面，大腿下缘和双肩与地面平行，背部挺直，头略前倾，医生视线高于患者口腔平面 20°～ 45°，肘关节高度与患者口腔高度在同一平面上。

5. 患者体位 调节治疗椅，患者取仰卧位，头部与医生肘部平行，充分暴露需种植部位。

6. 灯光调节 检查前调节好牙科治疗椅的椅位和灯光，保证光线充足和良好的视野。调整灯光时注意将灯光逐渐上移至口腔，应将光线集中照射口腔，避免直射患者眼部。

7. 术区消毒 包括口腔周围皮肤消毒和口腔内消毒。

（1）口腔周围皮肤消毒：多采用聚维酮碘或氯己定溶液。消毒范围上至眶下，下至上颈部，两侧至耳前。消毒 3 遍后铺无菌孔巾，仅暴露口腔及周围部分皮肤。

（2）口腔内消毒：多采用消毒含漱液进行口腔内消毒，范围应遍布口腔前庭、固有口腔和口咽部等处。

（二）实验室操作前准备

1. 无菌操作原则，外科洗手。
2. 模拟术前问诊。
3. 准备检查器械，连接种植机。
4. 调节仿头模型体位及灯光调节。
5. 术区消毒。

【实训方法】

在仿头模型上完成种植操作：种植体的植入（下颌第一磨牙的种植，两人一组配合完成）

1. 作牙槽嵴顶切口 切透骨膜，切口常分为 H 形、T 形、角形或梯形、一字形切口等。

2. 骨膜分离器翻瓣 充分暴露种植区骨面，检查颊舌侧的骨外形，用缝线缝合边缘以作为牵引，防止黏膜损伤。

3. 球钻定位 用直径 3mm 左右的球钻定点于缺牙区的中心对应骨面上钻磨，预备出浅凹，穿透皮质骨。

4. 序列钻扩孔 用扩孔钻逐级扩大种植床至种植体的深度，采取垂直向提拉的方式扩大种植窝，以便带出骨屑，避免产热过高。

5. 种植体植入 种植体表面的螺纹具有一定的自攻能力，可以用机用或手用适配器顺时针旋入种植体。

6. 缝合 种植外科常用缝合方法有间断缝合法、水平褥式缝合法和垂直褥式缝合法等。缝合完后应检查是否完全无张力封闭。

【实训评价】

详见表13-10。

表 13-10 口腔种植体的植入评价标准

<table>
<tr><th colspan="4">评分内容</th><th>分值</th></tr>
<tr><td rowspan="9">评分标准（100分）</td><td>实训准备</td><td colspan="2">体位、器械、椅位、灯光、消毒</td><td>10</td></tr>
<tr><td rowspan="7">实训过程</td><td>牙槽嵴顶切口</td><td>操作规范，无遗漏项</td><td>10</td></tr>
<tr><td>骨膜分离器翻瓣</td><td>操作规范，无遗漏项</td><td>10</td></tr>
<tr><td>球钻定位</td><td>操作规范，无遗漏项</td><td>10</td></tr>
<tr><td>序列钻扩孔</td><td>操作规范，无遗漏项</td><td>10</td></tr>
<tr><td>种植体植入</td><td>操作规范，无遗漏项</td><td>20</td></tr>
<tr><td>缝合</td><td>操作规范，无遗漏项</td><td>20</td></tr>
<tr><td>实训态度</td><td colspan="2">无菌意识、爱伤意识、沟通意识、协作意识</td><td>10</td></tr>
</table>

（曹雪梅）

实训十一 急性下颌智齿冠周炎诊治及口内脓肿切开引流术

【实训目标】

学会正确诊治急性下颌智齿冠周炎方法，能够操作正确口内脓肿切开引流术。

【实训内容】

1. 急性下颌智齿冠周炎病例诊治。
2. 口内脓肿切开引流术。

【实训器材】

一次性器械盒、5ml 注射针筒、冲洗针头、生理盐水、1% ~ 3% 过氧化氢溶液、1% 碘酒、碘甘油、局部麻醉药（利多卡因）、11 号尖刀、刀柄、血管钳、碘仿纱条、引流条等。

【实训准备】

1. 医生准备 医生应身着手术服，戴好帽子、口罩，规范洗手并进行手消毒，确保手术操作符合无菌要求。充分了解患者病情，复习智齿冠周炎及口内脓肿切开引流的相关知识与操作要点，制订合理的手术方案，预估可能出现的风险及应对措施。

2. 患者准备 向患者耐心解释手术的必要性、大致过程、预期效果以及可能存在的不适，缓解患者的紧张和恐惧心理，取得其书面知情同意。协助患者仰卧于治疗椅上，调整椅位至合适高度和角度，使患者头部舒适且便于医生操作，通常头部稍后仰，张口度能维持在适当水平。

3. 医生体位 医生通常站在患者头部正前方或稍偏向一侧，双脚分开与肩同宽，身体保持稳定且灵活，以便操作时能精准施力与控制。

4. 患者体位 患者仰卧于治疗椅上，调节治疗椅靠背与坐垫角度，使患者头部略高于心脏水平，颈部自然舒展，张口时能充分暴露智齿及周围组织。

5. 灯光调节 将牙科治疗灯聚焦于患者口腔内手术区域，确保光线明亮、均匀且无阴影遮挡，清晰照亮智齿冠周及脓肿部位，为手术操作提供良好的视野照明。

【实训方法】

（一）急性下颌智齿冠周炎诊治

1. 病史采集与临床检查 询问患者智齿萌出情况、疼痛性质（如自发性跳痛、放射痛等）、持续时间、有无加重因素（如咀嚼、吞咽时疼痛加剧）。检查口腔卫生状况、智齿位置（正位、前倾、水平阻生等）、周围牙龈红肿范围及程度、有无龈瓣覆盖、盲袋形成、是否溢脓、有无张口受限及颌下淋巴结肿大压痛等情况，并检查邻牙有无龋坏、松动等异常。

2. 诊断 根据患者病史、症状、体征及口腔检查结果综合判断是否为急性下颌智齿冠周炎，同时需与其他引起牙痛、张口受限的疾病（如牙髓炎、根尖周炎、颞下颌关节紊乱病等）相鉴别。

3. 治疗方案制订

（1）轻度炎症：可先采取局部治疗，如局部冲洗上药。

（2）炎症较重：伴有全身症状（如发热、畏寒等），除局部处理外，根据病情，合理选用抗生素，按照规定剂量和疗程给药。对于发热、疼痛明显的患者，可适当给予解热镇痛药。

（3）局部形成脓肿：行脓肿切开引流术。

（4）健康指导：告知患者保持口腔清洁卫生，饭后用清水或漱口水漱口；避免用患侧咀嚼，饮食宜清淡，避免辛辣刺激性食物；待炎症消退后，及时就诊评估智齿是否需要拔除等处理。

（二）局部治疗操作

1. 冲洗盲袋 用1%～3%过氧化氢溶液和生理盐水交替冲洗智齿周围的盲袋，将食物残渣、和炎症渗出物冲洗干净。冲洗时，使用注射器连接平头冲洗针，沿牙龈缘缓慢插入盲袋底部，反复冲洗，直至冲洗液清亮。

2. 上药 冲洗完毕后，用镊子或探针蘸取适量碘甘油或其他消炎药物送入盲袋内，以起到局部消炎、收敛的作用。嘱患者15分钟内勿漱口，以免局部药物浓度下降。

（三）口内脓肿切开引流

1. 判断脓肿是否形成 口内黏膜下脓肿是浅脓肿，脓肿形成后，可触有波动感。

2. 口内脓肿切开引流术

（1）局部麻醉：黏膜下脓肿常采用表面麻醉，将2%利多卡因或2%丁卡因局部涂布1分钟左右；骨膜下脓肿常采用浸润麻醉，将2%利多卡因0.5～1.0ml注射于黏膜下组织，注意观察患者反应，避免麻醉意外。注射时应注意针头不能穿过感染区，以免炎症扩散。

（2）消毒切开部位：用聚维酮碘等消毒剂从脓肿中心向周围消毒皮肤，消毒范围要足够大，一般半径不小于5cm。

（3）脓肿切开：在脓肿波动感最明显处，一般选择低位、利于引流的位置，用11号尖刀切开脓肿区黏膜（黏膜下脓肿）或黏骨膜（骨膜下脓肿），长度以能充分引流为宜，一般不超过脓肿直径的2/3。

（4）冲洗与引流：切开后用血管钳钝性分离脓腔，使脓液充分流出。然后用过氧化氢和生理盐水交替冲洗脓腔，直至冲洗液清亮。冲洗时注意压力适中，避免炎症扩散。冲洗完毕后根据脓腔大小放置合适的引流条（橡皮引流条或碘仿纱条），引流条头端放置在脓腔最底部，末端约0.5cm在引流口外。要求将引流条一次置入脓腔底部，切忌反复塞入，以免堵塞引流口，致引流不畅，引流条通常每日或隔日更换，直至肿胀消退、无脓液渗出为止。

（5）术后处理：告知患者术后注意事项，如保持口腔清洁，避免进食辛辣刺激性食物，按医嘱服用抗生素控制感染。术后1～2天复诊，观察创口愈合及引流情况，适时更换引流条，直至脓腔闭合无脓液引出。

【实训评价】

（一）急性下颌智齿冠周炎诊治评价

详见表13-11。

表13-11 急性下颌智齿冠周炎诊治评价标准

评分内容				分值
评分标准（100分）	实训准备	体位、器械、椅位、灯光	操作规范，无遗漏项	10
	实训过程	病史采集	操作规范，无遗漏项	20
		检查与诊断	操作规范，无遗漏项	20

续　表

评分内容				分值
评分标准（100 分）	实训过程	局部治疗	操作规范，无遗漏项	20
		全身治疗	操作规范，无遗漏项	10
		健康指导	操作规范，无遗漏项	10
	实训思政	无菌意识、爱伤意识、沟通意识、协作意识		10

（二）口内脓肿切开评价

详见表 13-12。

表 13-12　口内脓肿切开评价标准

评分内容				分值
评分标准（100 分）	实训准备	体位、器械、椅位、灯光	操作规范，无遗漏项	10
	实训过程	诊断	操作规范，无遗漏项	10
		局部麻醉	操作规范，无遗漏项	20
		消毒范围	操作规范，无遗漏项	20
		脓肿切开	操作规范，无遗漏项	10
		引流与冲洗	操作规范，无遗漏项	10
		术后处理	操作规范，无遗漏项	10
	实训思政	无菌意识、爱伤意识、沟通意识、协作意识		10

（周　静　刘俊红）

实训十二　颌面部间隙感染诊治及口外脓肿切开引流术

【实训目标】

学会正确诊治常见的口腔颌面部间隙感染方法，能够正确操作口外脓肿切开引流术。

【实训内容】

1．颌面部间隙感染病例诊治。

2．颌面部脓肿的诊断方法及口外脓肿切口引流术。

【实训器材】

一次性器械盒、5ml 注射针筒、冲洗针头、生理盐水、2% 碘酒、聚维酮碘棉球、2% 利多卡因、11 号尖刀、刀柄、血管钳、橡皮引流条等。

【实训准备】

1. 医生准备 医生应洗手、戴口罩帽子，熟悉手术流程及相关解剖结构，确保具备应对术中可能出现情况的能力。

2. 患者准备 向患者详细解释手术目的、过程及可能的不适，消除患者紧张情绪并取得其配合。患者需仰卧位，头部适当固定。

3. 医生体位 医生一般站在患者头侧，便于操作。

4. 患者体位 患者取仰卧位，头稍后仰，使脓肿部位充分暴露。

5. 灯光调节 将手术灯聚焦于脓肿部位，保证术野清晰明亮，避免阴影干扰手术操作，以便医生精准地进行切开引流操作。

【实训方法】

一、颌面部间隙感染诊治

（一）病史采集

1. 询问患者局部症状，如肿胀部位、疼痛程度、有无压痛及波动感等，疼痛是否影响张口、吞咽及呼吸。

2. 了解全身症状，包括发热、寒战、乏力、头痛等，是否伴有恶心、呕吐等胃肠道症状。

3. 询问发病前有无牙源性感染（如智齿冠周炎、根尖周炎等）、腺源性感染（如扁桃体炎、唾液腺炎等）、创伤史（如口腔颌面部损伤）或医源性感染（如拔牙、口腔手术等）。

（二）临床检查

1. 一般检查 观察患者的生命体征，如体温、血压、心率、呼吸等，评估患者的一般状况。

2. 局部检查 对颌面部进行详细检查，确定肿胀的范围、边界、质地、皮肤颜色及温度。触诊检查有无压痛、波动感或凹陷性水肿，检查颌下、颈部等区域淋巴结是否肿大及压痛。检查口腔内牙齿、牙龈、扁桃体等部位有无病变，如龋病、牙周炎、智齿冠周炎、扁桃体肿大等。

（三）辅助检查

1. 实验室检查 血常规检查白细胞计数、中性粒细胞比例及 C 反应蛋白等炎症指标，判断感染的严重程度。对于病情严重或怀疑有全身并发症的患者，可进行血培养及药敏试验，以明确病原菌并指导抗生素的选择。

2. 影像学检查

（1）超声检查：可用于确定脓肿的位置、大小及深度，观察脓肿内部的回声情况，有助于判断脓肿的液化程度及与周围组织的关系。

（2）CT 检查：能更清晰地显示颌面部各间隙的解剖结构及病变范围，明确感染的来源及扩散途径，发现潜在的深部脓肿及颌骨骨髓炎等病变。

（四）诊断与鉴别诊断

1. 诊断 根据病史、症状、体征及辅助检查结果，综合判断颌面部间隙感染的诊断，并确定感染的部位、来源及严重程度。

2. 鉴别诊断 需与颌面部的其他疾病相鉴别，如肿瘤（如恶性淋巴瘤、唾液腺肿瘤等）、囊肿继发感染、血管神经性水肿等。这些疾病在临床表现上可能与颌面部间隙感染相似，但治疗方法截然不同，因此需仔细鉴别，避免误诊误治。

（五）治疗方案制订

1. 全身治疗 根据感染的严重程度及可能的病原菌，选择合适的抗生素进行治疗。对于全身症状明显的患者，应注意休息，给予高热量、高蛋白、高维生素的饮食，维持水、电解质及酸碱平衡。对于发热患者，可给予物理降温或药物退热治疗。如有必要，可给予输血等支持治疗，以增强患者的抵抗力。

2. 局部治疗

（1）局部理疗：在炎症早期，可采用局部热敷、红外线照射、超短波理疗等方法，促进炎症的吸收消散。

（2）脓肿切开引流：当脓肿形成后，应及时进行切开引流，以排出脓液，缓解局部压力，减轻疼痛，防止感染扩散。切开引流的时机一般选择在波动感明显或穿刺抽出脓液时进行。

二、口外脓肿切开引流术

（一）判断脓肿是否形成

口外脓肿，皮下浅脓肿形成后，可触及波动感；深部脓肿，不能触及波动者，可采用穿刺方法抽出脓液，也可采用 B 超、CT 检查，判断脓肿是否形成和脓肿的位置。

（二）口外脓肿切开引流术

1. 麻醉方法 根据脓肿的部位、大小及患者的情况选择合适的麻醉方法。常用的麻醉方法有局部浸润麻醉和神经阻滞麻醉。对于较小的脓肿，可采用局部浸润麻醉，即在脓肿周围的正常组织内注射适量的局部麻醉药，使手术区域达到麻醉效果。对于较大的脓肿或位于深部的脓肿，可采用神经阻滞麻醉，如眶下神经阻滞麻醉、下牙槽神经阻滞麻醉等，以获得更好的麻醉效果，减轻患者的疼痛。

2. 手术步骤

（1）消毒：用聚维酮碘或其他合适的消毒剂对手术区域进行常规消毒，范围应包括脓肿周围 5 ～ 10cm 的皮肤及黏膜，消毒 2 ～ 3 遍。

（2）铺巾：在手术区域铺上无菌巾，只暴露手术部位，避免手术过程中的污染。

（3）切口设计：切口应选择在脓肿的低位，以便于脓液的引流。一般沿皮纹方向作切口，避免损伤重要的血管、神经及唾液腺导管。对于深部脓肿，可根据脓肿的位置及解剖结构，选择合适的进路，如经下颌下间隙、翼下颌间隙等进行切开引流。

（4）切开：用手术刀沿切口设计线切开皮肤及皮下组织，切口长度应根据脓肿的大小及范围适当调整，一般以能充分引流脓液为宜。切开时应注意深度，避免过深或过浅，过深可能损伤深部组织，过浅则可能导致引流不畅。

（5）分离：用血管钳沿切口钝性分离皮下组织及筋膜，直至脓腔。分离过程中应注意动作轻柔，避免损伤周围的血管、神经及正常组织。

（6）引流：打开脓腔后，用吸引器吸尽脓液，并用生理盐水反复冲洗脓腔，直至脓液冲洗干净。然后根据脓腔的大小及深度，选择合适的橡皮引流条，将引流条的一端放入脓腔底部，另一端引出体外，妥善固定。引流条的放置应确保引流通畅，避免扭曲、折叠或堵塞。

3. 术后处理

（1）术后观察：密切观察患者的生命体征、局部症状及引流情况，注意有无出血、血肿、感染扩散等并发症的发生。如有异常情况，应及时处理。

（2）更换敷料：术后根据引流情况，定期更换敷料，一般每天更换 1 ～ 2 次。更换敷料时，应先拆除固定引流条的缝线或胶布，然后轻轻取出引流条，观察引流条上的脓液量、颜色及性质，用生理盐水冲洗脓腔后，再重新放置新的引流条，并妥善固定。

（3）应用抗生素：术后继续应用抗生素治疗，根据病情及药敏试验结果，调整抗生素的种类及剂量，直至感染完全控制。

（4）口腔护理：术后指导患者保持口腔清洁，可用生理盐水或漱口水漱口，每天 3 ～ 4 次，以减少口腔内细菌滋生，预防感染。

（5）饮食护理：术后给予患者清淡、易消化的饮食，避免辛辣、刺激性食物，以免加重局部疼痛及肿胀。

【实训评价】

（一）颌面部间隙感染诊治评价

详见表 13-13。

表 13-13　颌面部间隙感染诊治评价标准

评分内容				分值
评分标准（100 分）	实训准备	体位、器械、椅位、灯光		10
	实训过程	病史采集	操作规范，无遗漏项	20
		体格检查	操作规范，无遗漏项	20
		辅助检查	操作规范，无遗漏项	20
		诊断与鉴别诊断	操作规范，无遗漏项	10
		术后处理	操作规范，无遗漏项	10
	实训思政	无菌意识、爱伤意识、沟通意识、协作意识		10

（二）口外脓肿切开评价

详见表 13-14。

表 13-14　口外脓肿切开评价标准

评分内容				分值
评分标准（100 分）	实训准备	体位、器械、椅位、灯光		10
	实训过程	诊断	操作规范，无遗漏项	10
		局部麻醉	操作规范，无遗漏项	10
		消毒铺巾	操作规范，无遗漏项	10
		切口设计	操作规范，无遗漏项	20
		脓肿切开	操作规范，无遗漏项	10
		分离及引流	操作规范，无遗漏项	10
		术后处理	操作规范，无遗漏项	10
	实训态度	无菌意识、爱伤意识、沟通意识、协作意识		10

（周　静　刘俊红）

实训十三　牙和牙槽骨损伤的诊断与处理

【实训目标】

能正确进行牙和牙槽骨损伤的诊断与处理。

【实训内容】

1. **牙和牙槽骨损伤的诊断**　牙和牙槽骨损伤的检查方法及其 X 线表现。
2. **牙和牙槽骨损伤的处理**　牙和牙槽骨损伤后的结扎方法。

【实训器材】

头颅标本、典型牙及牙槽骨损伤的 X 线片、结扎丝、牙弓夹板、持针器、钢丝剪、牙颌模型。

【实训准备】

1. 牙脱位、牙槽骨骨折等损伤的临床表现。

2．牙脱位、牙槽骨骨折等损伤的处理原则。

3．牙脱位、牙槽骨骨折等损伤的复位固定方法及其适应证。

【实训方法】

1．读片 分析牙及牙槽骨损伤的X线片。

2．处理

（1）金属丝结扎法：用一根长结扎丝围绕损伤牙及其两侧2～3个健康牙的唇（颊）舌侧，作一总的环绕结扎；再用短的结扎丝在每个牙间作补充垂直向结扎，使长结扎丝圈收紧。

（2）8字结扎法：用一根长结扎丝一折二后，一根由唇（颊）侧穿过牙间隙，围绕损伤牙舌侧自另一侧牙间隙穿出；另一根围绕损伤牙唇侧后穿入牙间隙，围绕邻牙舌侧后自牙间隙穿出，最后将二结扎丝扎紧。

（3）牙弓夹板固定法：先将脱位的牙或牙槽骨复位后，再将成品牙弓夹板弯成与局部牙弓一致的弧度，与每个牙相紧贴，夹板的长度应为脱位牙或牙槽骨加上相邻两侧至少两个牙以上的长度，然后用0.25～0.30mm直径的不锈钢丝结扎，将每个牙与夹板固定在一起；先结扎健康牙，后结扎脱位牙，所有结扎丝的头，在扭紧后剪短，并推压至牙间隙处，以免刺激口腔黏膜。

【实训评价】

详见表13-15。

表13-15 牙和牙槽骨损伤的诊断与处理评价标准

评分内容				分值
评分标准（100分）	金属丝结扎法	结扎位置的准确性和整体外形	操作规范	10
		牢固程度	操作规范	10
		垂直结扎丝的断端处理	操作规范	10
	8字结扎法	结扎位置的准确性和整体外形	操作规范	10
		牢固程度	操作规范	10
		垂直结扎丝的断端处理	操作规范	10
	牙弓夹板固定法	结扎位置的准确性和整体外形	操作规范	10
		牢固程度	操作规范	10
		垂直结扎丝的断端处理	操作规范	10
		牙弓夹板是否与牙面贴合	操作规范	10

（陈志红）

实训十四 颌骨骨折的诊断与处理

【实训目标】

能正确进行颌骨骨折的诊断与处理。

【实训内容】

1. 颌骨骨折的诊断 颌骨骨折的 X 线表现、诊断。

2. 颌骨骨折的处理 牙弓夹板颌间牵引固定。

【实训器材】

头颅标本、典型上、下颌骨骨折的 X 线片、结扎丝、牙弓夹板、持针器、钢丝剪、牙颌模型、橡皮圈。

【实训准备】

1. 颌骨骨折的种类；上、下颌骨骨折片的 X 线表现。
2. 牙弓夹板颌间牵引固定。

【实训方法】

1. X 线片读片及骨折种类

（1）讲授正确的读片方法：华特位、上下颌骨正侧位片、全景片、颧弓切线位片。

（2）骨折种类：上颌骨 Le Font Ⅰ、Ⅱ、Ⅲ型骨折；下颌骨正中联合、颏孔、下颌角、髁突颈部骨折；颧骨、颧弓骨折。

2. 带钩夹板制作

（1）金属丝的选择：常用 0.25 ～ 0.30mm 直径的细钢丝。

（2）选取两根与上、下颌牙列长度相等的成品带钩牙弓夹板，上颌钩向上，下颌钩向下，用器械将夹板弯制成与牙列弧度相适应的弧度，两侧尾端弯制圆钝，防止刺伤黏膜。

3. 带钩牙弓夹板的结扎和橡皮圈牵引

（1）沿牙颌模型的牙弓外形弯制夹板：将弯制好的上颌夹板挂钩向上安放于上颌牙弓的颊侧牙颈部，由一侧第二磨牙颊侧，经中切牙颈部直到另一侧第二磨牙颊侧为止，并使挂钩与牙长轴成

35°～45°，上颌夹板挂钩向上，末端离开牙龈 2～3mm，以免挂橡皮圈时压伤牙龈，使夹板与每个牙至少有一点接触。同样方法作好下颌夹板，但必须挂钩向下。

（2）栓结夹板：将细钢丝由每个牙的近远中牙间隙，自唇侧近中间隙向腭侧穿出，然后自腭侧从牙远中间隙穿出，注意穿过牙龈时勿刺破龈乳头或牙龈，尽量拉紧钢丝，穿好所有需要结扎的牙齿，将每个牙的金属丝的两股向铝丝夹板的上下分开，并依次将每个结扎丝扭紧。顺时针扭紧钢丝，扭时稍加拉力，使扭结均匀而紧密，剪断多余之钢丝留下 3mm 末端，并推压至牙间隙处，以免损伤口腔黏膜，钢丝栓结后检查牙弓夹板的牢固度，挂钩不压迫牙龈。

（3）安置橡皮圈：将上、下颌模型根据咬合关系合拢，用内径 4～6mm，厚度 1.5～2.0mm 的橡皮圈（可用输液管剪成），于适当的方向，连结上、下颌牙弓夹板的挂钩，使咬合关系稳定并产生与骨折错位方向相反的牵引力。

【实训评价】

详见表 13-16。

表 13-16　颌骨骨折的诊断与处理评价标准

评分内容				分值
评分标准（100 分）	夹板弯制	钩位置	操作规范	10
		夹板长度	操作规范	10
	外形弯制	外形是否与牙面贴合	操作规范	10
		挂钩与牙体长轴的成角	操作规范	10
	夹板结扎	挂钩的方向	操作规范	10
		夹板的长度	操作规范	10
		结扎位置和整体外形	操作规范	10
		结扎牢固程度	操作规范	10
		垂直结扎丝的断端处理	操作规范	10
		安放橡皮圈的方向和牵引力量	操作规范	10

（陈志红）

实训十五 唾液腺疾病

【实训目标】

能正确进行唾液腺疾病专科检查，并规范书写病历。

【实训内容】

1. 唾液腺疾病专科检查 慢性唾液腺炎症、唾液腺结石病、舍格伦综合征、唾液腺肿瘤病例各1例，包括病史采集、临床检查及相关影像学检查。

2. 病历书写 为上述案例书写一份门诊病历。

【实训器材】

一次性口腔检查托盘、口镜、镊子、手套、示教患者的临床及相关影像学资料、空白专科病历。

【实训准备】

1. 医生准备 医生应仪表端庄、仪态稳重、着装整洁。检查开始前应修剪指甲、穿白大衣、戴口罩、流动水下六步洗手法洗手，洗手后戴检查手套。注意：戴手套后避免交叉感染。

2. 患者准备 检查时患者口腔应清洁。如口内软垢或牙石过多，可用3%的过氧化氢溶液含漱或擦洗口腔，可要求患者刷牙或洁净后再行口腔检查。

3. 检查器械准备 所有器械均应经高温高压灭菌消毒。

4. 医生体位 医生位于牙科治疗椅的右前方或右后方，取坐位，脚底平放于地面，大腿下缘和双肩与地面平行，背部挺直，头略前倾，医生视线高于患者口腔平面20°～45°，肘关节高度与患者口腔高度在同一平面上。

5. 患者体位 调节治疗椅，患者取仰卧位，头部与医生肘部平行，检查上颌牙时，患者咬合平面与地面成45°～90°，检查下颌牙时，咬合平面尽量与地面平行。

6. 灯光调节 检查前调节好牙科治疗椅的椅位和灯光，保证光线充足和视野良好。调整灯光时注意将灯光逐渐上移至口腔，应将光线集中照射口腔，避免直射患者眼部。

【实训方法】

1. 慢性阻塞性腮腺炎病史采集及临床检查

（1）问诊：①发病、患病时间；②智牙萌出情况、不良义齿修复史；③腮腺反复肿胀，“进食综合征”（肿胀与进食有关）；④腮腺肿胀发作频率；⑤晨起感腮腺区发胀，自己稍加按摩后即有“咸味”液体自导管口流出，随之局部感到松快；⑥对于生活质量的影响（如口臭是否影响正常工作、生活等）；⑦患者既往就诊情况等。

视频：下颌下腺检查

（2）腮腺专科检查：①腮腺肿胀，能扪到腮腺轮廓，中等硬度，轻微压痛；②导管口轻微红肿，挤压腮腺可从导管口流出混浊的“雪花样”或黏稠的蛋清样唾液，有时可见黏液栓子；③有时可在颊黏膜下扪及粗硬、呈索条状的导管；④对侧腮腺同样方法检查。

（3）下颌下腺检查：检查下颌下腺是否肿胀、硬度、压痛、导管及导管口。

2. 病例示教 慢性阻塞性腮腺炎、下颌下腺结石病、唾液腺肿瘤及舍格伦综合征病例各1例。

（1）教师示教腮腺及下颌下腺专科检查：①腮腺及下颌下腺的位置、体表投影；②腮腺及下颌下腺导管口位置；③如何挤压腺体观察导管口流出分泌物；④腮腺及下颌下腺导管的体表投影；⑤观看腮腺及下颌下腺造影X线片。

（2）同学之间相互检查腮腺及下颌下腺，寻找导管口，挤压腺体观察导管口流出分泌物（清亮唾液、混浊唾液或脓液）；在面颊部寻找腮腺导管的体表投影。

（3）上述病例均应有完整的临床病历及相关影像学资料：示教时结合临床检查及影像学表现作出临床诊断及治疗方案。

（4）要求同学在教师指导下，完成一份专科病历的书写（慢性阻塞性腮腺炎或下颌下腺结石病或舍格伦综合征或唾液腺肿瘤）

3. 唾液腺疾病病历书写的格式与要求 病历通常由一般记录、主诉、现病史、既往史、个人史、生长发育史、月经史、生育史、家族史、体格检查（全身检查与专科检查）、记录实验室及影像学等检查结果、诊断、治疗计划和签名等部分构成。

【实训评价】

详见表13-17。

表13-17 唾液腺疾病相关操作的评价标准

评分内容				分值
评分标准（100分）	实训准备	体位、器械、椅位、灯光		10
	实训过程	唾液腺疾病病史采集	操作规范，无遗漏项	20
		腮腺检查	操作规范，无遗漏项	20
		下颌下腺检查	操作规范，无遗漏项	20
		病历书写	表述清晰，无遗漏项	20
	实训态度	无菌意识、爱伤意识、沟通意识、协作意识		10

（严思晨）

实训十六 颞下颌关节病

【实训目标】

能初步对颞下颌关节病进行病史采集、临床检查，并规范书写病历。

【实训内容】

1. 教师示教 颞下颌关节骨关节病、可复性盘前移位、不可复前移位病例各 1 例。示教内容包括病史采集、临床检查及相关影像学诊断。

2. 病历书写 要求同学相互模拟临床检查，报告、讨论临床及影像学检查结果，并各自书写一份规范化病历。

【实训器材】

一次性口腔检查托盘、口镜、镊子、毫米刻度直尺、手套、示教患者的临床及相关影像学资料、空白专科病历等。

【实训准备】

1. 医生准备 医生应仪表端庄、仪态稳重、着装整洁。检查开始前应修剪指甲、穿白大衣、戴口罩、流动水下六步洗手法洗手，洗手后戴检查手套。注意：戴手套后避免交叉感染。

2. 患者准备 检查时患者口腔应清洁。如口内软垢或牙石过多，可用 3% 的过氧化氢溶液含漱或擦洗口腔，可要求患者刷牙或洁净后再行口腔检查。

3. 检查器械准备 所有器械均应经高温高压灭菌消毒。

4. 医生体位 医生位于患者正前方，取站位，双脚踩实地面，双肩与地面平行，背部挺直，身体略前倾。

5. 患者体位 患者取坐位，脚底平放于地面，大腿下缘和双肩与地面平行，背部挺直，头直立。

【实训方法】

（一）颞下颌关节紊乱病病史采集及临床检查示教

1. 问诊 包括发病、患病时间；主要临床表现（有无关节弹响、疼痛及疼部位和性质、开口障碍及头痛等症状）；对于生活质量的影响（如是否影响正常工作、进食、讲话等）；有无风湿、类风湿病史或其他可能累及关节的全身疾病；其他关节情况；有无夜磨牙史（若有，需询问已发现时间）；有无紧咬牙史（若有，需询问已存在时间）；有无偏侧咀嚼习惯；精神心理状况（睡眠状况、有无抑郁、焦虑等心理障碍表现等）。此外，应询问患者既往医学史，全身状况等。

2．颞下颌关节专科检查

（1）双侧上、下颌骨是否对称，上、下颌中线有无偏斜，若有偏斜则应记录偏斜程度（以 mm 或 cm 记录）。

（2）关节运动检查

1）开口度：在患者最大开口时，以直尺测量上下颌中切牙间的垂直距离（以 mm 或 cm 记录）。若开口有偏斜，则应测量上颌中切牙与其相对应牙齿的垂直距离。此后，尚应测量被动最大开口度。

2）侧方运动度：以上下颌中切牙中线为标准测量双侧侧方运动度。

3）髁突运动度：将双手环指或食指置于双侧髁后区，嘱患者作开闭口运动及双侧方运动，判断髁突的滑动运动及侧方运动状态。

4）下颌前伸运动：观察前伸时下颌有无偏斜及偏斜程度。

5）开、闭口型：观察患者在开闭口运动时下颌切牙中线轨迹。

（3）关节声响：将双手环指或食指置于双侧髁后区，嘱患者作开闭口、前伸及双侧方运动。关节声响包括弹响、摩擦音、破碎音及难以描述的一些杂音。应注意关节声响是发生在开闭口的初期、中期或末期，抑或关节声响为连续性。弹响关节检查应注意开闭口过程中有无绞锁。

（4）关节压痛点：可以同时检查双侧关节，双侧触压力应适度，且应尽量相同，便于比较。一般应常规检查关节外侧、髁突后区、关节结节及外耳道前壁。压痛检查结果一般可分为 0 ～ 3 级。0 级为无痛，3 级为疼痛无法忍受。

（5）咀嚼肌检查：最常需进行检查的咀嚼肌为咬肌、颞肌、翼内肌、胸锁乳突肌及翼外肌。前 4 块肌肉可用触诊检查。对翼外肌的检查，临床上常采用一种激惹试验，即检查者将拇指置于患者下颌中线，嘱患者对抗检查者拇指的压力前伸。引发出的翼外肌疼痛多表现在患侧耳前区深部。

（6）检查：按 Angle 分类记录牙型。同时应记录牙缺失及早接触的情况。

（7）颈椎及相关肌肉检查：应检查颈椎前、后及侧方运动度，注意是否有运动受限。触诊相关肌肉，检查有无压痛等。

（8）全身其他关节检查：特别是患者存在可能累及颞下颌关节及其他关节的系统性疾病者，尤应注意。

（二）病例示教

1．颞下颌关节紊乱病可复性、不可复性盘前移位及骨关节病病例各 1 例。对于急性不可复性盘前移位、开口受限患者，示教关节腔内注射 2%利多卡因 2ml，手法复位，恢复正常开口度，转变为可复性盘前移位。

2．颞下颌关节强直病例 1 例。

3．以关节模型模拟颞下颌关节前脱位，理解其发生过程及复位方法。同学之间相互模拟关节前脱位的复位方法。

4．上述病例均应有完整的临床病历及相关影像学资料。示教时结合临床检查及影像学表现诊断、治疗。

【实训评价】

详见表13-18。

表13-18 颞下颌关节病相关操作的评价标准

评分内容				分值
评分标准（100分）	实训准备	体位、器械、椅位、		10
评分标准（100分）	实训过程	颞下颌关节紊乱病病史采集	操作规范，无遗漏项	25
		颞下颌关节专科检查	操作规范，无遗漏项	30
		颞下颌关节紊乱病病历书写	表述清晰，无遗漏项	25
	实训态度	无菌意识、爱伤意识、沟通意识、协作意识		10

（张婉莹）

实训十七　口腔颌面部神经疾病的专科检查及病例分析

【实训目标】

能够准确进行口腔颌面部神经的相关检查操作。

【实训内容】

1. 三叉神经痛、周围性面瘫专科检查操作及病历书写。
2. 三叉神经痛、周围性面瘫专科病例分析。

【实训器材】

颌面部三叉神经分布的解剖挂图、口镜、探针、镊子、叩诊锤、棉棒、手套、指套等。

【实训准备】

1. 医生准备　复习口腔颌面部神经解剖、生理知识，熟悉常见神经疾患的诊断与治疗流程，掌握相关检查手法及治疗操作要点。穿戴白大褂、口罩、帽子，洗净双手，必要时佩戴手套。

2. 患者准备 向患者详细解释实训目的、过程及可能的感受，取得患者的理解与配合，签署知情同意书。

3. 检查器械准备 准备口镜、探针、镊子，叩诊锤、棉棒、牙科用冷热刺激试验仪、实验记录纸、笔。确保器械清洁、无损坏，功能正常。

4. 医生体位及患者体位 医生通常站在患者的右侧，双脚平稳站立，身体与患者头部保持合适距离，约一臂之长，微微弯腰，使视线能清晰观察患者口腔颌面部。

5. 患者体位 患者仰卧于牙椅上，头部可根据检查需要适当调整高度与角度，使颌面部充分暴露，同时保持颈部舒适放松，避免过度伸展或扭曲。

6. 灯光调节 调整牙椅上方的手术灯，使其光线聚焦于患者的口腔颌面部，亮度适中，无阴影遮挡，清晰照亮检查部位，便于医生观察细微的体征变化。

【实训方法】

一、口腔颌面部神经的专科检查

（一）面神经功能检查

1. 静态观察

让患者处于放松状态，观察面部双侧是否对称。注意双侧额纹、眼裂、鼻唇沟、口角等部位的形态差异。例如，周围性面瘫患者，患侧额纹消失、眼裂变大、鼻唇沟变浅、口角下垂。

2. 运动功能检查

（1）皱额：嘱患者用力皱额头，观察双侧额纹是否对称，比较额纹的深度和数量。

（2）闭眼：要求患者紧闭双眼，检查者尝试用手指分开患者眼睑。正常情况下难以分开，若面神经麻痹，患侧眼睑闭合无力，容易被分开。

（3）鼓腮：让患者鼓起腮帮子，观察两侧面颊部是否对称膨起，是否有漏气现象。面瘫患者患侧可能会出现漏气。

（4）吹口哨：患者尝试吹口哨，注意观察嘴唇动作和发音情况。患侧唇部肌肉无力时，口哨可能吹不成形或无声。

（5）露齿：患者自然微笑或露齿，查看两侧口角上扬是否一致，鼻唇沟的深度是否相同。

（二）三叉神经感觉功能检查

1. 触觉检查 用棉花丝轻触患者面部皮肤，从额部、眶周、面颊、鼻翼、唇部、下颌等区域依次检查，让患者闭眼后指出被触及的部位，比较双侧感觉是否相同。

2. 痛觉检查 用大头针轻刺面部皮肤，力度要适中，同样从上述区域进行检查，让患者区分刺痛和钝痛，并对比双侧感觉差异。注意检查过程中要避免损伤患者皮肤。

3. 温度觉检查 可以使用两支分别装有冷、热水的试管（注意温度不能过高或过低以免烫伤或冻伤患者），交替接触患者面部皮肤，观察患者对温度变化的感知情况，对比双侧是否有差异。

（三）三叉神经反射检查

1. 角膜反射　让患者向一侧注视，检查者用捻成细束的消毒棉絮从另一侧眼的外侧轻轻触及角膜（注意不要触及睫毛和巩膜）。正常情况下，会引起双眼同时眨眼，刺激侧的称为直接角膜反射，另一侧称为间接角膜反射。若三叉神经眼支受损，直接和间接角膜反射均减弱或消失。

2. 下颌反射　患者微微张口，检查者将左手拇指放在患者下颌中部，用叩诊锤轻叩拇指。正常情况下反射不明显，在双侧皮质脑干束病变时，反射亢进。

二、病例分析

（一）三叉神经痛专科病例分析

1．展示病例。
2．教师指导学生分析诊断依据，作出诊断和鉴别诊断及治疗原则。

（二）周围性面瘫专科病例分析

1．展示病例。
2．教师指导学生分析诊断依据，作出诊断和鉴别诊断及治疗原则。

三、书写三叉神经痛专科病历

教师指导学生按照病历书写要求书写病例。
病历书写格式：主诉、现病史、临床检查、辅助检查、诊断、治疗设计及实施。

【实训评价】

详见表 13-19。

表 13-19　口腔颌面部神经疾病的专科检查及病例分析评价标准

评分内容				分值
评分标准（100 分）	实训准备	体位、器械、椅位、灯光		10
	实训过程	面神经静态观察	操作规范，无遗漏项	10
		面神经运动功能检查	操作规范，无遗漏项	20
		三叉神经感觉功能检查	操作规范，无遗漏项	20
		角膜反射	操作规范，无遗漏项	20
		下颌反射	操作规范，无遗漏项	10
	实训思政	无菌意识、爱伤意识、沟通意识、协作意识		10

（刘俊红　周　静）

实训十八　先天性唇腭裂

【实训目标】

能正确进行唇裂手术方法。

【实训内容】

1. 解剖学习　学习唇部的解剖、生理特点，主要肌肉及唇部的主要血管和神经名称。

2. 单侧唇裂旋转推进法　学习单侧唇裂旋转推进法的具体步骤。

【实训器材】

口腔检查器械及设备、检查手套、唇裂模型、缝合线、缝合针、刀柄、刀片、剪刀、持针器、画线笔。

【实训准备】

1. 医生准备　医生应仪表端庄、着装整洁。检查开始前应修剪指甲、穿白大褂、戴口罩、流动水下六步洗手法洗手，洗手后戴检查手套。注意：戴手套后避免交叉感染。

2. 患者准备　检查时患者口腔应清洁。如口内软垢或牙石过多，可用3%的过氧化氢溶液含漱或擦洗口腔，可要求患者刷牙或洁净后再行口腔检查。

3. 检查器械准备　所有器械均应经高温高压灭菌消毒。

4. 医生体位　医生位于牙科治疗椅的右前方或右后方，取坐位，脚底平放于地面，大腿下缘和双肩与地面平行，背部挺直，头略前倾，医生视线高于患者口腔平面20°～45°，肘关节高度与患者口腔高度在同一平面上。

5. 患者体位　调节治疗椅，患者取仰卧位，头部与医生肘部平行，检查上颌牙时，患者咬合平面与地面成45°～90°，检查下颌牙时，咬合平面尽量与地面平行。

6. 灯光调节　检查前调节好牙科治疗椅的椅位和灯光，保证光线充足和良好的视野。调整灯光时注意将灯光逐渐上移至口腔，应将光线集中照射口腔，避免直射患者眼部。

【实训方法】

1. 画线定点　按单侧唇裂旋转法分别定出非裂隙侧人中嵴点1，人中切迹点2，裂隙侧人中嵴点 3，使 1 ～ 2 距离等于 2 ～ 3 距离；在裂隙侧定点 4，使 4 到裂隙侧口角之距离等于 1 到非裂隙侧口角之距离；在鼻小柱下方定点 5，裂隙侧鼻孔下方裂隙两侧定点 6、点 7，裂隙侧鼻翼基部定点 8，应使 4 ～ 8 约等于 1 至非裂隙侧鼻翼基部之距离。

2. 连线　连接点 5 →点 3，点 6 →点 3，点 7 →点 4，点 7 →点 8，形成瓣 536，瓣 478。

3. 切开　按连线全层切开。

4. 术式　旋转推进。将瓣 536 逆时针旋转，瓣 532 顺时针旋转，使点 3 降至于点 1 位于同一水平，在前唇残留一空隙，将瓣 478 从外侧推进以填补该空隙。

5. 缝合　将点 3 与点 4，点 3’与点 8，点 7’与点 5 分别对位缝合，再将各切口分别缝合，唇裂修复术即告完成。

【实训评价】

详见表 13-20。

表 13-20　先天性唇腭裂手术操作的评价标准

评分内容				分值
评分标准（100 分）	实训准备	体位、器械、椅位、灯光		10
	实训过程	画线定点	操作规范，无遗漏项	20
		切开	操作规范，无遗漏项	20
		术式	操作规范，无遗漏项	20
		缝合过程	操作规范，无遗漏项	20
	实训态度	无菌意识、爱伤意识、沟通意识、协作意识		10

（曾　佳）

参考文献

［1］张志愿．口腔颌面外科学［M］．10 版．北京：人民卫生出版社，2024．

［2］俞光岩，彭歆．口腔颌面外科临床操作指南［M］．北京：北京大学医学出版社，2023．

［3］郭传瑸，张益．口腔颌面外科学［M］．北京：北京大学医学出版社，2021．

［4］宫苹．口腔种植学［M］．北京：人民卫生出版社，2020．

［5］李龙江，潘剑．口腔颌面部肿瘤诊疗规范［M］．上海：上海科学技术出版社，2023．

［6］胡开进．牙及牙槽外科学［M］．2 版．北京：人民卫生出版社，2022．

［7］张志光，杨驰．颞下颌关节病学［M］．3 版．北京：人民卫生出版社，2021．

［8］赵怡芳．唾液腺疾病诊治进展［M］．北京：科学出版社，2023．

［9］石冰，傅豫川．唇腭裂综合治疗学［M］．2 版．北京：人民卫生出版社，2021．

［10］蔡志刚．面神经功能重建［M］．北京：人民卫生出版社，2020．

［11］张益，安金刚．颌面部骨折治疗决策［M］．北京：人民卫生出版社，2020．

［12］郑家伟，王佐林．口腔颌面外科手术图解［M］．北京：人民卫生出版社，2022．

［13］刘宝林．口腔种植学［M］．10 版．北京：人民卫生出版社，2024．

［14］李祖兵．口腔颌面创伤外科学［M］．北京：人民卫生出版社，2021．

［15］张陈平，孙坚．口腔颌面 - 头颈肿瘤功能性重建［M］．上海：上海交通大学出版社，2023．

［16］房兵．数字化正颌外科［M］．上海：上海科学技术文献出版社，2022．

［17］何三纲，尚政军．口腔颌面外科疑难病例解析［M］．武汉：华中科技大学出版社，2019．

［18］医生资格考试指导用书专家编写组．口腔执业助理医生资格考试医学综合指导用书［M］．北京：人民卫生出版社，2024．

［19］医生资格考试指导用书专家编写组．口腔执业助理医生资格考试模拟试题解析［M］．北京：人民卫生出版社，2024．

［20］医生资格考试指导用书专家编写组．口腔执业助理医生资格考试实践技能指导用书［M］．北京：人民卫生出版社，2024．